utb 4850

Eine Arbeitsgemeinschaft der Verlage

Böhlau Verlag · Wien · Köln · Weimar
Verlag Barbara Budrich · Opladen · Toronto
facultas · Wien
Wilhelm Fink · Paderborn
A. Francke Verlag · Tübingen
Haupt Verlag · Bern
Verlag Julius Klinkhardt · Bad Heilbrunn
Mohr Siebeck · Tübingen
Ernst Reinhardt Verlag · München · Basel
Ferdinand Schöningh · Paderborn
Eugen Ulmer Verlag · Stuttgart
UVK Verlagsgesellschaft · Konstanz, mit UVK/Lucius · München
Vandenhoeck & Ruprecht · Göttingen · Bristol
Waxmann · Münster · New York

Thomas Hülshoff

Psychosoziale Intervention bei Krisen und Notfällen

Mit 5 Abbildungen

Ernst Reinhardt Verlag München Basel

Prof. Dr. med. *Thomas Hülshoff*, Arzt und Familientherapeut, lehrt Medizinische Grundlagen der Sozialen Arbeit und Heilpädagogik an der Katholischen Hochschule Nordrhein Westfalen, Abt. Münster.

Vom Autor außerdem im Ernst Reinhardt Verlag erschienen:
„Medizinische Grundlagen der Heilpädagogik" (UTB-M 978-3-8252-4493-4), „Emotionen – Eine Einführung für beratende, therapeutische, pädagogische und soziale Berufe" (UTB-M 978-3-8252-3822-3) und „Basiswissen Medizin für die Soziale Arbeit" (UTB-L 978-3-8252-8471-8).

Multiple-Choice-Fragen zur Lernkontrolle zu jedem Kapitel finden Sie unter testfragen.reinhardt-verlag.de

Hinweis: Soweit in diesem Werk eine Dosierung, Applikation oder Behandlungsweise erwähnt wird, darf der Leser zwar darauf vertrauen, dass die Autoren große Sorgfalt darauf verwandt haben, dass diese Angabe dem Wissensstand bei Fertigstellung des Werkes entspricht. Für Angaben über Dosierungsanweisungen und Applikationsformen oder sonstige Behandlungsempfehlungen kann vom Verlag jedoch keine Gewähr übernommen werden. – Die Wiedergabe von Gebrauchsnamen, Handelsnamen, Warenbezeichnungen usw. in diesem Werk berechtigt auch ohne besondere Kennzeichnungen nicht zu der Annahme, dass solche Namen im Sinne der Warenzeichen- und Markenschutz-Gesetzgebung als frei zu betrachten wären und daher von jedermann benutzt werden dürften.

Bibliografische Information der Deutschen Nationalbibliothek

Die Deutsche Nationalbibliothek verzeichnet diese Publikation in der Deutschen Nationalbibliografie; detaillierte bibliografische Daten sind im Internet über <http://dnb.d-nb.de> abrufbar.

UTB-Band-Nr.: 4850
ISBN 978-3-8252-4850-5

Printed in Germany
Einbandgestaltung: Atelier Reichert, Stuttgart
Cover unter Verwendung eines Fotos © adrian_ilie825 / Fotolia
Satz: ew print & medien service gmbh, Würzburg

Ernst Reinhardt Verlag, Kemnatenstr. 46, D-80639 München
Net: www.reinhardt-verlag.de E-Mail: info@reinhardt-verlag.de

Inhalt

Hinweise zur Benutzung dieses Lehrbuches

Zur schnelleren Orientierung werden in den Randspalten Piktogramme benutzt, die folgende Bedeutung haben:

Begriffserklärung, Definition

(Fall-)Beispiel

Literaturempfehlung

Multiple-Choice-Fragen im Internet unter testfragen.reinhardt-verlag.de

Vorwort

Krisen durchziehen unser Leben: Wenn Unvorhergesehenes auf uns einstürmt oder uns zu überwältigen droht, wenn wir Liebgewonnenes verlieren oder uns auf unbekanntes Terrain begeben, wenn unsere bewährten Methoden zur Problemlösung nicht mehr greifen – immer dann kann die Situation nicht nur als Herausforderung, sondern zumindest potenziell auch als beängstigende Krise erlebt werden. In der Regel werden wir mit Verlust-, Übergangs- oder Entwicklungskrisen, auch mit Hilfe unseres sozialen Umfeldes, ganz gut fertig und begreifen sie auch als Chance zur Veränderung und Entwicklung.

Andererseits können Schicksalsschläge, Traumen, biographische Vorbelastungen oder Zusammenbrüche bisheriger Konzepte zur Lösung der Probleme so gewaltig sein, dass es zu einer ernsten Überforderung und Gefahr des Entwicklungsstillstands oder gar des Zusammenbruchs kommt – manchmal auch auf körperlicher, jedenfalls aber auf psychischer und sozialer Ebene. Wir sprechen hier von psychosozialen Krisen, und sie bedürfen in der Regel neben der Unterstützung von Familie und Freunden temporär auch fachlicher Hilfe. Und schließlich können akute Notfälle umschlagen: Suizidalität, Drogenintoxikation oder schwere Erregungszustände wären hier beispielsweise zu nennen.

In vielen Arbeitsfeldern und Aufgabenbereichen von sozialer Arbeit, Pädagogik und Psychologie kann es – gelegentlich – zu Krisen oder sogar Notfällen kommen, die mitunter schnelles und zielgerichtetes Entscheiden und Handeln erfordern.

Andererseits sollte auch die längerfristige psychosoziale Perspektive, also Umstände, die zur Krise geführt haben, und vor allem die psychosoziale Entwicklung nach Überstehen der Krise, im Blick bleiben.

Hier möchte das vorliegende Buch ansetzen. Es thematisiert die – m. E. häufigsten und wichtigsten – Krisen- und Notfallsituationen, mit denen Sozialarbeiterinnen, Pädagogen und Psychologinnen im Laufe ihres Berufslebens mutmaßlich konfrontiert werden, beschreibt zielgerichtete, praxisorientierte Interventionen zur Überwindung der Gefährdungs- und Krisensituation und geht insbesondere auf psychosoziale Aspekte dieses Interventionsprozesses ein.

(Zum Sprachgebrauch: Wenn es um Personenkreise bzw. Berufsbezeichnungen geht, habe ich weibliche und männliche Formen nach dem Zufallsprinzip bunt durcheinander gebraucht und hoffe, dabei einigermaßen paritätisch vorgegangen zu sein.)

Eine kurze Zusammenfassung am Ende eines jeden Kapitels dient der schnellen Orientierung. Dabei greife ich neben klinischen Erfahrungen in (Sozial-)Pädiatrie, Kinder- und Jugendpsychiatrie und meiner Tätigkeit als systemischer Familientherapeut vor allem die Erfahrungen meiner langjährigen Lehrtätigkeit als Professor für Medizinische Grundlagen der sozialen Arbeit und Heilpädagogik an der Katholischen Hochschule NRW auf.

Vor allem viele, eindrückliche Begegnungen und Erlebnisse in der Begleitung von Studierenden in der Praxisphase ihres Studiums, in denen sie immer wieder mit Krisensituationen, mitunter auch mit Notfällen, konfrontiert waren, haben mich motiviert, mich vertiefend mit diesem Thema zu befassen und seit einigen Jahren zusätzlich vorbereitende und begleitende Seminare und Übungen zu psychosozialen Interventionen bei Krisen und Notfällen anzubieten. Erasmus-Seminare zu dieser Thematik in der Türkei und in Polen sowie Seminare im Rahmen einer „summer school" für geflohene Studierende haben mir zudem die Notwendigkeit aufgezeigt, psychosoziale Krisen und Notfälle auch in einem etwas weiteren und die zunehmende Globalisierung berücksichtigenden Rahmen zu sehen.

Ich habe viel von den Studierenden gelernt und bin sehr dankbar für ihre Offenheit, ihr Engagement und ihre beeindruckende Bereitschaft, bereits in jungen Jahren Verantwortung zu übernehmen.

Besonders möchte ich mich bei Frau Anja Middendorf für ihre wertvollen Hinweise und ihre Hilfe beim Erstellen des Textes bedanken.

Frau Ulrike Landersdorfer, Lektorin beim Ernst Reinhardt Verlag, möchte ich – wieder einmal! – für ihre wohlwollende Unterstützung und die Ermutigung zu diesem Buch danken.

Frau Pia Horsthemke und Frau Valerie Titz danke ich für ihre Hilfe bei den Recherchen für die Seminare, die diesem Buch zugrunde liegen.

Ebenso gilt mein Dank meinen Kollegen und Kolleginnen, insbesondere Peter Berker, die mir in zahlreichen, wohlwollend-kritischen Gesprächen wichtige Hinweise und Anregungen gaben. Und schließlich möchte ich Joachim Gardemann danken, dessen persönlicher Einsatz in humanitären Notlagen mich ebenso beeindruckt wie unsere Gespräche.

Münster, im August 2017
Thomas Hülshoff

1 Grundlagen

1.1 Notfälle und Krisen

1.1.1 Einführung

Dieses Buch wendet sich an Sozialarbeiter und Sozialarbeiterinnen, Pädagogen und Pädagoginnen sowie Psychologen und Psychologinnen – also Menschen, die ihre berufliche Aufgabe darin sehen, Menschen zu begegnen, sie zu begleiten, zu fördern und zu unterstützen. Dabei haben sie, je nach Profession, unterschiedliche Aufgaben und Ziele und bedienen sich auch unterschiedlicher Konzepte und Methoden. Und wenn – von speziellen Arbeitsfeldern, z. B. in Krisenzentren, einmal abgesehen – Notfallversorgung und Krisenintervention auch nicht den Hauptteil ihrer professionellen Tätigkeit ausmachen, so kommt es doch gelegentlich, manchmal auch häufiger, zu Situationen, in denen sie mit akuten Krisen ihrer Klienten oder sogar akuten Notfällen konfrontiert sind. Diese erfordern in der Regel eine schnelle Übersicht über die Gefahrenlage und die Gesamtsituation sowie zielgerichtete, schnelle Entscheidungen. Häufig erfordert eine Krisensituation auch eine interdisziplinäre Zusammenarbeit. Dabei obliegen Sozialarbeitern und Pädagogen meist nicht akute Notfallmaßnahmen im engeren Sinne. Vielmehr geht es oft darum, eine Notfallsituation als solche zu erkennen, erste – mitunter lebensrettende – oder zumindest deeskalierende Schritte einzuleiten, gezielt adäquate Hilfe zu organisieren und daran anknüpfende Krisenerfahrungen wiederaufzunehmen und nachhaltige Hilfe anzubieten.

Von der Notfallversorgung zur Krisenhilfe

Aber wenn auch in der akuten, mitunter lebensgefährlichen Phase eines erfolgten Suizidversuchs, eines heftigen psychosebedingten Erregungszustandes oder einer Drogenintoxikation medizinische Hilfe im Vordergrund stehen mag – im Vorfeld haben Angehörige pädagogischer und psychosozialer Berufe die Aufgabe, Gefahren abzuwehren und schnellstmöglich Hilfe medizinischer Art zu organisieren. Wenn keine akute, lebensbedrohliche Gefährdung mehr besteht, gilt es, sehr schnell wieder pädagogische und psychosoziale Gegebenheiten zu berücksichtigen und auch auf dieser Ebene den Betroffenen zu helfen, die Krisensituation zu überwinden.

Drogenintoxikation

Hierzu ein Beispiel: Eine Heroinintoxikation sollte der Streetworker als solche erkennen (zunehmende Bewusstseinstrübung, stecknadelkopfgroße Pupillen etc.), sich der Gefahr einer tödlichen Atemlähmung bewusst sein, ggf. Erste-Hilfe-Maßnahmen durchführen und schnellstmögliche notfallmedizinische Hilfe holen. In dieser Phase ist die weitere Notfallhilfe – die Entgiftung – also wesentlich eine medizinische Aufgabe. Aber nicht nur: Spätestens nach der akuten lebensbedrohlichen Phase stellt sich bereits in der Klinik die Frage danach, wie es zu dieser Situation kam, ob der Betroffene etwas an seiner Situation ändern will und kann, und ob und wie er weitere Vergiftungen verhindern will usw. Hilfestellungen bei solchen Entscheidungen erfordern spezielles theoretisches Wissen und praktische Kompetenzen, je nach Situation und Vorgeschichte auch sozialer, pädagogischer oder psychologischer Art.

Methodisches Vorgehen

Auch sehr konkrete methodische Interventionen (Krisenintervention, Motivational Interviewing, Psychoedukation, Empowerment) können nötig und hilfreich sein.

Qualitativer Entzug

Bei der Entzugsbehandlung beispielsweise hat es sich gezeigt, dass ein qualitativer Entzug, der solche Fragestellungen aufgreift, ein bio-psychosoziales Krisenbild berücksichtigt und auf interdisziplinäre Zusammenarbeit zurückgreifen kann, einer rein biologisch-medizinischen Behandlung, was Nachhaltigkeit und Rückfallprophylaxe angeht, um ein Vielfaches überlegen ist. Auch im weiteren Verlauf, beispielsweise in der aufsuchenden Sozialarbeit, in pädagogischen Fördersituationen oder in weiterführender Psychotherapie, mag es sinnvoll sein, gelegentlich auf das damalige Krisengeschehen bzw. den Notfall einzugehen.

1.1.2 Was ist eine Krise?

Immer wieder werden wir im Laufe unseres Lebens vor neue und unbekannte Herausforderungen gestellt, mit besonderen Belastungen konfrontiert oder geraten in Situationen, die eine Veränderung bedeuten oder erfordern. Verstehen wir unter einer Krise die Verunsicherung und Ungewissheit, die mit solchen Herausforderungen einhergeht, dann gehören Krisen selbstverständlich zu unserem Leben.

Krisen gehören zum Leben

Auch die Erfahrung, dass bisherige Lösungsmuster nicht mehr weiterhelfen, man sich zutiefst verunsichert fühlt, zunächst keinen Ausweg aus der Situation sieht, körperliche und seelische Anspannung wahrnimmt und sich mitunter überfordert und ängstlich fühlt, ist eine normale, uns nur allzu gut bekannte Lebenserfahrung. Wie wir gleich noch sehen werden, gelingt es uns häufig, aus eigenen Kräften oder mithilfe unseres sozialen Umfeldes, beispielsweise der Familie, eine solche Krise zu meistern, aus dieser Herausforderung gestärkt hervorzugehen und ein neues Niveau – was Lebenserfahrung und Lösungsstrategien angeht – zu erreichen. Andererseits können die Herausforderungen so gewaltig und die Schwierigkeiten so überfordernd sein, dass eine Krise auch die Gefahr des Scheiterns beinhaltet – zum einen können fehlgeleitete „Selbstheilungsversuche" oder dysfunktionale Lösungsstrategien in eine lebensbedrohliche Gefährdung münden – wie das beispielsweise bei Suizidalität, selbstverletzendem Verhalten oder Drogenmissbrauch der Fall sein kann. Zum anderen können chronisch überfordernde Krisensituationen auch zu körperlichen oder schweren seelischen Erkrankungen, beispielsweise Depressionen, führen. Was also macht eine Krise aus?

Der Begriff **Krise** kommt aus dem Griechischen (krinein: trennen, unterscheiden), bezeichnet eine entscheidende Wendung und bedeutet eine schwierige Situation, die den Höhe- und Wendepunkt einer gefährlichen Entwicklung darstellt. Insofern sprechen wir von Krisen, wenn wir mit einem bis dato zumindest in dieser Ausprägung unbekannten Ereignis konfrontiert sind, das eine Entscheidung verlangt und ein Problem darstellt, für dessen Lösung wir keine hinlänglichen Erfahrungen und bewährten Lösungsstrategien (Coping-Strategien) haben oder zu haben meinen. Insofern führen solche Situationen zu erheblichen Unsicherheiten, Ängsten und Aufregungen, stellen andererseits aber auch eine Herausforderung dar, nach deren Meisterung wir uns (emotional, körperlich, seelisch und kognitiv) auf einem höheren Niveau befinden.

Krisen als Übergangsphänomen

Krisen sind typische Phänomene des Übergangs. Sie sind allgegenwärtig, kommen in jeder Lebenssituation vor und sind letztlich nicht zu vermeiden. In der Pubertät treten sie als phasentypische Übergangskrisen auf, beispielsweise, wenn der erste Samenerguss oder die erste Menstruation erlebt wird, eine besondere Abschlussprüfung ansteht, der Auszug aus dem Elternhaus zu bewerkstelligen ist usw. Darüber hinaus kann es durch außergewöhnliche, individuell auftretende oder gesellschaftlich bedingte Auslöser zu Krisensituationen kommen: Hierzu zählen beispielsweise gesellschaftlich bedingte, sich aber auch individuell auswirkende Arbeitslosigkeit, Krieg, Flucht und Vertreibung, Naturkatastrophen, soziale Verwerfungen und andere Traumata.

Zeitliche Begrenzung von Krisen

Krisen sind zeitlich begrenzt. Der situative und emotionale Ausnahmezustand ist oft so unerträglich, dass wir auf jeden Fall dieser Situation zu entkommen versuchen – im günstigen Fall durch Inanspruchnahme von Hilfe, beispielsweise von Freunden, aber auch durch geschulte Krisenhelfer oder Therapeuten; im weniger günstigen Fall, in dem wir Einzelaspekte der Krise abwehren (beispielsweise eine drohende Krebserkrankung leugnen, uns mit Drogen betäuben, Gefahren nicht wahrhaben wollen etc.). Im ungünstigsten Fall können sich schwerwiegende Entwicklungsstörungen (psychosoziale Isolation und Rückzug, Schulabbruch, Karriereknick und dergleichen mehr), körperliche oder psychische Erkrankung (Psychosen, Depressionen, posttraumatische Belastungsstörungen etc.) oder gar akut lebensbedrohliche Situationen (z. B. Suizidalität) einstellen.

Psychosoziale Krise

Da der Krisenbegriff sehr vielgestaltig – um nicht zu sagen schwammig – ist, führt Sonneck (2002, zit. in Stein 2009, 22) den Begriff der „psychosozialen Krise“ ein. Nach Stein (2009, 23) sind psychosoziale Krisen dadurch charakterisiert, dass sie mit neuen Lebensumständen oder belastenden Ereignissen einhergehen, wesentliche Lebensziele in Frage stellen, zu befürchtetem oder tatsächlichem Versagen von Problembewältigungsmöglichkeiten führen, als bedrohlich erlebt werden und zu einem gestörten psychosozialen Gleichgewicht führen, das Selbstwertgefühl beeinträchtigen und als wichtige Weichenstellung für die Zukunft erlebt werden.

> Unter einem **Notfall** soll im Folgenden eine Situation verstanden werden, in der sich eine Krise so zugespitzt hat, dass die akute Gefahr einer schweren seelischen oder körperlichen, möglicherweise sogar irreversiblen oder lebensbedrohlichen Gefährdung besteht. Auch die Gefährdung anderer (beispielsweise durch Gewalt im Rahmen akuter Erregungszustände) ist in diesem Sinne als Notfall zu betrachten.

Eine Notfallsituation erfordert unmittelbares Eingreifen zum Schutz des Betroffenen, manchmal auch des Umfeldes, und ist in der Regel von Angehörigen einer Berufsgruppe allein nicht zu meistern. Oft sind medizinische (psychiatrische oder notfall- bzw. intensivmedizinische) stationäre Maßnahmen erforderlich (Intensivstation, Entgiftungsstation, psychiatrische Klinik). In der Regel beschränkt sich die akute psychiatrische oder intensivmedizinische Behandlung darauf, den körperlichen oder seelischen Ausnahmezustand zu überwinden, körperliche wie seelische Abläufe zu stabilisieren und das Überleben zu ermöglichen. Hieran setzt im Folgenden die Krisenintervention sowie die Reintegration in das normale Umfeld an. Wo dies nicht ausreicht, sind möglicherweise psychotherapeutische Behandlungen, längerfristige pädagogische Förderungen oder sozial unterstützende Maßnahmen hilfreich.

1.1.3 Psychodynamik und psychisches Erleben

Ohnmachtsgefühle und Hilflosigkeit

Eine Krise geht u. a. mit Gefühlen von Ohnmacht und Hilflosigkeit, gesteigerter Anspannung, seelischer und sozialer Desorientierung sowie Verwirrung einher. Unter einem „Skotom" versteht man das Phänomen, dass man quasi mit Scheuklappen in die Welt schaut und weder eigene Kräfte, noch Hilfsangebote oder Lösungsmöglichkeiten von außen wahrnehmen kann. Das Erleben, dass bisherige Kräfte und Lösungsmöglichkeiten nicht weiterhelfen, wird verallgemeinert – etwa in dem Sinne, dass man grundsätzlich nicht in der Lage sei, die Situation zu bewältigen, indem man neue Fähigkeiten entwickelt. Diese Hilflosigkeit geht mit dem Erleben überbordender Belastungen, Herausforderungen und Bedrohungen, möglicherweise sogar lebensgefährlicher Bedrohungen, einher.

Kontrollverlust

Die Unfähigkeit, die Situation zu strukturieren und zu kontrollieren, wird als Chaos erlebt, die Betroffenen fühlen sich verwirrt und geraten außer Gleichgewicht. Grundsätzlich meint man, wichtige – sogar überlebenswichtige – Dinge nicht mehr kontrollieren zu können und fühlt sich wie gelähmt. Auf emotionaler Ebene geht dieses Erleben oft mit extremer Angst bis hin zu Panikattacken und dem Gefühl einer „Lähmung" einher. Das gleichzeitige Erleben von „Lähmung" bei hochgradiger Erregung ist auf der vegetativ-physiologischen Ebene durch eine extreme Reaktion sowohl des sympathischen wie auch des parasympathischen Nervensystems zurückzuführen.

Verlust von Selbstwirksamkeitserwartung

Mit der erlebten Ohnmacht sinkt das Gefühl der Selbstwirksamkeit, also das subjektive Vermögen, etwas gemäß den eigenen Zielvorstellungen erreichen zu können. Eng damit verknüpft ist das Selbstwertgefühl, also das Empfinden, ein wertvoller, eigenständiger, für andere wichtiger und zu sich selbst stehender Mensch zu sein.

Psychodynamische und situative Einengung

Mitunter kann es in Krisensituationen auch zu einer psychodynamischen und situativen Einengung kommen. Psychodynamisch in dem Sinne, dass sich Sichtweisen und Handlungsspielräume zunehmend verengen und der Betroffene immer weniger Alternativen zur Überwindung seiner misslichen Situation sieht. Dies kann mit einer primär situativen, krisenbedingten Einengung verbunden sein, wenn etwa der Zusammenbruch sozialer Netze, der Verlust eines Angehörigen oder eines Arbeitsplatzes oder eine schwere Krankheit tatsächlich zu massiven Einschränkungen führen, die dann auch krisenhaft erlebt werden. Es kann aber auch sein, dass infolge der dynamischen Einengung, des Rückzugs oder der sozialen Situation sekundär soziale Netze verschwinden, Krankheiten entstehen oder ein Arbeitsplatz verloren geht.

1.1.4 Krisenmodelle, Formen der Krise

Krisenkategorien

Es dürfte bereits deutlich geworden sein, dass Krisen äußerst vielschichtig und heterogen sind. Krisenmodelle versuchen, verschiedene Ausprägungen und Formen von Krisen in Einheiten/Entitäten zusammenzufassen und daraus möglichst passgenaue Interventionsempfehlungen abzuleiten. Einem auch in Deutschland weit verbreiteten Schema des österreichischen Psychiaters Claudius Stein (2009, 49) folgend, kann man mit einer gewissen Pragmatik Verlustkrisen, Krisen bei Lebensveränderung, Entwicklungskrisen, akute Traumatisierung, posttraumatische Belastungsstörungen, Zustände des Burnouts, narzisstische Krisen (bei Persönlichkeitsstörung) sowie psychiatrische Notfälle unterscheiden. Hinzu kommen krisenbedingte medizinisch-relevante Notfälle anderer Art (beispielsweise Intoxikationen). Die meisten dieser Krisenkategorien werden, wenn auch in einer anderen Reihenfolge und einem eher arbeitsfeldbezogenen Duktus, in diesem Buch aufgegriffen.

Verlustkrisen

Verlustkrisen treten z. B. bei dem Verlust eines Angehörigen (beispielsweise durch Trennung/Scheidung oder Tod), dem Verlust der Heimat, dem subjektiven oder objektiven Verlust des Gefühls der Integrität, beispielsweise nach einer krebsbedingten Brustamputation, aber auch nach dem Verlust eines als wichtig erachteten Ziels oder einer Idealvorstellung auf. Sie gehen mit Trauer und Kummer sowie erhöhter Verletzlichkeit und mitunter auch mit Depressionsgefährdung einher. Nach Stein bietet sich die Krisenintervention (vgl. Kapitel 2.2) als Hilfe zur Überwindung einer Verlustkrise an. Erst bei Übergängen zur Depression ist ggf. auch an eine psychotherapeutische Behandlung zu denken. Im vorliegenden Buch wird auf krankheitsbedingte Verlustkrisen am Beispiel von Krebserkrankungen (vgl. Kapitel 5.1) sowie auf Krisen bei Verlust der Heimat (Kapitel 7.1) eingegangen.

lebensverändernde Life Events Auf Krisen bei Lebensveränderung wird u. a. in Kapitel 7.1 (Migration) und 7.2 (Flucht) eingegangen. Solche Life-Events, also lebensverändernde Ereignisse, kommen in der Regel von außen, zufallsartig und entziehen sich weitgehend der Kontrolle des Betroffenen. Nach einer ersten Phase der Konfrontation und einer zweiten, in der subjektiv der Verlust erlebt und versucht wird, die Kontrolle über die Situation zu gewinnen, kommt es zu einer Phase der Mobilisierung und – wenn auch dies scheitert – zum Vollbild der Krise. Erst die Bearbeitung, oft mit externer Hilfe, und die Neuorientierung angesichts der sich massiv geändert habenden Umstände führen letztendlich aus dieser Krise.

Entwicklungskrisen Entwicklungskrisen hingegen, wie beispielsweise Pubertätskrisen (vgl. Kapitel 4.1) oder familienbezogene Krisen (vgl. Kapitel 4.2), hingegen fokussieren weniger externe Ursachen als vielmehr Übergänge, die für das menschliche Leben typisch und unausweichlich sind. Aufgrund der Neuartigkeit in der hiermit verbundenen Lebenssituation, der zu lösenden Entwicklungsaufgaben und der noch fehlenden Erfahrung mit dem Umgang hiermit werden sie jedoch oft auch als sehr krisenhaft erlebt.

Akute Traumen Akute Traumatisierungen stellen eine besonders gefährliche Form einer akuten Krise dar, die nicht selten auch in lebensbedrohliche Notfälle übergehen können. Dies gilt für Traumen im Rahmen einer Kindesmisshandlung oder eines sexuellen Missbrauchs (vgl. Kapitel 6.1 und 6.2) ebenso wie für Traumatisierungen bei häuslicher Gewalt (Kapitel 6.3) oder bei Flucht, Bürgerkrieg und Folter (Kapitel 7.2). Aber nicht nur in der akuten Traumatisierungsphase sind spezifische Kriseninterventionen (vor allem das Schaffen von Sicherheit, das Eingehen auf einen Schock, das Anbieten von Erholungsmöglichkeiten usw.) notwendig.

Posttraumatische Belastungsstörungen Auch posttraumatische Belastungsstörungen, wie sie in Kapitel 1.3 thematisiert werden, erfordern spezifische Krisenhilfen und pädagogische wie sozialarbeiterische Interventionen, mitunter auch psychotherapeutische Behandlung. Hiermit befassen sich Kapitel 6.4 (Traumapädagogik) und in einem gewissen Maße Kapitel 3.1 (Selbstverletzendes Verhalten).

Psychiatrische Notfälle Psychiatrische Notfälle unterscheiden sich nach Stein nicht nur hinsichtlich der Tiefe der Krise, der möglichen Lebensgefahr sowie möglicher Zusammenhänge zu psychischen Erkrankungen, sondern vor allem auch durch die Form der Intervention, die aufgrund des Notfallcharakters anders aussieht als in herkömmlicher Krisensituation. Mit psychiatrischen Notfällen befasst sich das vorliegende Buch vor allem in Kapitel 5.2, in dem auf Krisen und Notfälle bei Psychosen eingegangen wird, sowie in Kapitel 3.2, das auf suizidale Krisen und akute Suizidgefährdung eingeht.

Burnout

Burnout oder, wenn man so will, ein krisenbedingter Erschöpfungszustand, wird in diesem Buch hingegen weniger als Krise von Klienten, denen es zu helfen geht, behandelt. Vielmehr geht es hier um die eigene Burnout-Gefährdung des Krisenhelfers / der Krisenhelferin, der durch entsprechende prophylaktische Maßnahmen Rechnung zu tragen ist (vgl. Kapitel 2.4).

Der Vorteil solcher Krisenmodelle und Einteilungen ist sicher, dass sie gezieltere und differenziertere Kriseninterventionen ermöglichen. Andererseits gibt es fließende Übergänge, und „idealtypische" Krisenverläufe sind im wirklichen Leben selten. Von daher sind ein gewisser Pragmatismus und eine individuelle Sichtweise auf das ganz konkrete Krisengeschehen sicher hilfreich. Zudem sind letztlich alle als Krisen erlebte Ereignisse durch extreme Angst, Unsicherheit und Ohnmachtsgefühle des Betroffenen gekennzeichnet, so dass sich in diesen Momenten sozusagen ein „kleinster gemeinsamer Nenner" findet.

1.1.5 Entstehungsfaktoren

Bewusst wird hier auf das Wort „Ursachen" der Krisen verzichtet – zu vielgestaltig sind die unterschiedlichen und darüber hinaus miteinander interagierenden Faktoren, die zur Entstehung und zum Verlauf einer Krise beitragen können.

Belastungen

Situationen, die so belastend sind, dass sie Ausgangspunkt einer Krise werden können, wurden in den eben vorgestellten Krisenmodellen bereits benannt: Lebensverändernde Ereignisse (life-events), Lebensübergänge und Umbrüche, Verluste oder Traumen sind hier u. a. zu nennen. Aber wie in Kapitel 1.2 (Stress und Stressbewältigung) noch näher zu erläutern sein wird, ist nicht nur das Geschehen oder die Belastung an sich, sondern auch die Interpretation durch den Betroffenen von Bedeutung. Ob ein Ereignis als bedeutsam und belastend angesehen wird, spielt ebenso wie Vorerfahrungen mit ähnlichen Belastungen und Krisen (oder aber erfolgreich gemeisterten Problemen ähnlicher Art) eine bedeutende Rolle für das Erleben der aktuellen Krisensituation.

Soziale Unterstützung

Zudem befinden wir uns stets in einem sozialen Umfeld, das uns einerseits in kritischen Situationen unterstützen, andererseits die Krisensituation verstärken (oder mitverursachen) kann. Hierauf wird insbesondere in Kapitel 4.2 (Familienbezogene Krisen) eingegangen.

Meistens werden Familienangehörige, Peers und Freunde als Unterstützung und Ressource in der Krise gesehen, doch können sie auch krisenhaft in das Krisengeschehen verstrickt sein.

Ressourcen und Resilienzfaktoren

Und schließlich sind eigene Ressourcen von Bedeutung. In Kapitel 1.2 (Stress) wird noch gezielt auf Resilienzfaktoren einzugehen sein – Faktoren also, die dem Individuum Schutz vor und Widerstand gegen stresserzeugende und belastende Situationen geben. Das von Antonovsky beschriebene Kohärenzgefühl ermöglicht beispielsweise, ein (belastendes) Ereignis vorherzusehen, zu handhaben und sinnhaft einzuordnen. Andere Faktoren wie Belastbarkeit oder Widerstandskraft (eine hohe innere Überzeugung, Vieles kontrollieren zu können) oder der von Bandura geprägte Begriff der „self-efficacy", also der Selbstwirksamkeit, werden als weitere Resilienz-Kräfte gesehen.

Coping

Auch Bewältigungsstrategien (Coping-Strategien) gehören hierzu, beispielsweise die Fähigkeit, Probleme detailliert zu analysieren und durch zielgerichtetes Handeln zu lösen (situationsbezogenes Coping), ebenso wie die Fähigkeit, Dinge, die nicht zu ändern sind, mit Gelassenheit zu tragen und mit den dadurch entstehenden Gefühlen umzugehen (emotionsregulierendes Coping).

Aber auch äußere Gegebenheiten, materielle und soziale Ressourcen spielen eine große Rolle, wenn es um die Chance der Krisenüberwindung geht. Es macht schon einen großen Unterschied, ob jemand mit gutem finanziellen Einkommen, einem stabilen sozialen Netz, in einem funktionierenden Gesundheitssystem und mit ausreichender finanzieller Ausstattung den Belastungen einer plötzlichen Krebserkrankung ausgesetzt ist, oder ob er zusätzlich zu der krankheitsbedingten Krise auch noch mit finanziellen, existenziellen Nöten, einem unzureichenden Gesundheitssystem, mangelnder ärztlicher Versorgung u. a. m. zu tun hat.

1.1.6 Krise als Chance

Krise: Gefahr und Chance

Das Wort „Krise" besteht im Chinesischen aus zwei Zeichen, wobei das „Wey" Gefahr und das „Ji" Chance bedeutet. Die möglichen Gefahren (vom Entwicklungsstillstand bis hin zum lebensbedrohlichen Notfall) sind unmittelbar einsichtig – auf sie wurde bereits ausführlich Bezug genommen. Es gilt aber auch, einen Blick auf die einer Krise möglicherweise innewohnenden Chancen zu werfen. Ein Wendepunkt im Leben kann auch bedeuten, dass die Dinge sich zum Besseren wenden. Eine als krisenhaft empfundene Trennung von einem gewalttätigen Ehemann kann möglicherweise neue Lebenskräfte freisetzen und Lebenserfahrung ermöglichen. Die Erfahrung, eine kritische Situation, eine schwere Krankheit oder eine besondere Herausforderung überstanden bzw. gemeistert zu haben, verweist auf innere Stärken und führt zu Selbstvertrauen und Selbstsicherheit. Der Eintritt in eine neue Lebensphase – so kritisch diese möglicherweise erlebt wird – bedeutet in der Regel, auf einem neuen, höheren oder zumindest anderen Niveau zu sein, was oft mit neuen Freiheitsgraden und Handlungsmöglichkeiten einhergeht. Erwachsene können eigenständiger, selbständiger, verantwortungsvoller leben und agieren als beispielsweise Kinder. So liegt „jedem Abschied stets ein neuer Anfang inne" (so formuliert es Hermann Hesse in seinem Gedicht „Stufen"), und in jeder Krise liegt auch der Keim für eine weiterführende Entwicklung. So geht es beispielsweise nach einer Krisenbehandlung zum einen darum, zu untersuchen, was sich in der aktuellen, neuen Situation geändert hat – auch zum Positiven. Zum anderen geht es aber auch darum, dem Betroffenen zu verdeutlichen, welchen Anteil er selbst an der Lösung der krisenhaften Situation gehabt hat, und welche neuen Ansätze und Coping-Strategien ihm nun zur Verfügung stehen, und schließlich geht es darum, sich Gedanken darum zu machen, wie man in zukünftigen, möglicherweise ähnlichen Krisen vorgeht.

Psychose

Dies ist beispielsweise bei psychosebelasteten Menschen ein besonders wichtiger Punkt: Sie müssen leider damit rechnen, von Zeit zu Zeit einen psychotischen Schub zu erleiden, der im Erleben des Betroffenen und in seiner konkreten Auswirkung oft sehr krisenhaft verläuft. Es ist wichtig, sich beizeiten auf künftige Krisen vorzubereiten und beispielsweise festzulegen, welche Hilfen man von Angehörigen, Ärzten und Psychotherapeuten in einer Zeit braucht, in der man diese Bedürfnisse psychosebedingt nicht mehr klar äußern kann.

Erweiterung von Kompetenzen

Selbst unter so schwierigen Bedingungen wie den wiederkehrenden kritischen Situationen im Rahmen einer Psychose kann es also zur Erweiterung von Kompetenzen und Coping-Strategien, die sich in einem solchen Antizipieren zukünftiger Krisen äußern, kommen, womit sich den Betroffenen mehr Handlungsspielräume eröffnen. Analoges ließe sich für den Umgang mit Rückfällen bei Alkoholkrankheit, Flashbacks bei posttraumatischer Belastung und vielen anderen Gegebenheiten zeigen.

1.1.7 Ausblick

Schnelles, zielgerichtetes Handeln

In vielen Arbeitsfeldern und Aufgabenbereichen von sozialer Arbeit, Pädagogik und Psychologie kann es – gelegentlich – zu Notfällen oder akuten Krisen sehr unterschiedlicher Art kommen: Entwicklungskrisen, wie z. B. akuten Pubertätskrisen, Verlustkrisen, wie beispielsweise in Scheidungssituationen oder bei schwerer Erkrankung, akuten oder chronischen Traumatisierungen (z. B. nach Flucht, Kindesmisshandlung oder sexuellem Missbrauch), akuten lebensgefährlichen Situationen, wie beispielsweise Suizidalität usw., die mitunter schnelles und zielgerichtetes Entscheiden und Handeln erfordern. Dabei gilt es, weiterführende, meist interdisziplinäre Hilfe nicht aus den Augen zu verlieren – was im Falle einer unmittelbaren bedrohlichen Gefährdung des Kindeswohls oder akuter Suizidgefährdung eines depressiven Menschen nach schweren Verlusterlebnissen unmittelbar einsichtig ist.

Thematik und Aufbau des Buches

Hier möchte das vorliegende Buch ansetzen. Es thematisiert die – m. E. häufigsten und wichtigsten – Krisen- und Notfallsituationen, mit denen Sozialarbeiterinnen, Pädagogen und Psychologinnen im Laufe ihres Berufslebens mutmaßlich konfrontiert werden, wie z. B. traumatische Belastungen, Suizidalität, Gewaltsituationen in Familie und Schule, drogenbezogene Krisen (Vergiftung, Entzug, Rückfall) u. a. m. Jedes dieser Themen wird systematisch wie folgt behandelt:

Zunächst wird kurz auf den Kontext und den Bezug zur Sozialarbeit, Pädagogik und Psychologie bzw. Psychotherapie eingegangen: Wann und wo hat man mit dieser Form von Krisen zu tun?

Allgemeine Grundlagen (beispielsweise über Alkoholkrankheit oder Suizidalität) sollen das Verstehen der Situation ermöglichen, werden aber relativ kurzgehalten. Gezielter und ausführlicher wird sodann auf spezifische Notfall- und Krisensituationen eingegangen, im Fall von drogenbezogenen Krisen beispielsweise auf Vergiftung, Entzugskrisen, Rückfallsituationen oder Erregungszustände.

Ein Kernstück der Ausführungen ist jeweils ein Überblick über Notfallmaßnahmen und Kriseninterventionen in diesen spezifischen Situationen. Dieser Teil ist sehr pragmatisch gehalten und reicht vom Abschätzen der akuten Gefährdung (drohender Atemstillstand) über schutzgebende Kontaktaufnahme, Erfassen des Kontextes und der Problematik bis zur Setzung von Prioritäten und einem Krisenplan zur Lösung der – aus Klientensicht – dringendsten Probleme.

Dieser Teil soll Sozialarbeiterinnen, Pädagogen und Psychologinnen helfen, sich eine schnelle Übersicht zu verschaffen, Prioritäten zu setzen und begründbare Entscheidungen, auch unter Zeitdruck, zu fällen. Danach werden weiterführende, nachhaltigere Maßnahmen pädagogischer, sozialer und psychotherapeutischer Art in Folgeabschnitten kurz skizziert.

Belastung, Stress, Krise und Traumatisierung

Eine kurze Zusammenfassung der wichtigsten Aspekte dient der schnellen Orientierung und beendet das jeweilige Kapitel.

Um die Zusammenhänge zwischen Belastung, Stress, Krisensituation und Traumatisierung zu verstehen, scheint es mir sinnvoll, sich zum einen mit den biologisch-physiologischen sowie den psychologisch-sozialen Aspekten des Stressgeschehens und der Stressreaktion zu befassen, zum anderen die biologischen sowie psychodynamischen Grundlagen der Traumatisierung und der Entstehung der posttraumatischen Belastungsstörung zu fokussieren. Dies geschieht in den beiden folgenden Kapiteln.

Auf einen Blick

- Krisen entstehen in der Konfrontation mit neuen Herausforderungen, die als überfordernd erlebt werden, und gehen häufig mit Ohnmachtsgefühlen, Hilflosigkeit und Verlust der Selbstwirksamkeitserwartung einher.
- In einer Notfallsituation hat sich die Situation so zugespitzt, dass die Gefahr einer schweren seelischen oder körperlichen, möglicherweise irreversiblen oder lebensbedrohlichen Gefährdung besteht.
- Man kann Verlustkrisen, Krisen bei lebensverändernden Ereignissen, Entwicklungskrisen, Krisen bei Traumatisierungen, narzisstische Krisen und psychiatrische Notfälle unterscheiden.
- Krisen beinhalten sowohl die Gefahr des Scheiterns oder des Entwicklungsstillstandes als auch die Chance, ein neues Entwicklungsniveau zu erreichen, Kompetenzen zu erweitern und neue Handlungsspielräume zu erlangen.
- Neben der Krisenintervention gehört auch die Begleitung der Klienten an den Schnittstellen von Krise und Notfallsituation zu den Aufgaben in den Arbeitsfeldern der Pädagogik, sozialen Arbeit und Psychologie.

Multiple-Choice-Fragen zu diesem Kapitel finden Sie unter testfragen.reinhardt-verlag.de

1.2 Belastung, Stress und Stressbewältigung: Biologische, psychische und soziale Aspekte

Sympathikus-Nebennierenmark-Achse

> Unter **Stress** verstehen wir im weitesten Sinne ein Ereignis, in dem durch spezifische äußere oder innere Reize (Stressoren) die Anpassungsfähigkeit eines Individuums beansprucht (oder überbeansprucht) wird und das mit psychischen und physischen Reaktionen dieses Individuums einhergeht, die es zur Bewältigung dieser besonderen Anforderungen befähigen. Die auslösenden Ereignisse werden als Stressoren, die sich hieraus ergebenden Reaktionen des Körpers als „Stress" bezeichnet.

Eustress und Dysstress

Stress ist durch das Leben an sich bedingt ein notwendiger Anpassungsmechanismus an außergewöhnliche Leistungen. Handelt es sich um eine Reaktion auf Stressoren, die den Organismus zwar beanspruchen, aber nicht zu einer Überforderung führen, so wird dies als Eustress bezeichnet. Dieser wirkt sich positiv aus, da er die Aufmerksamkeit erhöht und die maximale Leistungsfähigkeit des Individuums gewährleistet. Unter Dysstress hingegen versteht man einen als negativ empfundenen Stress, der häufig oder dauerhaft auftritt und psychisch wie körperlich nicht kompensiert werden kann, wodurch er als bedrohlich bzw. überfordernd erlebt wird und bei längerer Andauer zu chronischen Anspannungen des Körpers und auf die Dauer zur Abnahme der Aufmerksamkeit und Leistungsfähigkeit, schließlich auch zu Fehlfunktionen, Krankheit oder Tod führen kann.

Zwei Stressreaktionen

Es gibt zwei unterschiedliche Wege des Organismus, auf ein stressendes Ereignis zu reagieren. Zunächst wird ein von einem Stressor ausgehender Reiz von Sinneszellen aufgenommen und an den Thalamus im limbischen System weitergeleitet. Hier entsteht ein noch ungenaues, vorbewusstes, wenngleich sehr wirkmächtiges Bild der Situation. Einerseits wird die Information an die Großhirnrinde weitergeleitet, die mithilfe von Erinnerungen ähnlicher Situationen ein konkretes Bild generiert, wobei die Situation differenzierter beurteilt werden kann. Dieses Prozedere dauert allerdings länger als der direkte Weg vom Thalamus zur Amygdala, bei dem neben einer emotionalen Reaktion auf die Situation vor allen Dingen die eigentliche körperliche Stressreaktion ausgelöst wird.

Der Botenstoff Noradrenalin setzt die Stressreaktion über die Sympathikus-Nebennierenmark-Achse fort, indem er den unbewusst arbeitenden Nervus sympathicus des vegetativen Nervensystems aktiviert. Diese sympathikotone Reaktion des vegetativen Nervensystems bereitet die Fight-and-Flight-Reaktion des Körpers vor.

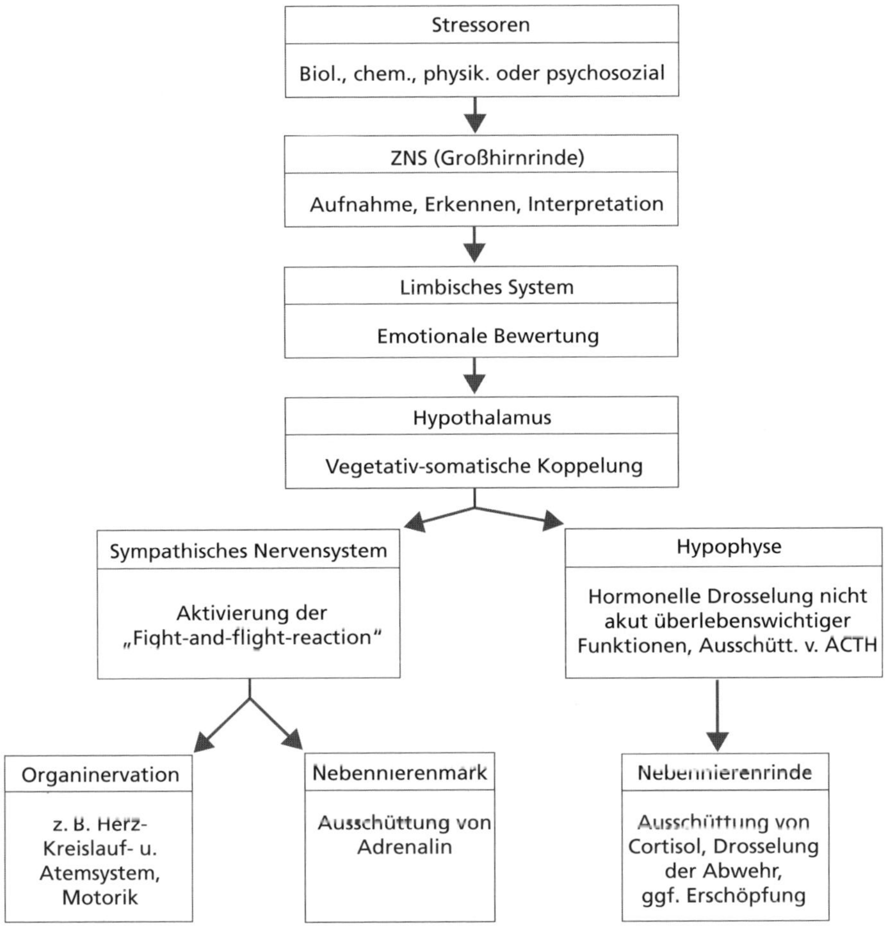

Abb. 1.2.1: Die Stressreaktion (Hülshoff 2012, 268)

Flight-or-Fight-Reaktion

Wie in Abbildung 1.2.1 zu sehen ist, wird über diese Reaktionsschiene zum einen das Nebennierenmark veranlasst, Adrenalin auszuschütten, ein zweites Stresshormon aus der Gruppe der Catecholamine. Zum anderen beeinflussen Noradrenalin und Adrenalin synchron eine ganze

Reihe von Organen so, dass Kampf oder Flucht ermöglicht werden. Beispielsweise wird der Kreislauf aktiviert (Anstieg von Herzfrequenz und Blutdruck), die Atemfrequenz wird erhöht, Muskeln werden vermehrt mit Energie versorgt, um kräftiger, koordinierter und schneller reagieren zu können, das Gehirn erhält mehr Sauerstoff und Zucker, um passende Lösungsstrategien zu finden, die Pupillen erweitern sich, was einer gezielten Gefahrenerkenntnis förderlich ist, die Blutgerinnungsfähigkeit steigt, um im Verletzungsfall nicht zu viel Blut zu verlieren, die Schmerzempfindlichkeit sinkt (was u. a. durch eine vermehrte Ausschüttung von körpereigenen Opiaten, sog. Endorphinen, bewerkstelligt wird), Fett- und Zuckerreserven aus Leber und Fetteinlagerungen werden abgebaut und als Energielieferanten benutzt, und der entstehenden Körperwärme mit entsprechender Überhitzungsgefahr wird durch eine vermehrte Schweißproduktion (Verdunstung) begegnet. All dies führt dazu, dass der Körper für die Flight-or-Fight-Reaktion gerüstet ist. Gelingt die Bewältigung des drohenden Ereignisses, so wird die Glutamatproduktion gestoppt, was zu einem Abbau von Noradrenalin und Adrenalin, einer Senkung der sympathischen Aktivität und einem Sistieren der Stressreaktion führt.

Nebennierenrinden-Kortisol-Achse

Gelingt die Anpassung nicht, so wird diese Aktivierung beibehalten (Dauerstress), es werden also vermehrt und verlängert Noradrenalin und Adrenalin ausgeschüttet, und zudem setzt das Glutamat eine erweiterte Stressreaktion über die zweite Achse (Hypothalamus-Hypophysen-Nebennierenrinden-Kortisol-Achse) in Gang, auf die die rechte Seite der Abbildung 1.2.1 hinweist. Dabei produziert die Nebennierenrinde verstärkt Kortisol. Dieses dritte Stresshormon ist wesentlich daran beteiligt, Glukose aus Fettspeichern zu mobilisieren und dem Körper Energien für die Stressreaktion zur Verfügung zu stellen. Gleichzeitig sorgt es dafür, dass – wenigstens im Moment – zweitrangige Körperfunktionen reduziert werden. Dies gilt vor allem für das Immun- bzw. Abwehrsystem: Kortison hat eine das Immunsystem schwächende Wirkung. Mit anderen Worten: Ein akutes, stressendes Ereignis kann durch die von den Catecholaminen Adrenalin und Noradrenalin vermittelte Reaktion der ersten Stressachse im Sinne der Fight-and-Flight-Reaktion adäquat und schnell gelöst werden, so dass der hier aufgetretene Stress als „Herausforderung" erlebt und schnell überwunden wird.

In einer verlängerten Stressreaktion – beispielsweise aufgrund anhaltender gefährdender Situationen – kommt die zweite Achse (Hypothalamus-Hypophyse-Nebennierenrinde-Kortisol) zum Tragen, weil hier über längere Zeit ein erhöhter Stressbewältigungslevel aufrechterhalten werden muss. Dies wird in der Regel nicht als Herausforderung (challenge), sondern als ernstzunehmende und bedrohliche Krise (crisis) erlebt. Dennoch handelt es sich in beiden Szenarien um Stress, für den unser Körper prinzipiell angelegt ist. Erst in einer dritten Phase, bei der der gefahrenbedingte Stress als entweder grundsätzlich nicht zu lösen oder auf Dauer nicht zu beenden erlebt wird, kommt es zum Kontrollverlust (loss) und im Gefolge zu Panik und Trauma bzw. Erschöpfung. Mit anderen Worten: Chronischer Dysstress kann krank machen.

Stress und Krankheit

Beim Stressgeschehen kommt es nicht nur zu einer physischen Belastung, sondern auch zu einer starken psychischen Anspannung, auf die weiter unten noch näher eingegangen wird. Diese emotionalen Erregungszustände, hervorgerufen durch unterschiedliche Auslöser, verursachen die relativ einheitlichen somatischen Stressreaktionen. Als Stress assoziierte Emotionen werden oft Angst, Wut, Aggression sowie Trauer und Niedergeschlagenheit genannt. Ein zu starker, pausenloser Stress, der nicht adäquat abgearbeitet werden kann, führt anders als Eustress zu einem körperlichen Erschöpfungssyndrom, oft einhergehend mit einem psychischen Erleben einer Depression. Insgesamt werden wir nun krankheitsanfälliger und sind unter Umständen ernsthaft gesundheitsgefährdet. Dabei ist Stress nie alleiniger pathogener Faktor, kann aber einen ausschlaggebenden Beitrag leisten.

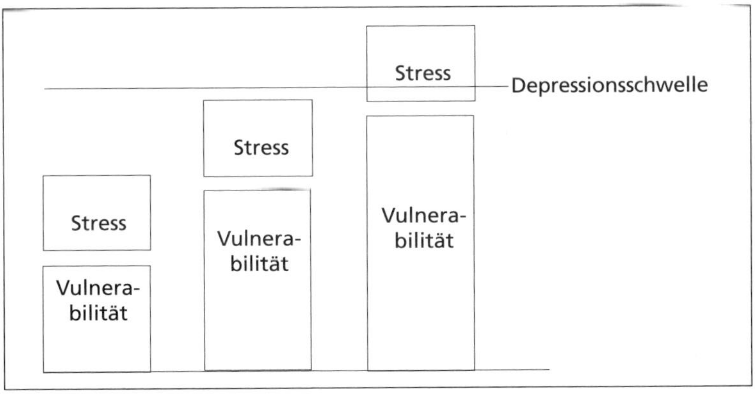

Abb. 1.2.2: Das Stress-Vulnerabilitätsmodell, dargestellt am Beispiel der Depression (Hülshoff 2011, 313)

Vulnerabilitäts-Stress-Hypothese

Die sog. Vulnerabilitäts-Stress-Hypothese, die sich einem bio-psychosozialen Krankheitsmodell verpflichtet fühlt, geht beispielsweise davon aus, dass eine Reihe von körperlichen, aber auch psychischen Erkrankungen auf ein interaktionales Geschehen von frühen Verletzungen und damit einhergehender Verletzbarkeit/Vulnerabilität und hinzukommenden Stressoren zurückzuführen ist.

Darüber hinaus gibt es offensichtlich Zusammenhänge zwischen Hormonen, Neurotransmittern, Nervenaktionen und psychischem Erleben, die sich im Stressgeschehen unheilvoll ergänzen und verdichten können.

So gibt es enge Wechselwirkungen zwischen psychischen Phänomenen (also Gefühlen, Vorstellungen und kognitiven Prozessen, die in unserem Gehirn repräsentiert werden), neurologischen Phänomenen, die sich als Aktivität unseres Nervensystems beschreiben lassen, endokrinen Prozessen, die durch Hormonausschüttungen charakterisiert sind, und immunologischen Prozessen, die maßgeblich von den Zellen unseres Abwehrsystems abhängen und dafür sorgen, dass wir uns vor pathogenen Keimen schützen können. Nach neueren Erkenntnissen gibt es zwischen diesen Systemen zahlreiche Verbindungen und Zusammenhänge. Nicht nur das Gehirn lernt, sondern auch das Immunsystem, und über die Kopplung von Transmittern und Hormonen sind beide Systeme miteinander verbunden. So sind z. B. Hormone, auch Stresshormone, wichtige Bindeglieder zwischen psychischem Erleben, neuronalen Aktivitäten und Organfunktionen. Dazu gehören die Catecholamine Adrenalin und Noradrenalin sowie Kortisol und die Opiate Endorphin und Enkephalin (die zur Schmerzabwehr im Stressgeschehen beitragen), die sich alle stark auf das Immunsystem auswirken. Noradrenalin tritt im Gehirn als Neurotransmitter, in der Peripherie als Hormon auf.

Erschöpfung und Depression

Kortisol wirkt nicht nur suppressiv auf das Immunsystem, sondern ändert auch das psychische Erleben (in Richtung Depressivität). Auch die Funktion, ja sogar die Feinstruktur bestimmter Hirnareale kann sich unter langjährigem Einfluss von Hormonen und Neurotransmittern verändern.

Die hier nur angedeuteten Zusammenhänge lassen erahnen, warum beispielsweise eine Erschöpfungsdepression immer ein psychisches und somatisches Geschehen ist, das sich nicht nur in Niedergeschlagenheit, Avitalität, Lustlosigkeit, Hoffnungslosigkeit und anderen psychischen Erscheinungen äußert, sondern ebenso sehr auch in körperlichen Funktionsstörungen, beispielsweise Schlafstörungen, Erschöpfung, Abwehrschwäche, erhöhter Krankheitsanfälligkeit u. v. m. Wie sehr stressende Lebensereignisse die Gesundheit beeinflussen können, zeigt auch eine Untersuchung des Psychiaters Holmes aus den 1960er-Jahren, dem aufgefallen war, dass dem Ausbruch verschiedener Erkrankungen sehr häufig eine Summierung einschneidender Veränderungen in Lebenssituation der Betroffenen vorausgegangen war, z. B. ein Wechsel des Arbeitsplatzes, Änderungen der Familiensituation (Scheidung etc., Holmes / Rahe 1967). Hieraus wurde die Hypothese abgeleitet, dass die krankheitsfördernde Belastung abhängig sei von vorausgegangenen einschneidenden Lebensereignissen, die man als „life-events" bezeichnete, und die subjektiv als stressauslösend und sehr krisenhaft erlebt wurden. Bei der Erfassung (durch Fragebögen) solcher Belastungen und ihrer Bedeutung für die Stressreaktionen schienen die Trennung von Ehepartnern besonders stressauslösend zu sein, doch wurden zahlreiche andere stressende Lebensereignisse beschrieben (Holmes / Rahe 1967). An Stressoren im Zusammenhang mit Herzkrankheiten sind beispielsweise in erster Linie Lebensunzufriedenheit, insbesondere Unzufriedenheit im Beruf, gefolgt von Situationen der Verlassenheit, dem Verlust enger Bezugspersonen sowie berufliche Unsicherheit zu nennen. Allerdings stellte sich heraus, dass nicht nur die Belastung an sich, sondern vor allem die Tatsache, ob und wie Menschen diese Belastungen bewältigen konnten, ausschlaggebend dafür war, ob und in welcher Weise sich Krankheiten einstellten.

Stress und psychische Erkrankung

Im Hinblick auf Krisensituation und Krisenbewältigung ist vor allem auf affektive Störungen bzw. Erkrankungen hinzuweisen. So geht chronischer Stress oft mit erhöhtem Angstpegel einher, wobei unter Angst ein Grundgefühl zu verstehen ist, das sich als in besonders bedrohlich empfundenen Situationen als Besorgnis und Unlust betonte Erregung äußert. Dabei kann es zu Angststörungen im Sinne einer krankhaft übersteigerten Angst, zu zunehmenden sozialen Ängsten bis hin zur Isolation und Vermeidung sozialer Kontakte und zu Leistungsängsten bis hin zu Leistungsversagen kommen. Zum anderen ist an alle Formen einer chronischen oder akut auftretenden Depression zu denken, insbesondere an eine Erschöpfungsdepression, aber auch an verschiedene Formen eines Burnout-Syndroms. Hierauf wird in Kapitel 2.4 (Burnout) vertiefend eingegangen.

Erlernte Hilflosigkeit (Seligman)

Vor allem das Konzept der „erlernten Hilflosigkeit" des Psychologen Martin E. P. Seligman (1979) ist hier zu nennen. Bei erlernter Hilflosigkeit erwartet ein Individuum, bestimmte Situationen oder Sachverhalte nicht kontrollieren oder beeinflussen zu können – was insbesondere nach chronischem Dysstress die Folge ist. Das Individuum engt sein Verhaltensrepertoire ein, und eine solche Selbstbeschränkung bzw. Passivität führt in einem Circulus Vitiosus zu erneuten Erfahrungen von Hilf- und Machtlosigkeit sowie subjektivem Kontrollverlust.

Diese wenigen Beispiele mögen genügen, um potenzielle Zusammenhänge zwischen chronischem, überfordernden Dysstress, zunehmender Unfähigkeit, Krisen zu lösen, und erhöhter Krankheitsbereitschaft zu erläutern.

Transaktionales Stressmodell nach Lazarus

Die gesamte Diskussion zur Stressentstehung und -verarbeitung sollte im letzten Drittel des 20. Jahrhunderts bis heute im Wesentlichen durch den Psychologen Richard Lazarus geprägt werden, der 1974 das von ihm entwickelte transaktionale Stressmodell vorstellte. Er war der erste, der eindeutig postulierte, dass nicht nur die objektive Beschaffenheit einer stressauslösenden Situation für eine Stressreaktion von Bedeutung ist, sondern vor allem auch deren subjektive Bewertung durch den Betroffenen. Dabei unterschied er mehrere Stufen der Bewertung. Bei der primären Bewertung (primary appraisal) können Situationen als positiv, unbedeutend/irrelevant oder potenziell gefährlich und damit stressend bewertet werden, wobei die Bewertung drei Stufen erkennen lässt: Eine Herausforderung (challenge) liegt in Situationen vor, die als bewältigbar erscheinen, bei einem zu erwartenden Schaden spricht man von Bedrohung (threat) und von einer Schädigung/Verlust (harm/loss) spricht man, wenn der Schaden bereits eingetreten ist (Lazarus 1974). Mit anderen Worten: Wie sehr etwas belastet, hängt davon ab, wie einschneidend und wie wichtig die Belastung für das weitere Leben des Betroffenen ist. Außerdem wird subjektiv bewertet, welche Bewältigungsmöglichkeiten den Menschen zur Verfügung stehen. Als stressend wird ein Ereignis erst dann erlebt, wenn der Betroffene keine adäquate Möglichkeit mehr sieht, mit der Belastung fertig zu werden. In einer sekundären Bewertung (secundary appraisal) wird also überprüft, ob die Situation mit den verfügbaren Ressourcen zu bewältigen ist (Lazarus/Folkmann 1984).

Der Umgang mit einer Bedrohung und der Versuch, selbige zu bewältigen, werden als Coping bezeichnet. Hierbei unterscheidet man problemorientiertes, emotionsorientiertes sowie bewertungsorientiertes Coping.

Problemorientiertes Coping

Problemorientiertes Coping liegt vor, wenn ein Mensch in einer extremen Belastung das Problem direkt angeht. In diesem Fall wird er versuchen, die belastenden Faktoren auszuschalten, sie zu umgehen oder durch persönliche gezielte Problemlösungen die Ursache des Stresses zu bewältigen. Dabei kann die Situation sowohl allein durch persönliche als auch durch kollektive Bewältigungsmöglichkeiten (soziale Unterstützung, soziales Netzwerk, soziale Integration) gemeistert werden.

Emotionsregulierendes Coping

Eine andere Form der Stressbewältigung wird als „emotionsregulierendes Coping" bezeichnet, das sich vorwiegend darauf beschränkt, mit der emotionalen Erregung fertig zu werden, die eine Stress-Situation ausgelöst hat. Wenn – vereinfacht gesagt – die Stress-Situation nicht zu ändern ist, kann zumindest versucht werden, mit den sie begleitenden Gefühlen wie Ärger, Wut oder Trauer besser umzugehen und sie zu verarbeiten. Auch Entspannungsübungen und andere Methoden (s. u.) dienen zumindest zum Teil diesem Zweck.

Bewertungsorientiertes Coping

Schließlich spricht man vom bewertungsorientierten Coping, wenn es zu einer Neubewertung („reappraisal" nach Lazarus) der Situation kommt. Wenn beispielsweise eine gestresste Person ihr Verhältnis zur Umwelt neu bewertet – eventuell auch nach schon erfolgten Veränderungen –, kann eine zuvor als aussichtslos gesehene Krise nun möglicherweise als eine eher belastende Herausforderung, also positiver gesehen und gewertet werden, was seinerseits neue Ressourcen freisetzt.

Die Arbeiten von Lazarus haben die Stressforschung grundlegend verändert, neu interpretiert und bis heute geprägt. Von nun an ging es nicht mehr primär um die Analyse physiologischer und biochemischer Vorgänge, sondern vor allem um die Untersuchung psychologischer sowie psychosozialer Parameter. So ging es beispielsweise bei dem Konzept der Selbstaufmerksamkeit darum, die Aufmerksamkeit auf sich selbst, das Selbstkonzept oder das Selbstwertgefühl zu lenken. Private Selbstaufmerksamkeit meint die Erfahrung des eigenen Zustandes, den niemand anders letztlich beurteilen kann (Körperempfindung, Stimmungen, Einstellungen, Phantasien etc.). Aber auch die öffentliche Selbstaufmerksamkeit, also die beobachtbare äußere Erscheinung oder das Verhalten, Umgangsformen etc. können von Bedeutung sein. Zwischen Selbstaufmerksamkeit und sozialer Angst sowie Stresserleben bestehen große Zusammenhänge, und eine realitätsnahe Selbsteinschätzung kann durchaus zum Stressabbau beitragen.

Attributionstheorien

Dies führt uns zu Attributionstheorien, also allgemeine Ansätze der Psychologie, die beschreiben, wie Individuen Informationen nutzen, um kausale Erklärungen für menschliche Verhaltensweisen vorzunehmen. Mit dem Konzept Seligmans zur erlernten Hilflosigkeit haben wir bereits eine solche Attributionstheorie kennen gelernt und gesehen, wie ein Circulus Vitiosus im Sinne einer sich selbst erfüllenden Prophezeiung ein gestresstes Individuum noch hilfloser und im Gefolge noch gestresster werden lässt.

Selbstwirksamkeitserwartung (Bandura)

In den 1970er-Jahren entwickelte der kanadische Psychologe Albert Bandura, ein Pionier der kognitiven Lerntheorie, das Konzept der Selbstwirksamkeitserwartung, also einer Erwartung, aufgrund eigener Kompetenzen gewünschte Handlungen erfolgreich selbst ausführen zu können – fast spiegelbildlich das Gegenteil der erlernten Hilflosigkeit. Bandura (1977) stellte fest, dass Personen mit starkem Glauben an die eigene Kompetenz größere Ausdauer bei der Bewältigung von Aufgaben haben und außerdem eine niedrigere Anfälligkeit für Angststörungen und Depressionen zeigen.

Auch hier wirken sich Selbstwirksamkeitserwartungen und Handlungsergebnisse zirkulär aus, allerdings im Sinne eines „high performance cycle", also einer positiven Rückkopplung. Er benannte vier Quellen von Selbstwirksamkeitserwartung, nämlich eigene Erfolgserlebnisse, stellvertretende Erfahrungen, verbale Ermutigungen sowie emotionale Erregung. Dabei handelt es sich bei der emotionalen Erregung um positive Erregung im Sinne von Belohnungs- und Flow-Erlebnissen, die nicht selten durch Dopaminausschüttung getriggert werden. Bei der „stellvertretenden Erfahrung" (vicarious experience) traut man sich selbst mehr zu, wenn man andere Menschen bei der Meisterung von Problemen beobachtet hat: Man wird also durch Vorbilder beeinflusst. Die Kompetenzerwartung beeinflusst und verändert das Verhalten: Eine hohe Selbstwirksamkeit beflügelt die Inangriffnahme schwieriger Aufgaben, man investiert mehr Anstrengung, erträgt mehr Schmerzen und bewältigt schlussendlich besser anstehende, durch Stress gekennzeichnete Aufgaben.

Salutogenese (Antonovsky)

Bisher haben wir uns damit beschäftigt, dass dysfunktionaler Stress zu Krankheiten führen kann. Insbesondere im Vulnerabilitäts-Stress-Konzept kommt zum Ausdruck, dass ungünstige biographische Faktoren wie beispielsweise Traumen zu einer erhöhten Verletzlichkeit führen, die bei zusätzlicher massiver Stressexposition in eine akute Krankheit umschlagen kann. Dieses Modell fußt, wie bereits erwähnt, auf einem biopsychosozialen Krankheitsverstehen. Der Paradigmenwechsel vom rein naturwissenschaftlichen zum biopsychosozialen Krankheitsmodell führte seit den 1980er-Jahren aber auch zu dem Modell der „Salutogenese", das 1979 vom Medizinsoziologen Aaron Antonovsky eingeführt wurde. Nach dem Salutogenese-Modell ist Gesundheit nicht als Zustand, sondern als Prozess zu verstehen. Gleichzeitig geht es um die Stärkung von gesundheitserhaltenden Faktoren. Antonovsky, der sich intensiv mit Lebensläufen und Gesundheit und Krankheit von Überlebenden des Holocaust befasst hatte, fragte sich, warum gleiche Stressoren bei einer Person zu chronischer Belastung oder Krankheit führen, bei anderen hingegen nur zu einer kurzen Krise oder sogar zu einer späteren Verbesserung des Allgemeinzustandes, warum also Menschen trotz großer psychischer oder physischer Belastung gesund bleiben können. Solche zur Salutogenese (lat. salus: Heil, gr. genesis: Entstehung) beitragenden, gesundheitsfördernden Faktoren werden heute als „Resilienzfaktoren“ (Schutzfaktoren) bezeichnet. Sie können u.a. in einer genetisch bedingten, geringeren Vulnerabilität (beispielsweise hinsichtlich Serotoninverschiebung und Depression), Temperamentsunterschieden, Intelligenz, Kommunikationsfähigkeit, einem positiven Selbstwertgefühl, einer inneren Kontrollüberzeugung oder dem Vertrauen auf Selbsthilfemöglichkeiten bestehen. Auch soziale Faktoren wie Gesprächsmöglichkeiten auf der Meta-Ebene (beispielsweise bei schicksalsbedingten Lebenskrisen) oder familiärer Schutz können sich gesundheitsfördernd auswirken.

Kohärenz

Im Zentrum von Antonovskys (1997) Untersuchungen steht der „Sinn für Kohärenz“ (sense of coherence) bzw. ein „Kohärenzgefühl“. Darunter versteht man ein durchdringendes und andauerndes, gleichzeitig dynamisches Gefühl des Vertrauens darauf, dass

- Stimuli und Stressoren aus der inneren und äußeren Umgebung strukturiert, voraussehbar und erklärbar sind,
- Ressourcen zur Verfügung stehen, um diesen Anforderungen zu begegnen,
- es sich bei diesen Herausforderungen um solche handelt, die Anstrengung und Engagement lohnen.

Nach Antonovsky (1997) speist sich das Kohärenzgefühl aus drei Empfindungen:

1. der Verstehbarkeit der Situation,
2. der Handhabbarkeit bzw. Bewältigbarkeit der anstehenden Herausforderung und
3. dem Gefühl von Sinnhaftigkeit des Geschehens.

Sowohl in Stress-Situationen als auch bei Krisen unterschiedlichster Formen, nicht nur bei Krankheit, kann die Beachtung dieser Empfindungen sehr hilfreich sein: Wer z.B. bei der Diagnose einer Krebserkrankung versteht, um was es bei Erkrankung und Therapie geht, wer davon überzeugt ist, dass er die nun anstehenden Herausforderungen handhaben und bewältigen kann, und wem es schließlich gelingt, das

Krankheitsgeschehen in die eigene Biographie sinnhaft einzubetten, wird wesentlich besser mit der Krisensituation und dem damit verbundenen Stress umgehen können. Psychoedukative Schulungen, Selbsthilfegruppen und Maßnahmen, die weitgehend als „Empowerment" bezeichnet werden, setzten hier mit unterschiedlichen Methoden an, was in den jeweiligen Kapiteln konkret zu zeigen sein wird.

Stressbewältigung

Zur Stressbewältigung stehen sehr unterschiedliche Ansatzpunkte zur Verfügung. Zum einen können unnötige Stressoren beseitigt, zum anderen die individuelle Stressanfälligkeit vermindert werden. Medizinische und therapeutische Behandlungen stehen ebenso wie Maßnahmen im Sinne einer Hilfe zur Selbsthilfe zur Verfügung, und neben der humaneren Gestaltung der materiellen und sozialen Lebensbedingungen, beispielsweise am Arbeitsplatz, liegen entscheidende Aspekte zur Stresskontrolle auf der somatischen Ebene in körperlichem Training, ausreichendem Schlaf und gesunder Ernährung, auf der psychischen Ebene in der Veränderung inadäquater Bewertungsmuster im Sinne einer realitätsangemessenen Neuorientierung, und schließlich auf der Verhaltensebene beispielsweise im Abbau von Risikoverhalten und dem Erlernen geeigneter Freizeitverhaltensweisen. Ziel solcher Maßnahmen ist es nicht, den Stress an sich abzuschaffen, da Stress ein konstituierendes Moment der Conditio Humana ist, sondern Dysstress zu reduzieren und zu kontrollieren.

Stressvermeidung

Stress kann auf unterschiedlichen Ebenen bewältigt werden. Zu nennen sind hier u. a. Stressvermeidung, Stressabbau, Coping- bzw. Bewältigungsmechanismen, soziale Unterstützung sowie spezifische Stressinterventionen bzw. therapeutische Ansätze.

Bei der Stressvermeidung gilt es zunächst festzustellen, welche Belastungen als besonders stresserzeugend erlebt werden. Generell sind eine Reihe von Faktoren und Lebensbedingungen der Moderne in besonderem Maße und überdurchschnittlich häufig stresserzeugend, beispielsweise die zunehmend erwartete Flexibilität und Mobilität im Berufsleben, permanente soziale Rollenveränderungen, physikalische Belastungen wie Lärm, Allergen- oder Umweltbelastungen, vor allem aber Arbeitslosigkeit und drohende Arbeitslosigkeit. Die aktive Vermeidung krankmachenden Stresses auch mithilfe professioneller Problemlösungen erfordert letztlich strukturelle Veränderungen. Das Arbeitsschutzgesetz, das Kündigungsschutzgesetz und eine Reihe anderer Maßnahmen auf struktureller und insbesondere gesellschaftspolitischer Ebene sind hier unerlässlich. Nur zum Teil kann auf der persönlichen Ebene hierauf Einfluss genommen werden. Immerhin kann man sich Stressoren bewusst machen, eine Reihe von Störreizen reduzieren (beispielsweise E-Mail-Benachrichtigungen deaktivieren), realistische Tagespläne erstellen, regelmäßige Arbeitspausen einlegen, in denen man auch sportliche oder entspannende Aktivitäten einplant, den Arbeitstag abschließen und die Arbeit nicht „mit nach Hause nehmen“, Aufgaben nach Wichtigkeit und Dringlichkeit kategorisieren, den eigenen Anspruch (Perfektionismus) herabsetzen, Aufgaben delegieren, sich ausgewogen ernähren und sich genügend Zeit beim Essen (außerhalb des Arbeitsplatzes) nehmen. All diese – und einige andere – Maßnahmen werden uns in Kapitel 2.4 (Burnout) noch einmal begegnen, wenn es darum geht, auch bei Krisenhelfern übermäßigen Stress und konsekutiven Burnout zu vermeiden.

Stressabbau

Beim Stressabbau ist zunächst darauf hinzuweisen, dass Sport oder kontinuierliche, moderate körperliche Aktivität einen essenziellen Beitrag zur Förderung von Gesundheit und Wohlbefinden leisten kann. Eine halbe Stunde Bewegung in angenehmer Umgebung bessert die Laune und das Selbstwertgefühl signifikant und kann Stress lindern. Die eigenen Handlungsmöglichkeiten werden optimistischer wahrgenommen, im Sport können positive Emotionen und soziales Gemeinschaftsgefühl erlebt werden, die Konzentrationsfähigkeit wird verbessert, angestaute Energie abgebaut und das Immunsystem gestärkt. Zudem kann man sich von anderen Problemen distanzieren. Auf der physiologischen Ebene kann die Herz-Kreislauf-Situation verbessert, der Abbau von Catecholaminen sowie Cholesterin gefördert und die Durchblutung von Muskulatur und Organen verbessert werden. Hilft dem einen die Bewegung und (sportliche) Aktivität, bevorzugen andere eher ruhige Entspannungsmethoden, bei denen angestaute Energien frei und muskuläre Spannungen gelöst werden. Einige werden in Kapitel 2.3 (Komplementäre Ansätze in und nach Krisensituationen) vorgestellt.

Coping- und Bewältigungsstrategien

Coping- oder Bewältigungsstrategien können, wie bereits aufgezeigt, in problemlösende sowie emotionsregulierende Coping-Strategien eingeteilt werden. Im ersten Fall versucht man, die Verhältnisse und damit die Stressursachen zu meiden, zu verändern oder zu eliminieren. Im zweiten Fall kann nicht die Situation bzw. können nicht die Stressoren geändert werden, jedoch die emotionale Reaktion darauf.

Eine Veränderung der Einstellung und damit eine Neubewertung stellt eine dritte Form des Copings dar. So kann man sich fragen, wie man selbst eine Situation sieht und wie andere sie sehen, und in einem gezielten Training, evtl. auch in Gruppenübungen, stressreduzierende Neubewertungen und Einstellungen einüben: Aus dem Postulat, alles allein bewältigen zu müssen, kann die Einstellung, um Rat zu bitten und etwas dazuzulernen, werden. Der Wunsch, von allen gemocht zu werden, kann umgewandelt werden in die Erkenntnis, es nicht allen recht machen zu können. Das Verbot, Fehler zu machen, kann zur Erkenntnis werden, dass Fehler menschlich sind. Das Vorurteil, andere seien besser oder intelligenter, kann abgelöst werden von der Erkenntnis, selbst liebenswert und tüchtig zu sein. Und anstatt bei sich oder bei anderen die Schuld für ein Problem zu suchen, kann man sich auf die Lösung des Problems konzentrieren.

Soziale Unterstützung

Dem sozialen Rückhalt und der sozialen Unterstützung kommt eine außerordentlich große Rolle bei der Stressbewältigung und Stressreduktion zu. Dabei kann soziale Unterstützung auf vier Ebenen stattfinden: Zum einen als emotionale Unterstützung (Zuneigung, Vertrauen, Zuspruch), zum anderen durch instrumentelle Unterstützung (konkrete Hilfen wie beispielsweise Hilfe im Haushalt, finanzielle Unterstützung etc.). Drittens können ihre Informationen hilfreich sein, ein Problem zu bewältigen, und zum Vierten sind bewertende Unterstützungen zu nennen, in denen Personen Wertschätzung oder Anerkennung entgegengebracht wird.

Soziale Unterstützung kann auf mehreren Ebenen ansetzen. Im einfachsten Fall kann die soziale Unterstützung einen direkten Effekt auf das Stressgeschehen haben, wenn beispielsweise ein in seiner Arbeit überforderter Mensch konkret entlastet wird. Zum Zweiten kann soziale Unterstützung auch als eine Art Puffer verstanden werden, der in allgemeinerer Hinsicht stressreduzierend wirkt. Die Möglichkeit, mit Freunden gemeinsam zu wandern, zu singen, sich auszusprechen u. a. m. kann also ein Milieu bzw. einen Puffer schaffen, der mich andere Stressoren besser ertragen lässt.

Zum Dritten kann man zwischen lebensbereichsinternen und lebensbereichsfremden Unterstützungsmodi unterscheiden. Lebensbereichsfremde Unterstützung (beispielsweise familiäre Hilfe bei arbeitsbedingtem Stress) wirkt in der Regel weniger stark als lebensbereichsinterne Unterstützung durch Arbeitskollegen.

Neben den bisher genannten Krisen und Stressreaktionen gibt es aber auch schädigende Ereignisse, die als Traumen bezeichnet werden, die so massiv sind, dass sie zu einem sofortigen Zusammenbruch aller körperlichen und seelischen Instanzen führen, die zu einer Lösung beitragen könnten. Hiermit befasst sich das folgende Kapitel.

Auf einen Blick

- Während Eustress den Organismus zwar beansprucht, aber nicht überfordert, führt Dysstress aufgrund seiner Dauer, seines Ausmaßes sowie mangelnder Kompensationsmöglichkeiten zu emotionalen und körperlichen Überforderungen, Erschöpfung und ggf. zum Zusammenbruch.
- Die Stadien des Dysstressgeschehens können in eine Alarm-, Anpassungs-(Adaptations-) und Erschöpfungsphase eingeteilt werden.
- Auf der Sympathikus-Nebennierenmark-Achse der Stressreaktion kommt es unter Einwirkung von Adrenalin zur Flight-and-Fight-Reaktion.
- Insbesondere bei chronischem Dauerstress kommt es unter Cortisol-Mitwirkung auf der Nebennierenrinden-Cortisol-Achse der Stressreaktion zunächst zur Anpassung an das Belastungsniveau, schließlich zur Erschöpfung.
- Das Vulnerabilitäts-Stress-Modell bildet die Grundlage zum Verständnis vieler, insbesondere psychischer und psychosomatischer Erkrankungen.
- Man kann von problemorientierten, emotionsregulierenden und bewertungsorientierten Bewältigungs-(Coping-)Strategien sprechen.
- Neben der Qualität und dem Ausmaß des Stressors spielen auch erlebte Bedeutung der Belastung (Herausforderung/challenge, Bedrohung/threat und Schädigung-Verlust/harm-loss) sowie Selbstwirksamkeitserwartungen des Individuums eine Rolle bei Stressauswirkung und Stressbewältigung.
- Selbstwirksamkeit, Resilienzfaktoren und Kohärenzgefühl sind zentrale Begriffe des Konzeptes der Salutogenese.

Multiple-Choice-Fragen zu diesem Kapitel finden Sie unter testfragen.reinhardt-verlag.de

Weiterführende Literatur

Hildenbrand, B., Welter-Enderlin, R. (2012): Resilienz – Gedeihen trotz widriger Umstände. 4. Aufl. Carl-Auer-Systeme Verlag, Heidelberg

Hülshoff, Th. (2015): Medizinische Grundlagen der Heilpädagogik. 3. überarbeitete Aufl. UTB/Reinhardt, München, Basel

Hülshoff, Th. (2008): Das Gehirn. Funktionen und Funktionseinbußen. Eine Einführung für pflegende, soziale, pädagogische und Gesundheitsberufe. 3., völlig überarbeitete und erweiterte Aufl. Verlag Hans Huber, Bern, Göttingen, Toronto, Seattle

Hüther, G. (2011): Biologie der Angst. Wie aus Stress Gefühle werden. 10. Aufl. Vandenhoeck & Ruprecht, Göttingen

Meichenbaum, D.H. (1991): Intervention bei Anwendung und Wirkung des Stressimpfungstrainings. Huber, Bern

1.3 Trauma und Posttraumatische Belastungsstörung

Posttraumatisches Belastungssyndrom

Man spricht von einem posttraumatischen Belastungssyndrom, wenn es aufgrund eines Stressors zu Phänomenen der Intrusion, des Vermeidungsverhaltens, negativer Veränderungen von Kognition und Emotion sowie einer allgemeinen Übererregung kommt. Dissoziative Symptome können hinzukommen.

Existenzielle Stressoren

Solche existenziellen Stressoren liegen vor, wenn jemand Todesgefahr, Todesdrohung, akuter Bedrohung durch ernsthafte Verletzungen oder sexueller Gewalt ausgesetzt war bzw. unmittelbarer Zeuge solcher Gewalt an anderen Menschen wurde.

Dabei kann man zwischen natürlichen und menschengemachten Stressoren bzw. Katastrophen unterscheiden. Zum Ersteren gehören beispielsweise Erdbeben oder Flutkatastrophen, zu Zweiterem Krieg, Folter, sexueller Missbrauch etc. Zudem kann man einmalige, stressende Katastrophen, von denen viele Menschen betroffen sind, von solchen Stressoren unterscheiden, die gezielt eine einzige Person betreffen. Völkermord, Flucht und Vertreibung usw. sind menschengemachte Katastrophen, von denen aber tausende Menschen betroffen sind. Anders ist dies bei schweren Verkehrsunfällen, bei sexuellem Missbrauch, Kindesmisshandlung oder existenzieller Bedrohung durch individuelle Krankheiten, beispielsweise metastasierendem Krebs.

Hyperarousal

Die drei Kardinalsymptome der posttraumatischen Belastung, die sich über Jahre (mitunter sogar Jahrzehnte) zeigen können, sind die der Intrusion, der Übererregung, der emotionalen und kognitiven Belastung sowie der Vermeidung (Konstriktion). Die Übererregung (Hyperarousal) zeigt sich in allgemeiner Unruhe, Konzentrations- und Leistungsschwäche, plötzlichen und aggressiven Impulsdurchbrüchen sowie Übersprungshandlungen und temporärer Orientierungslosigkeit, all dies ohne einen unmittelbaren und einsichtigen Anlass und in deutlichem zeitlichen Abstand vom stressenden Ereignis. Die Betroffenen erschrecken häufig in unangemessener Weise, haben Schlafstörungen, zeigen sich häufig in für die Umwelt unverständlicher Weise besorgt und hypersensitiv, irritierbar oder von einer gereizten Grundstimmung. Selbst destruktives Verhalten kann hinzukommen.

Intrusion

Zusätzlich zu diesen Zeichen der Übererregung, die häufig die Grundhaltung und das Grundverhalten betroffener Menschen prägen, kommt es von Zeit zu Zeit, oft für die Betroffenen unvorhersehbar, zu Intrusionen, dem Wiedererleben des stressenden Ereignisses/der Katastrophe oder meistens Teilen dieser Katastrophe. Bestimmte Gerüche, Orte, Bilder, Worte oder Berührungen, Verhaltensweisen oder archetypische Bewegungen können an das Trauma erinnern und die gesamte traumatische Situation wieder heraufbeschwören.

Flashback

Diese unfreiwilligen vorübergehenden Erinnerungen können im Rahmen von Albträumen, aber auch in der Phase der Wachheit auftreten und werden als „Flashbacks“ bezeichnet. Sie führen in der Regel zu Panikattacken, Hilflosigkeit, allen Zeichen extremen körperlichen Stresses (wie z. B. erhöhtem Herzschlag und Blutdruck, Angstschweiß, Engegefühl, Hyperventilation und Luftnot etc.). Darüber hinaus zeigen sich manchmal dissoziative Reaktionen (die Betroffenen haben den Eindruck, nicht sie selbst zu sein, fühlen sich wie in einer traumhaften Situation, sind subjektiv ihren Ängsten und dem Stress sowie der aktuellen Situation scheinbar völlig hilflos ausgeliefert und haben keinen oder nur verminderten Zugang zu ihren kognitiven, sprachlichen und sozialen Fähigkeiten, die sie ansonsten bei der Lösung von Problemen einsetzen könnten).

Konstriktion

Das dritte Kriterium, die Vermeidung oder Konstriktion auslösender Trigger, ist als Versuch des Körpers und der Psyche zu verstehen, diese als extrem belastenden und existenzgefährdenden Situationen möglichst zu vermeiden. Psychische Abwehr, Verleugnung und Verdrängung können ebenso Zeichen eines Konstriktionsverhaltens sein wie Rückzug und Isolation, was zur sozialen Einsamkeit führt. Hinzukommen können zwanghaftes Verhalten (mitunter gepaart mit diffusen oder konkreten Ängsten), was die Lebensqualität und den sozialen Wirkungskreis erheblich einschränken kann, die eben schon beschriebene Dissoziation und vor allem Verhaltensweisen, die mit Betäubung oder Erstarrung einhergehen. Nicht zuletzt sind eine Reihe von Suchterkrankungen bei näherem Hinsehen durchaus auch als Folgen einer posttraumatischen Belastungsstörung zu identifizieren.

Depersonalisation

Und schließlich können kognitive und emotionale Veränderungen Ausdruck eines posttraumatischen Belastungsgeschehens sein. Dies gilt insbesondere für die Depersonalisationen, bei denen die Betroffenen sich als z. T. außerhalb befindliche Beobachter sehen, die abgelöst vom eigentlichen inneren Geschehen sind („Mir passiert das gerade nicht“, „Das ist ein Traum“).

Derealisation Die Erfahrung der Unwirklichkeit des Geschehens oder einer gewissen Distanz („Das ist alles nicht real“) wird als Derealisation bezeichnet. Schwere Konzentrationsstörungen, scheinbar unkontrollierbare aggressive Durchbrüche, die eben schon beschriebene Isolation oder Depression tun ein Übriges, um die soziale Adaptationsfähigkeit, das adäquate emotionale Mitschwingen oder das Ausschöpfen der intellektuellen Leistungsfähigkeit der Betroffenen zu erschweren und teilweise erheblich (vorübergehend) zu vermindern.

Ursachen Im Folgenden soll auf mögliche Ursachen dieses dramatischen Geschehens eingegangen werden.

Dabei gilt es, sich zunächst einmal grundsätzlich klarzumachen, dass eine ganz wesentliche Leistung unseres Gehirns darin besteht, auf gefährdende und mitunter lebensbedrohliche Situationen schnell und adäquat zu reagieren. Die synaptische Verschaltung unserer Hirnzellen erfolgt ein Leben lang in Reaktion und Interaktion mit äußeren, umweltbedingten Gegebenheiten, die das Gehirn über die Sinne registriert, interpretiert und – mehr oder weniger erfolgreich – so verarbeitet, dass das Individuum keinen oder möglichst geringen Schaden nimmt. Die so entstehende Verschaltung führt ihrerseits dazu, dass in ähnlichen Krisen- oder Gefahrenmomenten „schon eingefahrene Leitungsbahnen“ bereitstehen und damit Problemlösungsmodi oder Copingverhalten präjudiziert sind. Sie werden erst modifiziert oder umgeändert, wenn sie sich bei weiteren stressenden Ereignissen oder Traumen als unwirksam erweisen. Zunächst bleibt festzuhalten, dass das Gehirn sich im Laufe eines Menschenlebens durch die Interaktion mit Geschehnissen in der Umwelt – insbesondere sozialen Situationen – fortwährend weiter strukturiert, wobei es sich als grundlegend plastisch erweist und uns lebenslanges Lernen und auch Umlernen ermöglicht. Andererseits hinterlassen eindrückliche Erlebnisse – und lebensbedrohliche Traumen gehören zu den eindrücklichsten Erlebnissen, die wir kennen – tiefe neuronale Spuren, was die synaptische Verschaltung und die Reaktion durch Hormone und Neurotransmitter angeht.

An der entwicklungsgeschichtlich jüngsten, hierarchisch gesehen obersten Stelle unseres Gehirns, der Präfrontal- und insbesondere periokulären Kortex, sind wir in der Lage, auf einen extremen Stressor – beispielsweise eine wütende und von drohender Gewalt gekennzeichnete Auseinandersetzung – logisch, argumentativ und bis zu gewissen

Grenzen auch deeskalierend zu begegnen. Dies geschieht in der Regel durch Worte, wenngleich Mimik, Gestik, Körperhaltung, Stimmklang und Drohgebärden eine starke emotionale Beteiligung signalisieren.

Stereotypes Verhalten

Ist die Gefahr bedrohlicher, und drohen wir erheblichen Schaden davonzutragen, so reagieren wir – zwar immer noch auf Kortexebene, aber schon „eine Ebene tiefer" – in der Regel mit Stereotypen, also eingeschliffenen Verhaltensmustern, Vorurteilen, naheliegenden Vorwürfen, Handgreiflichkeiten u. a. m. Emotionales, fast schon reflexhaftes, jedenfalls nicht nur durch kognitive bewusste Entscheidungen geprägtes Verhalten gewinnt langsam die Oberhand.

Fight-and-Flight-Reaktion

Bei einer noch größeren, existenziellen Bedrohung werden Gefühle massiver Angst bis hin zur Panik sowie massiver Wut bis hin zur Aggressionsbereitschaft im limbischen System, insbesondere in der Amygdala, zum Teil durch hippocampale Strukturen generiert. Der Hippocampus wird auch als „die Pforte zum Gedächtnis" bezeichnet, in dem alte Erfahrungen von Kampf oder Flucht erinnert und reaktiviert werden. Unter Zuhilfenahme aller Ressourcen unseres vegetativen Systems (erhöhter Blutdruck und erhöhter Pulsschlag, die die Blutversorgung fördern, maximal erweiterter Pupille, die noch den letzten Lichtquant analysieren kann, Schweißreaktion, die das Abstrahlen von energiebedingter Hitze ermöglicht, Anspannung der Muskulatur, Aufrichtung der Haarbälge u.v.a. Parameter der akuten Stressreaktion) gehen wir körperlich, aber auch emotional in den Kampfmodus oder den Fluchtmodus (Fight-and-Flight-Reaktion). Je nach Möglichkeit, gilt es also, sich so schnell wie möglich der Gefahr durch Flucht zu entziehen, oder aber durch Kampf die bedrohliche Situation zu überwinden. Ersteres geht mit massiven Angstgefühlen, zweiteres mit den Gefühlen von Wut, Zorn oder Ärger einher.

Freeze

Ist die bedrohliche Situation völlig aussichtslos, da sie weder durch Kampf oder Flucht zu bewältigen ist, kommt es zum Stadium des Freeze, der Erstarrung, die als ein biologisch verankertes, letztes verzweifeltes Bemühen, durch Nicht-Auffallen oder eine Art Totstellreflex noch einmal davonzukommen, evolutionär erklärt werden kann. Hier stellt sich ein Gefühl der völligen Ohnmacht und des Ausgeliefertseins, nicht selten mit maximaler Panik, ein. In einer solchen Situation ist man häufig desorientiert, mitunter verwirrt, man verliert wichtige emotionale und kognitive Ressourcen. Teile des Geschehens werden nicht oder nur unzusammenhängend wahrgenommen, es überwiegen die panikverstärkenden und unmittelbar bedrohlichen Eindrücke. Der Zugang zu Ressourcen und Problemlösungsstrategien ist häufig versperrt. Die Amygdala sorgt für ein maximales Erleben von Panik, während hippocampale Funktionen eingeschränkt sind, so dass wir uns später an Einzelheiten des Traumas gar nicht oder nur sehr partiell und bruchstückhaft erinnern. Die Integration des Geschehens ins Bewusstsein sowie ins Langzeitgedächtnis ist also gestört. Das gilt auch für die Integration des emotionalen Erlebens. Schlussendlich können Teile des Erlebten noch nicht einmal mehr sprachlich erfasst werden, da Wege zu den Sprachzentren in der Großhirnrinde nicht mehr in adäquater Weise zur Verfügung stehen.

In einer letzten Stufe der Verarbeitung werden nur noch die vegetativen Überlebensfunktionen gewährleistet.

In einer Situation, in der letztlich Zwischenhirnstrukturen oder die noch darunter liegenden vegetativen Funktionen die Führung übernehmen und die darüber liegenden, reiferen und komplexeren Hirnstrukturen völlig überfordert sind, führt dies zu den bereits beschriebenen Phänomenen der Derealisation und der Dissoziation, so dass – beispielsweise bei einer Vergewaltigung – bestimmte Aspekte des Geschehens nicht als real oder als Bedrohung des eigenen Ichs wahrgenommen oder später detailgetreu erinnert werden. Auch eine emotionale Abspaltung und relative Gefühlslosigkeit ist hier einzuordnen.

Es muss betont werden, dass diese Reaktionen und stufenweise vereinfachenden Maßnahmen unterschiedlicher Hirnareale kein pathologisches Phänomen sind. Sie sind vielmehr die normale Reaktion auf ein unnormales, lebensbedrohliches Geschehen.

Die Reize, die über unsere Sinne und verarbeitet vom limbischen System das Gehirn überfluten, signalisieren höchste Gefahr und Todesbedrohung. Mit diesen Impulsen fertig zu werden, sind die höheren kortikalen Strukturen nur bedingt in der Lage. Sind sie damit überfordert, wird der Impuls an die „nächste Etage darunter“ weitergegeben, die ein Überleben (wenn auch auf Kosten von Komplexität und zielgerichtetem Handeln) noch ermöglicht. Selbst die unterste, rein vegetative Reaktion ist also sinnvoll, stellt es doch die einzige und letzte Möglichkeit dar, trotz auswegloser und unmittelbar lebensbedrohlicher Situation eventuell doch noch zu überleben.

Reaktionen bei akutem Trauma

So sinnvoll und möglicherweise überlebensfördernd eine solche Reaktion auf ein akutes Trauma ist – sie hat allerdings zur Folge, dass sich Nervenbahnen und synaptische Verschaltungen ändern. Dies führt in der akuten Krisensituation beispielsweise dazu, dass die Betroffenen nur mit dem akuten Überleben beschäftigt sind, hingegen nicht nach gezielter Hilfe Ausschau halten können, Schwierigkeiten mit der Orientierung haben etc. In den folgenden Stunden, Tagen und Wochen (erfahrungsgemäß bis zu einem halben Jahr) werden die Schrecksituationen immer wieder erlebt und reaktiviert. Gelingt es, möglicherweise bereits in oder kurz nach der Katastrophensituation externe Hilfe bei diesem Prozess anzubieten, oder kann man wenigstens innerhalb des ersten halben Jahres auf solche Hilfe zählen, so kann ein solches Trauma bearbeitet, ins bewusste Erleben integriert und somit überwunden werden. Dies setzt allerdings voraus, dass es sich um ein einmaliges Trauma (beispielsweise ein Erdbeben oder ein Autounfall) und nicht um ein fortgesetztes Trauma (sequenzielle permanente Wiedervergewaltigung, Kriegsgefangenschaft, systematische Folter etc.) handelt und dass externe Helfer zur Verfügung stehen.

Direkt in oder nach einem Trauma ist es beispielsweise hilfreich, nach Abwendung der unmittelbaren Lebensgefahr, der Zufuhr von Atemluft (wo dies nötig ist) und Flüssigkeit, für Wärme und Ruhe zu sorgen (Schutz, Decken). Gleichzeitig ist es hilfreich, in kurzen und eindeutigen Sätzen Realität herzustellen („Sie sind jetzt in Sicherheit. Die Gefahr ist gebannt. Folgende Hilfe ist zu erwarten: […]"). Dies muss möglicherweise immer wieder, in einfacher Form, wiederholt werden, weil auf den Verwirrtheitszustand des Betroffenen Rücksicht genommen werden sollte. Aber auch Flashbacks und Intrusionen in der Folgezeit kann durch Sicherheit gebendes, erklärendes Verhalten bzw. gezielte posttraumatische therapeutische Hilfe begegnet werden.

Schwieriger ist es, wenn eine solche Hilfe auf Dauer ausbleibt und/oder es zu einer permanenten, andauernden und wiederholten Traumatisierung kommt, wie das beispielsweise in Kriegssituationen, aber auch in sozialen Situationen, die durch rezidivierende Vergewaltigungen, gewaltanwendende Familienmitglieder o.ä. geprägt sind, der Fall ist.

Sequenzielle Traumatisierung

Im Gegensatz zu einem Monotrauma sind solche politraumatischen, ja sogar sequenziellen, also aufeinanderfolgenden Traumatisierungen dadurch gekennzeichnet, dass immer wieder ähnliche oder sogar gleiche Erfahrungen gemacht werden. Dies führt schließlich dazu, dass sich die neuronalen Verschaltungen, die in der Extremsituation vielleicht lebensrettend waren, verfestigen und stabilisieren. Jedes weitere als Trauma identifizierte Ereignis verfestigt die neuronalen Synapsen, und schließlich kann bei geeigneten Triggern jedes Ereignis, jeder Geruch, jeder Anblick, jede Emotion u. U. mit dem lebensbedrohlichen Trauma assoziiert werden. Das führt dann automatisch dazu, dass das Ereignis nicht in der obersten Etage, also im frontalen Großhirn oder der weiteren Großhirnrinde, sondern direkt von den tiefsten Schichten unseres Gehirns, dem Zwischenhirn, Stammhirn und dem Vegetativum, bearbeitet wird. Der renommierte Neurobiologe Hüther (2017) benutzt das Bild eines Schachtes oder eines Aufzugs, um darzustellen, dass bei einer Verfestigung der nun dysfunktionalen zerebralen Krisenverarbeitungsprozesse bei jeder erneuten Schwierigkeit automatisch der posttraumatische Bearbeitungsmodus ausgelöst wird. Dies erklärt die Intrusionen und Flashbacks, also das permanente Wiedererleben traumatischer Ereignisse, auch in Situationen, bei denen objektiv keine oder nur sehr geringe Gefahr vorliegt, aggressive oder depressive Impulsdurchbrüche, die sich der Kontrolle entziehen, massive Ängste bis hin zu Panikattacken, Verwirrtheitszustände, dissoziative Bilder, Albträume usw. Mit jedem neuen Flashback, mit jedem neuen inadäquat verarbeiteten Trauma, erst recht aber mit jedem weiteren schweren lebensbedrohlichen Trauma, jeder weiteren Gewaltanwendung oder Vergewaltigung verschlimmern und verfestigen sich diese neuronalen Verschaltungen und Bahnen oder, um im Bild von Hüther zu bleiben, die Aufzugsschächte. Umso schwerer wird es auch, andere und neuere, angemessenere Verarbeitungsmodi zu implementieren.

Frühkindliche Traumatisierung

Neben Einzeltraumen und politraumatischen, sequenziellen seelischen Verletzungen ist drittens noch auf frühkindliche (häufig ebenfalls sequenzielle) Traumatisierung einzugehen. Frühkindliche Gewalt, Vernachlässigung/Deprivation oder sexueller Missbrauch, frühkindlicher Hunger, das Erdulden schwerster krankheits- oder kriegsbedingter Traumen am Ende der Schwangerschaft sowie vor allem im ersten, z.T. auch noch im zweiten und dritten Lebensjahr betreffen das Gehirn, das gerade erst im Aufbau ist. Fertig sind bei der Geburt lediglich die Stammhirnfunktion und zu einem gewissen Teil die Zwischenhirnfunktionen des limbischen Systems. Die darüberliegenden Schichten, insbesondere die Hirnrinde und ganz besonders der präfrontale Kortex, die u. a. für differenziertes Bearbeiten sozialer Erfahrungen und das Anbahnen adäquater Lösungsmodi im sozialen Kontext zuständig sind, bilden sich erst in den ersten Lebensjahren im interaktiven Prozess mit der Umwelt, beispielsweise den Eltern, heraus.

Trauma und Bindung

Hierbei entstehen Urvertrauen, das Gefühl der emotionalen Geborgenheit, der Selbstwirksamkeit (also der Fähigkeit, auch schwierige Situationen meistern und kontrollieren zu können), der emotionalen Regulation und der Gewissheit, seinen Gefühlen nicht hilflos ausgeliefert zu sein, und vor allem ein sicheres und stabiles Bindungsverhalten zu wichtigen, haltgebenden Bezugspersonen. Sind diese Bezugspersonen aber auf Dauer und wiederholt nicht in der Lage, für Sicherheit gebendes Verhalten zu sorgen oder sind sie, schlimmer noch, diejenigen, die die eigentliche Gefährdung darstellen (beispielsweise bei elterlichem sexuellen Missbrauch oder extremer Kindesmisshandlung), so werden in diesem wichtigen Entwicklungszeitraum von vornherein nur die extrem stressbelasteten Erfahrungen gemacht und die damit korrelierenden, subkortikalen Strukturen gefestigt und aufgebaut. Die betroffene Person hat gelernt, auf fast alle wesentlichen, spannungsgeladenen oder bedrohlichen Situationen im Sinne einer extremen Belastungsreaktion zu reagieren. Schlimmer noch: Auch die zerebralen Strukturen, die synaptischen Verschaltungen der entsprechenden Hirnmodule, sind erfahrungsbedingt so strukturiert, dass sich das Gehirn permanent im Ausnahmezustand der Abwehr lebensbedrohlicher traumatischer Ereignisse befindet. Dies äußert sich auch in einer veränderten und häufig erhöhten Stoffwechsellage, insbesondere was Adrenalin und Glutamat sowie einige andere aktivierende Hormone und Neurotransmitter angeht – dies oft auf Kosten beruhigender Neurotransmitter wie beispielsweise der Gamma-Aminobuttersäure.

Traumabedingte Spätfolgen

Eine von extremen Entbehrungen und körperlichen wie psychischen Gefahren geprägte Kindheit prädestiniert aus leicht vorstellbaren Gründen also für eine Reihe von Folgeschäden, die im Jugend- oder Erwachsenenalter als dissoziative Persönlichkeitsstörung, Borderline-Störung mit selbstverletzendem Verhalten, erhöhte Suchtgefährdung und Drogenabhängigkeit, Depression und Suizidalität bis hin zur psychotischen Vulnerabilität imponieren. Tatsächlich sind solche Erscheinungsformen möglicherweise aber nicht primär genuine psychiatrische Störungsbilder (obwohl sie es im Laufe der Zeit werden können), sondern Ausdruck einer tiefgreifenden, sequenziell in der frühen Kindheit angelegten posttraumatischen Belastungsstörung, die nicht zuletzt auch auf epigenetische Veränderungen der Genexpression und eine veränderte Herstellung von Proteinen, insbesondere Neurotransmittern und Hormonen, zurückzuführen ist.

Begleitung traumatisierter Menschen

Was bedeutet dies nun für Pädagogik, Therapie und soziale Begleitung traumatisierter Menschen?

Das Wissen um die neurobiologischen Vorgänge bei der Entstehung posttraumatischer Belastungsstörungen hat auf die Begleitung sowie Behandlung Betroffener einen großen Einfluss und ist in den letzten zwei Jahrzehnten z.T. erheblich erweitert worden. Zunächst einmal kommt es darauf an, angeblich pathologische (oder zumindest auffällige) Verhaltensweisen als normales Verhalten auf ein unnormales – möglicherweise schon lange zurückliegendes – traumatisches Ereignis zu verstehen. Allgemeine Unruhe, plötzliche aggressive Impulsdurchbrüche, das Vermeiden bestimmter Situationen u. a. m. können besser verstanden werden, wenn sie in den Kontext posttraumatischer Belastungen gesetzt werden. Das gilt selbst für Sekundärsyndrome wie selbstverletzendes Verhalten, chronisch empfundene Sinn- und Hoffnungslosigkeit oder Suizidalität als Ausdruck tiefster Verzweiflung. Auch sollte deutlich geworden sein, dass viele der zunächst unverständlich erscheinenden „emotionalen Durchbrüche" (beispielsweise Panikattacken) verständlich werden, wenn man sie als Intrusionen nicht verarbeiteter Erlebnisse versteht. Auch Zwangsverhalten oder Phobien sowie Depersonalisationserscheinungen können besser verstanden und eingeordnet werden, wenn man sie als Schutzmechanismus vor sonst drohenden Intrusionen einordnet.

Zum anderen gelingt es erst dann, Resilienz- bzw. Schutzfaktoren zu analysieren und zu entdecken: Hierzu gehören beispielsweise erfolgreiche Bewältigungsstrategien, eine sichere Umgebung, sichere emotionale Bindungen zu Bezugspersonen, positive soziale Unterstützung etc. Deren Wichtigkeit wird erst dann deutlich, wenn man sich klar macht, welche destruktiven Potenzen eine posttraumatische Belastungsstörung hat. Das Wissen darum, dass jedes Verhalten einen „guten Grund" (gut im Sinne von „sinnmachend") hat, ermöglicht es, durch das Verstehen solcher Verhaltensweisen andere Alternativen zu suchen und zu finden.

Traumatherapie, Traumapädagogik

Eine der wesentlichen Erkenntnisse neurobiologischen Grundlagenwissens ist, dass vor einer Therapie die traumapädagogische Arbeit steht. Wenn wir unter Therapie das Bemühen verstehen, die traumatischen Ereignisse ins biographische Erleben und das Selbstbild des Betroffenen zu integrieren, so ist es Aufgabe traumapädagogischer Arbeit, zuvor dafür zu sorgen, dass der Betroffene trotz und mit seinen traumatischen Erfahrungen überhaupt lebens- und beziehungsfähig ist. Es hat sich seit Anfang 2000 gezeigt, dass diese traumapädagogischen Grundvoraussetzungen wesentlich wichtiger und notwendiger sind als eine therapeutisch-integrative Arbeit. Etwas überspitzt könnte man formulieren, dass man möglicherweise ohne Traumatherapie einigermaßen zurechtkommen kann, ohne eine pädagogisch begleitete Konsolidierung hingegen auf keinen Fall.

Grundlage allen pädagogischen Handelns ist das Herstellen von Sicherheit, die Reduktion und das Vermeiden von Stress, die Unterstützung von Entwicklung von Bindung und von positiven Selbsthilfen sowie die Orientierung an den Ressourcen des Einzelnen.

Safety first

„Safety first" meint, dass die atmosphärischen Bedingungen sowie die strukturelle Klarheit unabdingbare Voraussetzungen zu einem Sicherheit gebenden Verhalten sind. Dies gilt insbesondere für sequenziell politraumatisierte Kinder und Jugendliche. Am wichtigsten ist es, sicherzustellen, dass sie keinerlei Sorgen vor erneuter Gewaltanwendung und Retraumatisierung haben müssen. Konkret heißt das, dass sie eindeutig und sicher vor Tätern geschützt werden müssen, dass das Kindeswohl vor allem andern, ggf. auch vor den Wünschen der Eltern steht, wenn Retraumatisierungen (wiederholte Vergewaltigung etc.) zu befürchten sind und dass die Entwicklung in Kindheit und Jugend unter geschützten Maßnahmen in einer wertschätzenden und Geborgenheit vermittelnden Atmosphäre verlaufen soll. Dabei reicht es nicht aus, dass eine Retraumatisierung vermieden wird – genauso wichtig sind feste und belastbare Beziehungen, die selbst dann greifen, wenn es beispielsweise intrusionsbedingt zu erheblichem eigen- oder fremdgefährdenden Verhalten kommt. Dazu gehört eine intensive Begleitung gerade auch in rezidivierenden Krisen, was einen hohen Personalschlüssel sowie eine qualifizierte Ausbildung der Pädagogen (einschließlich Supervision) erfordert. Traumapädagogik setzt Feinfühligkeit, Präsenz, angemessene Beantwortung von Signalen, Unterstützung bei der Stressregulation, sprachliche Interaktion und Resonanz, die Fähigkeit, Empathie zu empfinden und angemessen zu zeigen sowie Geduld und Selbstreflexion voraus. Der Umgang mit Krisensituationen, ein Aufflackern von traumatisierten Inhalten im Sinne von Flashbacks usw., erfordert zudem ein hohes Maß methodischer Kompetenz – wenn es beispielsweise darum geht, autoaggressiven Verhaltensweisen oder Depersonalisationsphänomenen durch Musik oder andere sensorische Reize (scharfe Gewürze, Massagen mit Duftöl, habituierte, Sicherheit gebenden Verhaltensweisen etc.) zu begegnen.

Distanzierung und Selbstberuhigung

Es gibt zahlreiche Strategien zur Distanzierung und Selbstberuhigung wie beispielsweise Atemübungen, Körperübungen, Techniken zur Ablenkung usw., deren Anwendung allerdings eine intensive pädagogische Ausbildung und vor allem die angemessene Berücksichtigung des situativen Kontextes sowie der biographischen Vorerfahrung der Jugendlichen bedarf. Dies gilt auch für das Einüben bestimmter Ressourcen bzw. Skills, die es dem Jugendlichen ermöglichen, trotz und mit seiner immer wieder auftretenden Schwierigkeiten eine angemessene kognitive, emotionale und insbesondere soziale Entwicklung zu nehmen.

Alltags-Skills

Alltags-Skills (Geschirr abwaschen, Körperpflege, Ernährung, Auseinandersetzung in Gruppen) sind Aufgaben aller Jugendlichen, können aber beim Vorliegen eines posttraumatischen Belastungssyndroms erheblich erschwert sein. So kommt dem Krisenmanagement und der Unterstützung von Stressregulation eine besondere Bedeutung zu. Hierbei ist es notwendig, komplexe Flashback-Situationen mit Dissoziation, körperlicher Erregung, Erstarrung etc. zunächst einmal überhaupt zu erkennen und sodann durch eine gezielte Kontaktaufnahme, Aktivierung der Reorientierungskräfte, gezielte Aufklärung und Kontaktregulation dem Betroffenen zu helfen, diese schockähnliche Flashback-Situation zu bewältigen. Hierzu gibt es inzwischen gut elaborierte, sehr praxisnahe Handlungsanweisungen.

Diese und andere Überlegungen der pädagogischen Begleitung (oft über viele Jahre) ermöglichen es, dass das Gehirn unter diesen Sicherheit gebenden strukturellen und beziehungsdynamischen Gegebenheiten neue und dauerhafte Erfahrungen macht, die letztlich zu einer neuen Vernetzung neuronaler Bahnen führt. Dies geschieht top down, d.h., die präfrontale Kortex analysiert, dass Stressoren nicht unbedingt die gleiche potenzielle Gefährdung wie das damalige Trauma haben müssen und dass es andere, abgestufte und komplexere Möglichkeiten der Problembewältigung als die damals im akuten Stress gelernten gibt. Erst nach langjähriger Habituation werden die archaischen Reaktionen (völliges Überrollt-Werden von Gefühlen, Bearbeitung durch Stamm- und Zwischenhirn mit Flight-, Fight- and Freeze-Reaktion, Flashbacks und Intrusion) an Frequenz und Intensität zugunsten adäquaterer Reaktionsmuster und Problemlösungsstrategien abnehmen. Dies wiederum ermöglicht es, von Vermeidungsverhalten (Avoidance) Abstand zu nehmen – es ist nun nicht mehr nötig, panisch, phobisch oder depressiv bzw. durch Rückzug und Isolation möglichen Gefahren eines Wiedererlebens traumatischer Ereignisse auszuweichen.

Mitunter mag dies reichen. Es ist auf alle Fälle die Basis einer gelungenen Begleitung und absolut notwendig, um Menschen vor den destruktiven Folgeerscheinungen des posttraumatischen Belastungssyndroms zu schützen.

Psychoedukation und Psychotherapie

Darüber hinaus kann, wenn der Betroffene es wünscht und der für ihn subjektiv richtige Zeitpunkt gekommen ist, entweder durch Psychoedukation oder durch therapeutische Maßnahmen im eigentlichen Sinne versucht werden, die traumatischen Ereignisse ins bewusste Erleben zu reintegrieren. Dies kann aber erst geschehen, wenn genügend emotionale Sicherheit, Vertrauen in die Selbstwirksamkeit des eigenen Tuns sowie die Beziehung zu anderen Menschen (u.a. den Therapeuten) sowie die Erfahrung, in tatsächlicher Sicherheit vor weiteren Traumen zu sein, vorliegt. (Jemand, der permanent damit rechnen muss, wieder verfolgt, gefoltert, vergewaltigt oder körperlich missbraucht zu werden, kann und sollte sich also nicht auf eine Therapie einlassen, bevor diese äußeren Gefährdungen ausgeschlossen sind).

Traumatherapeutische Ansätze

Bei einer weiterführenden, letztlich auf Integration des traumatischen Erlebens ausgerichteten Psychotherapie stehen vor allem die traumafokussierte kognitiv-behaviorale Therapie (Tf-KBT, Landolt 2008), das Eye-Movement-Desensitization-and-Reprocessing (EMDR; Hensel 2007), die Narrative Expositionstherapie für Kinder (Kidnet, Ruf et al. 2008), die Traumazentrierte Spieltherapie (Weinberg / Hensel 2008) sowie Psychodynamisch-Imaginative-Traumatherapie (PITT; Appel-Ramp 2008) zur Verfügung. Sie alle sind inzwischen recht gut evaluiert, haben einige Spezifika, gleichzeitig aber einige Grundprämissen, die am Beispiel der trauma-fokussierten kognitiv-behavioralen Therapie kurz erläutert werden sollen.

Ansatz einer jeden Therapie ist der Aufbau stabiler Beziehungen, der absolute Schutz vor Retraumatisierungen (auch durch fehlgeschlagene oder inadäquate Therapien!) und die emotionale, soziale und körperliche Stabilisierung. Erst dann kann im Rahmen von Psychoedukation auf einige generelle Aspekte eines traumatischen Geschehens eingegangen werden. Die hierbei auftretenden Affekte sollten erkannt und benannt sowie im Rahmen von Entspannungsverfahren und anderen, in der pädagogischen Arbeit bereits kennen gelernten Skills, effektiv reguliert werden können. Konkret heißt dies, dass bei der Begegnung traumatischer Erinnerungen die damit verbundenen Gefühle immer wieder bearbeitet werden sollten, damit die Konfrontation mit dem Trauma nicht wieder übermächtig wird oder gar zu erneuten Intrusionen führt (dies würde, wie im biologisch orientierten Teil dieses Kapitels gezeigt, zu einer Retraumatisierung und zu einer Festigung der dysfunktionalen neuronal-strukturellen Verbindungen führen). Traumaexposition (die Konfrontation mit traumatischem Erleben oder beispielsweise mit Orten, an denen das Trauma stattgefunden hat, das Ansehen von Fotos etc.), aber auch das Traumanarrativ (also Erzählungen vom traumatischen Erleben) sollten also sehr vorsichtig und unter Berücksichtigung dessen, was der Betroffene verkraften kann, stattfinden. Bei der Screen-Technik werden Betroffene beispielsweise aufgefordert, Teile ihres traumatischen Erlebens wie in einem Film zu erzählen, wobei sie den Film anhalten und damit das szenische Geschehen verlassen können und sollen, wenn sie beispielsweise Gefühle wieder zu übermannen drohen. Neben der Identifikation und Bearbeitung dysfunktionaler Gedanken (beispielsweise des Gedankens, dass von allen Männern sexuelle Gefahr ausgeht) liegt das Ziel der Traumatherapie auch in dem Einüben alternativer Verhaltensweisen und Copingstrategien sowie der langsamen Integration des traumatischen Geschehens in das bewusste Erleben. Aber der entscheidende Punkt ist sicherlich, dass ein solches Prozedere letztlich zur emotionalen Stabilisierung beitragen muss. Tut es das nicht, ist die biographische Konfrontation mit den ursprünglichen Traumen also zu belastend, droht die Gefahr einer weiteren, jetzt iatrogenen (durch den Therapeuten verursachten) Traumatisierung.

Zusammenfassend können wir also festhalten, dass das Wissen um die neurobiologischen Vorgänge im Gehirn im Gefolge eines schweren Traumas bzw. schwerer sich wiederholender Traumata notwendig und hilfreich ist, um Symptome und dysfunktionale Entwicklungen über lange Phasen des Lebens besser zu verstehen und einzuordnen. Darüber hinaus verhilft uns dieses Wissen zu der Erkenntnis, dass es im Wesentlichen um eine Stabilisierung vertrauenswürdiger Beziehungen, eine klare Strukturierung, das Schaffen von Vertrauen in die eigenen Kräfte und insbesondere den bleibenden, nachhaltigen und absolut verlässlichen Schutz vor weiteren (Re-)Traumatisierungen geht. Weiterhin wird verständlich, dass dies die Voraussetzungen für weitergehende, integrative psychotherapeutische Verfahren sind – die bei Monotraumen möglicherweise relativ schnell, bei tiefgreifenden, frühkindlichen und sequenziellen politraumatischen Verletzungen hingegen möglicherweise erst nach langer Zeit psychischer Stabilisierung zur Anwendung kommen sollten.

Auf einen Blick

- Existenzielle, lebensbedrohliche Stressoren können zu Traumen führen, bei denen die Reaktionen des Individuums über die üblichen Stressreaktionen (flight-and-fight-reaction, freezing) hinausgehen. Traumatische Reaktionen sind als lebenserhaltende und somit normale Reaktionen in unnormalen (nämlich extrem bedrohlichen) Situationen anzusehen.
- Vor allem frühkindliche Traumen sowie sequenzielle Traumatisierungen können tiefe neurobiologische und seelische Spuren hinterlassen.
- Ein posttraumatisches Belastungssyndrom ist durch Übererregung (hyperarousal), Intrusionen und Flashbacks, Vermeidungsverhalten (Konstriktion) und Veränderungen von Kognition und Emotion gekennzeichnet. Dissoziative Symptome können hinzukommen.

- Safety first: Am Anfang aller Kriseninterventionen bei Traumatisierungen steht die Sicherheit: Verlässlicher und dauerhafter Schutz vor weiterer Traumatisierung.
- Traumabedingte Spätfolgen können – neben der posttraumatischen Belastungsstörung – auch als dissoziative Persönlichkeitsstörungen, Borderline-Störungen mit selbstverletzendem Verhalten, erhöhte Suchtgefährdung, Angststörungen, Depression, Suizidalität oder erhöhte Psychosegefährdung auftreten.

Multiple-Choice-Fragen zu diesem Kapitel finden Sie unter testfragen.reinhardt-verlag.de

Weiterführende Literatur

Courtois, C. A., Ford, J. D. (eds.) (2009): Treating Complex Traumatic Stress Disorders. An Evidence-Based Guide. Guilford Press, New York

Ehring, T., Ehlers, A. (2012): Ratgeber Trauma und Posttraumatische Belastungsstörung. Informationen für Betroffene und Angehörige. Hofgrefe, Göttingen

Friedman, M. J., Keane, T. M., Resick, A. P. (2014): Handbook of PTSD. Science and Practice. 2nd ed. Guilford Press, New York

Poijula, S., Williams, M. B. (2013): The PTSD Workbook. Simple, Effective Techniques for Overcoming Traumatic Stress Symptoms. New Harbinger Publications, Inc., Oakland

Raja, S. (2012): Overcoming Trauma and PTSD: A Workbook Integrating Skills from ACT, DBT and CBT. New Harbinger Publications, Inc., Oakland

Shapiro, F., (2001): Eye Movement Desensitization and Reprocessing (EMDR): Basic Principles, Protocols, and Procedures, 2nd ed. Guilford Press, New York

2 Interventionen

2.1 Erste Hilfe und lebensrettende Maßnahmen

2.1.1 Kontext

Lebensbedrohliche Situationen

In unterschiedlichen Situationen können Sozialarbeiterinnen, Pädagogen oder Psychologinnen mit lebensbedrohlichen Situationen von Klienten konfrontiert werden, in denen es gilt, lebensrettende Maßnahmen und Erste-Hilfe-Maßnahmen durchzuführen. Dies gilt beispielsweise für Vergiftungen (Intoxikationen), aber auch für schwere Entzugserscheinungen bei Alkohol oder anderen Drogen. Vergiftungen finden sich möglicherweise auch bei suizidalen Klienten. Bewusstlosigkeit, Atemprobleme bis hin zum Atemstillstand sowie Störungen der Herz-Kreislauf-Funktionen bis zum Herz-Kreislauf-Stillstand erfordern unmittelbare lebensrettende Maßnahmen und sind beispielsweise nach Unfällen, Schocksituationen, Schädel-Hirn-Traumen u. a. m. zu gewärtigen.

Lebensbedrohliche Situationen bei Kindern

Bei bewusstlosen Kindern ist zusätzlich an Gewaltanwendung, beispielsweise im Rahmen einer Kindesmisshandlung, zu denken.

Während Hyperventilation im Wesentlichen in Stress-, Krisen- und Paniksituationen auftaucht, können andere Störungen der Atemfunktion auf Allergien und Asthma, infektiöse Erkrankungen wie Pseudokrupp sowie das Verschlucken/die Aspiration von Fremdkörpern hinweisen, insbesondere im Kindesalter. Sie alle bedürfen der sofortigen Intervention.

All diese Notfälle sollten von Sozialarbeitern, Pädagogen und Psychologen als solche erkannt werden. Die weitere Aufgabe besteht darin, fachgerechte Erste Hilfe zu leisten und vor allem das Überleben zu sichern, bis weitere Hilfe durch den Rettungsdienst kommt.

Aufgaben des Ersthelfers

Die Aufgabe des Krisenhelfers ist in akuten Notfallsituationen die eines Ersthelfers. Zunächst gilt es, sich einen Überblick zu verschaffen und Sicherheit für sich und alle Beteiligten zu erreichen – beispielsweise einen Unfallort abzusichern. Es ist wichtig, sich selbst nicht in akute Gefahr zu begeben. So sollte man sich einen Überblick darüber verschaffen, ob noch weitere Gefahren (Auffahrunfälle, ausströmendes Gas, drohende Gewalteinwirkungen etc.) drohen, und wie man sich und andere davor schützen kann. Sodann gilt es, frühzeitig Hilfe anzufordern (Notruf 112). Sich selbst und den Betroffenen kann man vor gegenseitigen Infektionen schützen, indem man Einmalhandschuhe und (bei Mund-zu-Mund-Beatmung) ggf. eine Beatmungsfolie benutzt. Hilfreich ist auch, ein Alkoholgel zur Reinigung der Hände mit sich zu führen. Ansprechbare Betroffene sollten beruhigt und getröstet werden, in klaren und verständlichen Worten sollten Sie ihnen mitteilen, dass Hilfe angefordert ist und welche Erste-Hilfe-Maßnahmen Sie anwenden. Soweit möglich, können die Ursachen für Verletzung oder Erkrankung kurz erfragt werden. Ansonsten geht es um eine schnelle, adäquate Hilfe, wobei insbesondere lebensbedrohliche Zustände erkannt und behoben werden müssen.

Ersthelfer sollten ihre Reaktionen und Emotionen unter Kontrolle haben und nicht in Panik geraten. Es gilt, ruhig und logisch zu handeln und dabei freundlich und klar mit dem Betroffenen zu reden. Bis zum Eintreffen des Rettungsteams sollte der Klient nicht verlassen werden.

Um zielgerichtet und effektiv auch in Notsituationen zu handeln, ist es unbedingt notwendig, einen Erste-Hilfe-Kurs absolviert zu haben und die Ausbildung regelmäßig aufzufrischen. Je nach Arbeitsplatz (Streetwork in der Drogenszene, Beratung suizidaler Menschen, Arbeit in der stationären oder ambulanten Psychiatrie etc.) sind darüber hinaus noch Kompetenzen und Wissen über spezielle Notfälle nötig – beispielsweise das Erkennen von Vergiftungserscheinungen bei Drogen, das Beurteilen von Erregungszuständen bei Psychosen oder Hinweise auf selbstverletzendes Verhalten im Rahmen von Jugendkrisen (hierauf wird in den einzelnen thematischen Kapiteln dieses Buches ausführlicher eingegangen).

Beachtung eigener Bedürfnisse

Auch die eigenen Bedürfnisse sollten beachtet werden. So gilt es, sich auch der eigenen Ängste, Krisen und Interventionstabus frühzeitig bewusst zu werden. Das Durchspielen von Gefahrensituationen und der Erste-Hilfe-Kurs können durch das Einüben von praktischen Fähigkeiten, das Sich-bewusst-Machen von Hemmungen und Ängsten, die Reflexion mit Trainern, Anleitern und Peers sowie das fundierte Faktenwissen erheblich zu einem gezielten und sicheren Krisenmanagement beitragen.

2.1.2 Grundlagen

Egal, welche psychosozialen, physikalischen oder biologischen Traumen eine lebensgefährliche Situation herbeiführen – im Endeffekt sind es stets drei Systeme, die angegriffen werden und deren Funktionsausfall das Leben bedrohen: Das Herz mit dem Herz-Kreislauf-System, die Lunge und das Atemsystem sowie das Gehirn mit dem zentralen Nervensystem. Daher soll zunächst kurz auf alle drei Systeme und ihre möglicherweise lebensbedrohlichen Funktionsausfälle eingegangen werden.

Atmungssystem

Das Atmungssystem besteht aus den Atemwegen (Mund und Nase, Rachen, Kehlkopf, Luftröhre sowie die Bronchien und ihre kleinen Verzweigungen, die Bronchiolen in der Lunge). Innerhalb der Lunge befinden sich die Alveolen (Lungenbläschen), in denen der Gasaustausch stattfindet. Gesteuert wird die Atmung über das vegetative Nervensystem vom Stammhirn. Etwa 12- bis 15-mal pro Minute atmet ein gesunder Erwachsener, die Frequenz bei Kindern beträgt etwa 20 bis 40 Atemzüge pro Minute. Die Atemfrequenz kann bei Atemnot oder Stress, also auch in Krisen, erhöht sein.

Atemnot

Atemnot kann sich durch Schwierigkeiten beim Ausatmen (Exspiration) äußern, was beispielsweise bei Asthma der Fall ist. Schwierigkeiten bei der Einatmung weisen häufig auf Erstickungssyndrome bzw. Verlegen der Atemwege hin. Störungen der Atmung können bei akuten und chronischen infektiösen Atemwegserkrankungen (als Notfall im Kindesalter ist vor allem an den Pseudokrupp zu denken), als allergische Reaktionen (Asthma Bronchiale), als Verlegung der Atemwege (beispielsweise bei Bewusstlosigkeit, Rückfall der Zunge, Erlöschen des Husten- und Atemreflexes), Aspiration von Erbrochenem sowie Erstickung (beispielsweise durch Gaseinwirkung, Erdrosselung) oder Vergiftung (beispielsweise im Rahmen von Drogennotfällen oder in suizidaler Absicht) vorliegen. Häufig treten Notfälle der Atmung in Kombination mit Bewusstlosigkeit und Herz-Kreislauf-Störungen auf und können zu Atem- sowie Herz-Kreislauf-Stillstand führen.

Herz-Kreislauf-System

Im Mittelpunkt des Herz-Kreislauf-Systems steht das Herz. Zieht sich dieser aus speziellen Muskelfasern bestehende Hohlmuskel zusammen, so wird das Blut in den Körper gepumpt. In der Ruhephase strömt das Blut zum Herz zurück, wobei dieser Vorgang durch Venenklappen unterstützt wird, während Ventilfunktionen den Rückfluss nur in eine Richtung ermöglichen. Die Herzfrequenz beträgt beim gesunden Erwachsenen in relativer Ruhe zwischen 60 bis 100 Schlägen pro Minute, bei Kindern liegt die Herzfrequenz etwa bei 120 Schlägen pro Minute. Unter Belastung kann die Herzfrequenz erheblich ansteigen.

Herz-Kreislauf-Stillstand

Kommt es aufgrund einer Herzfunktionsstörung zu einem Herz-Kreislauf-Stillstand, so ist die Sauerstoffversorgung lebenswichtiger Organe nicht mehr gewährleistet. Innerhalb weniger Minuten kommt es so zu einem beginnenden Absterben von Hirnzellen, so dass bei einem Herz-Kreislauf-Stillstand unmittelbar eine Herz-Kreislauf-Wiederbelebung eingeleitet werden muss.

Gehirn und zentrales Nervensystem

Das dritte Organ, das im Rahmen unserer Betrachtungen erwähnt werden muss, ist das Gehirn als wesentlicher Bestandteil des zentralen Nervensystems. Eingebettet in drei Hirnhäute und umgeben von der Schädelkalotte, ist das Gehirn unser oberstes Steuerorgan und ist für vielfältige Funktionen der Wahrnehmung, der Informationsverarbeitung und Informationsübertragung, der Steuerung vielfältiger bewusster und unbewusster Körperprozesse, die Motorik und Feinmotorik, das Gedächtnis und viele andere kognitive Fähigkeiten zuständig.

Schädigungen des Gehirns

Schädigungen des Gehirns können durch Gewalteinwirkungen (beispielsweise als Folge von Misshandlungen), durch Vergiftungen (beispielsweise durch eine Drogenintoxikation), durch Sauerstoffmangel (z. B. durch Ersticken oder Herz-Kreislauf-Stillstand), durch Tumore und Infektionen sowie durch intrakranielle Schädigungen entstehen. Im Zusammenhang mit Notfällen sind vor allem Kopfverletzungen mit Gehirnerschütterung, Formen der Bewusstlosigkeit, Hirnblutungen (bei Babys beispielsweise nach Schütteltraumen), Krampfanfälle (bei Kindern, Jugendlichen und Erwachsenen) sowie Schlaganfälle (vorwiegend – wenn auch nicht nur – im Alter) von besonderer Bedeutung.

Überblick verschaffen

Im Falle eines Notfalls gilt es, Prioritäten zu setzen. Wird man mit einem Notfall, Unfall oder einer Vergiftung konfrontiert, gilt es zunächst, sich und den Klienten zu sichern und vor weiteren Gefahren zu schützen. Dabei kommt es darauf an, die Ruhe zu bewahren, sich einen Überblick zu verschaffen und weitere Gefahrenquellen auszuschließen.

Lebensrettende Sofortmaßnahmen

Der nächste Schritt besteht in lebensrettenden Sofortmaßnahmen, falls diese erforderlich sind. Hierzu zählt die Notfalldiagnostik, der Notruf sowie, falls notwendig, die Herz-Lungen-Wiederbelebung. Erst dann – nach Behebung bzw. Ausschluss lebensbedrohlicher Situationen – sind weitere Schritte der Ersten Hilfe angesagt, beispielsweise eine richtige Lagerung, das Verbinden von Wunden, die Wärmeerhaltung, das Ruhigstellen von Brüchen oder die seelische Betreuung.

Nach Ankunft des Rettungsdienstes übernimmt dieser die Fortführung der Notfallbehandlung und bereitet den schonenden und zügigen Transport vor. Am Ende der Rettungskette stehen die diagnostische und therapeutische Versorgung und die Rehabilitation im Krankenhaus.

Findet man einen Menschen in einer akuten, möglicherweise lebensbedrohlichen Notfallsituation, gilt es, gezielt nach folgendem Schema vorzugehen:

Zunächst wird festgestellt, ob der Patient bei Bewusstsein ist oder nicht. Ist er ansprechbar, so wird zunächst nach bedrohenden Blutungen (im positiven Fall Blutstillung!) und Anzeichen für einen Schock (Schockbekämpfung!) gesucht. Nach dem Notruf folgen weitere Erste-Hilfe-Maßnahmen, soweit nötig.

Ist der Patient nicht ansprechbar, gilt es, den Atem zu kontrollieren. Ist die Atmung vorhanden, bringt man den Patienten in die stabile Seitenlage, verständigt den Notdienst und kontrolliert die Atmung regelmäßig. Bei nicht vorhandener Atmung ist unverzüglich (nach der Veranlassung des Notrufs) die Herz-Lungen-Wiederbelebung einzuleiten. Nach dieser Übersicht wollen wir uns nun den lebensrettenden Maßnahmen und der Ersten Hilfe im akuten Notfall im Detail zuwenden.

2.1.3 Akute Notfallsituationen, Erste Hilfe und lebensrettende Maßnahmen

Allgemein werden Notfallmaßnahmen in Basismaßnahmen (Basic Life Support, BLS) und erweiterte Maßnahmen (Advance Life Support, ALS) eingeteilt. Letztere werden von Spezialisten (Rettungssanitätern, Notfallärztinnen) durchgeführt, erstere sind die Aufgabe einer jeden Ersthelferin, also auch Sozialarbeiterinnen oder Pädagoginnen, die mit einem Notfall konfrontiert werden. Auf sie soll folglich näher eingegangen werden (vgl. auch Malteser Hilfsdienst 2012).

Überprüfung von Bewusstsein und Atmung

Beim Auffinden eines bewusstlosen Patienten geht es nach dem Absichern der Notfallstelle darum, sich einen kurzen Überblick zu verschaffen und auf lebensbedrohliche Zustände aufmerksam zu werden. Zunächst muss das Bewusstsein überprüft werden, indem der Patient angesprochen wird und, wenn dies erfolglos ist, vorsichtig an den Schultern bewegt wird. Reagiert er nicht, ist er bewusstlos. In diesem Fall wird die Atmung überprüft, indem man sich neben den Patienten kniet, mit der einen Hand den Unterkiefer nach vorne zieht, mit der anderen Hand die Stirn festhält, sich über den Kopf des Patienten beugt und durch Sehen, Hören und Fühlen beurteilt, ob Atmung vorhanden ist.

Stabile Seitenlage

Ist der Patient bewusstlos, atmet jedoch, so wird er in die stabile Seitenlage gebracht, wobei es besonders wichtig ist, dass der Mund die unterste Stelle des Körpers einnimmt, damit Erbrochenes ablaufen kann, vor allem aber die Zunge in eine Position kommt, bei der sie die Atemwege nicht länger verlegt. Ist der Patient bewusstlos und atmet nicht, so wird zunächst versucht, die Atemwege freizulegen (insbesondere die Zunge in eine die Atemwege nicht verlegende Position zu bringen). Mit dem sog. „Essmarch-Handgriff" wird der Kopf überstreckt, der Unterkiefer nach vorne geschoben und der Mund geöffnet. Kommt die Atmung in Gang, bringt man den Patienten in die stabile Seitenlage. Ist dies nicht der Fall, muss die Herz-Lungen-Wiederbelebung unmittelbar eingeleitet werden. Prinzipiell besteht diese Maßnahme aus der Mund-zu-Mund- (oder Mund-zu-Nase-) Beatmung, der Herzdruckmassage sowie der Defibrillation (falls möglich).

Atemspende

Bei der Mund-zu-Mund-Beatmung wird der Kopf überstreckt, wobei eine Hand unter dem Nacken, eine andere an der Stirn liegt, gleichzeitig die Nase verschlossen und der Mund geöffnet wird. Die Lippen des Atemspenders müssen die Lippen des Patienten fest umschließen, und nach normalem Einatmen wird die Luft langsam in den Mund des Patienten geblasen, wobei sich der Brustkorb des Patienten deutlich heben soll. Nach kurzer Kontrolle erfolgt die zweite Atemspende, bevor man zur Herzdruckmassage übergeht.

Herzdruckmassage

Bei dieser ist es wichtig, dass der am Oberkörper entblößte Patient auf einer harten Unterlage bzw. dem Boden liegt. Aus seitlich kniender Position wird der Handballen auf das untere Drittel des Brustbeins des Patienten gesetzt und der nun auszuübende Druck durch den Handballen der zweiten Hand, die darüber liegt, verstärkt. Mit durchgedrückten Ellenbogen und Schultern in senkrechter Stellung wird das Brustbein etwa fünf Zentimeter tief eingedrückt, wobei der Brustkorb nach jedem Herzdruck vollständig entlastet wird, ohne dass man den Körper des Patienten loslässt. Dreißig Mal wird der Brustkorb mit einer Frequenz von hundert Kompressionen pro Minute gedrückt (man kann beispielsweise das Lied „Staying Alive" als etwaigen Taktgeber nehmen), wobei Druck- und Entlastungsphase etwa gleich lang sein sollen. Nach dreißig Herzkompressionen wird eine erneute Mund-zu-Mund-Beatmung durchgeführt. Dies geschieht so lange, bis der Patient wieder atmet, eine Defibrillation möglich ist oder der Notdienst eingetroffen ist.

Defibrillation Als Hilfsmittel zur Beatmung gibt es die oben schon erwähnten Atemtücher, die auch im Alltag bei sich zu haben höchst sinnvoll ist. In vielen öffentlichen Räumen, beispielsweise in Schulen, Bahnhöfen, Flughäfen, Büros usw., gibt es an exponierter Stelle automatisierte externe Defibrillatoren (AED), mit deren Hilfe ein elektrischer Schock appliziert und damit der Herzrhythmus korrigiert bzw. wieder in Gang gesetzt werden kann (bei plötzlichem Herztod kommt es durch Aussetzen des Herzrhythmus oder schwerster Arrhythmien zum Kammerflimmern und Herzstillstand). Jeder, der im Rahmen eines Erste-Hilfe-Kurses einen solchen AED zu bedienen gelernt hat, sollte auch im Notfall zu dieser Maßnahme schreiten, wenn ein Herz-Kreislauf-Stillstand vorliegt.

2.1.4 Blutungen und Schock

Anamnese Atmet der Patient und ist er bei Bewusstsein, gilt es, weitere Krankheits- oder Unfallzeichen zu eruieren. So wird der Betroffene in einfachen, klaren und verständlichen Worten nach dem genauen Unfallhergang oder den Ursachen der Verletzung, nach der akuten Erkrankung und evtl. Vorerkrankungen sowie nach Symptomen (Schmerzen, Sensibilitätsstörungen) sowie nach Rahmendaten (Name, Vorerkrankungen, evtl. Medikamente, Adresse und Rufnummer von zu benachrichtigenden Angehörigen usw.) befragt. Hilfreich ist auch, auf mitgeführte Medikamente oder Hinweise einer Vorerkrankung (Fertigspritzen mit Insulin, Asthmaspray, Notfallarmband etc.) zu achten. Bei der Befragung geht es auch um die Art der Schmerzen, Übelkeit, Schwindel, Benommenheit, Durst, Wärme, Kälte oder Schwächegefühl.

Orientierende Untersuchung Zu einer ersten orientierenden Untersuchung gehören:

- die Überprüfung von Schädel und Augen (Pupille nicht eng, nicht weit, seitengleich, sich auf Licht verengend),
- Suchen nach Blutungen aus Ohr und Nase (können Hinweis auf Schädelfraktur sein),
- Überprüfung der Atemfrequenz und des Atemgeruchs (Hinweis auf Diabetes?),
- Beobachtung der Hautfarbe und -temperatur (blasse, kaltschweißige Haut im Falle eines Schocks),
- Suche nach sichtbaren Verletzungen am Rumpf oder den Extremitäten,

- Aufforderung an den Patienten, tief einzuatmen und Beobachtung des Brustkorbs,
- Fragen nach Schmerzen im Brust- und Bauchbereich,
- Bitte an den Patienten, seine Arme oder Beine vorsichtig zu bewegen (Vorsicht: keine Bewegung durch den Ersthelfer, weil möglicherweise die Wirbelsäule verletzt ist und Fremdbewegungen den Schaden vergrößern und eine Lähmung hervorrufen können),
- Überprüfung der Beweglichkeit von Fingern und Zehen.

Besonderes Augenmerk ist auch auf Blutungen zu richten, die ggf. gestillt werden müssen, denn bei zu großem Blutverlust kann es zum Schock kommen.

Kreislaufschock

Ein Kreislaufschock liegt vor, wenn lebenswichtige Organe nicht mehr ausreichend mit Blut versorgt werden. Dies kann entweder dadurch geschehen, dass durch das Erschlaffen von Blutgefäßen (plötzlicher Blutdruckabfall) das Blut in den Venen und Arterien der Extremitäten versackt. Andere Ursachen sind zum einen Blutverlust durch Blutungen nach außen (die gesehen werden können), zum anderen Blutungen innerhalb des Körpers, für die es nur indirekte Hinweise, wie beispielsweise einen brettharten Bauch, gibt. Aber auch extremer Flüssigkeitsverlust nach Verbrennungen, wegen starken Brechdurchfalls oder starken Schwitzens können zu einem Flüssigkeitsmangelschock führen. Schließlich können auch schwere Infektionen oder allergische Reaktionen (z.B. auf Insektenstiche, nicht tolerierte Lebensmittel u.a.m.) einen allergischen (sog. anaphylaktischen) Schock hervorrufen. Letztendlich reagiert der Körper immer mit einer Umverteilung des Blutstroms zu den lebenswichtigen Organen, insbesondere dem Gehirn, während andere Organe wie Extremitäten minderversorgt werden, was den kalten Schweiß, die Blässe und den jagenden, kaum tastbaren Puls erklärt.

Lagerung bei Schock

Im Falle eines Schocks ist es sinnvoll, die Beine des Betroffenen hoch zu lagern, um die Blutversorgung von Gehirn, Herz und Lunge zu verbessern. Offensichtliche Schockursachen sollten möglichst behoben werden. Eine äußere Blutung ist zu stillen, im Falle eines allergischen Schocks könnten, falls vorhanden, Notfallmedikamente, die der Patient bei sich trägt, gegeben werden. Ansonsten sollte beengende Kleidung gelockert und der Patient durch Zudecken mit einer Decke gewärmt werden. Und schließlich gilt es, die Vitalfunktionen (also Bewusstsein, Atmung und Herzaktion (Puls)) regelmäßig zu kontrollieren und im Übrigen den Notdienst zu informieren. Schlussendlich ist seelischer Beistand von nicht zu unterschätzender Bedeutung, der Patient sollte also nicht allein gelassen werden.

2.1.5 Störungen der Atmung

Ursachen von Störungen der Atmung

Die wichtigsten Störungen der Atmung (abgesehen vom bereits beschriebenen Atem- und Herz-Kreislauf-Stillstand), mit denen Sozialarbeiterinnen und Pädagogen konfrontiert werden können, sind das plötzliche Anschwellen der Atemwege (insbesondere bei Kindern), das Einatmen von Fremdkörpern (ebenfalls insbesondere bei Kindern), Ersticken / Strangulation im Rahmen von Suizidversuchen, Asthma Bronchiale als allergische Reaktion der Atemwege und Pseudokrupp als typisches und häufiges Beispiel einer entzündlichen Reaktion, insbesondere bei Kleinkindern.

Pseudokrupp

Ein Anschwellen der Atemwege kann verschiedene Ursachen haben. Zum einen können Infektionen der oberen Atemwege im Säuglings- und Kleinkinderalter zum Anschwellen der Schleimhäute führen. Häufig kommt es nachts zu einem anfallsartigen, bellenden Husten sowie einer plötzlich auftretenden Atemnot. Hierbei handelt es sich in der Regel um einen Pseudokrupp, also ein entzündlich bedingtes Anschwellen der Atemwege. Das Kind sollte beruhigt und in aufrechte Position gesetzt werden. Kaltfeuchte Raumluft und Beruhigung des Kindes können bereits hilfreich sein. Wenn Bedarfsmedikamente (insbesondere Beruhigungsmittel und kortisonhaltige Zäpfen) zur Verfügung stehen (weil es sich bereits um einen wiederholten Pseudokrupp handelt), sollten diese gegeben werden. Bei zunehmender Atemnot, die man durch Einziehung des Brustkorbes sowie inspiratorischen Stridor (pfeifendes Geräusch beim Einatmen) erkennt, sollte man das Kind umgehend in die Klinik bringen, weil sich hier eine lebensbedrohliche Atemnot entwickeln kann.

Asthma Bronchiale

Eine allergische Ursache kann in einem Asthma Bronchiale bestehen, das sich vor allem durch ein pfeifendes und keuchendes Atemgeräusch, Schwierigkeiten beim Sprechen, schwere Angstzustände und beginnenden Sauerstoffmangel und Erschöpfungszustände, vor allem aber durch exspiratorischen Stridor, also Geräusche und Störungen bei der Ausatmung, zeigt. Auch hier sollten die Patienten in eine aufrechte, für sie möglichst bequeme Position gebracht werden. Die Atemwege erweiternde Notfallmedikation in Form eines Atemaerosols haben Patienten mit bekanntem Asthma häufig bei sich, man erkennt sie an der blauen Kappe des Geräts. Ein oder zwei Stöße aus dem Inhalator bei langsamer und tiefer Atmung sollten innerhalb von Minuten zur Besserung führen, anderenfalls sollte der Patient, insbesondere bei Verschlechterung seines Zustandes, sofort zum Arzt gebracht bzw. der Notdienst informiert werden.

Fremdkörperaspiration

Eingeatmete Fremdkörper führen zu heftigem Hustenreiz, massiver Atemnot sowie zur Panik. Es folgen Husten, pfeifendes Atemgeräusch und Blaufärbung der Lippen sowie tiefe Einziehung der Bauchdecke und an den Rippen beim Atemversuch. Zunächst sollte versucht werden, den Fremdkörper aus den Atemwegen zu entfernen. Gelingt dies nicht, sollte nach dem Notruf bei eintretender Bewusstlosigkeit und Atemstillstand mit der Herz-Lungen-Wiederbelebung begonnen werden.

Bei Jugendlichen und Kindern wird zunächst versucht, den Fremdkörper aushusten zu lassen. Reicht das nicht aus, wird das Kind mit dem Oberkörper gebeugt (beispielsweise über den Oberschenkel des Ersthelfers). Dabei wird mit der flachen Hand kräftig zwischen die Schulterblätter geschlagen.

Bessert sich der Zustand nicht, und ist der Betroffene von Erstickung bedroht, stellt sich der Ersthelfer hinter den Betroffenen, beugt dessen Körper nach vorne, greift von hinten mit beiden Armen nach vorne und legt die Faust einer Hand unterhalb des Brustbeins, umfasst mit der anderen Hand dieselbe und drückt fünfmal ruckartig kräftig nach hinten oben. Diese beiden Maßnahmen können im Wechsel wiederholt werden (fünfmaliges Schlagen zwischen die Schulterblätter – Druck in den Oberbauchbereich). Bei Bewusstlosigkeit und Atemstillstand ist eine Herz-Lungen-Wiederbelebung notwendig.

Strangulation

Strangulationen durch Erhängen, Erdrosseln oder Erwürgen führen zu einer Abdrückung von Blutgefäßen sowie einer Unterbrechung der Luftzufuhr mit Atemnot, evtl. Bewusstseinstrübung, Blaufärbung der Gesichtshaut sowie hervortretenden Blutgefäßen im Halsbereich. Hier gilt es, die Ursache der Strangulation zu beseitigen, wobei unverzüglich jeder um den Hals liegende Gegenstand entfernt wird (Vorsicht: Bei Erhängungen muss der Patient gleichzeitig gehoben werden, um den Druck auf den Hals zu vermindern). Nach erfolgter Freilegung wird der Patient auf den Boden gelegt und sein Bewusstsein überprüft. Je nach Bewusstseins- und Atemzustand erfolgt die stabile Seitenlage bzw. die Herz-Kreislauf-Wiederbelebung.

Vergiftungen

In suizidaler Absicht können auch Tabletten oder Drogen genommen werden, was zur Vergiftung des Stammhirns und zum damit eintretenden Atemstillstand führt. In einem solchen Fall muss unverzüglich der Notdienst informiert werden, damit – abgesehen von der Herz-Kreislauf-Wiederbelebung – ggf. auch ein Gegenmittel (beispielsweise Naloxon bei Heroinvergiftungen) gegeben werden kann. Führen Sie im Falle einer vermuteten Vergiftung kein Erbrechen herbei, weil Erbrochenes in die Atemwege gelangen und somit einen Atemstillstand hervorrufen kann. Stattdessen bringen Sie den bewusstseinsklaren Patienten in eine ihm angenehme Position, den bewusstlosen, aber atmenden Patienten in die stabile Seitenlage und reanimieren Sie den bewusstlosen, nicht mehr atmenden Menschen durch Herz-Lungen-Wiederbelebungsmaßnahmen. Sorgen Sie dafür, dass der Notarzt auf jeden Fall, auch gegen den Willen des Betroffenen oder seiner Umgebung (Peers aus der Drogenszene!), verständigt wird. Suchen Sie nach Tabletten, Drogen oder anderen Hinweisen, die für die Folgebehandlung von ausschlaggebender Bedeutung sein können.

Hyperventilation Bei der Hyperventilation handelt es sich um ein übermäßiges Atmen, meist infolge von Panikattacken oder akuten Angstsituationen. Es kommt zu einer erheblichen Beschleunigung der Atemfrequenz sowie Kribbeln und Verkrampfungen an den Händen und einer leichten Bewusstseinstrübung, Sehfeldeinengung oder Schwindelgefühl, was zum Teil auf die Panik, zum Teil auf eine – an sich ungefährliche – Veränderung des Kohlendioxidgehalts im Blut zurückzuführen ist – was wiederum die Panik verstärken kann. Es gilt, den Patienten aus dem für ihn störend erlebten Umfeld zu entfernen, ihn zu beruhigen, Schaulustige zum Gehen aufzufordern und ihn freundlich, aber bestimmt aufzufordern, im normalen Atemrhythmus (fünfzehn Atemzüge pro Minute) zu atmen. Wenn keine Besserung eintritt, kann man den Patienten auch in eine Plastiktüte atmen lassen, wobei nach zehnmaligem Atmen in die Tüte 15 Sekunden frei geatmet wird und die Prozedur wiederholt werden kann. Durch eine Ansättigung der Einatemluft mit Kohlendioxid beruhigt sich die Lage in der Regel innerhalb weniger Minuten.

2.1.6 Bewusstlosigkeit und Störungen des zentralen Nervensystems

Bewusstlosigkeit Eine Bewusstlosigkeit liegt vor, wenn ein Patient auch durch lautes Ansprechen sowie vorsichtiges Rütteln an den Schultern nicht mehr reagiert. Wie schon erörtert, gilt es nun, die Atmung zu überprüfen und bei Atemstillstand Wiederbelebungsmaßnahmen durchzuführen.

Bewusstseinstrübung Im Vorfeld kann es zu einer Bewusstseinstrübung kommen, innerhalb derer der Patient schläfrig oder verwirrt wird, über Kopfschmerzen und Übelkeit, manchmal auch über Doppelbilder, Schwindel, oder Atemstörungen klagt. Bewusstseinstrübungen bzw. Veränderungen des Bewusstseins können unterschiedliche zerebrale (zentralnervöse) Ursachen haben, beispielsweise die Gehirnerschütterung, die Hirnblutung und den Schlaganfall sowie Krampfanfälle.

Gehirnerschütterung

Bei Schädeltraumen, insbesondere bei Gewalteinwirkung auf das Gehirn, kann dieses hin und her geschüttelt werden, so dass es zu mikroskopisch kleinen Einblutungen und Verletzungen kommen kann (Gehirnerschütterung, Commotio Cerebri). Erbrechen, leichte Gedächtnisstörungen und kurzzeitige Bewusstlosigkeit (manchmal nur Sekunden) sind Hinweise auf ein solches Geschehen. Wenn der Patient bei Bewusstsein ist, sollte er beruhigt werden. Der Kopf wird in der Regel leicht erhöht gelagert, laute Geräusche und helles Licht sollten vermieden werden. Jede Maßnahme sollte dem Patienten klar und deutlich gesagt werden.

Eine Bewusstlosigkeit über drei Minuten legt den Verdacht auf eine schwere Hirnverletzung nahe.

> Merke: Auch bei leichten Gehirnerschütterungen ist unbedingt ein Arzt aufzusuchen, um Hirnblutungen oder andere Folgeschäden auszuschließen.

Hirnblutung und Hirndruck

Eine Blutung im Schädelinneren führt zu Hirndruck, was im Gefolge zu Hirnschädigungen führen kann. Stärkste Kopfschmerzen, zunehmende Bewusstseinstrübung, langsamer werdender Puls, Veränderungen der Pupillenreaktion, ungleiche Pupillen, Lähmungen einer Gesichts- oder Körperhälfte, Reizbarkeit, Sehstörungen u.a. können Hinweise auf eine solche Hirnblutung sein. Das Krankheitsbild kann auch Stunden, mitunter Tage nach einer Hirnverletzung auftreten, weswegen danach gefragt werden soll. Insbesondere bei Säuglingen und Kindern mit Verdacht auf eine Gehirnerschütterung oder Hirnblutung ist an ein Schütteltrauma oder eine andere Form von Kindesmisshandlung (vgl. Kapitel 6.1) zu denken. In jedem Fall ist eine zügige ärztliche Diagnostik notwendig. Im Falle einer Hirnblutung sind hirndruckentlastende Maßnahmen (Kortison, Operation) überlebensnotwendig.

Krampfanfälle

Schließlich sei noch auf Krampfanfälle eingegangen. Eine Überlastung des Gehirns kann bei jedem Menschen zu einem Krampfanfall führen, doch ist die sog. Krampfschwelle unterschiedlich ausgeprägt. Menschen, die schon bei relativ geringfügigen Anlässen immer wieder zu einem Krampfanfall neigen, können diese als Epilepsie bekannte Krankheit in der Regel sehr erfolgreich mit Medikamenten behandeln.

Grand-mal-Anfall

Andere Menschen erleiden erst nach Schädelverletzung, Sauerstoff- oder Zuckermangel, hohem Fieber oder akuten Vergiftungen einen Krampfanfall. Allgemein erkennt man einen sog. „großen“ Krampfanfall an plötzlichem Umfallen und Muskelstarre, an Muskelzuckungen am gesamten Körper sowie einer schnellen Atmung und Speichelbildung, wobei es durch einen Biss auf die Zunge auch zu Blutungen im Mund kommen kann. In einem akuten Krampfanfall gilt es, den liegenden Menschen vor weiteren Verletzungen zu schützen, indem scharfe Gegenstände beseitigt werden. Im tonisch-klonischen Stadium sollte der Patient nicht festgehalten oder bewegt werden, vor allem sollte nicht am Mund manipuliert werden (Gefahr auch der Verletzung der Hand). Achten Sie auf die Zeitdauer des Krampfanfalls – in der Regel dauert er ein bis drei Minuten. Dauert er über 15 Minuten, oder kommt es zu wiederholten Krampfanfällen, so kann ein lebensbedrohlicher Status Epilepticus vorliegen.

Der normalerweise nach einigen Minuten abklingende Krampfanfall ist – sofern es nicht zu weiteren Verletzungen gekommen ist – nicht lebensgefährlich. Die Lockerung der Kleidung im Halsbereich, das Abdecken mit einer Decke (zum Schutz vor Wärmeverlust), der beruhigende Zuspruch beim Erwachen des Patienten sind wichtige Maßnahmen der Ersten Hilfe. Ein bekanntes Anfallsleiden ohne die eben genannten Komplikationen erfordert nicht unbedingt einen Arztbesuch, während ein erstmaliges Auftreten eines Krampfanfalls sowie die o.g. Komplikationen einen Arztbesuch nötig machen.

2.1.7 Weiterführende Maßnahmen

Es liegt auf der Hand, dass die Aufgabe des Sozialarbeiters, der Pädagogin oder des Psychotherapeuten im akuten, lebensbedrohlichen Notfall lediglich in der Hilfe zum Überleben, also dem Anbieten von Erste-Hilfe-Maßnahmen sowie lebensrettenden Maßnahmen liegt.

Notruf

Im Übrigen gilt es, so schnell wie möglich fachkundige Hilfe herbeizuholen. Am besten ist es, wenn ein zweiter Helfer es übernimmt, über den Notruf (112) den Rettungsdienst zu alarmieren. Er sollte Ihnen allerdings anschließend berichten, dass der Notruf erfolgreich war. Von einer exakten Notfallmeldung hängt maßgeblich ab, wie schnell der Rettungsdienst den Patienten erreicht. Die „fünf Ws“ mögen als Gedächtnisstütze dienen:

- *Wo* ist der Patient? Ort, Straße, Hausnummer ermöglichen das rasche Auffinden.
- *Was* ist passiert? Die Situation sollte kurz und knapp möglichst genau geschildert werden.

- *Wie viele* Patienten gibt es?
- *Welche Verletzungs- oder Krankheitszeichen* werden beobachtet? Warten Sie auf Rückfragen, und legen Sie nicht sofort auf. Auch weitere Erschwernisse (Austritt von Gas, giftige Substanzen, schlechte Witterungsverhältnisse wie Schnee oder Eis) sollten erwähnt werden.
- *Wie* ist es passiert? Bei Ankunft des Rettungsdienstes gilt es, kurz und knapp zu berichten, wie es zum Unfall kam und welche Erste-Hilfe-Maßnahmen bisher geleistet wurden. Auch wichtige Informationen zu Vorerkrankungen sowie Asservate (Tabletten, Drogen, Krankenamulette etc.) sollten ausgehändigt werden.

Eigenschutz

Neben aller Sorge um und für den Patienten/das Unfallopfer gilt es auch, auf die eigenen Bedürfnisse zu achten. Im akuten Notfall, so wurde bereits gesagt, gilt es, sich vor weiterer Gefährdung (z.B. Explosionsgefahr etc.) zu schützen – wenn man aus äußeren Umständen gar nichts konkret tun kann, kann man immer noch per Telefon um Hilfe rufen.

Stress des Ersthelfers

Wenn Sie Erste Hilfe leisten oder rettende Sofortmaßnahmen unternehmen, werden Sie sich vermutlich in physischem wie auch psychischem Stress befinden. Sich kurz zu sammeln, tief ein- und auszuatmen, Prioritäten zu setzen – sowohl hinsichtlich der Frage, wer zuerst behandelt wird als auch hinsichtlich der Frage, was am behandlungsbedürftigsten, weil potenziell lebensgefährlich ist, – sind wichtige Voraussetzungen für adäquates Handeln. Nach der akuten Hilfeleistung ist es sinnvoll, sich ins Gedächtnis zu rufen, was geschehen ist, wie man reagiert hat, und was zur Überwindung der eigenen Stress-Situation hilfreich war. Viele Ersthelfer verspüren direkt nach der Notfallsituation eine Befriedigung, geholfen haben zu können, andere fühlen sich verwirrt, sorgen sich, das Richtige getan zu haben, oder leiden unter Selbstzweifeln. Auch Ärger, Trauer oder Furcht können auftauchen. Es ist hilfreich, mit jemandem anders über die Situation zu sprechen und sich nicht mit seinen Gefühlen zurückzuziehen. Dies gilt insbesondere dann, wenn die Rettungsmaßnahmen nicht den gewünschten Erfolg hatten.

Erste Hilfe im psychosozialen Kontext

Pädagogen, Sozialarbeiterinnen und Psychologen haben in lebensbedrohlichen Notfallsituationen – wie andere Ersthelfer auch – die Aufgabe, das Überleben des Patienten zu sichern und dafür zu sorgen, dass adäquate Hilfe so schnell wie möglich angeboten wird. Im Einzelfall kann das lebensrettend sein. Wesentliche Hilfe zur Wiederbelebung und Stabilisierung, Therapie und Rehabilitationsanbahnung findet, wie bereits erwähnt, in hochprofessionellen Settings auf Intensivstationen und in ähnlichen Einrichtungen statt. Aber bereits Stunden bis Tage nach der notfallärztlichen Erstversorgung kommen bereits psychosoziale Aspekte zum Tragen. Und die Ursachen einer sich zum Notfall verdichtenden Krisensituation sind, wenn sie psychosozialer Natur sind, mit dem Abwenden der akuten Lebensgefahr in der Regel ja nicht vorbei. Drogenabhängige können möglicherweise schon Stunden nach der Gabe von Naloxon (einem Gegenmittel gegen Heroinvergiftung) bereits wieder auf der Suche nach „dem nächsten Schuss" sein.

Qualifizierte Entgiftung

Die Entgiftung nach einer schweren Alkoholvergiftung führt nicht zwangsläufig zur Entwöhnungsbehandlung – oft genug findet sich ein Drehtüreffekt, der nur mühsam mit einer qualifizierten Entgiftung unter Mithilfe psychosozialer Fachkräfte schon im Stadium des Entgiftungsprozesses verhindert werden kann.

Misshandlung und Missbrauch

Überlebt ein Kind die Folgen schwerer Dehydratation (Entwässerung) als Folge elterlicher Fehlversorgung oder Schütteltraumen bzw. Gewalteinwirkung auf den Kopf mit daraus folgender Hirnblutung, so bleibt die Frage der familiären oder außerfamiliären Betreuung des Kindes nach wie vor hoch brisant und erfordert sozialarbeiterische wie pädagogische, später auch psychotherapeutische Interventionen. Ähnliches gilt für sexuellen Missbrauch.

Suizidalität

Suizidale Patienten werden oft schon nach Tagen, spätestens nach ein bis zwei Wochen aus der Klinik entlassen, auch wenn sich ihre emotional prekäre Situation, ihre Depression oder andere krisenhafte Zuspitzungen noch nicht gelöst haben. Auch hier ist es mit dem Überleben einer Strangulation oder Vergiftung allein noch nicht getan.

Traumatisierung

Das Überleben eines psychischen oder physischen Traumas im Gefolge von Krieg oder Flucht ist das eine, das Wiedererlangen von Vertrauen in die eigenen Fähigkeiten und das Schaffen eines sicheren Lebensumfeldes eine ganz andere, nichts desto weniger außerordentlich wichtige Sache.

Erste Hilfe und Nachbetreuung

Diverse Beispiele verdeutlichen, dass nicht nur in der Leistung von Ersthelfern im akuten Notfall, sondern vor allem auch in der Nachbetreuung nach der ersten medizinischen Versorgung in der Regel eine Menge Aufgaben auf andere pädagogische, soziale und psychotherapeutische Berufsgruppen warten. Lassen Sie Ihren Klienten auch in den Übergangsphasen nicht allein, lassen Sie ihn spüren, dass er auch nach seinem stationären Aufenthalt und der medizinischen Behandlung auf Ihre professionelle Hilfe zählen kann, und machen Sie sich klar, dass mit der akutmedizinischen Intervention keineswegs alles Wesentliche getan ist. In der Regel fängt die sozialarbeiterische, pädagogische und psychotherapeutische Hilfe zur Krisenbewältigung jetzt erst an.

Auf einen Blick

- Vorgehen bei einem akuten, möglicherweise lebensbedrohlichen Notfall:
  - Gefahrenstelle sichern
  - Notruf absetzen
  - Patient ansprechbar: Suche nach Blutungen und Schockhinweisen, ggf. erste Hilfe
  - Patient bewusstlos, Atmung vorhanden: Stabile Seitenlage
  - Atmung nicht feststellbar: Herz-Kreislauf-Wiederbelebung
- Herz-Kreislauf-Wiederbelebung
  - Mundhöhle säubern, Kopf überstrecken, Mund-zu-Mund-Beatmung
  - Körper auf harter Unterlage lagern, Oberkörper freimachen
  - Seitlich kniend mit übereinanderliegenden Handballen das untere Drittel des Brustbeins ca. fünf cm komprimieren
  - Frequenz: Ca. 100 Kompressionen/Minute („Staying Alive")
  - Abfolge: 30 Kompressionen, zwei Atemspenden im Wechsel
  - Wenn vorhanden, Defibrillator nutzen (defibrillieren)
- Blutungen und Schock
  - Auf Blutungen achten, äußere Blutungen stillen
  - Schockzeichen: Jagender, kaum fühlbarer Puls, kalter Schweiß, Blässe, ggf. beginnende Bewusstseinstrübung
  - Schocklagerung: Beine 45° hoch lagern, Kälteschutz (Decke)
  - Hinweise auf allergischen Schock? (Antiallergische Medikamente, Asthmaspray?)
- Störungen der Atmung
  - Pseudokrupp: Bellender Husten, Luftnot beim Einatmen, Einziehungen des Brustkorbs. Maßnahmen: Feuchte, kalte Luft, Notfallmedikation, Notarzt

  - Asthma Bronchiale: Atemnot beim Ausatmen, spastisch-pfeifende Atemgeräusche. Maßnahmen: Aufrechter Sitz, Asthmaspray, ggf. Notarzt
  - Fremdkörperaspiration: Heftiger Hustenreiz, extreme Atemnot, Panik. Maßnahmen: Rumpf beugen, zwischen Schulterblätter schlagen. Bei Misserfolg: Oberbauchkompression (Heimlich-Handgriff)
  - (Drohender) Atemstillstand bei Vergiftungen (Suizid, Drogenintoxikation): (Ggf.) Herz-Kreislauf-Wiederbelebung, Notarzt
  - Hyperventilation: Beruhigen, ggf. in Plastiktüte rückeinatmen lassen
- Störungen des zentralen Nervensystems
  - Hinweise auf Kopfverletzungen, Blutungen aus Mund und Ohr?
  - Pupillenreaktion?
  - Ansprechbarkeit? Schmerzreaktion? Bewusstseinstrübung? Bewusstlosigkeit (ggf. stabile Seitenlage oder Herz-Kreislauf-Wiederbelebung) (s. o.)
  - Bei Bewusstseinstrübung und Bewusstlosigkeit Notarzt rufen!
  - Krampfanfall: Aura, tonisch-klonische Zuckungen, Schlaf. Maßnahmen: Dauer des Anfalls protokollieren (bei wiederholten Anfällen oder Anfallsdauer über 15 Minuten: Notarzt!) Sekundärverletzungen verhüten. In der tonisch-klonischen Phase nichts unternehmen. In der Schlafphase Atemwege freihalten (freimachen), stabile Seitenlage.

Multiple-Choice-Fragen zu diesem Kapitel finden Sie unter testfragen.reinhardt-verlag.de

Weiterführende Literatur

Gasch, B., Lasogga, F. (2013): Psychische Erste Hilfe bei Unfällen. 5. Aufl. SK Verlag, Oldenburg

Malteser Hilfsdienst/Schützer, M. (2012): Erste-Hilfe-Handbuch. Wissen. Ratschläge. Selbsthilfe. Dorling Kindersley, München

St. John Ambulance, St. Andrew's First Aid, British Red Cross (2014): Frist Aid Manual. 10th ed. Dorling Kindersley, München

2.2 Krisenintervention

2.2.1 Was ist eine Krisenintervention?

Unter einer **Krisenintervention** versteht man eine Form von Hilfe, die gezielt und methodisch am Krisenprozess ansetzt und bemüht ist, eine Zuspitzung der Krise bis zum Zusammenbruch zu verhindern und mit dem Betroffenen zusammen erste Schritte zur Lösung der mit der Krisensituation verbundenen Problematik zu erarbeiten. Damit ist Krisenintervention neben Beratung und Therapie ein eigenständiges, gezieltes, konzeptionelles und mit speziellen Methoden ausgestattetes Vorgehen, das wegen der meist vielfältigen Problemsituation berufsgruppen- und methodenübergreifend ist.

Ein wesentliches Kennzeichen der Krisenintervention ist die unmittelbare und aktive Hilfe ohne Zeitaufschub, da Krisen akute Notzustände sind und keine Wartezeiten vertragen. Es geht um den schnellen und direkten Kontakt zum Klienten und eine sofortige, oft beschützende, vom Problem distanzierende und entlastende Hilfestellung. In der allerersten Phase der akuten Krisenintervention muss der Betroffene vor Überforderung geschützt werden, so dass protektive, teilweise auch Autorität ausstrahlende und Halt gebende Interventionen im Vordergrund stehen. Manchmal muss der Krisenhelfer stellvertretend für den Betroffenen Entscheidungen fällen, weil dieser es nicht kann. Natürlich ist dies kein Dauerzustand – ein entscheidendes Ziel der Krisenintervention ist es, dem Betroffenen wieder zu seiner für ihn notwendigen Autonomie zu verhelfen, so dass er wichtige Entscheidungen zunehmend wieder selbst fällen und die entsprechenden Maßnahmen einleiten kann.

Kurz- und mittelfristige Ziele

Stein (2009, 152) unterscheidet kurzfristige von mittelfristigen Zielen der Krisenintervention. Unmittelbar und damit kurzfristig geht es um das Erkennen von Gefährdungen, das Abwenden von unmittelbarer Lebensgefahr, das Aufrechterhalten körperlicher Unversehrtheit und die rasche Beseitigung quälender Symptome. Mittelfristig hingegen ist es nach Stein wichtig, dass das Selbstwertgefühl des Betroffenen sowie seine Entscheidungs- und Handlungsfähigkeit wiederhergestellt wird, was meist das Nutzen alternativer und konstruktiver Handlungsweisen erfordert.

Lösungsorientierung

Im Gegensatz zur Psychotherapie geht es in der Krisenintervention nicht um eine grundsätzliche Änderung umfassender Lebensmaximen, Einstellungen oder Verhaltensweisen. Auch psychodynamische wie biographische Faktoren werden nur insofern berücksichtigt, als sie eine Bedeutung für die akute Krisensituation haben – eine grundlegende Aufarbeitung psychodynamisch problematischer Prozesse oder biographisch bedingter dysfunktionaler Entwicklungen, geschweige denn die Behandlung einer psychischen Erkrankung, sind nicht Aufgabe der Krisenintervention, sondern einer Psychotherapie vorbehalten.

Zeitliche Begrenzung der Krisenintervention

Krisenhilfe ist zeitlich begrenzt. Sie sollte zügig einsetzen, erfordert am Anfang der Krise möglicherweise eine dichtere Frequenz der Beratungseinheiten, sollte andererseits aber auf einen absehbaren Zeitraum beschränkt sein – die meisten Autoren gehen von fünf bis zehn Sitzungen in einem Zeitraum von bis zu drei Monaten aus. Alles, was darüber hinaus erforderlich scheint, kann man unter „weitergehende Maßnahmen" subsummieren, was möglicherweise Veränderungen der sozialen Situation, gezielte pädagogische Maßnahmen oder eine Psychotherapie umfasst. Zur Vertrauensbildung zwischen Klient und Krisenhelfer trägt wesentlich bei, dass sich der Klient auf die Verschwiegenheit des Beraters verlassen kann. Ist dies nicht oder nur bedingt möglich (beispielsweise bei akuter Gefährdung des Klienten oder Anderer, etwa bei Suizidalität oder im Falle von häuslicher Gewalt), sollten die Grenzen der Schweigepflicht und das notwendige Prozedere offen dargelegt werden.

2.2.2 Voraussetzungen zur Krisenintervention

Niederschwelliger Zugang

Wenn wir uns vor Augen führen, dass Menschen in akuten Krisen die Übersicht und die Kontrolle über ihre Situation verloren haben und dies als existenzielle Gefährdung erleben, wird unmittelbar deutlich, dass eine professionelle Krisenhilfe zeitnah und niederschwellig erfolgen muss.

Krise oder Notfall?

Unabhängig davon, ob die Krisenintervention in einem speziell hierfür ausgerichteten, nach professionellen Standards interdisziplinär arbeitenden Krisenzentrum erfolgt, oder ob Sozialarbeiter, Pädagoginnen oder Psychologen in ihren jeweiligen Arbeitsfeldern bei akuten Krisen ihrer Klienten intervenieren, stellt sich die Frage, ob es sich konkret um eine eher niederschwellige Krise („Alltagskrise"), einen akuten Notfall oder eine psychosoziale Krise handelt. Im ersten Fall ist es möglicherweise sinnvoll, auf die Ressourcen des Betroffenen und seines sozialen Umfeldes zu verweisen und professionelle Hilfe auf ein Minimum zu beschränken – eine ganze Reihe von kritischen Situationen im Jugendalter können von Jugendlichen mit Hilfe ihrer Freunde, Eltern, Lehrer, Jugendgruppenleiter usw. am besten selbst bewältigt werden. Auf der anderen Seite des Spektrums sind akute Notfälle angesiedelt, die entweder wegen Fremdgefährdung oder wegen akuter Lebensgefährdung des Betroffenen selbst unmittelbare Hilfe durch andere Professionen erfordern. Bei akut drohender häuslicher Gewalt ist möglicherweise die Polizei hinzuzuziehen, bei akuter Suizidgefährdung ist ggf. eine psychiatrische Intervention notwendig, und delirante Zustände bzw. Drogenintoxikation erfordern eine notfallmedizinische Versorgung.

Kriseninterventionen in den Feldern der Pädagogik, Sozialen Arbeit und Psychologie beziehen sich auf Situationen, in denen die Alltagskrisen nicht mehr mit herkömmlichen Maßnahmen und sozialen Hilfestellungen bewältigt werden können und die unmittelbare (Lebens-) Gefährdung abgewendet wurde.

Setting

Solche psychosozialen Krisen umfassen Lebensveränderungen, Entwicklungsübergänge, schwere Verluste, Traumatisierungen oder Überforderungs- und Erschöpfungszustände. Die Atmosphäre, in der eine Krisenintervention stattfindet, spielt eine ganz wesentliche Rolle: Die Umgebung sollte so ansprechend wie möglich sein und ein würdevolles Gespräch in Augenhöhe (was beispielsweise auf Intensivstationen nicht immer ganz einfach ist) in möglichst ungestörtem Ambiente ermöglichen. Es wäre sehr hilfreich, wenn die Krisenhelferin ausreichend und exklusiv Zeit zur Verfügung stellen könnte – also Handy und Computer ausschaltet – und für einen festgelegten Zeitraum (beispielsweise eine Dreiviertelstunde) in einem ruhigen, separaten Raum allein mit dem Klienten sprechen kann. Es ist wichtig, dass der Krisenhelfer einerseits Verständnis für die (objektiv oder subjektiv) existenzielle Not seines Gegenübers hat, andererseits grundsätzlich Zuversicht ausstrahlt. Das ist naturgemäß nicht immer ganz einfach. Die notwendige Empathie des Krisenhelfers führt dazu, dass er sich der Hilflosigkeit, Verzweiflung oder Ohnmacht seines Klienten stellt.

Nähe und Distanz

Gleichzeitig gilt es, die notwendige fachliche und emotionale Distanz zu wahren oder aufzubauen, die eine Wendung der Dinge und das Entwickeln von Alternativen erst ermöglicht. Zur Regulierung von (emotionaler wie fachlicher) Nähe und Distanz gehört zudem, in Absprachen und Kontrakten nur Hilfen anzubieten, die fachlich sinnvoll und leistbar sind. Versprechen wie das, „rund um die Uhr" erreichbar zu sein, sind dies in aller Regel nicht. Da Menschen in akuten Krisensituationen oft so verzweifelt und hilflos sind, dass sie mehr erwarten, als der Situation angemessen und möglich ist, besteht durchaus die Gefahr, dass Helfer hier überfürsorglich reagieren und – vor allem, wenn sie eine Reihe von Klienten in akuten Krisen begleiten – schnell an den Rand der eigenen emotionalen Erschöpfung bis hin zum Burnout gelangen.

Übertragungen

Schließlich können Übertragungen (also Erwartungen des Klienten an den Krisenhelfer, die sich aus eigenen biographischen Krisen speisen) sowie Gegenübertragungen (Reaktionen und Erwartungen an sich selbst, die sich aus der Biographie des Helfers speisen) zu Verstrickungen führen, die einer Klarheit schaffenden Situationsanalyse und zielgerichtetem, ressourcenorientiertem und problemlösendem Handeln abträglich sind.

Daher ist in jedem Fall nicht nur eine methodisch-fachliche Ausbildung des Pädagogen, Sozialarbeiters oder Psychologen, der Menschen in Krisen beistehen will, erforderlich. Zudem bedarf es auch gezielter und reflektierter Selbsterfahrung im Umgang mit eigenen Krisenerfahrungen. Und schließlich sollten sich Krisenhelfer auch nicht scheuen, selbst regelmäßig professionelle Hilfen im Sinne von Supervision oder Intervision (also kollegialer Beratung) in Anspruch zu nehmen.

2.2.3 Durchführung einer Krisenintervention

Im Folgenden soll eine Übersicht über mögliche Explorationen und Interventionen im Rahmen einer Krisenintervention gegeben werden.

Ablauf einer Krisenintervention

1. Abklärung, ob ein akuter Notfall mit unmittelbarer Gefährdung oder Lebensgefahr vorliegt
2. Herstellen einer emotional entlastenden, tragfähigen Beziehung
3. Exploration und Klärung der akuten Krisensituation, bisheriger Lösungsversuche und möglicher Alternativen
4. Situationsbeurteilung, Identifikation und Definition der dringlichsten Probleme und Kontrakt
5. Umgang mit Gefühlen und Emotionen
6. Konkretisierung und Durchführung eines Handlungsplans zur Problembewältigung
7. Soziale und direkte Unterstützung
8. Abschluss der Krisenintervention
9. Folgegespräch und Abklärung weiterführender Maßnahmen

Abklärung unmittelbarer Gefährdung

Zunächst geht es darum, abzuklären, ob ein akuter Notfall mit unmittelbarer Gefährdung oder Lebensgefahr vorliegt. Ist der Betroffene ansprechbar, klar verständlich, und kann man seiner Argumentation folgen? Gibt es Anzeichen einer akuten körperlichen Schädigung oder Beeinträchtigung? Ist der Betroffene (eventuell zunehmend) verwirrt oder hochgradig / zunehmend erregt? Gibt es Anzeichen von Aggressivität, Fremdgefährdung oder Eigengefährdung (im Sinne selbstverletzenden Verhaltens)? Besteht Suizidgefahr? Gibt es Hinweise auf Verletzungen, Vergiftungen, Wasserverlust (Dehydratation), lebensbedrohliche Erkrankungen?

Je nach Arbeitsfeld, Situation und spezifischer Problematik können die Gefährdungen sehr unterschiedlicher Art sein, wenn es sich beispielsweise um Kindesmisshandlung, Drogenintoxikation, häusliche Gewalt oder eine psychotische Krise handelt. Daher wird in den jeweiligen thematischen Kapiteln konkret auf spezifische Notfallsituationen und Gefährdungen eingegangen. Liegt eine Notfallsituation in diesem Sinne vor, muss unmittelbar spezifische Hilfe organisiert werden – je nach Notfall sind also Polizei, Rettungsdienst, Notfallpsychiater etc. zu informieren. Bis dahin obliegt dem Krisenhelfer die Aufgabe, bei Notwendigkeit lebensrettende bzw. lebenserhaltende Maßnahmen durchzuführen, in Situationen, die von Panik oder Erregung gekennzeichnet sind, so gut wie möglich beruhigend und deeskalierend zu agieren und für größtmögliche Sicherheit – für alle Betroffenen, auch für sich selbst! – zu sorgen.

Herstellung einer tragfähigen Beziehung

Ist abgeklärt, dass kein lebensbedrohlicher Notfall vorliegt, geht es im Weiteren zunächst und primär um das Herstellen einer emotional entlastenden, tragfähigen Beziehung. Der aufgewühlte, verzweifelte oder verwirrte Klient in der Krise sollte erfahren, dass er ernstgenommen, als Person respektiert und mit seinen existenziellen Sorgen nicht alleingelassen wird. Ein ausreichender Zeitrahmen, eine geschützte Atmosphäre, eine angemessene Begrüßung und die Information darüber, was man vom Krisenhelfer erwarten kann, sind hierfür wichtige Voraussetzungen. Empathisches, anteilnehmendes Zuhören, gleichzeitig angemessene strukturierende Fragen halten einander die Waage und führen zu einer ersten Klärung der dringlichsten Anliegen und dem Gefühl des Klienten, in seinen Sorgen verstanden zu werden. Besonders wichtig ist es, dass widersprüchliche Gefühle, unterschiedliche und zum Teil divergierende Aspekte bzw. Ansichten über die Problematik und mitunter fast chaotisch wirkenden Reaktionen von Klienten geäußert werden können und vom Krisenhelfer ausgehalten werden. Mitunter ist das Zuhören in einer Phase, in der (noch) keine konkrete Hilfe möglich ist, dennoch und gerade deswegen ein essenzieller Bestandteil der Krisenintervention. Auch stellvertretende Zuversicht und Hoffnung des Krisenhelfers, der zu verstehen gibt, dass er Vertrauen auf eine positive Entwicklung hat, auch wenn er akzeptiert, dass sie der Klient momentan nicht haben kann, ist hilfreich. Dabei müssen die Erwartungen des Klienten und die Angebote des Helfers realitätsbezogen bleiben. Eine vertrauensvolle Beziehung kann nur entstehen, wenn der Krisenhelfer keine Versprechen gibt, die er nicht einhalten kann, oder Klient und Helfer sich Ziele setzen, die unrealistisch sind.

Exploration

Erst, nachdem eine tragfähige Beziehung entstanden ist, kann durch gezielte Befragung die akute Krisensituation näher untersucht werden. Hierbei geht es auch darum, bisherige (und vermutlich nicht ausreichend erfolgreiche) Lösungsversuche und mögliche Alternativen zu erörtern. Zum einen geht es darum, das bisher Erfahrene in eine gewisse Struktur zu bringen und sich zu vergewissern, dass man wesentliche Probleme und Anliegen des Hilfesuchenden verstanden hat. Zum anderen können jetzt fehlende Informationen erfragt werden. So geht es beispielsweise nicht nur um die akute Krise und das Ereignis, das in den Augen des Klienten mutmaßlich diese Krise ausgelöst hat, sondern möglicherweise auch um Vorgänge und Prozesse, die im Vorfeld zu einer solchen Zuspitzung geführt haben. Auch können Folgen der Krisensituationen für das weitere Leben des Klienten (seinen Arbeitsplatz, die Familienbeziehungen, seine Gesundheit usw.) zur Sprache kommen. Vor allem aber ist die ganz konkrete Krisen- und Lebenssituation von Interesse: Wie sieht der Tagesablauf aus, wo ergeben sich konkrete Schwierigkeiten, wie gestaltet sich die unmittelbare Lebenssituation, welche kurzfristigen Erwartungen, Hoffnungen oder Befürchtungen hat der Klient? Neben der Frage, welche Unterstützung er durch Familie, Freunde oder Nachbarn bekommen kann, stehen vor allem bisherige Anstrengungen und Versuche, das Problem zu lösen, im Vordergrund. Zum einen wird sich erfahrungsgemäß herausstellen, dass der Klient eine Menge von Fähigkeiten zur Lösung anstehender Probleme (sog. Coping-Strategien) mitbringt, was positiv zu konnotieren ist. Andererseits wird in vielen Krisensituationen deutlich, dass bisherige Coping-Strategien aktuell nicht mehr ausreichen oder sogar zur Problemlösung ungeeignet sind.

B Hat ein Jugendlicher bisher gelernt, vor allem durch Leistung (oder durch Imponierverhalten) Beziehungen zu gestalten oder sein Selbstwertgefühl zu stabilisieren, so wird er möglicherweise im Trennungsschmerz von seiner Freundin erleben, dass er mit genau diesen Strategien die Beziehung nicht aufrechterhalten und die Krise nicht lösen kann. Andere Fähigkeiten, wie beispielsweise fürsorgliches Verhalten, Hingabefähigkeit, Humor und dergleichen, sind ihm vielleicht nicht im Bewusstsein oder müssen erst weiterentwickelt werden.

Situationsbeurteilung und Kontrakt

Die Untersuchung und Klärung der akuten Krisensituation führt schlussendlich zur Situationsbeurteilung, Identifikation und Definition der dringlichsten Probleme sowie einer Arbeitsabsprache, dem Kontrakt. In der Regel versucht die Krisenhelferin, die Situation zu beurteilen. Die Problemdefinition und insbesondere die Gewichtung der Probleme wird hingegen von Klientin und Krisenhelferin gemeinsam vorgenommen. Bei der Beurteilung der Gesamtsituation geht es u. a. darum, die aktuell im Vordergrund stehende Problematik mit Hintergrundproblemen in Verbindung zu bringen – der akute Liebeskummer am Ende einer Beziehung mag überschattet sein von der grundlegenden Befürchtung, nicht liebens- oder beziehungsfähig zu sein, da man vielleicht des Öfteren Ähnliches erlebt hat.

Auslöser und Ursachen einer Krise

Auslöser einer Krise sind nicht immer identisch mit den ihr zugrundeliegenden, vielfältigen Ursachen. Mitunter ist ein akuter Verlust, eine akute Kränkung oder eine aktuelle, plötzliche Herausforderung nur der sprichwörtliche Tropfen, der das Fass zum Überlaufen bringt. Darüber hinaus sollte die Krisenhelferin versuchen einzuschätzen, inwieweit der Klient zu einer Kooperation in der Lage ist, ob eine ambulante Krisenhilfe ausreicht und in welcher Form dies am besten geschieht. Anschließend geht es darum, gemeinsam mit dem Klienten das wesentliche Problem bzw. die drängendsten Probleme zu identifizieren und zu benennen. Zwar werden hier auch Zusammenhänge zwischen Ereignissen und dem Prozess, der zur akuten Krise geführt hat, und der aktuellen Krisensituation sowie ihren möglichen Auswirkungen thematisiert, doch noch wichtiger ist die Erörterung der Frage, welche Probleme unmittelbar gelöst werden sollten, da sie die dringlichsten sind, und welche Probleme am ehesten erfolgreich gelöst werden können. Diese beiden Komplexe sind nicht identisch. Die für den Klienten dringlichsten Probleme können oft nicht aus eigener Kraft gelöst werden. In diesem Fall ist es hilfreich, wenn der Krisenhelfer aktiv, strukturierend und unterstützend tätig wird, handelt und Entscheidungen fällt, wenn es der Klient zurzeit nicht kann. Solche Probleme können konkreter materieller Art sein (Rechnungen müssen bezahlt, die Ernährung sichergestellt, Anträge bei Behörden eingereicht werden). Aber auch emotionale oder soziale Probleme müssen möglicherweise in Angriff genommen werden – hierzu gehören Krankmeldungen, räumliche oder emotionale Trennungen bei drohenden gewaltsamen Auseinandersetzungen, akute Streitschlichtung usw.

Anders verhält es sich bei Problemen, die der Klient vielleicht nicht für die dringlichsten hält, die er aber – zumindest ansatzweise – bereits aus eigener Kraft (wenn auch vielleicht mit Hilfe) lösen kann.

B Eine suizidal gefährdete Jugendliche hatte Schulprobleme, akuten Liebeskummer und erhebliche Schwierigkeiten mit ihren gewalttätigen Eltern. Die Schulschwierigkeiten waren zwar nicht ihr drängendstes Problem, doch es gelang ihr sehr schnell, aus eigener Kraft Beziehungen zu Mitschülerinnen zu ändern und erste Leistungserfolge bei Prüfungen zu erreichen.

Bereits kleine Erfolge – und sei es nur bei eher peripheren Problemen – stärken das Selbstvertrauen und lenken den Blick, der in der akuten Krisensituation verloren gegangen war, auf vorhandene Ressourcen und Kräfte.

Äußerer und innerer Kontrakt

An die Situationsbeurteilung und die Problemdefinition schließt sich die Arbeitsabsprache, der Kontrakt, an. Dieser kann eingeteilt werden in einen inneren und einen äußeren Kontrakt. Letzterer umfasst die Struktur und den zeitlichen Ablauf der Maßnahmen – wann, wie oft und zu welchem Zeitpunkt werden Treffen vereinbart? Was geschieht, wenn Treffen nicht eingehalten werden? Kommen auf den Klienten Kosten zu, und wer ist der Kostenträger? Zu welchen Zeiten ist der Krisenhelfer in akuten Notsituationen erreichbar, zu welchen nicht, und wo kann der Klient andernfalls Hilfe bekommen?

Der innere Kontrakt befasst sich mit der Frage, was im Laufe der Krisenintervention geschehen soll. Nicht nur die Erwartungen des Klienten, sondern auch die Sichtweisen des Krisenhelfers, die in Situationsbeurteilung und Problemdefinitionsphase erarbeitet wurden, sind die Basis hierfür. Dabei sollten Teilziele formuliert und konkretisiert werden. Vor allem sollten die Ziele realistisch sein, um keine unangemessenen Erwartungen zu wecken, die Enttäuschungen geradezu herausfordern. Und schließlich geht es darum, zu verdeutlichen, dass das Ziel einer Krisenintervention „lediglich“ die Überwindung der Krise selbst ist. Der Klient soll von seiner akuten Not befreit werden, wieder handlungs- und entscheidungsfähig sein und in ähnlichen Situationen zukünftig eigenständig mit solcher Art gelagerten Problemen umgehen können. Eine Krisenintervention ist also inhaltlich-thematisch sowie zeitlich begrenzt. Sollte dies nicht ausreichen, sind möglicherweise andere, weitergehende Maßnahmen wie pädagogische Förderung, soziale Veränderungen (z. B. betreutes Wohnen, Umschulung etc.) oder eine Psychotherapie hilfreich bzw. erforderlich. Diese Begrenzung der Krisenintervention sollte im Kontrakt eindeutig thematisiert werden.

Umgang mit Emotionen

Kommen wir zum Umgang mit Gefühlen und Emotionen. Erfahrungsgemäß werden Krisensituationen von erheblichen Gefühlsschwankungen und überbordenden Gefühlen, vor allem Angst bis hin zur Panikattacke, Erregung, Ärger und Aggression, Trauer bis hin zur Depression, aber auch Scham- und Schuldgefühlen begleitet.

Zunächst einmal ist es wichtig, dass Krisenhelfer dies aushalten, ohne sofort zu versuchen, dies zu verändern. Allein die Akzeptanz der Tatsache, dass der Klient unter heftigen Gefühlsschwankungen leidet, kann zu einer erheblichen Erleichterung beitragen. Es kann und sollte ihm auch verdeutlicht werden, dass es geradezu typisch und damit normal für bestimmte Krisensituationen ist, dass sie mit Angst oder Panik, mit Erregung oder tiefer Trauer bzw. Kummer einhergehen. Gleichzeitig kann konstatiert werden, dass Menschen in Krisen oft aus dem emotionalen Gleichgewicht geraten, dass sie quasi die Balance verlieren und sich schwankenden und ambivalenten, oft heftig auftretenden Gefühlen hilflos ausgeliefert sehen. Auch dies ist normal und krisentypisch. Gleichzeitig gilt es, Menschen vor unerträglichen emotionalen Zuständen zu schützen bzw. unerträgliches Leid zu lindern.

Angst- und Panikattacken

Mitunter können Angst- und Panikattacken so dramatisch sein, dass beruhigende, meditative oder muskelentspannende Maßnahmen nicht ausreichen und kurzzeitig eine anxiolytische Pharmakotherapie erforderlich ist. Ähnliches gilt sinngemäß für Trauer, die in Depression umschlägt.

Aggressionen

Menschen in Krisen, aber auch ihr soziales Umfeld, sind vor eigen- und fremdaggressivem Verhalten zu schützen, was bedeutet, dass emotionsbedingte Erregungszustände und insbesondere in Aggressivität umschlagender Ärger unter Kontrolle gehalten werden müssen – ggf. durch äußere Intervention, wenn der Klient hierzu nicht mehr in der Lage ist.

Letztlich geht es aber in der Krisenintervention darum, dass Menschen in der Krise ihre eigenen Gefühle wahrnehmen, sich ihrer nicht schämen, sie reflektieren und als wertvolle Zeichen ihrer Situation sehen. Gefühle legen die Welt aus, und Trauer, Angst, Zorn oder Schamgefühle können wichtige Wegweiser sein, unhaltbare Zustände als solche zu erkennen und erste Schritte der Veränderung zu initiieren. Das positive Konnotieren von Gefühlen durch den Krisenhelfer spielt hier eine recht wichtige Rolle.

Handlungsplan Kommen wir nun zur Konkretisierung und Durchführung eines Handlungsplans zur Problembewältigung. Im Fallbeispiel wurden bereits in den ersten Krisensitzungen einige der drängenden Probleme mit Hilfe des Krisenhelfers gelöst, was zur akuten situativen und emotionalen Entlastung des Klienten und zu einer ersten Stabilisierung führte. Sollte es dem Klienten bereits gelungen sein, andere, vielleicht nicht ganz so drängende, aber leichter zu bewältigende Probleme mehr oder weniger eigenständig zu lösen, gilt es, auf diese hier aufgezeigten Fähigkeiten hinzuweisen und vorhandene Kräfte und Lösungsstrategien positiv zu konnotieren. Dies ist die Ausgangsbasis dafür, Schritt für Schritt andere Facetten der Krise in Angriff zu nehmen. Diese werden zuvor nach Dringlichkeit sowie nach Lösbarkeit gewichtet. In konkretem Tun werden nun einzelne Lösungsstrategien ausprobiert. Dies kann sich sowohl auf konkrete, materielle Belange (Renovierung eines Zimmers, Begleichen von Schulden) wie auf psychosoziale Herausforderungen (Klärung einer Beziehung, Inangriffnahme einer anstehenden Aufgabe) beziehen. Manchmal ist es hilfreich, solche Schritte zunächst als „Trockenübung", beispielsweise in der inneren Vorstellung / Imagination oder im Rollenspiel einzuüben und sich erst schrittweise in die Realität zu begeben.

Soziale Unterstützung Neben der Hilfe zur individuellen Problemlösung gilt es auch, soziale und konkrete Unterstützung anzubieten. Zum einen sollten durchaus auch Familienangehörige, Freunde und das weitere soziale Umfeld einbezogen werden, sofern der Klient damit einverstanden ist. Vor allem nach der akuten Phase der Krise ist ein stützendes soziales Netz sehr hilfreich, um mit den Nachwehen und Auswirkungen dieser labilen Phase besser umzugehen. Allein die Möglichkeit, wiederholt über das Geschehen zu sprechen und es zu reflektieren oder auch Sorgen und Ängste in einem vertrauten Rahmen aussprechen zu können, kann erleichternd sein. Zudem können Vorboten einer neuen Krisensituation möglicherweise frühzeitig erkannt und mit Hilfe von Freunden und Familienangehörigen in einem solchen frühen Stadium gemeinsam erfolgreich bewältig werden.

Praktische und materielle Hilfen Und schließlich soll nicht vergessen werden, dass es neben den emotionalen und sozialen Aspekten von Krisensituationen durchaus auch ganz konkrete, materielle Herausforderungen und mitunter bittere Not gibt. Vor allem in der amerikanischen Fachliteratur, beispielsweise bei Roberts (2009, 49), wird darauf hingewiesen, dass es in der Krisenhilfe häufig auch um sehr handfeste Hilfe geht. Zu nennen wären beispielsweise das Schaffen neuen und sicheren Wohnraums, die Sicherstellung von Ernährung (beispielsweise durch Bargeld oder Gutscheine), medizinische Hilfen einschließlich physikalischer Therapie und zahnärztlicher Behandlung, Schuldnerberatung und Schuldenregulierung, Hilfen bei der Pflege, Beaufsichtigung oder Betreuung von Kindern oder gebrechlichen Menschen, unkonventionelle Hilfen, wenn Auto, Waschmaschine, Kommunikationsgeräte u. a. nicht mehr funktionieren, und dergleichen mehr. Anders als in einem Prozess der Psychotherapie, bei dem Psychotherapeuten ganz bewusst darauf verzichten, hier einzugreifen, kann es eine akute Krisensituation durchaus erfordern, dass der Krisenhelfer kurzfristig auch auf diesen Ebenen eingreift, wenn der Klient damit überfordert ist.

Abschluss der Krisenintervention

Ist der Klient emotional stabil, sein Leidenszustand auf ein für ihn erträgliches Maß reduziert, sind einige wesentliche und existenzielle Probleme erfolgreich überwunden, hat sich seine Lebenssituation spürbar zum Positiven verändert, und ist sein Selbstvertrauen gestiegen, so ist es an der Zeit, den Prozess der Krisenintervention abzuschließen.

Zum Abschluss einer Krisenbehandlung, die ja immer kurzfristig ist und nicht mit einer langfristigen Therapie verwechselt werden darf, geht es zum einen darum, die aktuelle Situation zu analysieren und zu untersuchen, was sich geändert hat. Zum anderen geht es darum, dem Betroffenen zu verdeutlichen, welchen Anteil er selbst an der Lösung der krisenhaften Situation gehabt hat, und welche neuen Ansätze und Coping-Strategien ihm nun zur Verfügung stehen. Schließlich geht es darum, sich Gedanken darum zu machen, wie man in zukünftigen, möglicherweise ähnlichen Krisen vorgeht. Der Abschied von Betroffenen und Krisenhelfen sollte bewusst gestaltet und von gegenseitiger Wertschätzung geprägt sein.

Follow-up-Gespräch

Manchmal ist die Ablösung von Klient und Krisenhelfer nicht ganz einfach, insbesondere, wenn noch nicht alle Probleme für den Klienten zufriedenstellend gelöst sind, eine starke emotionale Beziehung besteht und möglicherweise die Angst vor einem Wiederaufflackern der Krise groß ist. Daher empfiehlt es sich, ganz bewusst ein Folgegespräch (Englisch: Follow-up) festzusetzen, in dem auch abgeklärt wird, ob weiterführende Maßnahmen sinnvoll oder nötig sind. In einem solchen Gespräch, das beispielsweise einen Monat nach der Beendigung der Krisenintervention stattfinden kann, kann noch einmal erörtert werden, wie es dem Klienten aktuell geht, wie die Krise aus einem zeitlichen Abstand heraus interpretiert wird, und welche Veränderungen sich bisher ergeben haben und für die nähere Zukunft zu erwarten sind. Stellt sich heraus, dass der Klient nach wie vor in großen Schwierigkeiten ist, die er auch mit Hilfe seines sozialen Umfeldes nicht zufriedenstellend lösen kann, oder dass biographische Faktoren, tiefgreifende Belastungen, Persönlichkeitsstörungen oder psychische Grunderkrankungen zu chronischen Leidenszuständen beitragen, sollte überlegt werden, welche langfristigen und weiterführenden Maßnahmen sinnvoll und erfolgversprechend sind. Dies sind z. B. medikamentöse Hilfen, Psychotherapie (beispielsweise Verhaltenstherapie oder psychodynamisch orientierte Therapieformen), längerfristige pädagogische Maßnahmen (beispielsweise pädagogische Gruppen oder Fördermaßnahmen) und nicht zuletzt eine Veränderung der sozialen Bedingungen (beispielsweise des sozialen Umfeldes, der Wohnform oder des Arbeitsplatzes). Hier greifen also Ansätze aus Pädagogik, Psychologie und Sozialarbeit, die über die Krisenintervention hinausgehen. Diese können – je nach Krisenform und aktueller Thematik – sehr unterschiedlich sein. Die Veränderung der Lebensform nach häuslicher Gewalterfahrung gestaltet sich sicherlich anders als ein Ausstieg aus der Drogenszene, und Maßnahmen zur Förderung traumatisierter Kinder sehen anders aus als das betreute Wohnen eines Menschen, der im Rahmen einer rezidivierenden Psychose immer wieder krisenhafte Wahnvorstellungen erlebt. In den einzelnen Kapiteln zu unterschiedlichen Themen wird hierzu im Einzelnen Bezug genommen.

2.2.4 Methodik

Eine gezielte und erfolgversprechende Krisenintervention erfordert ein geplantes, gut vorbereitetes und reflektiertes Vorgehen sowie das Einhalten bestimmter Standards und Leitlinien. Dazu gehören u. a. interdisziplinäres Arbeiten, die Differenzierung zwischen Notfall und Krisensituation, situative und emotionale Entlastung, strukturiertes Arbeiten, Halt und Sicherheit gebende Maßnahmen, klare und dabei empathische Kommunikation u. a. m.

Darüber hinaus kann man sich gezielter Techniken oder Methoden bedienen, die mitunter nicht spezifisch für die Krisenintervention entwickelt wurden, sondern aus anderen Bereichen der Beratung, Gesprächsführung oder Psychotherapie stammen, nichtsdestotrotz unter bestimmten Bedingungen in den Rahmen einer Krisenintervention transferiert werden können.

Stabilisierende Interventionen

Stein (2009, 187 ff.) teilt spezielle Interventionsmethoden u. a. ein in solche, die der Stützung und Stabilisierung dienen, andere, die zur Distanzierung geeignet sind, sowie solche, die hilfreich zur Klärung,

Konfrontation und Problemlösung sind. Supportiv (unterstützend) und stabilisierend sind alle Maßnahmen, die zunächst keine akute Veränderung des Klienten und seines Verhaltens verlangen. Die bisherigen Lösungsmöglichkeiten werden, ebenso wie andere Anteile der Krise, gewürdigt und in ihrer Bedeutung anerkannt. Die Krise wird als Chance gesehen, die Anstrengungen des Klienten als wichtiger – wenn auch offensichtlich subjektiv als nicht hinreichender – Beitrag gesehen.

Distanzierende Interventionen

Zur Distanzierung von überwältigenden Gefühlen, überbordenden Eindrücken oder anderweitig nicht abzuwendenden quälenden Gedanken können Lebens- und Erfahrungsbereiche, die dem Klienten wichtig sind, visualisiert werden. So können z. B. Gesundheit und körperliches Befinden, Familie und Freunde, Arbeit und Leistung, Freizeit und Hobby, Finanzen und materielle Sicherheit sowie moralische Werte je nach der subjektiven Bedeutung, die ihnen der Klient zumisst, als Tortendiagramm dargestellt werden. Ein anderes Diagramm kann verdeutlichen, wo der Klient subjektive Stärken oder Schwächen sieht. Dies führt zu der Erkenntnis, dass sich die Krisensituation nicht auf alle wichtigen Lebensbereiche gleichermaßen negativ ausgewirkt hat und es durchaus Bereiche und Kräfte gibt, die als Ausgangspunkt für weitere Entwicklungsschritte angesehen werden können. Die „Filmvorführung" ist ebenfalls eine Technik, die der Distanzierung dienen kann.

Die 15-jährige Ayshe, die wegen politischer Unruhen plötzlich ihr Heimatland verlassen musste, was sie als sehr traumatisierend erlebte, stellt sich wie in einem Film Abschiedsszenen am Flughafen und traumatische Erfahrungen im Aufnahmelager vor. Dabei kann sie den Film anhalten, zurückspulen, Szenen überspringen, die Intensität der Lautstärke regeln – kurz, sie entscheidet, mit welchen Aspekten der Belastung sie sich auseinandersetzen will.

Krisentagebuch

Zur Distanzierung von Erlebnissen kann auch das Führen eines Krisentagebuchs hilfreich sein.

Dieselbe Klientin, die unter extremen Ängsten und zeitweiligen Panikattacken litt, trug in ein nur ihr zugängliches Krisentagebuch alles ein, was sie bewegte, insbesondere kritische Situationen sowie Erfolge, die sie tagsüber erlebte. In den Krisensitzungen las sie nur das vor, was sie bewusst dem Krisenhelfer offenbaren wollte. Damit hatte sie zumindest über diesen Teil des Geschehens Kontrolle gewonnen.

Rollenspiele

Rollenspiele sind ein typisches Beispiel für Interventionen, die eine Problemlösung anbahnen und vorbereiten können. Es sind sozusagen „Trockenübungen" in einem noch geschützten Rahmen, mit denen sukzessive Verhaltensweisen und Verhaltensveränderungen eingeübt werden, bevor sie in der Realität erprobt werden. Gezielte Reflektionen, positive und verstärkende Konnotationen und zunehmend realistischere Übungen führen schlussendlich dazu, dass der Klient seine Probleme aktiv löst.

Wunderfrage Auch die Technik der Wunderfrage, bei der beispielsweise gefragt wird, was wohl geschähe, wenn wie durch ein Wunder über Nacht alle Probleme verschwunden seien, eignet sich dazu, problemlösende Veränderungen anzubahnen. U. a. wird deutlich, dass die als krisenhaft erlebte Situation durchaus eine Funktion haben kann, dass andererseits Veränderungen, so beängstigend sie sein mögen, auch große Chancen in sich tragen.

B So gab ein 15-jähriger Junge, der plötzlich an Diabetes erkrankt war und dies als Krise mit erheblichen Selbstwertproblemen erlebte, an, dass er ohne Diabetes attraktiv und leistungsfähig sei. Dann habe er eine Freundin, sei ein guter Sportler und könne jeden Beruf wählen, den er wolle. Noch während er dies sagte, stutzte er und überlegte, dass er unter bestimmten Bedingungen durchaus weiter (und sehr erfolgreich) Sport treiben könne, und dass seine Beziehung zu seiner Freundin bereits vor der Erkrankung in die Brüche gegangen sei.

Eine Reihe anderer Techniken und Methoden werden in den jeweiligen thematischen Kapiteln, beispielsweise zum Thema Traumapädagogik, Familientherapie oder Krisenintervention bei selbstverletzendem Verhalten, meist verbunden mit Fallbeispielen, erläutert.

Schließlich soll betont werden, dass Techniken, Methoden oder Konzepte nur Mittel zum Zweck sind. Entscheidend ist die Beziehung zwischen Klient und Krisenhelfer sowie die respektvolle, akzeptierende, auf Autonomie und Menschenwürde ausgerichtete Grundhaltung des Krisenhelfers. So wichtig methodisches Handwerkszeug ist – entscheidend sind Offenheit, Wertschätzung und humanistische Grundüberzeugungen in der Begegnung, auch in einer akuten Krisensituation.

Auf einen Blick

- Krisenintervention setzt gezielt und methodisch am Krisenprozess an und intendiert, eine Zuspitzung der Krise bis zum Zusammenbruch zu verhindern und mit dem Betroffenen zusammen erste Schritte zur Lösung der mit der Krisensituation verbundenen Problematik zu erarbeiten.

- Unmittelbare, sofortige und aktive Hilfe, Lösungsorientierung, Gefahrenabwehr, Situationsklärung, emotionale Entlastung und zeitliche Begrenzung der Hilfe sind wesentliche Charakteristika der Krisenintervention.
- Gezielte Krisenintervention erfordert ein geplantes, gut vorbereitetes und reflektiertes Vorgehen sowie das Einhalten bestimmter Standards und Leitlinien, beispielsweise interdisziplinäres Arbeiten, Differenzierung zwischen Notfall und Krisensituation, situative und emotionale Entlastung, strukturiertes Arbeiten, Halt und Sicherheit gebende Maßnahmen sowie klare und dabei empathische Kommunikation.

Multiple-Choice-Fragen zu diesem Kapitel finden Sie unter testfragen.reinhardt-verlag.de

Weiterführende Literatur

Aguilera, D. (2000): Krisenintervention. Grundlagen, Methoden, Anwendungen. Verlag Hans Huber, Bern

Dollinger, A., Kalthoff, B.M., Schmidt, G. (2010): Gut beraten in der Krise. Konzepte und Werkzeuge für ganz alltägliche Ausnahmesituationen. managerSeminare Verlags GmbH, Bonn

Donner, C. A. (2000): Krisenintervention. Grundlagen – Methoden – Anwendung. Verlag Hans Huber, Bern

Gilliland, B. E., James, R. (1997): Crisis Intervention Strategies. Brooks/Cole, Pacific Grove

Heidenreich, T., Noyon, A. (2013): Schwierige Situationen in Therapie und Beratung. 30 Probleme und Lösungsvorschläge. 2. Aufl. Beltz Verlag, Weinheim, Basel

Hoffmann, N., Hofmann, B. (2008): Anpassungsstörung und Lebenskrise. Material für Therapie, Beratung und Selbsthilfe. Beltz Verlag, Weinheim, Basel

Kanel, K. (1998): A Guide to Crisis Intervention. Brooks/Cole, Pacific Grove, Albany

Kunz, S., Scheuermann, U., Schürmann, I. (2009): Krisenintervention. Ein fallorientiertes Arbeitsbuch für Praxis und Weiterbildung (Edition Sozial). 3. Aufl. Juventa, Weinheim, Basel

Müller-Lange, J., Rieske, U., Unruth, J. (2013): Handbuch Notfallseelsorge. 3. Aufl. SK Verlag, Oldenburg

Nikendei, A. (2012): Psychosoziale Notfallversorgung (PSNV) – Praxisbuch Krisenintervention. SK Verlag, Oldenburg

Ortiz-Müller, O., Scheuermann, U., Gahleitner, S. B. (Hrsg.) (2010): Praxis Krisenintervention. Handbuch für helfende Berufe. Psychologen, Ärzte, Sozialpädagogen, Pflege- und Rettungskräfte. 2. Aufl. Kohlhammer, Stuttgart

2.3 Komplementäre Konzepte und Methoden

In Kapitel 2.2 haben wir die Krisenintervention kennen gelernt, ein eigenständiges, wenngleich differenziertes und je nach Indikationslage unterschiedlich ausgestaltetes Konzept, das sich u. a. auch gezielter Methoden (die z. T. anderen Konzepten oder Therapieformen entnommen sind) bedient.

In diesem Kapitel sollen teils Konzepte mit eigener, spezifischer Methodik (beispielsweise das Motivational Interviewing), teils Zusammenstellungen methodenähnlicher Maßnahmen (beispielsweise Verfahren zur Entspannung) vorgestellt werden, die nicht primär im Hinblick auf eine Krisenintervention entwickelt wurden, aber häufig enge Bezüge zur Bewältigung kritischer Lebensereignisse aufweisen. Die Grundideen der folgenden Ansätze sowie einzelne Methoden können also sehr hilfreich bei der Bewältigung von Krisensituationen sein. Im Folgenden wird auf das Motivational Interviewing, die Psychoedukation, den Empowerment-Ansatz sowie entspannende Verfahren eingegangen. Beginnen wir mit der Psychoedukation.

2.3.1 Psychoedukation

Psychoedukation ist ein relativ neues Verfahren in der Behandlung und Begleitung von Menschen mit unterschiedlichen, sowohl somatischen als auch psychischen Erkrankungen, zum Teil auch anderer Belastungen. Charakteristisch ist die Verknüpfung von Informationsvermittlung über bestimmte Erkrankungen mit der Hilfe zur emotionalen Aufarbeitung der damit verbundenen Schwierigkeiten. Da sowohl psychische als auch körperliche Erkrankungen, vor allem, wenn sie als einbruchsartig erlebt werden oder lebensbedrohlich sind, aber auch, wenn sie infolge einer chronischen Verlaufsform das Leben massiv verändern, oft als Krisen wahrgenommen werden, greift Psychoedukation auch die Dimension der Krise auf – allerdings erst zu einem späteren Zeitpunkt. Während die **Krisenintervention** eine Akutmaßnahme darstellt, findet die Psychoedukation in der Regel erst in einem Stadium statt, in dem der akute Notfall bzw. die akute Krise überwunden und der Klient emotional einigermaßen stabilisiert ist. Erst dann können weitere Aspekte des Geschehens reflektiert und emotional verarbeitet werden.

Psychoedukation findet also im Rahmen weitergehender Maßnahmen statt und ist häufig ein Bindeglied zwischen Krisenintervention, Beratung und Aufklärung sowie konsekutiver Psychotherapie. Zwar kann Psychoedukation, wie auch die Krisenintervention, im Einzelkontakt stattfinden. In der Regel jedoch findet sie in Gruppen von etwa acht bis zwölf Mitgliedern statt, die meistens von zwei Gruppenleitern (am besten einer Frau und einem Mann) aus jeweils einem therapeutischen Feld (z. B. klinischer Psychologe) und einem Vertreter des sozialen oder pädagogischen Feldes (Sozialpädagogin, Sozialarbeiter) geleitet wird.

In aller Regel umfassen psychoedukative Angebote zehn bis zwölf Sitzungen, die sich über einige Wochen verteilen und ein freiwilliges, bei Teilnahme allerdings verpflichtendes Angebot beinhalten. Dieses ist thematisch aufgebaut, folgerichtig strukturiert, und oft finden sich die wichtigsten Informationen in Begleitmanualen. In der Regel wird über die biologische, psychische und soziale Dimension der Krankheit oder Belastung (beispielsweise einer Depression) informiert, es wird auf die wichtigsten diagnostischen und therapeutischen Aspekte eingegangen, es kommen aber auch typische Krisensituationen, soziale Schwierigkeiten, Erschwernisse im Bereich des Wohnens, der Freizeitgestaltung oder der Arbeit sowie familiäre Aspekte zur Sprache.

Psychoedukation nach Krisenintervention

Damit wird deutlich, dass Psychoedukation vor allem in der Nachbereitung krankheitsbedingter Krisensituationen hilfreich sein kann. Findet Psychoedukation in der Gruppe statt, besteht zudem die Möglichkeit, dass Gemeinsamkeiten und Unterschiede der jeweiligen krankheitsbedingten Krisen zur Sprache kommen können. Dabei wird weniger doziert und Faktenwissen weitergegeben als vielmehr von den Erfahrungen der Kursteilnehmer ausgegangen. Diese werden als „Experten in eigener Sache“ verstanden (was übrigens auch dem Selbstwertgefühl und der Selbstwirksamkeitserfahrung zugutekommt), und es ist durchaus sinnvoll, dass auch die professionellen Kursleiter von den Kursteilnehmern lernen und nicht nur umgekehrt. Andererseits fassen die Kursleiter die als Symptome, Krisen oder Life-Events von den Patienten geschilderten Erlebnisse systematisch zusammen und bringen sie in einen übergeordneten Zusammenhang – so wird bei der Frage, warum bestimmte Kursteilnehmer auf Verlusterlebnisse nicht nur mit Trauer, sondern mit Depressionen reagieren, beispielsweise auf das Vulnerabilitäts-Stress-Modell, also eine emotionale Dünnhäutigkeit, hingewiesen. Letztlich führt diese Art der Informationsgewinnung nicht nur zu einem besseren Verständnis der Möglichkeiten der Teilnehmer, eigenständiger mit ihrer Erkrankung und den damit verbundenen Krisen umzugehen, sondern auch zu einer besseren emotionalen Verarbeitung des Erlebten. Dieser emotionalen Entlastung kommt eine besondere Bedeutung zu. So werden nicht nur Krisen und Schwierigkeiten, sondern vor allem positive Entwicklungslinien, Selbstheilungskräfte und Coping- (bzw. Problemlösungs-)Strategien thematisiert, wobei die Gruppenteilnehmer auch von den Erfahrungen der Peergruppe partizipieren können. Selbstheilungskräfte und Ressourcen, Krankheit und Krise überwinden zu können oder zumindest ihnen konstruktiv zu begegnen, sind ein wesentliches Ziel der Psychoedukation.

Inhalte der Psychoedukation

Die Bedeutung psychosozialer und pädagogischer Fragestellungen zeigt sich nicht nur in Didaktik und Methodik, sondern auch in den Inhalten psychoedukativer Einheiten: Nicht nur Krankheit oder Therapie, sondern auch unterschiedliche psychosoziale Hilfsangebote, beispielsweise Wohnhilfen, die Möglichkeiten der Krisenintervention, Begleitung durch psychosoziale Dienste etc. werden thematisiert. Neben der Informationsvermittlung geht es ganz wesentlich auch um die Integration des Krankheits- und Krisenerlebens und die Erarbeitung eines Konzeptes, das für den Betroffenen akzeptabel und hilfreich ist. Letztlich soll nicht nur das Verständnis von Krankheit und Krise positiv verändert werden, sondern auch die Problemlösungsfähigkeit (Selbstmanagement) in der Gruppe reflektiert und gefestigt werden. Wie bei der akuten, individuell angebotenen Krisenintervention geht es auch bei der Psychoedukation um eine Stärkung der Selbstwirksamkeit, der Vermittlung eines gewissen Kontrollgefühls auch in Situationen von Krankheit und Krise, das Entwickeln und Reflektieren von Bewältigungsstrategien sowie ggf. die Motivierung für weitere psychische oder soziale Hilfen bzw. Therapien.

Indikationen

Psychoedukation bietet sich insbesondere für ein großes Spektrum psychiatrischer Störungen, beispielsweise Angststörungen, depressive Störungen, Borderline-Störungen oder Schizophrenie, für unterschiedliche Suchterkrankungen, insbesondere Opiatabhängigkeit oder Alkoholkrankheit, sowie für lebensbedrohliche oder chronische somatische Erkrankungen (beispielsweise Krebserkrankungen, Alzheimer-Erkrankung, HIV-Positivität) an. Aber auch Jugendkrisen, sofern sie die Gefahr einer chronischen Entwicklungsbeeinträchtigung, einer Krankheit (Anorexie, Depression) oder sogar einer Lebensgefahr beinhalten, können nach akuter Krisenintervention im Rahmen psychoedukativer Maßnahmen thematisiert werden.

Dabei steht vor allem im Vordergrund, den Jugendlichen zu verdeutlichen, dass zumindest Teile der von ihnen erlebten Krisen geradezu phasentypisch und somit normal und nicht Ausdruck einer Erkrankung sind – selbst wenn andere Teile, die in eine Depression oder Anorexie münden, das übliche Maß von Pubertätskrisen überschreiten. Vor allem Pädagogen und Sozialarbeiter, die sich in der akuten Krisensituation sowie der späteren psychoedukativen Reflexion eher als „Entwicklungshelfer" zur Begleitung normaler, wenn auch teilweise schwieriger Prozesse verstehen, werden immer wieder darauf hinweisen, dass ein Großteil des als krisenhaft Erlebten nicht zwangsläufig als Krankheit verstanden werden muss.

Pubertätskrisen

Wie bei anderen Indikationen der Psychoedukation gilt auch bei der Begleitung von Jugendlichen in Pubertätskrisen, dass es weniger darauf ankommt, Jugendliche über ihre Situation zu belehren, als vielmehr ihre kritische Situation von ihnen zu erfahren, insbesondere ihre eigene, höchst individuelle und subjektive Sichtweise. Hinzu kommt, dass vielleicht weniger die Krise, als vielmehr die anstehenden Aufgaben im Vordergrund des jugendlichen Erlebens stehen bzw. stehen sollten: Nicht die momentan erlebte Unfähigkeit, die Schule zu besuchen, als vielmehr Vorlieben und Abneigungen in der Schule, Auseinandersetzungen mit Peers und Lehrern sowie mit den Erwartungen der Eltern und dem Lernstoff, latente und auch erlebte Insuffizienzen können hier wichtiger sein als „Symptome".

Psychoedukation bei Abhängigkeit und Sucht

Auch Psychoedukation bei Abhängigkeit oder Alkoholkrankheit reflektiert die erfahrenen Krisen dieser Erkrankung, häufig in einer Gruppe gleichermaßen Betroffener, die oft ein viel tieferes Verständnis für die Problematik haben als nicht betroffene professionelle Helfer, und die gleichzeitig voneinander erfahren können, welche Faktoren und Kräfte jeweils hilfreich waren, aus der Krise herauszukommen. Die unterschiedlichen Krisenerfahrungen, beispielsweise Rückfälle, Delirien, Vergiftungen, Auseinandersetzungen mit Angehörigen usw., werden in Kapitel 5.3 eingehender besprochen. An dieser Stelle soll darauf hingewiesen werden, dass die Einnahme psychotroper Substanzen, insbesondere Alkohol, häufig als eine Art Selbstheilungsversuch oder Selbstmedikation an die Stelle adäquater und funktionaler Problemlösungen tritt. Mit anderen Worten: Gerade in Krisensituationen neigt der Mensch mitunter dazu, sich zu betäuben und der Krise mittels Drogengebrauchs auszuweichen, was freilich die Krisensituation letztendlich nur verschärft. Folglich ist es hilfreich, am Ende der Krisenintervention oder am Anfang einer psychoedukativen Maßnahme noch einmal zu verdeutlichen, welche Gefahren in einer solchen Pseudolösung liegen. Aber dabei bleibt Psychoedukation natürlich nicht stehen – wie in anderen Feldern geht es auch bei Psychoedukation im Rahmen von Abhängigkeit und Sucht darum, Selbstwirksamkeit, vorhandene Kräfte und Ressourcen zu erkennen, zu reflektieren und zu verstärken, Sozialkompetenz (wieder-)zu erlernen und die erlebte Hilflosigkeit und Ohnmacht umzuwandeln in das Bewusstsein der Fähigkeit, Kontrolle über die Sucht (beispielsweise die Alkoholkrankheit) zu erlangen – selbst wenn es zu gelegentlichen krisenhaften Rückfällen kommen sollte. Auch hier kann Psychoedukation ein Bindeglied zwischen Krisenintervention und konsekutiver Psychotherapie sein.

Zusammenfassend kann man sagen, dass die Psychoedukation viele Themen aufgreift, die bereits Gegenstand der Krisenintervention waren. Sie setzt allerdings später an, nämlich in einer Phase, in der die drängendsten Probleme überwunden sind und der Klient einigermaßen stabil ist, so dass er nun ggf. auch mit anderen im Rahmen einer psychoedukativen Gruppe über seine Erfahrungen sprechen kann. Dabei geht es zum einen um das Schließen eventuell noch vorhandener Wissenslücken, also um Information über Krise und Krankheit, Verlusterleben, neue Herausforderungen etc. Zum anderen geht es um die Verarbeitung von Krankheit, Krise und Verlust auf kognitiver, emotionaler und sozialer Ebene. Dabei werden vor allem die Ressourcen, die bereits in der akuten Krisenhilfe deutlich wurden, sowie die vorhandenen bzw. neu erworbenen Problemlösungsstrategien besonders zu berücksichtigen sein. Und schließlich geht es darum, die durch psychoedukative Reflexion erworbenen bzw. verfestigten Kenntnisse zu nutzen, sollte es erneut zu ähnlich gelagerten Krisen kommen.

2.3.2 Empowerment

Bei dem Ansatz des **Empowerments**, der sich ursprünglich aus der US-amerikanischen Bürgerrechtsbewegung herleitet, handelt es sich nicht um eine Methode, sondern eher um ein Gesamtkonzept, das sehr unterschiedliche Ansätze aufweist und darüber hinaus auch sehr unterschiedliche Interpretationen bzw. Definitionen zulässt. Der Begriff kann am ehesten mit „Selbstbemächtigung" oder „Selbstbefähigung" übersetzt werden. Dabei geht es um die Stärkung von Autonomie und der Fähigkeit, seine Anliegen selbst in die Hand zu nehmen.

Vier Ebenen des Empowerments

Nach Herriger (2014, 12 ff.) kann man diesem Begriff vier unterschiedliche Bedeutungsebenen zuordnen. Auf einer politischen Ebene bezeichnet Empowerment demzufolge einen oft konflikthaften Prozess der Umverteilung von politischer Macht mit dem Ziel, dass Menschen oder Gruppen von Menschen ihre Benachteiligung oder Ohnmacht überwinden und die politische und gesellschaftliche Situation so verändern, dass sie eigenverantwortlich ihre Geschicke (mit)bestimmen können. Auf einer anderen Ebene, der der Lebenswelt, geht es darum, seine eigenen Stärken und Kompetenzen zu entdecken, um im Alltag und im konkreten Leben, also auf der Meso-Ebene, selbstbestimmt und zielgerichtet agieren zu können. Nach den eigenen Maßstäben sein Leben zu führen, seine Probleme zu lösen und seine unmittelbare Umwelt zu gestalten, ist also das wesentliche Ziel dieses Ansatzes. Dies kann zum einen individuell, zum anderen aber auch im Rahmen der unmittelbaren Peergruppen (Familie, bestimmte Interessen- oder Selbsthilfegruppen etc.) geschehen.

Auf der reflexiven Ebene geht es darum, sich nicht nur der eigenen Stärken (und Schwächen) bewusst zu werden, sondern die Gründe hierfür zu reflektieren, um durch eine Veränderung der inneren Einstellung auch die äußeren Umstände verändern zu können. Und in transitiver Hinsicht betont Herriger, dass Empowerment auch als ein Konzept zu professionellem Handeln – nicht zuletzt in der sozialen Arbeit – verstanden werden kann.

Hilfe auf Augenhöhe

Die Besonderheit professioneller sozialer Arbeit nach den Maximen des Empowerment-Ansatzes besteht darin, dem Klienten auf Augenhöhe zu begegnen und ihn als Experten in eigener Sache anzusehen. Ähnlich wie bei dem Assistenzparadigma in der Heil- und Behindertenpädagogik, werden im Empowerment-Ansatz Klienten nicht als hilfsbedürftige „Schutzbefohlene", sondern als selbstbestimmte Auftraggeber gesehen, die professionelle Hilfe, beispielsweise zur Überwindung einer konkreten Krisen- oder Mangelsituation, temporär in Anspruch nehmen und damit in Auftrag geben. Der Sozialarbeiter, die Pädagogin und der Krisenhelfer sind also nur vorübergehend und im Auftrag des Klienten tätig, um ihm ihr professionelles Wissen zur Verfügung zu stellen, um anschließend die selbstgewählten Ziele besser und zunehmend wieder autonom erreichen zu können.

Dies verdeutlicht auch, dass der Empowerment-Ansatz ressourcenorientiert ist und insbesondere die Stärken, Kompetenzen und Lösungsstrategien des Klienten fokussiert. Was dieser unter Autonomie, Mündigkeit, einer gelingenden Lebensbewältigung oder sozialer Teilhabe versteht, ist – und darauf muss besonderer Wert gelegt werden – seine Sache und kann von professionellen Helfern allenfalls zur Sprache gebracht, nicht aber definiert werden.

Reflexive Arbeit Wenn Psychologen, Pädagogen oder Sozialarbeiter Klienten am Ende einer Krisensituation oder in der Phase einer nachbereitenden Reflexion helfen, sich mit ihren Ressourcen auseinanderzusetzen, kann auch eine strukturierte Übersicht hilfreich sein. So können persönliche Ressourcen in physische, psychische, kulturelle oder relationale (beziehungsbezogene) Ressourcen eingeteilt werden (Herriger 2014, 96 f.). Mit dem Klienten könnte auf Kraftquellen, Ausdauer, Erfahrungen von Vitalität und Gesundheit, Bezug zum eigenen Körper, Attraktivität u. a. eingegangen werden. Seine psychischen Ressourcen umfassen möglicherweise seine Lernfähigkeit, seine Begabungen und Hobbys, Phasen von Selbstakzeptanz und Selbstwertüberzeugung in der Vergangenheit, seine Interessen, seine Lebensziele und Träume sowie seine Fähigkeiten, unterschiedliche Emotionen (Angst, Trauer, Freude, Interesse, Liebe) zu erleben. Auch der kulturellen Ressourcen sollte er sich bewusstwerden: Was ist ihm im Leben wirklich wichtig, welche politischen Interessen hat er, welche Bedeutung haben Musik, Sport, Fernsehen, Hobbys für ihn, wo hat er soziale Anerkennung erfahren? Und die beziehungsbezogenen, relationalen Ressourcen kommen zum Tragen, wenn es um Freundschaften, Familie, das Verhältnis zu den eigenen Kindern, aber auch um generelle Offenheit, die Fähigkeit, Beziehungen einzugehen und Beziehungskrisen auszuhalten, Konfliktfähigkeit u. a. m. geht. Darüber hinaus sind aber nicht nur individuell bedeutsame Ressourcen, sondern auch solche aus der Umwelt bedeutsam.

Embedding Unter Embedding beispielsweise versteht man das soziale Eingebunden-Sein in unterstützenden Netzwerken, und es kann mit dem Klienten überlegt werden, welche Freundschaften, Bekanntschaften oder familiären Beziehungen für ihn auch in bestimmten Krisensituationen besonders wichtig sind. Die Arbeit, der soziale Status oder die finanzielle Absicherung sind wesentliche ökonomische Ressourcen. Und unter ökologischen Ressourcen versteht man solche, die dazu beitragen, den Stress im Bereich des Wohnens, Arbeitens oder in der Freizeitgestaltung abzubauen und Wohlbefinden zu fördern – je nach individueller Lebens- und Interessenlage können also eine zum Teil selbstgestaltete Atmosphäre am Arbeitsplatz, das Arbeiten im eigenen Garten, ein erholsamer Spaziergang in der näheren Umgebung oder die Nutzung der Infrastruktur (Schwimmbäder, Sportplatz, Kino) erheblich zur Stärkung der Resilienz beitragen.

Professionelle Ressourcen

Und schließlich wird ganz besonders auf professionelle Ressourcen, mit anderen Worten Dienstleistungen im psychologischen, sozialen und pädagogischen Bereich, einzugehen sein. In und nach einer Krise sollten Klienten zum einen über die für sie relevanten Angebote einer nachhaltigen Hilfestellung über die akute Krisenintervention hinaus informiert sein. Dazu gehören – je nach Situation – beispielsweise Beratungsstellen, medizinische / psychiatrische Hilfen, Weiterbildungsangebote, psychosoziale Begleitangebote, im Einzelfall auch Betreuungsangebote u. v. m., was in den jeweiligen Kapiteln thematisch spezifiziert wird. Es geht aber nicht nur um die Information, sondern auch um die aktive Auseinandersetzung mit der Frage, in welche Richtung man – angeregt durch die akute Krise – sein Leben verändern will, und welche professionelle Hilfe man hierzu bewusst in Anspruch nimmt.

Wieder einmal zeigt sich, dass der professionelle Helfer hier als Dienstleister verstanden wird und die Entscheidung für eine temporäre Unterstützung vom Klienten ausgeht, der als Experte in eigener Sache auftritt. Entscheidend ist also eine Begegnung in Augenhöhe, bei der der Klient nicht zu einer Maßnahme gedrängt oder von der Sinnhaftigkeit einer solchen überzeugt wird, sondern für die er sich selbstbewusst entscheidet. Dies setzt voraus, dass er sich seiner eigenen Motivationen bewusstwird, das Für und Wider von Einstellungen und Verhaltensweisen abwägt und so zu einer eigenen Entscheidung kommt. Der Prozess der Auseinandersetzung mit der eigenen Motivation kann dabei temporär unterstützt werden, wozu sich insbesondere die Methode der „motivierenden Gesprächsführung“ oder des „Motivational Interviewing“ eignet. Dem wollen wir uns nun zuwenden.

2.3.3 Motivational Interviewing

Motivational Interviewing, im deutschsprachigen Raum auch als „motivierende Gesprächsführung" bezeichnet, ist ein personenzentriertes Verfahren, um mit Problemen der Ambivalenz gegenüber Veränderungen umzugehen. Es beinhaltet sowohl direktive und damit leitende, als auch in seinem Kern kooperative und zuhörende Elemente im Gesprächsstil, so dass Menschen sich ihrer eigenen Motivation (und auch der hiermit zusammenhängenden Ambivalenzen) bewusstwerden, sich selbst für Ziele und Ausmaße von Veränderungen entscheiden und ihre Stärken zur Veränderung ihrer Situation erkennen, nutzen und verstärken können.

Therapie auf Augenhöhe

Beim Motivational Interviewing geht es um eine „Therapie auf Augenhöhe" (Demmel 2012, 38 ff.), bei der nicht der Berater oder die Therapeutin, sondern der Klient selbst sich seiner Ambivalenzen zur Veränderung, seiner Wünsche, Ziele und der hierfür zu unternehmenden Schritte bewusstwerden soll. Der Berater/die Therapeutin versteht sich also nicht als der-/diejenige, der/die den richtigen Weg zur Gesundung oder Überwindung des Problems weiß und den Klienten hiervon überzeugen muss, sondern als einen „erfahrenen, kundigen Reiseleiter", der den Klienten in der Suche nach seinem eigenen Weg ein Stück weit begleitet und unterstützt.

Motivational Interviewing wird als ergänzendes Verfahren zur Krisenintervention vorgestellt, weil sich häufig nach der unmittelbaren, ggf. lebensrettenden Therapie im Rahmen eines akuten Notfalls oder den ersten Kriseninterventionen im Rahmen eines krisenhaften Zusammenbruchs für den Klienten die Frage stellt, wie es nun weitergehen soll.

Grundhaltungen

William Miller und Steven Rollnick (2009), die das Konzept des Motivational Interviewing entwickelt und eingeführt haben, legen in der Einführung ihres grundlegenden Standardwerks dar, dass Gesprächsstile, auch in Beratung und Therapie, grundsätzlich eher lenkend (begleitend) oder folgend (zuhörend) sein können. In der akuten Krisensituation ist, wie schon mehrfach aufgezeigt wurde, die Übernahme von Verantwortung durch den Krisenhelfer und damit ein eher leitender Kommunikationsstil notwendig – und erst recht gilt dies in akuten, lebensbedrohlichen Notfallsituationen. Aber bereits gegen Ende der Krisenintervention und erst recht in der Phase danach ist es hilfreich, dem Klienten eher begleitend zur Seite zu stehen und ihm auf der Suche nach dem eigenen Weg behilflich zu sein.

Korrektur-Reflex

Häufig genug meinen wir dann jedoch, wieder die Führung übernehmen zu müssen, wenn Entscheidungen des Klienten ganz offensichtlich in eine unheilvolle Richtung zu laufen drohen. Dies wird von Miller und Rollnick als „Korrektur-Reflex" (des Helfers!) bezeichnet. Sie weisen darauf hin, dass jeder Mensch, der vor Veränderungen steht (und genau darum handelt es sich nach einem akuten Krisengeschehen), solchen Veränderungen ambivalent gegenübersteht. Mitunter sind sich die Menschen dieser Ambivalenz gar nicht so unbedingt bewusst – intuitiv wehren sie sich gegen das, was ihnen vorgeschlagen wird, und im tiefen Inneren ahnen sie, dass ein Verharren im Status Quo die nächste Krise heraufbeschwört und ggf. lebensbedrohlich sein kann.

Zulassen von Ambivalenzen

Das Bewusstwerden und damit das Zulassen dieser Ambivalenz ist bereits ein erster Fortschritt. Und damit wird deutlich, dass die Gründe, die für und gegen eine Veränderung sprechen, bereits im Betroffenen selbst angelegt sind. Fordert jedoch ein Berater oder Krisenhelfer eindringlich Veränderung, kommt es zu dem für den Außenstehenden paradoxen Effekt, dass ein Diabetiker trotz drohenden Verlustes seines Fußes nach wie vor sein Ernährungsverhalten nicht ändert oder seinen Blutzucker nicht adäquat kontrolliert, ein Herzinfarktpatient weiter raucht oder ein Mensch trotz akut drohender Leberzirrhose weiter trinkt. Es kommt also nicht darauf an, dass Beraterin oder Therapeut Gründe für eine Veränderung vorbringen, sondern dass es der Klient selbst tut. Dieser führt, zunächst unbewusst und in einem inneren Gespräch, dann aber auch im Gespräch mit Krisenhelfer oder Beraterin, zum einen „gestalterhaltende Gespräche“, die der Erhaltung des Status Quo dienen und als „Sustain Talk“ bezeichnet werden.

Change Talk

Alle Gesprächsansätze und Kräfte hingegen, die in Richtung Veränderung zielen, werden als „Change Talk“ bezeichnet. Fordert man Menschen auf, doch endlich einzusehen, dass sie mit dem Rauchen aufhören sollten, ruft man in der Regel den Sustain Talk hervor, während Fragen wie „Welche Veränderungen möchten Sie vornehmen und warum? Was sind die wichtigsten Gründe, das zu tun? Gibt es auch Gründe dagegen? Wie wichtig ist Ihnen diese Veränderung, und was könnten Sie tun, um erfolgreich zu sein?“ zumindest die Chance in sich tragen, über Veränderung nachzudenken und damit einen Change Talk hervorzurufen (zu evozieren). Man verzichtet als Berater oder Therapeut auf das angenehme Machtgefühl, es besser zu wissen und den Klienten auf die richtige Spur zu bringen. Man gewinnt aber, dass sich der Klient bestärkt, verstanden und akzeptiert fühlt. Ein solches Gespräch ist auf eine Atmosphäre angewiesen, die auf Partnerschaftlichkeit, Akzeptanz, Wertschätzung, Unterstützung der Autonomie und Mitgefühl beruht.

Es kann durchaus notwendig sein, auf die eigenschädigende Wirkung von Heroin und die fremdschädigende Wirkung beim Dealen mit solchen Stoffen hinzuweisen und dem Klienten die Konsequenzen, u. a. die Haftstrafe, vor Augen zu führen. Aber die Wertschätzung der Persönlichkeit, die sich zu diesem Zeitpunkt ihrer eigenen Ambivalenzen hinsichtlich des

Suchtverhaltens bewusst wird, ist eben nicht an die Bedingung der Abstinenz geknüpft. Im Gegenteil: Autonomiebestrebungen sind ausdrücklich erwünscht und werden gestärkt, auch wenn Entscheidungen anders gefällt werden, als das der Berater für sinnvoll erachtet.

Paradoxerweise führt oft erst diese Grundhaltung dazu, dass sich Widerstände gegen das Verharren im nun zunehmend auch als elend empfundenen Status Quo regen und die Betroffenen – möglicherweise zum ersten Mal – intensiv über das Für und Wider einer wirklichen Veränderung nachdenken. Dies gilt es zu fördern und zu würdigen.

Express Empathy

Das Entwickeln von Empathie (Express Empathy) zeigt sich vor allem darin, sich um Verständnis zu bemühen, aktiv zuzuhören, das Gehörte zu spiegeln und ggf. auch zusammenzufassen.

Develop Discrepancy

Das Entwickeln von Diskrepanzen (Develop Discrepancy) äußert sich darin, dass der Pädagoge / die Sozialarbeiterin / der Psychotherapeut gezielt auf Widersprüchlichkeiten hinweist und dazu ermutigt, diese wahrzunehmen. Erst nach dem Bewusstwerden dieser Ambivalenzen geht es darum, die eigene Motivation mit allen Pros und Contras herauszuarbeiten. Am Anfang stehen also Kräfte des Sustain Talk und des Change Talk nebeneinander.

Methoden

Beim Abwägen der Gründe, die für und gegen eine Veränderung sprechen, kann durchaus das Modell einer Waage als symbolisches Hilfsmittel genutzt werden. Eine andere Möglichkeit besteht darin, Veränderungswünsche oder den Wunsch nach unverändertem Beharren im Status Quo auf einer Skala von 1 bis 10 darzustellen. Offene Fragen („Warum eigentlich?"), Rückblicke („Wie war das bisher?"), Vorausschauen („Wie sähe Ihr Leben aus, wenn [...]?") oder das Imaginieren von Extremen („Was könnte bestenfalls oder schlimmstenfalls geschehen?)" gehören ebenso zum methodischen Repertoire der Diskrepanzentwicklung wie die Fokussierung von Vor- und Nachteilen, etwa nach dem Muster „Die gute Seite daran, so weiterzumachen wie bisher, ist, keine möglicherweise die Ehe gefährdenden Tabus zur Sprache zu bringen. Die schlechte Seite ist möglicherweise Ihr sich rapide verschlimmernder Gesundheitszustand".

Entwicklung der Motivation

Die Entwicklung zur eigenen Motivation findet sich in Äußerungen des Klienten, die auf einen Change Talk hinweisen. Je weniger der Berater versucht ist, ihn auf die richtige Spur zu bringen, desto mehr kann der Betroffene selbst Gründe für eine Veränderung entwickeln. Diese äußern sich häufig in Äußerungen wie „Ich will (desire), ich kann (ability), ich habe gute Gründe (reason), es ist mir ein Bedürfnis (need) und ich werde (commitment)" (Demmel 2012, 39).

Umgang mit Widerstand

Doch wenn man die Ambivalenz dieses Geschehens ernstnimmt und respektiert, wird man auch Widerstand gegen Veränderung ernstnehmen und akzeptieren. Mit dem Widerstand umgehen (to roll with resistance) heißt, zwar einerseits durchaus auf mögliche Gefahren einzugehen, andererseits sehr deutlich zu spiegeln, dass jede Medaille zwei Seiten hat, und dass man als Beraterin das ehrliche Interesse hat, von der Motivation des Klienten zu erfahren – mehr aber nicht. Bei der Diskussion und dem Zusammenfassen ambivalenter Wünsche kann man möglicherweise auch überzeichnen (nachdem man vorher um Erlaubnis gefragt hat, ob man es vielleicht etwas überspitzt formulieren dürfe). Eine solche überzeichnende Reflexion bzw. Spiegelung führt dann möglicherweise dazu, dass der Klient seine Äußerungen relativiert („Also – der Erhalt meiner Ehe, so wie sie ist, ist mir nicht um jeden Preis so wichtig, dass ich eine tödliche Leberzirrhose in Kauf zu nehmen bereit bin.“).

Vier Phasen der motivationalen Gesprächsführung

Schließlich soll noch auf den konkreten Prozess der motivationalen Gesprächsführung eingegangen werden. Miller und Rollnick (2009) unterscheiden vier Phasen, die des Beziehungsaufbaus, die Phasen der Fokussierung sowie der Evokation und schließlich eine Phase der Planung. Dabei ist die Phase des Beziehungsaufbaus eine der Annäherung. Es geht weniger darum, bereits alle wichtigen Informationen zu bekommen, als vielmehr darum, die Grundlage für eine vertrauensvolle und tragfähige Beziehung zu legen. Daran schließt sich die Phase der Fokussierung an, in der mit Hilfe spezieller Methoden (offene Fragen, Würdigung, reflexive Zusammenfassung) geklärt wird, worum es dem Klienten und dem Berater geht. Letzterer fragt sich beispielsweise, ob er die Veränderungswünsche und Widerstände seines Gesprächspartners sowie seine eigenen Vorstellungen als solche erkennt. Auch Diskrepanzen zwischen den Ansichten von Klienten und Berater können zur Sprache kommen. In der Phase der Evokation geht es darum herauszuarbeiten, welche Motivationen zur Veränderung der Klient selbst wahrnimmt. Der Berater achtet hier insbesondere auf Ansätze des Change Talk in der Kommunikation („Andererseits geht es, glaube ich, so nicht weiter.“). Und in der Phase der Planung ist es hilfreich, dem Klienten zu verdeutlichen, welche Schritte er tun kann, um seine Wünsche in die Tat umzusetzen. Hier ist durchaus auch Expertenrat und gezielte Information gefragt, sofern dies vom Klienten gewünscht wird – der Berater also ausdrücklich um Erlaubnis nachgefragt hat. Oft zeigt sich, dass Klienten bereits eine Reihe von konkreten Möglichkeiten zur Veränderung sehen, und dass der entscheidende „Kick“ darin lag, sich der eigenen Motivation (und dagegenstehender

Widerstände) bewusst zu werden. Ist die Entscheidung erst einmal (und eigenständig!) gefallen, sind Klient wie Berater oft erstaunt, wie schnell sich Veränderungen tatsächlich umsetzen lassen.

Beim Motivational Interviewing handelt es sich also um einen Ansatz, der vor allem nach akutem Notfall und nach der akuten Krisenintervention genutzt werden kann, um Schritte einer Veränderung anzubahnen und somit künftigen Krisen vorzubeugen oder zumindest ihnen gegenüber gewappnet zu sein.

2.3.4 Entspannende Verfahren

Stress und Entspannung

Schließlich soll auf eine Reihe entspannender Verfahren eingegangen werden. In Kapitel 1.2 (Stress) wurde bereits aufgezeigt, dass sowohl körperliche Aktivität und Bewegung, somit muskuläre Anspannung, als auch körperliche Ruhe, also Entspannung, vor allem aber der gezielte Wechsel beider Modi und damit der Wechsel vom sympathischen zum parasympathischen Turnus zum Stressabbau beitragen kann. Da eine akute Krisensituation durch ein als überwältigend erlebtes Stressgeschehen mit Unruhe, Angst und Ohnmachtsgefühlen gekennzeichnet ist, können sowohl köperbezogene als auch eher die Psyche beeinflussende, entspannende Verfahren genutzt werden, damit – wenn das eigentliche der Krise zugrundeliegende Problem noch nicht gelöst werden kann – zumindest die Reaktionen akuten Stresses gemindert werden können. Abgesehen von der akuten Entlastung, führt dies auch zu einer ersten Erfahrung, dem Geschehen nicht hilflos ausgeliefert zu sein, sondern zumindest auf symptomatischer Ebene etwas erreichen zu können. Insofern werden Ressourcen aktiviert und erste Probleme – zumindest ansatzweise – in Angriff genommen. Alle im Folgenden aufgeführten, der Entspannung dienenden Verfahren, seien sie eher auf der psychischen oder eher auf der körperlichen Ebene angesiedelt, tragen mehr oder weniger zu größerer Gelassenheit bei, so dass Emotionen ihren überbordenden Einfluss verlieren, was insbesondere für Erregung und Angstzustände gilt. Die Konzentrations- und Merkfähigkeit kann erhöht werden, nach entspannenden oder meditativen Verfahren fühlt man sich häufig vitaler und „frischer“. Man kann sich nicht nur vor überbordenden Emotionen, sondern auch vor überbordenden Außenreizen besser schützen und abschirmen, und dies führt zu der Erfahrung, dass man zumindest einen gewissen Einfluss, wenn schon nicht auf die Ursachen der Krise, so doch auf ihre Auswirkungen hat.

Somatische Veränderungen bei Entspannung

Auf der körperlichen Ebene führen entspannende Verfahren meist zur Abnahme der Muskelspannung, zu einer Veränderung der Kreislauffunktion im Sinne eines langsameren Pulsschlags und einer Senkung des Blutdrucks, einer Beruhigung der Atemtätigkeit und einer Veränderung der Durchblutung, insbesondere von Haut und Gehirn. Und schließlich kommt es auch zu Veränderungen des mentalen Status. Die tiefe Entspannung (die nicht mit Schläfrigkeit oder gar Schlaf verwechselt werden darf) führt zu einem anderen Bewusstseinszustand, der hilfreich ist, die Situation in Gelassenheit anzunehmen und achtsam mit sich und der Umwelt umzugehen. Entspannende Verfahren lassen sich deutlich einfacher lernen, wenn man „nicht in der Krise ist". Das Einüben entspannender Verfahren im Kontext einer Krisensituation bedarf also einer geschulten, geduldigen und situationsangemessenen Einführung durch einen erfahrenen Begleiter/eine erfahrene Begleiterin. Krisenhelfer sollten nur entspannende Verfahren anwenden, die sie selbst kennen gelernt und erlernt haben, und sie sollten genau hinschauen, ob das jeweilige Verfahren den Bedürfnissen und den individuellen Voraussetzungen des Klienten entspricht. Entspannende Verfahren haben Langzeitwirkung und sind auf langfristige Praxis angewiesen. Sich täglich 10 oder 20 Minuten Zeit zu nehmen und beispielsweise gezielt einige Übungen durchzuführen und dies über einen längeren Zeitraum zu tun, kann dazu führen, zukünftigen, ähnlich gelagerten Krisensituationen entspannter zu begegnen und ihnen folglich weniger ausgeliefert zu sein.

Besonderheiten in Krisensituationen

Mitunter leiden Menschen in Krisensituationen unter erheblichen Konzentrationsschwierigkeiten, was das Einüben von entspannenden Methoden erschweren kann. Übungsleiter und Krisentherapeuten sollten hierum wissen und die Klienten beruhigen – es kommt nicht auf Perfektionismus an, und von Mal zu Mal wird es gelingen, sich etwas länger auf Übungen einzulassen und zu konzentrieren. Eine andere Problematik besteht darin, dass Klienten bei bestimmten Verfahren der Meditation oder Tiefenentspannung vielleicht befürchten, die Kontrolle zu verlieren. Da dies aber ein bereits vorherrschendes Moment der Krise an sich ist – die ja durch Kontrollverlust gekennzeichnet ist –, kann dies sehr beängstigend sein. Hier müssen Übungen modifiziert werden (beispielsweise wird anfangs darauf verzichtet, die Augen zu schließen), und es muss von vornherein erlaubt und sogar erwünscht sein, bei Überforderung jederzeit aus einer Übung auszusteigen.

In einer ersten Einteilung können entspannende Verfahren eingeteilt werden in solche, die sich eher auf den Körper beziehen, und solche, die eher auf psychischer Ebene angesiedelt sind. Zur ersten

Gruppe gehören beispielsweise das Autogene Training, die Progressive Muskelrelaxation oder das Verfahren des Bio-Feedbacks. Funktionelle Entspannung und Atemtherapie nehmen eine Mittelstellung ein, während imaginative Verfahren einschließlich Phantasiereisen und Achtsamkeitsübungen und insbesondere Meditationen in ihren vielfältigen Ansätzen (u. a. fernöstlicher Prägung wie Yoga, Tai-Chi oder Qigong) eher die psychische Ebene berühren. Allerdings sind, wenn es um Entspannung geht, Körper, Seele und Geist nicht zu trennen. Alle der im Folgenden aufgezeigten Ansätze beeinflussen Körperfunktion, Emotionen und psychisch-geistiges Erleben.

Autogenes Training

Das Autogene Training ist ein Ansatz, bei dem der Körper durch selbstsuggestive Gedanken beeinflusst und dadurch in einen Ruhezustand versetzt wird. Beim Autogenen Training nach J. H. Schulz (1932, 2004) stellt man sich bestimmte Zustände vor, die Ruhe ausstrahlen (Wärme, Schwere usw.). Dadurch werden körperliche Symptome wie ein zu schneller Puls oder eine flache Atmung beeinflusst. Das Gefühl von Wärme und Schwere im Körper ist dem Empfinden vor dem Einschlafen vergleichbar und führt zu einer Lockerung der Muskeln und Lösung von Verspannungen.

Progressive Muskelentspannung

Bei der Progressiven Muskelentspannung nach Jacobson (1993) kommt es zu einer Entspannung der Tiefenmuskulatur, indem bewusst verschiedene Muskelgruppen angespannt und anschließend wieder gelockert werden. Mit dieser sehr einfachen und schnell erlernbaren Entspannungsmethode gelingt es häufig, eine Verspannung der Muskeln zu lösen und diesen Aspekt des funktionalen Stressgeschehens zu korrigieren. Da die Emotion der Angst u. a. auch von der Wahrnehmung muskulärer Anspannung gespeist wird, ist muskuläre Entspannung auch anxiolytisch wirksam.

Bio-Feedback

Beim Bio-Feedback soll mit technikunterstützter Rückmeldung von Biosignalen die Kontrolle über physiologische Vorgänge erlernt werden. Bestimmte körperliche Prozesse sind normalerweise nicht so ohne Weiteres wahrnehmbar: Hauttemperatur, Pulsfrequenz, Muskelspannung, Atmung oder bestimmte Funktionszustände unseres Gehirns nehmen wir zwar intuitiv wahr, doch wenn sie durch moderne Elektronik aufgezeichnet werden, können wir sie visualisieren und quantifizieren. Man kann quasi „ablesen", wie sich durch bestimmte Gedanken, Bewusstseinszustände, Sinnesreize oder körperliche Aktivitäten (vor allem Muskelanspannungen und –entspannungen), EEG-Muster, Schweißproduktion und damit Hautleitwiderstand, Pulsfrequenz, Blutdruck u. a. m. verändern.

Atmung

Atemtechniken, Atemschulungen oder funktionale Entspannung/Atemtherapie sind in gewisser Weise zwischen den eher körperbezogenen und den eher seelisch fokussierten Verfahren anzusiedeln. Hier konzentriert man sich auf den Atem und seine Folgewirkungen, was zu einer Entspannung und einer, besonders in Stress-Situationen manchmal vernachlässigten, Förderung des tiefen Einatmens führt.

Imaginationsverfahren

Wenden wir uns nun den imaginativen Verfahren zu, die primär auf psychischer Ebene, sekundär aber durchaus auch auf körperlicher Ebene zur Entspannung beitragen können. Imagination, also innere Vorstellung, umfasst sowohl die Wahrnehmung als auch die kognitive Verarbeitung und das emotionale Erleben des Vorgestellten, das zudem mit früher einmal erlebten und wahrgenommenen Situationen in der Umwelt in Verbindung gebracht wird, und es wirkt sich zusehends auf körperliche und motorische Prozesse aus. Indem Bilder, Situationen oder Erlebnisse imaginiert werden, kann der Umgang mit der Wahrnehmung, der kognitiven sowie der emotionalen Verarbeitung von Vorgestelltem und Erlebtem bewusster gestaltet und kontrolliert werden. Solche inneren Bilder und Imaginationen spielen in der Krisenintervention und insbesondere in der Traumabearbeitung eine große Rolle, sind aber auch in der Trauerbegleitung durchaus hilfreich.

Meditation

Bei der Meditation schließlich geht es wesentlich darum, Dinge geschehen zu lassen und sich damit einer passiven Grundstimmung hinzugeben. Letztlich gilt es, auch in Krisensituationen Gegebenheiten, die nicht zu ändern sind, als solche hinzunehmen, ohne dies beispielsweise als persönliches Versagen zu interpretieren. Dies kann dazu führen, dass sich Belastungen und Anforderungen relativieren. Über äußere Bilder, beispielsweise ein Mandala, oder gedachte, vorgetragene oder gesungene, bedeutungsferne Silben (Mantren), aber auch durch die Betrachtung eines Gegenstandes und andere Techniken, beispielsweise die Konzentration auf die Atmung, gelingt es, sich gedanklich zunehmend von der aktuell erlebten Umwelt und anderen Ereignissen, die einen gerade in der Krisensituation beschäftigen, zu lösen. Man gelangt in einen Zustand der Versenkung, des Freiwerdens von zielgerichteten Gedanken, der zu einer tiefen Entspannung führt (was nicht mit schlafähnlichen Zuständen verwechselt werden darf).

Yoga, Tai-Chi und Qi Gong

Manchmal sind meditative Elemente mit Körpererfahrungen verbunden, wie beispielsweise beim Yoga (einer aus Indien stammenden Meditationslehre) oder beim Tai-Chi, bei der über Körperöffnungen Blockaden gelöst und Körper und Geist harmonisch miteinander verbunden werden, was auch zu einem neuen Erleben der eigenen Befindlichkeit führt. Im Qi Gong, das eine der fünf tragenden Säulen der traditionellen chinesischen Medizin darstellt, findet sich eine Kombination meditativer und bewegungsbezogener Ansätze, bei der es um Übungen und Arbeiten am „Qi“ geht. Weder die Meditation noch die Bewegung an sich sind Ziel dieser Übungen, schon gar nicht eine Art muskeltrainierender oder Gelenkbeweglichkeit erhaltender Gymnastik. Vielmehr geht es um die Lösung von Qi-Blockaden und die Ermöglichung des freien Flusses von „Energien“. In der Beobachtung und dem meditativen Sich-Hineinversetzen in Bewegungsbilder, beispielsweise in der Imagination der Bewegung eines Kranichs (oder anderer Tiere) werden fließende Bewegungen imaginiert und reproduziert.

Alle hier vorgestellten, eher körperbezogenen oder eher meditativen Ansätze oder Verfahren sind nicht primär im Hinblick auf Krisenintervention entwickelt worden, können aber, individuell angepasst und bewusst eingesetzt, zur körperlichen und emotionalen Stabilisierung, Entspannung und Überwindung von Ängsten beitragen und somit auch im Kontext einer psychosozialen Krisensituation hilfreich sein.

Auf einen Blick

- Psychoedukation ist ein Verfahren an der Schnittstelle von Psychotherapie, Pädagogik und sozialen Interventionen, das sich an eine Krisenintervention anschließen kann. Das Verfahren findet vor allem bei der Begleitung körperlich und/oder psychisch erkrankter Menschen Anwendung. Psychoedukation dient zum einen der Informationsvermittlung, zum anderen der Hilfe bei der emotionalen Verarbeitung von Krise und Krankheitserleben.
- Bei dem Konzept des Empowerments (Selbstbemächtigung, Selbstbefähigung) geht es um die Stärkung von Autonomie und die Fähigkeit, seine Anliegen selbst in die Hand zu nehmen. Lebensweltorientierung, Stärkung von Kompetenzen, das Nutzen von persönlichen und sozialen Ressourcen, aber auch gesellschaftliches und politisches Engagement sind wesentliche Elemente dieses Ansatzes.
- Motivational Interviewing (motivierende Gesprächsführung) ist ein personenzentriertes Verfahren, um mit Problemen der Ambivalenz gegenüber Veränderungen umzugehen. Bei dieser Therapie auf Augenhöhe werden mit gezielten Methoden wie z. B. dem Change Talk Ambivalenzen bewusstgemacht. Der Kern dieses Ansatzes liegt darin, dass

nicht der Krisenberater, sondern der Klient das Pro und Kontra möglicher Veränderungen abwägt, eigene Motivationen entwickelt und Ziele formuliert.

- Entspannende Verfahren können sowohl in als auch nach einer Krisensituation zum Stressabbau beitragen. Häufige Verfahren, die zur Anwendung kommen, sind beispielsweise das Autogene Training, die Progressive Muskelentspannung, Bio-Feedback, Atemübungen, Imaginationsverfahren, Yoga, Tai-Chi oder Qi Gong. Vor allem in akuten Krisen sind ggf. methodische Modifikationen erforderlich.

Multiple Choice-Fragen zu diesem Kapitel finden Sie unter testfragen.reinhardt-verlag.de

Weiterführende Literatur

Dießner, H. (2005): Die Welle des Atmens. Phantasiereisen und autogenes Training. Junfermann Verlag, Paderborn

Engel, K. (1992): Meditation. Geschichte, Systematik, Forschung, Theorie. Peter Lang, Frankfurt/M

Krampen, G. (1992): Einführungskurse zum autogenen Training. Ein Lehr- und Übungsbuch für die psychosoziale Praxis. Verlag für Angewandte Psychologie, Göttingen

Ohm, D. (1997): Progressive Relaxation. Tiefenmuskelentspannung nach Jacobsen. 2. Aufl. Thieme, Stuttgart

Pemmel, R. (2012): Motivational Interviewing – Psychotherapie auf Augenhöhe. In: Batra, A., Bilke-Hentsch, O. (Hrsg.): Praxisbuch Sucht. Therapie der Suchterkrankungen im Jugend- und Erwachsenenalter. Thieme, Stuttgart, N.Y., 38–45

Rief, W., Birbaumer, N. (2000): Biofeedback-Therapie. Grundlagen, Indikation und praktisches Vorgehen. Schattauer, Stuttgart, N. Y.

Sammer, U. (1999): Entspannung erfolgreich vermitteln. Progressive Muskelentspannung und andere Verfahren. Klett-Cotta, Stuttgart

Vaitl, D., Petermann, F. (Hrsg.) (1993): Handbuch der Entspannungsverfahren. Bd. 1: Grundlagen und Methoden. BeltzPVU, Weinheim

2.4 Hilfen für die Helfer: Burnout und Burnout-Prophylaxe

2.4.1 Kontext und Hintergründe

Helfersyndrom

Der renommierte Psychologe Wolfgang Schmidbauer (1977) führte in seinem grundlegenden Werk „Die hilflosen Helfer" den Begriff des „Helfersyndroms" ein. Er beschrieb damit das Phänomen, dass auch biographische Gründe einen Einfluss auf Verhaltensweisen und Beziehungsmuster in helfenden Professionen haben können. Grundsätzlich stehen professionelle Helferinnen und Helfer immer vor der Frage, welche und wie viel Hilfe adäquat und fördernd ist – und wann es des Guten zu viel wird. Insbesondere Krisenhilfe soll die Klienten ja wieder handlungsfähig machen und sie zunehmend zur selbständigen Lösung ihrer Probleme befähigen. Eine Überversorgung und grenzenlose Hilfeleistung ist also ebenso gefährlich wie eine unterlassene Hilfeleistung in Krisensituationen. Wenn unbewusste und biographische Muster bzw. Bedürfnisse dazu führen, dass der Krisenhelfer abhängig vom Gefühl des „Hilfe-geben-Könnens" oder gar von der Dankbarkeit seines Klienten bzw. der Bewunderung seiner Umwelt wird, besteht die Gefahr, dass er nicht aus objektiver Notwendigkeit, sondern aufgrund dieses inneren Bedürfnisses agiert und hilft. Die Hilfe wird zum Selbstzweck des Helfers. Dies führt dann allerdings nicht nur zu einer zunehmenden Abhängigkeit, Unselbständigkeit und letztlich weiteren Krisensituationen auf Seiten des Klienten, sondern auch zu einer zunächst verdeckten, später immer mehr zunehmenden Ablehnung dieser Überversorgung. Auch die positiven Konnotationen seitens der Umwelt (Kollegen, Öffentlichkeit) nehmen ab oder können in Ablehnung umschlagen. Dazu kommt, dass der Helfer „nie genug tut" – jedenfalls nicht genug, um seine eigenen Bedürfnisse nach Anerkennung befriedigen zu können.

An diesem kurzen, einleitenden Beispiel wird deutlich, dass sich Angehörige helfender Berufe in besonderer Weise über die Gründe ihrer Berufswahl und ihre eigenen biographischen Erfahrungen klarwerden sollten. Ein wesentlicher Baustein dieses Erkenntnisprozesses bietet Supervision und berufsbezogene Selbsterfahrung (hierzu weiter unten). Ist man sich dieser Erfahrungen bewusst, können sie wertvolle Hilfen zur professionellen Arbeit mit Klienten in Krisen bieten.

Belastungen in der Krisenhilfe

Neben solchen intrinsischen, personenbezogenen Belastungen hat aber auch das Aufgabenfeld an sich ein erhebliches Belastungspotenzial. Krisenhelfer sind mehr oder weniger permanent mit Menschen konfrontiert, die sich in akuten Notfall- und Ausnahmesituationen oder zumindest in subjektiven, mitunter auch objektiven schweren Belastungen und Leidzuständen befinden. Die Erwartung, Leid zu lindern und akute Not abzuwenden, ist allgegenwärtig – und oft genug können die tieferliegenden Gründe nicht in einer Weise angegangen werden, wie dies von Klienten, ihrem Umfeld und manchmal auch dem Helfer selbst erwartet wird. Umso wichtiger ist es, körperliche Erschöpfung, emotionale Empfindungen wie Ärger, Trauer oder Angst, die Möglichkeiten und Grenzen der Hilfeleistungen im konkreten Kontext zu erkennen und anzuerkennen. Krisenintervention und Handlungsplanung müssen auch die Möglichkeiten und Grenzen des Helfers berücksichtigen. Geschieht dies nicht, kommt es a la longue zur Überforderung, zur Erschöpfung und zum Ausgebranntsein, einem Zustand, um den es in diesem Kapitel gehen soll.

Auswirkungen von chronischem Stress

Wie bereits in Kapitel 1.2 klargestellt, führt chronischer Dauerstress, gepaart mit unzureichenden Erholungsphasen und nicht absehbarer Beendigung dieses Zustandes, zunächst zu Krisensituationen, später zu akuten sowie chronischen Belastungsreaktionen. Allgemeine Erregung, Schlaflosigkeit, Ess-Störungen, Suchtverhalten u. a. m. können die Folge sein. Dies gilt ganz allgemein für alle Menschen in Situationen von chronischem Dysstress. Es gilt aber insbesondere für Menschen in helfenden Berufen. Denn hier sind zum einen Grenzen der Belastbarkeit unscharf, zum anderen ist ein „Erfolg“ (beispielsweise einer Hilfe- oder Pflegeleistung) nicht so exakt zu bestimmen wie beispielsweise in anderen Dienstleistungssektoren oder gar in der Industrie oder in der Technik.

Dauerstress in medizinischen, pädagogischen und psychosozialen Berufsgruppen

Und schließlich erscheint die Not der Klientel so groß, dass man sich keine Grenzen zu ziehen gestatten mag. Betroffen sind beispielsweise Laienhelfer, pflegende Angehörige, ehrenamtliche Helfer im Katastrophenschutz oder in der Flüchtlingshilfe usw., insbesondere auch dann, wenn sie viel Engagement zeigen, aber wenig bis keine Belohnung oder Anerkennung bekommen (vgl. Sendera 2013, 148). Bei den helfenden Berufsgruppen sind zum einen medizinische, paramedizinische und Pflegeberufe zu nennen (vgl. Sendera 2013, 117 ff.). Zum anderen finden wir auch in den psychosozialen Berufen, insbesondere der Sozialarbeit und Sozialpädagogik, dem Lehrerberuf, sowie in der Gruppe der Psychologen und Psychotherapeuten vermehrt Erschöpfungs- und Burnout-Syndrome.

Belastungen in der sozialen Arbeit

Sozialarbeiterinnen und Sozialpädagogen beispielsweise, die im Kinder-, Jugend- oder Familienbereich akute Krisenhilfe leisten, intensive Beziehungen eingehen und oft vor faktischen und emotionalen

Grenzen stehen, sind ebenso gefährdet wie Sozialarbeiter im Streetwork oder der Drogenszene, die ebenfalls ein großes Engagement verlangen, gleichzeitig häufig nicht zum erwünschten Ziel führen. Darüber hinaus können Sozialarbeiter und Sozialpädagoginnen auch mit Aggressionen oder Ablehnung durch Klienten konfrontiert werden, die auf deren früheren Vorerfahrungen oder Übertragungsphänomenen beruhen. Hohe Erwartungen an die eigene Hilfsbereitschaft und die Fähigkeit, Hilfe anzubieten, gefolgt von einer Desillusionierung über die faktischen Möglichkeiten, können vor allem bei jungen BerufsanfängerInnen schnell zu Frustration, Stress und Erschöpfung führen.

Belastungen von Lehrerinnen und Lehrern

Bei Lehrerinnen und Lehrern sind es u. a. zu große Klassengrößen, ein Überborden von neuen und die Kernaufgaben übersteigenden weiteren Aufgaben (beispielsweise Streitschlichten, transkulturelles Lernen, Drogenprophylaxe, gesundheitliche Aufklärung, inklusiver Unterricht etc.), ein Überhandnehmen bürokratischer Prozesse (Evaluationsberichte, Stellungnahmen u. v. m.), eine hohe Komplexität und Diversität in der Schülerschaft (verschiedenste Sprachen und kulturelle Herkünfte, unterschiedliche Bildungsvoraussetzungen etc.) sowie die Schulorganisation (komplexe Verwaltungsabläufe, große und unübersichtliche Strukturen, Schwierigkeiten im Kollegium/Team), zunehmende Belastungen durch besondere Gefährdungen der ihnen anvertrauten Kinder (Drogen, Gewalt, prekäre Lebensumstände) sowie schwierige Zukunftsaussichten der Schüler (Arbeitslosigkeit, Schwierigkeiten, den Schulabschluss zu bekommen usw.), die zur Überforderung führen können. Etwas vereinfacht kann man vielleicht sagen: Je mehr die Gesellschaft Lehrerinnen und Lehrern bzw. der Schule Aufgaben aufbürdet, die nicht primär im pädagogischen Auftrag angelegt sind, desto mehr besteht die Gefahr der Verausgabung und der Erschöpfung dieser Berufsgruppe.

Für soziale, pädagogische und psychotherapeutische Berufe ist schließlich auch das Phänomen der sekundären bzw. tertiären Traumatisierung und traumatischen Belastungsstörung von Bedeutung (Burisch 2014).

Sekundäre Traumatisierung

Sekundär traumatisiert sind beispielsweise Zeugen und Helfer bei Unfällen, Katastrophen und anderen traumatischen Ereignissen ihrer Klienten.

Tertiäre Traumatisierung

Tertiär traumatisiert sind Menschen, die indirekt von einem Trauma beeinflusst werden, indem man ihnen intensiv davon berichtet – was nicht zuletzt in intensiven pädagogischen und psychotherapeutischen Prozessen der Fall sein kann. Die Gegenübertragung (countertransference) besteht darin, dass leidvolle Erfahrungen und Traumatisierungen und die damit verbundenen Gefühle vom Klienten auf den Therapeuten übertragen werden, der sich möglicherweise nur unzureichend davon abgrenzen kann. Geschieht dies im Übermaß, kann möglicherweise sein Selbstbild und sein Weltbild erschüttert werden, was zu einer Traumatisierung bzw. ggf. auch einer tertiären posttraumatischen Belastungsstörung des Therapeuten oder Pädagogen führen kann.

Stellvertretende Traumatisierung

Unter stellvertretender Traumatisierung (vicarious traumatization) versteht man das Phänomen, dass der Krisenhelfer oder Traumatherapeut anstelle des Klienten krisenbedingte Emotionen und Reaktionen ausagiert.

2.4.2 Erscheinungsformen von Burnout- und Erschöpfungszuständen bei professionellen Krisenhelfern

Je früher Zeichen einer drohenden Erschöpfung erkannt werden, desto erfolgreicher kann das Entstehen eines Erschöpfungssyndroms verhindert werden. Daher soll zunächst auf Frühwarnzeichen sowie Symptome eines Burnout-Syndroms eingegangen werden.

Symptome des Burnout-Syndroms

Die Symptomatik des Burnouts ist sehr vielgestaltig – am Anfang können Menschen besonders engagiert (bis zu der Überzeugung, unentbehrlich zu sein) erscheinen, mit zunehmender Überlastung stellen sich Enttäuschung, Müdigkeit und Erschöpfung ein. Vier Symptomkomplexe werden von Stein (2009, 82) aufgelistet und beschrieben:

Emotionale Erschöpfung

Die emotionale Erschöpfung äußert sich beispielsweise in chronischer Müdigkeit, Krankheitsanfälligkeit und einer tiefen Lustlosigkeit. Schon der Gedanke an die zu leistende Arbeit führt zu Widerwillen.

Leistungseinbußen

Zum Zweiten werden Leistungseinbußen beschrieben: Fehlende Anerkennung, Überforderung, das Gefühl, nicht genug zu leisten sowie das Empfinden von Erfolgslosigkeit sind hier zu nennen.

Psychische und körperliche Symptome

Zum Dritten geht die emotionale Erschöpfung mit psychischen und körperlichen Symptomen, beispielsweise mit Ängsten, Depressionen oder psychosomatischen Beschwerden einher.

Veränderungen im Erleben und Verhalten

Und viertens kann es zu Veränderungen im Verhalten und Erleben bis hin zu Persönlichkeitsveränderungen kommen – hierzu zählen beispielsweise eine zynische Einstellung zu Kollegen und Klienten, Aggressionen, vermehrte Schuldgefühle, erschüttertes Selbstvertrauen oder Rückzugs- sowie Vermeidungsverhalten. Zwar sind diese Kernsymptome, beispielsweise der Widerwille, sich den beruflichen Anforderungen zu stellen, wesentlich mit der als völlig überfordernd empfundenen Arbeitssituation verbunden, doch können Irritation, Gereiztheit oder Unduldsamkeit durchaus auch auf andere Bereiche, beispielsweise das familiäre Zusammenleben, überspringen. Die hier geschilderten Kernsymptome gehören nach Sendera (2013) zum Vollbild des Burnouts. Burnout entwickelt sich jedoch langsam und meist in Phasen (auf die gleich eingegangen wird).

Auf Frühwarnzeichen achten!

Folglich ist es wichtig, bereits im Vorfeld Frühwarnzeichen festzustellen, beispielsweise vermehrte Infekt- und Krankheitsanfälligkeit, eine sich schleichend entwickelnde Verminderung der Leistungsfähigkeit, häufig verbunden mit erhöhter Fehleranfälligkeit, zunehmendes Stressempfinden oder ein vermehrter Erholungsbedarf mit immer kürzer werdenden Erholungserfolgen – typisches Beispiel ist der Lehrer, der bereits eine Woche nach Ende der großen Ferien wieder erschöpft ist. Ein Zeichen dafür, dass sich die Problematik verschlimmert, sind kognitive Probleme wie beispielsweise Konzentrationsstörungen, Abnahme der Kreativität, Vergesslichkeit, Versagensangst, Gefühlsschwankungen, vegetative Erscheinungen wie Panikattacken oder Atemprobleme, muskuläre Verspannungen, Schmerzen (insbesondere Kopf- und Rückenschmerzen) sowie eine zunehmende Gereiztheit und Unruhe.

Suchtgefährdung

Schließlich ist auf die mögliche Suchtgefährdung hinzuweisen: Vor allem die Unruhe, die Erschöpfungsgefühle, Ängste, zunehmende Leere und Depression werden nicht selten mit Aufputschmitteln, Beruhigungsmitteln und/oder Alkohol „behandelt“, was in aller Regel die Probleme nicht löst, sondern verstärkt.

Auf dem schleichenden Weg von der Überforderung zum Burnout werden Angst, Depression und Hoffnungslosigkeit einerseits, Ärger, Reizbarkeit und Aggression andererseits in unterschiedlicher Stärke erlebt und führen schlussendlich zum emotionalen Zusammenbruch.

Stadien des Burnouts

Die Belastungen, die zum Burnout führen, können am Anfang dieser Entwicklung möglicherweise noch gut bewältigt bzw. verändert werden – wenn man sie rechtzeitig erkennt. Es macht also durchaus Sinn, den schleichenden Prozess, der sich oft auch als sich selbst verstärkender Teufelskreis manifestiert, in Stadien einzuteilen, um bessere diagnostische, prophylaktische und therapeutische Möglichkeiten zu haben. Allerdings sind solche Stadien oft nicht trennscharf, überlagern sich und sind keineswegs als festgelegte und somit zwingend zu durchlaufende Phasen zu verstehen.

Phase der Begeisterung

Etwas näher soll auf eine von Sendera et al. (2013, 104 f.) vorgestellte Einteilung eingegangen werden, die fünf Phasen unterscheidet. Am Anfang stehen Begeisterung und Fleiß, hohes Engagement und das subjektive Gefühl, unentbehrlich zu sein. Privatleben, Freundeskreis oder Hobbys werden zugunsten der Arbeit vernachlässigt. Die Anerkennung und das Selbstwertgefühl des Helfers speist sich wesentlich aus der Erfahrung, in seiner Arbeit (konkret: in der Krisenintervention) gebraucht zu werden. Einseitigkeit im Verhalten und Denken, gepaart mit Zuhilfenahme von Drogen (Kaffee, Nikotin, Alkohol), weist auf die beginnende Dysfunktionalität dieses Verhaltens hin.

Steigerung des Arbeitspensums

In einer zweiten Phase wird das Arbeitspensum noch gesteigert, obwohl auch Misserfolge verkraftet werden müssen und die Befriedigung, die von der Arbeit ausgeht, schon nachlässt. Frustration, Angst zu versagen und das Gefühl, die Dinge nicht mehr steuern zu können, schleichen sich ein. Hier könnte die „Reißleine gezogen werden“, was typischerweise aber unterbleibt – stattdessen wird härter gearbeitet und Rekreation, soziale Beziehungen und Hobbys werden immer mehr vernachlässigt, was zu einer Verminderung der Resilienz und Widerstandskraft beiträgt.

Wende und innere Kündigung

In einer dritten Phase kippt die Befriedigung am helfenden Beruf: Zunehmend macht die Arbeit keine Freude mehr, die Belastungen werden als drückend empfunden, man zwingt sich vielleicht noch zum Durchhalten, doch hat man sich innerlich schon von der Arbeit distanziert, die man als zunehmend sinnlos erlebt (innere Kündigung). Zynismus, Gereiztheit, latente Aggressivität und die oben schon beschriebenen schleichenden Veränderungen im Verhalten (die nach und nach auch Bekannten, Freunden und Kollegen auffallen) werden oft selbst nicht gesehen.

Erschöpfung

Die vierte Phase in diesem Modell ist durch sozialen Rückzug, Gereiztheit, Aggression, Verlust sozialer Kompetenzen sowie emotionaler wie körperlicher Erschöpfung gekennzeichnet. In dieser Phase sind Krisenhelfer nicht nur nicht in der Lage, anderen in ihren Krisensituationen beizustehen – sie erkennen oft die eigene kritische Situation nicht.

Zusammenbruch

Dies führt zur fünften Phase, die durch Verzweiflung und Hoffnungslosigkeit, völlige Erschöpfung, mitunter auch durch Panikzustände, Abspaltungen oder Depersonalisationserscheinungen gekennzeichnet sein kann. In dieser Phase, in der es zu schweren körperlichen sowie seelischen Störungen (z.B. Depressionen) kommen kann, ist in der Regel eine sofortige Krankschreibung und mehrdimensionale Behandlung, oft stationär, erforderlich. In früheren Stadien können durchaus Veränderungen der Einstellung, des Arbeitsverhaltens, des Zeitmanagements usw. den unheilvollen Prozess der Burnout-Entwicklung stoppen und ein Erschöpfungssyndrom verhindern. Mit anderen Worten: Mögliche Interventionen bei der Burnout-Gefährdung professioneller Krisenhelfer bewegen sich zwischen Prophylaxe und Therapie. Dem wollen wir uns im Folgenden zuwenden.

2.4.3 Prävention und Behandlung bei Burnout-Gefährdung von professionellen Krisenhelfern

Vorbeugen ist besser als Heilen: Das Wissen um Belastungen und Gefahrenmomente, die zu einer Überforderung und schleichenden Überlastung bis hin zur Erschöpfung und einem Burnout-Syndrom führen, kann möglicherweise verhindern, dass es dazu kommt.

Psychohygiene

Unter Psychohygiene werden all die Maßnahmen verstanden, die zum Erhalt des psychischen Gleichgewichts führen, indem Probleme, emotionale Reaktionen, unangebrachte Verhaltensweisen oder Momente der Überforderung zur Sprache gebracht und reflektiert werden, beispielsweise durch Supervision, Intervision oder Peer-Counselling – hierauf wird weiter unten noch eingegangen. Zunächst aber sollen einige Überlegungen angestellt werden, wie in der konkreten Krisenintervention durch geeignete Maßnahmen das Risiko einer Überforderung minimiert wird.

Erschöpfungsprophylaxe in der Krisenhilfe

Bezeichnenderweise finden sich zum einen in Erste-Hilfe-Handbüchern und Leitfäden für Rettungssanitäter, zum anderen in konkreten Krisenanleitungen der amerikanischen Literatur, sehr gezielte Hinweise, die im Folgenden erläutert und generalisierend auf das allgemeine Gebiet der Erschöpfungsprophylaxe in der Krisenhilfe transferiert werden sollen. So geht beispielsweise das Erste-Hilfe-Handbuch des englischen Roten Kreuzes (St. John-Ambulance et al. 2014) davon aus, dass Ersthelfer die eigenen Möglichkeiten und Grenzen einschätzen sollten und lernen sollten, eine Situation schnell und ruhig zu erfassen und die erforderlichen Maßnahmen durchzuführen, rechtzeitig und gezielt für angemessene Hilfe zu sorgen, sich selbst nicht in Gefahr zu bringen, ruhig und logisch zu handeln, dabei freundlich, klar und sachlich zu bleiben und dabei – zumindest im Anschluss an den akuten Einsatz – auch auf die eigenen Bedürfnisse zu achten. Wenn auch – bezogen auf die Erste Hilfe – viele Ersthelfer oder professionelle Rettungskräfte nach ihrem Einsatz ein Gefühl der Zufriedenheit verspüren, können sich doch auch Zweifel, ob das Richtige getan oder irgendetwas versäumt wurde sowie Schuldgefühle einschleichen – insbesondere, wenn Maßnahmen erfolglos geblieben sind. Unsicherheiten, tiefe Niedergeschlagenheit oder Ängste geben sich in der Regel nach einigen Tagen. Tun sie das nicht, so ist professionelle Hilfe angesagt, insbesondere dann, wenn die Erlebnisse während des Einsatzes über lange Zeit zu emotionalen Störungen führen. Es wird daher empfohlen, in jedem Fall über die erbrachte Hilfeleistung und den Einsatz nachzudenken, sich nach dem Einsatz etwas Gutes zu tun, mit anderen am Einsatz Beteiligten Erfahrungen auszutauschen, im Freundes- oder Bekanntenkreis hilfreiche Gespräche zu führen und – wenn dies alles nicht ausreicht – professionelle Hilfe zu suchen.

Zeitmanagement

Diese grundsätzlichen Überlegungen können durchaus auch auf den „Einsatz" im Rahmen von Kriseninterventionen übertragen werden. Konkret werden Roberts und Yeager (2009, 189 ff.), wenn sie für „crisis/disaster relief worker" u.a. empfehlen, dass die Länge einer „Schicht bzw. Arbeitseinheit" begrenzt sein soll, jeder „Schichtwechsel" durch eine angemessene Information des ablösenden Teams begleitet werden soll, und darauf hinweisen, dass ein solcher Informationsaustausch nicht nur der optimalen Versorgung des Patienten/Klienten dient, sondern auch die Handlungssicherheit und emotionale Stabilität der daran beteiligten Mitarbeiter stärkt. Im auf Krisenhilfe übertragenen Sinne bedeutet dies beispielsweise, nicht alles allein machen zu müssen, hingegen auf einen optimalen Informationsaustausch im professionellen Netzwerk und Helfersystem (unter Beachtung der Schweigepflicht bzw. Erlaubnis zur Weitergabe der Daten durch den Klienten!) zu sorgen.

Bestandsaufnahme und Beratung

Am Ende eines Kriseneinsatzes (also auch einer Beratung) empfehlen Yeager und Roberts eine kurze Bestandsaufnahme mit den Mitarbeitern, relaxierende Maßnahmen wie Meditation, Spazierengehen, ein Treffen unter Freunden, eine Lieblingsmahlzeit, Massage usw. Vor allem weisen sie auf ausreichenden Schlaf hin, der insbesondere bei permanenten Dauereinsätzen (sowohl bei humanitären Einsätzen als auch in jeder anderen Form von Krisenhilfe) wichtig ist.

Never work alone!

„Never work alone": Das Arbeiten im Zweierteam bietet nicht nur synergistische Hilfe, sondern vor allem auch Unterstützung im Sinne einer Burnout-Prophylaxe: Müdigkeit und Erschöpfung, Stress-Symptome und Überlastungszeichen können vom Partner/der kollegialen Partnerin gesehen und angesprochen werden, wenn man selbst den eigenen Stress oder die eigene Müdigkeit noch nicht wahrnimmt.

Regelmäßig essen

Wenn eben möglich, sollten regelmäßige Essenszeiten eingehalten werden – wobei das Essen außerhalb der Arbeitssituation (des Unfallortes, des Beratungszimmers, der Kriseneinheit) eingenommen werden sollte. Regelmäßig essen und insbesondere regelmäßig Flüssigkeit zu sich zu nehmen ist ein essenzieller Bestandteil der Aufrechterhaltung körperlicher oder seelischer Gesundheit.

Pausen einhalten!

Regelmäßige Pausen sollten mindestens alle zwei Stunden eingehalten werden. Wo immer möglich, sollte der Lärmpegel reduziert, unliebsame Beobachter ferngehalten, Intimsphäre gewahrt und eine Ungestörtheit der Beratungs- oder Behandlungssituation gewährleistet sein. Eine gewisse innere Distanzierung, mitunter ein humorvolles Betrachten der Situation (ohne in Zynismus zu verfallen) kann ebenfalls sehr hilfreich sein. Wie gesagt, die hier genannten allgemeinen Ratschläge für Helfer in humanitären Einsätzen, bei Unfällen, Katastrophen und schwer traumatisierenden Situationen sind meines Erachtens grundsätzlich auch für das etwas anders gelagerte Gebiet der psychosozialen Krisenberatung anwendbar und (mit Modifikationen) übertragbar.

Wenden wir uns nun den Ansätzen der Psychohygiene im Rahmen der Burnout-Prävention zu.

Zunächst ist festzuhalten, dass prophylaktische Maßnahmen zur Verhinderung eines Erschöpfungssyndroms auf persönlicher, organisatorischer sowie gesellschaftlicher Ebene stattfinden können und sollten.

Zeitmanagement in der Burnout-Prophylaxe

Auf persönlicher Ebene geht es zum einen um das Zeitmanagement: Anstehende Aufgaben können nach Schwierigkeitsgraden geordnet und hinsichtlich der Bewältigungsdauer eingeschätzt werden. Zeitpläne gilt es zu überprüfen, Pausen gezielt einzuplanen, zeitliche Begrenzungen in der Arbeit sollten eingehalten werden.

Zeitnah Entscheidungen treffen!

Außerdem kann man lernen, Entscheidungen zeitnah zu treffen, anstatt sie aufzuschieben. Eng damit verbunden ist die Förderung sozialer Kompetenzen. Denn eine Neuordnung zeitlicher Strukturierung erfordert u. a. auch die Fähigkeit, in bestimmten Situationen „nein" zu sagen, Arbeitsbereiche abzugrenzen, Forderungen zu stellen oder Arbeit zu delegieren. Dies wiederum setzt voraus, ggf. Einstellungen zur Arbeit und zum Feedback durch Klienten und Kollegen zu reflektieren, zu hinterfragen und Verhaltensweisen zu modifizieren.

Stress-Tagebuch

Hilfreich ist möglicherweise ein Stress-Tagebuch, in dem belastende und stressende Ereignisse im beruflichen Alltag aufgelistet werden. Darüber hinaus kann vermerkt werden, welche Ressourcen zur

Verfügung standen und welche Handlungsalternativen hilfreich waren. Aber auch emotionale Reaktionen (Niedergeschlagenheit, Trauer, Angst, Stolz, Abhängigkeit von Lob u. a.) können hier vermerkt werden und Anlass zu Reflektionen bieten.

Ausgleich zum Beruf

Auf persönlicher Ebene geht es darum, einen Ausgleich zur berufsbedingten Belastung zu finden. Ein als Tortendiagramm gezeichneter „Energiezeitkreis" gibt Auskunft darüber, wie viel Zeit man beispielsweise für Familie, Hobbys, gesundheitserhaltende Aktivitäten usw. verwendet – mit anderen Worten, welchen Wert man diesem zumisst. Ein intaktes privates Umfeld, Gespräche mit Familie und Freunden, Hobbys, Möglichkeiten der Entspannung, kulturelle Begegnungen u. v. m. machen das Leben lebenswert – über die berufliche Befriedigung hinaus – und sind darüber hinaus von essenzieller Bedeutung, wenn es um die Gesunderhaltung im Sinne einer Psychohygiene und Erschöpfungsprävention geht.

Die bisher genannten Maßnahmen zur Erschöpfungsprophylaxe sind ganz generell hilfreich, wenn man in einem Arbeitsfeld wie dem der Krisenhilfe arbeitet, wo potenziell immer wieder einmal übermäßig belastende Aufgaben vorkommen. Darüber hinaus können einige gezielte Maßnahmen hilfreich sein, wenn es bereits zu ersten Anzeichen einer beginnenden Erschöpfung gekommen ist.

Stärkung von Selbstwertgefühl und Selbstvertrauen

Beispielsweise kann das Selbstwertgefühl und das Selbstvertrauen gestärkt werden, wenn man sich allein oder in Beratung klar darüber wird, wo die eigenen Stärken und Ressourcen liegen, oder sich fragt, was andere an mir schätzen. Das Akzeptieren von Fehlern ist ebenfalls mitunter eine große Herausforderung – aber man muss sich klarmachen, dass man aus Fehlern lernen kann und muss und dass es unrealistisch ist, zu erwarten, man werde niemals Fehler machen.

Korrektur dysfunktionaler Überzeugungen

Auch sollten dysfunktionale Überzeugungen – ggf. mit Hilfe anderer Berater – korrigiert werden: Gedanken, dass man alles allein schaffen müsse, dass man keine Schwächen zeigen dürfe oder unverzichtbar sei, können sehr verunsichernd und bedrückend sein. Ein gezieltes Training zur Stärkung der Selbstwirksamkeit wird zudem zu einer realistischen Einschätzung der eigenen Fähigkeiten, dem Wahrnehmen von Erfolgserlebnissen, Überlegungen zu Worst-Case-Szenarien und konkreten Vorstellungen über die eigenen Möglichkeiten und Grenzen führen.

Achtsamkeit

Von besonderer Bedeutung ist das Entwickeln von Achtsamkeit, d. h. die Möglichkeit, innezuhalten und aufmerksam wahrzunehmen, was im Augenblick geschieht – ohne den Anspruch zu haben, dies sofort zu ändern. Nicht nur die eigene körperliche Befindlichkeit (Spannung, Entspannung, Atmung, Motorik, Ruhe und Unruhe etc.), sondern auch die momentane emotionale Befindlichkeit sowie konkrete Gegebenheiten der realen Umwelt können so bewusster wahrgenommen werden.

Akzeptanz des Faktischen

Die Sensibilisierung für das „Hier und Jetzt“ führt möglicherweise zur Akzeptanz des Faktischen und einem bewussteren Umgang mit den Dingen, die man ändern kann, und den Gegebenheiten, die – zumindest momentan – nicht zu ändern sind. Spezifische Entspannungsverfahren können ebenfalls dazu beitragen, auch in Stress-Situationen und übermäßigen Arbeitsbelastungen die eigenen Bedürfnisse nicht zu vergessen und darüber hinaus die Folgen einer andauernden Stressreaktion zu bewältigen.

Organisatorische Interventionen

Da typische Burnout-Zustände nicht nur individueller Natur sind, sondern letztlich das Resultat einer Interaktion zwischen dem Individuum und seinem beruflichen Umfeld darstellen, gilt es, auch auf organisatorischer Ebene zu intervenieren. Dazu gehört, dass Mitarbeiter, Kollegen und Führungskräfte verpflichtend an Präventionsprogrammen teilnehmen, über Stress und Burnout aufgeklärt sind und aufklären (wozu auch Anleitungen zur Psychohygiene und Prävention gehören), und dass sich die so gemachten Erfahrungen auch strukturell auf das Arbeitsmilieu auswirken. So können das Schaffen von Entscheidungsfreiräumen, klare Definitionen von Rollen und Aufgaben, regelmäßiger Erfahrungsaustausch, Klärung von Zuständigkeiten und möglichen Ansprechpartnern, Mitarbeiterbefragungen, offene Klärungen von Konflikten u. a. m. sehr bedeutsame Faktoren zur Burnout-Prophylaxe darstellen.

Supervision

Letztlich ist bei helfenden Berufen, insbesondere beim Krisenmanagement, eine Supervision bzw. Beratung auf unterschiedlichen Ebenen von Nöten. Unter Supervision versteht man die Beratung in berufsbezogenen Prozessen durch geschulte – in der Regel externe – Personen, wodurch Fachkräfte bei ihrer Arbeit unterstützt werden. Supervisoren haben in der Regel nicht nur Erfahrungen auf dem Arbeitsgebiet, um das es geht (hier beispielsweise der Krisenintervention), sondern darüber hinaus auch die Fähigkeit, innerseelische Prozesse und Schwierigkeiten zu erkennen und anzusprechen sowie auf Team- und Gruppendynamiken zu achten und sie zu bearbeiten. Eine Einzelindividuation zielt eher auf die Beratung, die Begleitung oder das Coaching eines einzelnen, beispielsweise überlasteten Mitarbeiters, eine Gruppensupervision hat das gesamte Team oder Teile des Teams im Fokus.

Balintgruppe

Eine Balintgruppe betont mehr den Aspekt der Selbsterfahrung. Hier wird in patientenzentrierten Fallbesprechungen auf Beziehungsanteile zwischen Helfer und Klienten sowie dem Gesamtteam eingegangen.

Systemische Supervision

Systemische Supervision fokussiert in besonderer Weise Kommunikation, Struktur und Interaktion aller Beteiligten – beispielsweise auch die Wirkung, die eine Interaktion zwischen zwei Beteiligten auf einen dritten, momentan nicht Beteiligten haben mag. Auch funktionale wie dysfunktionale, offene wie verdeckte Regeln kommen zur Sprache.

Intervision und Peer-Counselling

Im Gegensatz zur Supervision, bei der geschulte Fachkräfte von außen, sozusagen von „oben", eine wichtige Rolle spielen, sind Intervision und Peer-Counselling durch eine Beratung auf Augenhöhe gekennzeichnet. Vor allem in der Teambesprechung sowie der interdisziplinären Fallbesprechung kann es von großer Wichtigkeit sein, sich ausreichend Zeit zu nehmen, sich gegenseitig zu unterstützen, zu beraten und zu coachen.

Gesellschaftliche Aspekte

Auf gesellschaftlicher Ebene schließlich gilt es festzuhalten, dass gerade die vielfältigen Anforderungen an Krisenintervention, Soziale Arbeit, Pädagogik und Psychotherapie ausreichend personelle und strukturelle Ressourcen erfordern. Die schon erwähnten Tendenzen zur Arbeitsverdichtung müssen benannt, als mögliche Teilursachen von Erschöpfungssyndromen professioneller Helfer erkannt und entsprechend verändert werden.

Krisenhilfe und Therapie

Trotz Psychohygiene, Aufklärung und Maßnahmen zur Burnout-Prävention kann es im Einzelfall dennoch zu zunehmender Erschöpfung bis hin zum Burnout kommen. Dann ist eine konkrete Krisenintervention, häufig gefolgt durch psychotherapeutische Maßnahmen, von Nöten. Am Anfang wird es darum gehen, abzuklären, welche konkreten Belastungen in der Arbeitssituation zu der nicht mehr haltbaren Situation geführt haben. Dazu gehören die als solche erlebten Stressoren, die strukturellen Belastungen, aber auch die Bedürfnisse und Ziele, die der Betroffene nicht mehr verwirklichen konnte sowie seine frustranen Anstrengungen, die Situation zu verändern.

Krankschreibung

Beim Vollbild des Burnouts sind die Leidenszustände bereits so groß, dass eine Krankschreibung in der Regel unerlässlich ist. Der Betroffene muss temporär aus der akut belastenden Situation herauskommen können. Auch gilt es, körperliche sowie seelische Störungen (Schlafstörungen, Panikattacken usw.) adäquat medizinisch bzw. psychotherapeutisch zu behandeln. Erst wenn in dieser Hinsicht eine gewisse Stabilisierung stattgefunden hat, geht es darum, einerseits die vorhandenen Kräfte und Ressourcen, andererseits die Stressoren und Faktoren, die zur Überlastung geführt haben, zu benennen und zu analysieren. Ähnlich wie bei anderen Kriseninterventionen, kann und wird sich daran eine Modifikation der Einstellung zu Arbeitsprozessen sowie zu bestimmten Arbeitsweisen anschließen. Das setzt in der Regel voraus, dass man auch auf dysfunktionale eigene Erwartungen eingeht – beispielsweise den Wunsch nach Perfektion, inadäquate Bedürfnisse nach Lob und Anerkennung usw. Mitunter ist dies nicht ganz einfach, vor allem, wenn biographisch bedingte Erlebnisse und Erfahrungen eine Rolle in der dysfunktionalen Einstellung zur Arbeit spielen. Bei schwer zu ertragenden psychodynamischen Prozessen ist eventuell auch eine weiterführende psychotherapeutische Behandlung notwendig und sinnvoll.

2.4.4 Weiterführende Aspekte

Erschöpfungssyndrom als Chance

Wie andere Krisen kann auch das Erschöpfungssyndrom bei professionellen Krisenhelfern durchaus als Chance gesehen werden. Eine gelungene Auseinandersetzung mit den Gründen, die zu dieser Krise geführt haben, mag u. a. zur Erkenntnis führen, nicht für alles verantwortlich zu sein, sich nicht zu überschätzen und sich in bestimmten Situationen zurückzunehmen. Die damit verbundenen Prozesse der Erkenntnis über die eigene Persönlichkeit und Biographie können durchaus den Blickwinkel erweitern und zu Reifungsprozessen beitragen. Dies wird nicht zuletzt auch zukünftigen Klienten in Krisensituationen zugutekommen. Die Fähigkeit, im Beratungsprozess Veränderungen anzustoßen, wo diese möglich sind, Unabänderliches zu akzeptieren und die Fähigkeit sowie die Weisheit, das eine vom anderen zu unterscheiden, ist gerade in der Krisenintervention besonders wichtig – die ja gerade dadurch gekennzeichnet ist, dass manche Fragen offenbleiben.

Reflexion eigener Lebensziele

Ein weiterer Aspekt ist, dass man sich angesichts einer Erschöpfungssituation fragen kann, was einem zum Gelingen des eigenen Lebens wirklich wichtig ist. Berufliche Erfüllung – auch auf dem Feld psychosozialer Beratung in Krisensituationen – ist ein wichtiger, möglicherweise aber nicht der alleinige Lebenssinn. Das Streben nach Glück und einem erfüllten Leben beinhaltet viele Formen des Lernens, der Erkenntnis, der Begegnung mit Menschen und dem Erfahren von Freude und Liebe. Mitunter kommt dies zum Ausdruck, wenn im Rahmen von Burnout-Therapien euthyme Verfahren und ein Genusstraining empfohlen werden – also die Fokussierung der Aufmerksamkeit auf positive Empfindungen sowie die Möglichkeit, etwas anderes zu tun als gewöhnlich, und sich bewusst zu werden, was man wie genießen kann (Bewegung, Tanz, Musik, Zärtlichkeit, Essen, Trinken usw.).

Noch einmal: Achtsamkeit

Die Achtsamkeit für positive Erfahrungen ist ebenso wichtig wie die Zeit, die man sich fürs Genießen nimmt oder die innere Erlaubnis, dies zu tun. Wenn man sich solcher Art auf Neues einlässt und sich vor allem sehr bewusst Zeit nimmt, sich (auch an den kleinen Dingen des Lebens) zu erfreuen, führt dies – einmal abgesehen von der burnoutprophylaktischen Wirkung, die intendiert ist – a la longue eben auch zur Beschäftigung mit der Frage, was eigentlich ein glückliches und als gelungen empfundenes Leben für mich selbst ausmacht.

Gelassenheit

Und schließlich kann hieraus auch eine größere Gelassenheit entspringen, die es mir ermöglicht, manches mit Humor zu nehmen. Die Fähigkeit, auch über sich selbst einmal lachen zu können, lädt dazu ein, das eigene Ego nicht in übertriebener Weise zu hofieren, sondern stattdessen achtsam zu werden für die eigenen Bedürfnisse und die der Mitmenschen.

Auf einen Blick

- PädagogInnen, SozialarbeiterInnen und PsychologInnen im Feld der Krisenintervention sind in besonderem Maße burnout gefährdet. Zu hohen fachlichen und gesellschaftlichen Herausforderungen kommen ggf. auch sekundäre, tertiäre und stellvertretende Traumatisierungen der Krisenhelfer.
- Symptome eines Burnout-Syndroms sind u. a.: Emotionale Erschöpfung, Leistungseinbuße, psychische (Angst/Lustlosigkeit) und physische Beschwerden (Schlaflosigkeit) sowie eine Veränderung des Erlebens und Verhaltens (schwindendes Selbstvertrauen, Zynismus, Schuldgefühle, Suchtgefährdung).
- Der Prozess eines (sich anbahnenden) Burnout-Geschehens kann in Phasen beschrieben werden: Begeisterung, Steigerung des Arbeitspensums, Wende und innere Kündigung, Erschöpfung, Zusammenbruch.
- Zur Burnout-Prophylaxe psychosozialer pädagogischer Berufe in der Krisenhilfe gehören Zeitmanagement (Pausen, „Schichtwechsel"), Achtsamkeit (regelmäßig essen

und trinken, das Achten auf Anzeichen von emotionaler Überbeanspruchung oder körperlicher Erschöpfung), gegenseitige Unterstützung und Beratung (never work alone), Zeit zur Reflexion und regelmäßige Inter- bzw. Supervision.

- Dysfunktionale Überzeugungen (Unersetzbarkeit, alleinige Verantwortung, permanente Zuständigkeit usw.) kann man ändern, und aus Fehlern kann man lernen.
- Auch berufsbezogene, strukturell-organisatorische und gesellschaftliche Faktoren/Teilursachen des Burnouts bedürfen der Beachtung und Veränderung: Mobbing, unklare Strukturen und Zuständigkeiten, innerbetriebliche Spannungen, Arbeitsverdichtung, prekäre Arbeitsbedingungen, fehlende gesellschaftliche Anerkennung u. a. m.

Multiple-Choice-Fragen zu diesem Kapitel finden Sie unter testfragen.reinhardt-verlag.de

Weiterführende Literatur

Burisch, M. (2014): Das Burnout-Syndrom. Theorie der inneren Erschöpfung. 5. Aufl. Springer, Berlin

Trost, A. (2013): Psychohygiene – Hilfe für Helfer. In: Trost, A., Schwarzer, W. (Hrsg.): Psychiatrie, Psychosomatik und Psychotherapie für psychosoziale und pädagogische Berufe. 5. Aufl. Borgmann, Dortmund: 555–73

3 Interventionen bei Krisen mit besonderer Selbstgefährdung

3.1 Akutinterventionen bei selbstverletzendem Verhalten

3.1.1 Kontext

Unter **selbstverletzendem Verhalten** verstehen wir eine funktionell motivierte Verletzung oder Beschädigung des eigenen Körpers, die in direkter und offener Form geschieht, sozial nicht akzeptiert ist und nicht mit suizidalen Absichten einhergeht (vgl. Petermann 2009, 23).

Pädagogen, Sozialarbeiterinnen und Psychologen kommen in unterschiedlichen Kontexten mit Menschen in Kontakt, die sich selbst verletzen. In der Behindertenhilfe sind es vor allem Kinder mit schweren Entwicklungsstörungen, intellektuellen Beeinträchtigungen, Mehrfachbehinderungen und Stoffwechselerkrankungen bzw. genetischen Störungen (beispielsweise dem Lesch-Nyhan-Syndrom), deren selbstverletzendes Verhalten entweder stereotyp oder situationsbedingt-reaktiv auftreten kann.

Im allgemein-psychiatrischen Bereich sowie im Bereich der Psychosomatik sind es zum einen Menschen mit Borderline-Persönlichkeitsstörungen, die – neben mangelnder Impulskontrolle und latenter Suizidalität – vor allem häufig auch Formen selbstschädigenden und selbstverletzenden Verhaltens zeigen. Zum anderen können eine Reihe affektiver Störungen (insbesondere Depressionen und Angststörungen) sowie unterschiedliche Formen dissoziativer Störungen mit selbstverletzendem Verhalten einhergehen.

posttraumatische Belastungsstörung

Die Sozialarbeit und Pädagogik wird nicht selten mit Menschen konfrontiert, die schwere traumatische Belastungen erlebt haben und unter einem posttraumatischen Belastungssyndrom leiden.

Die Koinzidenz von selbstverletzendem Verhalten und Suizidalität wurde schon erwähnt. Folglich haben Pädagogen, Psychologen und Sozialarbeiter überall dort, wo sie mit suizidgefährdeten Menschen (also im psychiatrischen Bereich, aber auch beispielsweise in Krisen- und Beratungsstellen, Notaufnahmestellen usw.) in Kontakt kommen, potenziell auch mit dem Phänomen des selbstverletzenden Verhaltens zu tun.

Süchtiges Verhalten ist ebenfalls häufig mit selbstverletzendem Verhalten verbunden.

Persönlichkeitsstörungen

Immer wieder sind Menschen mit schwereren Persönlichkeitsstörungen und konsekutivem selbstverletzenden Verhalten Klienten spezieller pädagogischer Maßnahmen oder der Sozialen Arbeit, oder sie nehmen psychotherapeutische Hilfe in Anspruch.

Jugendkrisen

Und schließlich ist das Wissen um selbstverletzendes Verhalten auch für Pädagogen, Sozialarbeiterinnen und Psychologen von Bedeutung, die Jugendliche in Adoleszentenkrisen begleiten, beispielsweise im Rahmen der Jugendhilfe oder der Jugendarbeit. In kritischen Übergangsphasen im Rahmen der Adoleszenz (vgl. Kapitel 4.1) kommt es häufiger zu Impulsstörungen, zu Dissoziationen, als unerträglich empfundenen emotionalen Spannungen u. a. m., was – vor allem in akuten Krisensituationen und in als ausweglos erlebten Ereignissen – mit selbstverletzendem Verhalten oder sogar latenter Suizidalität einhergehen kann.

3.1.2 Grundlagen und Hintergründe

Selbstverletzendes Verhalten kann zahlreiche Formen annehmen. Zu den häufigsten gehören Schneiden und Ritzen der Haut, Kratzen und Verhindern von Wundheilung nach Verletzungen, das Schlagen von Extremitäten sowie dem Kopf, Nagelbeißen und Nagelverletzungen, das Ausreißen von Haaren, Hautverletzungen durch Beißen oder Verbrennen, Stechen mit Nadeln u. a. m. (vgl. Nixon in Petermann 2009, 28). Eine gängige Klassifikation nach Simeon und Favazza (2001, zit. nach Petermann 2009, 32) klassifiziert – rein beschreibend, ohne damit Aussagen über mögliche Ursachen der Störung zu machen – vier Formen selbstverletzenden Verhaltens: Schwere Selbstverletzungen sind solche, die zur Verstümmelung führen oder potenziell lebensbedrohlich sind, wie beispielsweise Selbstamputationen, Selbstkastration, Zerstörung des Auges u. a., was sich eher bei schweren Psychosen oder Vergiftungen sowie schwersten neurologischen Erkrankungen findet.

Stereotype Selbstverletzungen

Zur Gruppe der stereotypen Selbstverletzungen gehören rhythmisch wiederholte, gleichförmig starr ablaufende Selbstverletzungen wie sich beißen, kratzen, Augen-, Nasen- und Ohrenverletzungen oder das Schlagen des Kopfes, was mitunter bei Menschen mit schweren Entwicklungsstörungen und intellektuellen Beeinträchtigungen vorkommt.

Zwänge

Zwanghaftes selbstverletzendes Verhalten ist vor allem bei leichten selbstverletzenden Verhaltensweisen wie Nägelbeißen oder Haarausreißen anzunehmen, die einen eher zwanghaft-impulsiven Charakter haben und häufig als Verhaltensstörungen oder Auffälligkeiten klassifiziert werden.

Impulsives selbstverletzendes Verhalten

Zur Gruppe des impulsiv selbstverletzenden Verhaltens gehören das Schneiden, Ritzen oder Verbrennen der Haut sowie andere eben genannte Verletzungen, die episodisch oder wiederholt auftreten und in der Regel leicht oder mittelschwer, jedoch nicht lebensgefährlich sind. Die meisten Jugendlichen, denen Sozialarbeiter und Pädagoginnen begegnen, dürften am ehesten in diese Kategorie fallen.

Ursachen selbstverletzenden Verhaltens

Warum fügen sich Menschen solche Verletzungen zu? Wenn man sie fragt, wird u.a. genannt, dass sie aufgestaute Gefühle herauslassen, Ärger loswerden, das Innere des Körpers spüren oder sich selbst bestrafen wollen. Eine Faktorenanalyse (vgl. Petermann 2009, 58) ergab, dass neun Faktoren von ausschlaggebender Bedeutung sind: Die Verminderung dissoziativer Symptome, die Verminderung von Stress und Anspannung, das Kontrollieren aufsteigender Erinnerungen und Flashbacks (beispielsweise im Rahmen eines PTBS), die Demonstration von Hilfsbedürftigkeit, die Sicherstellung von Sicherheit und Schutz, Ausdruck und Entlastung von Elend und Verzweiflung, Verminderung von Wut, Selbstbestrafung sowie die Verletzung von sich selbst anstelle von anderen (Auto- statt Heteroaggression). Letztlich geht es also um Selbstregulation, Bewältigung von Lebensereignissen sowie soziale Funktionen. Bei der Selbstregulation wiederum geht es zum einen darum, die eigenen Gefühle wahrzunehmen, zum anderen, sie zu regulieren. Viele der Betroffenen haben große Mühen, eigene Gefühle wahrzunehmen, als solche zu differenzieren oder zu benennen. Die Gründe liegen häufig in einer Biographie, die durch große emotionale Not und schwere Traumatisierung geprägt ist, so dass Gefühle abgespalten wurden. Statt differenziert wahrgenommener Gefühle bleiben ein diffuser Schmerz und eine kaum auszuhaltende Spannung, die durch selbstverletzendes Verhalten kanalisiert und auf ein schmerzhaftes Geschehen fokussiert werden kann. Dabei können negative Gefühlszustände, vor allem Erregung, Angst, Depression u.a.m. beendet werden.

Kick Der Kick, der in der Selbstverletzung oder beispielsweise der Erfahrung von über die Haut rinnenden Blutes liegt, kann auch lustbetont erlebt werden – insbesondere, weil dabei Endorphine ausgeschüttet werden –, so dass es auch um die Zufuhr positiver Gefühle gehen kann. Zudem gewinnt der Betroffene den Eindruck, sein Verhalten wirksam steuern zu können, wenigstens in der Zufuhr eigener Verletzungen. Letztlich ist selbstverletzendes Verhalten, wie auch Drogengebrauch, der (wenn auch untaugliche) Versuch, schwerste emotionale Anspannungen zu heilen. Und ähnlich wie bei stoffgebundenen sowie anderen nicht stoffgebundenen Süchten kann selbstverletzendes Verhalten in einer Weise auftreten, die an Abhängigkeit denken lässt.

Selbstregulation Zur Selbstregulation gehört auch das Phänomen, dass selbstverletzendes Verhalten sowohl als Selbstbestrafung als auch als Selbstfürsorge verstanden werden kann. Denn zum einen hat ein Verhalten, bei dem man sich selbst Schmerzen zufügt, sicherlich ein strafendes Moment. Andererseits wird in der anschließenden Wundpflege und Beachtung des Körpers auch ein selbstfürsorgliches Element deutlich. Eine Reihe der Betroffenen hat, beispielsweise nach früher erlebtem sexuellen Missbrauch oder anderer Traumen, das latente Gefühl, sich zu wenig gewehrt, zu wenig deutliche Abwehr gezeigt oder sich anderweitig vermeintlich (keineswegs real!) „mitschuldig“ gemacht zu haben. Auch für Gewaltopfer ist es mitunter erträglicher, an dem Erlittenen selbst „mit Schuld zu sein“, als sich das ganze Ausmaß des ihm angetanen Unrechts bewusst zu machen. In diesen und anders gelagerten Fällen resultiert die Selbstbestrafungstendenz also aus unbewältigten Scham- und Schuldgefühlen, die so heftig werden können, dass sie mit Hilfe selbstverletzenden Verhaltens bekämpft werden.

Sich selbst spüren Und schließlich kann selbstverletzendes Verhalten auch dazu verhelfen, sich wieder selbst zu spüren. Dies gilt insbesondere für das Phänomen der Dissoziation. Hierunter versteht man zum einen eine Störung und Unterbrechung des Bewusstseins (beispielsweise Amnesie), zum anderen eine Störung des Erlebens der eigenen Person und der Umwelt im Sinne einer dissoziativen Identitätsstörung, Depersonalisation und Derealisation, häufig im Gefolge von traumatischen Erlebnissen. Möglicherweise können Menschen sich selbst verletzen, um solche Zustände aktiv zu beenden und sich wieder selbst zu spüren.

Biographische Faktoren Selbstverletzendes Verhalten kann angewandt werden, um Ereignisse aus der Vergangenheit zu bewältigen bzw. zu reinszenieren. Wie weiter unten noch zu zeigen ist, hat es manchmal einen „guten“ (zumindest verständlichen) Grund, dass sich jemand, der schwer verletzt wurde, Einzelaspekte dieses Geschehens immer wieder in Erinnerung ruft bzw. reinszeniert, so dass die körperlichen Narben mitunter Symbole für das seelisch Erlittene sind. Aber auch aktuelle Ereignisse und Life-Events, sofern sie mit unerträglichen Spannungen und inakzeptablen Gefühlen, vor allem Scham- und Schuldgefühlen, einhergehen, können zu einer akuten Form selbstverletzenden Verhaltens führen, was Entlastung bringt. Der Versuch, Emotionen durch selbstverletzendes Verhalten zu regulieren sowie starke negative Gefühle wie Wut, Scham oder Selbstverachtung zu betäuben bzw. zu kompensieren, ist letztlich aber nicht heilsam, sondern dysfunktional, weil die zugrunde liegenden Probleme nicht gelöst werden und die einzige Bewältigungsmöglichkeit letztendlich das selbstverletzende Verhalten ist.

Soziale Funktionen selbstverletzenden Verhaltens

In sozialer Hinsicht kann selbstverletzendes Verhalten vier Funktionen haben: Zum einen ist es eine Form, über Gefühle zu kommunizieren, wenn dies in direkter Form nicht möglich ist. Zum anderen erhält man Aufmerksamkeit und Zuwendung. Dabei sollte man jedoch bedenken, dass dieser appellative und von der Umwelt oft auch mit zunehmender Ungeduld wahrgenommene Charakter selbstverletzenden Verhaltens zumindest aus der Sicht der Betroffenen oft von untergeordneter Bedeutung ist – mitunter verheimlichen sie ihre Selbstverletzungen und schämen sich dieses Verhaltens. Selbstverletzendes Verhalten kann auch Nähe und Distanz regulieren. Einerseits kann es heftige Mitleidsreaktionen und Fürsorgeverhalten der Umwelt hervorrufen, andererseits kann es auch abstoßend wirken. Im ersten Fall kommt es also zu helfendem, im zweiten zu distanziertem Verhalten. Jedenfalls können soziale Aktionen beeinflusst oder – in der Wahrnehmung des Betroffenen – kontrolliert werden, eine Erfahrung, die die Klienten/Patienten sonst häufig nicht haben.

Selbstverletzendes Verhalten in Peer-Gruppen

Und schließlich kann selbstverletzendes Verhalten auch in seiner sozial nicht akzeptierten Form Ausdruck von Gruppenzugehörigkeit sein, was insbesondere für jugendliche Peers gilt, wenn sie in ihrer Gruppe nicht als Außenseiter gelten wollen – dies muss insbesondere von pädagogischen und sozialarbeiterischen Begleitern sich selbst verletzender Jugendlicher beachtet werden.

Selbstverletzendes Verhalten und geistige Behinderung

Menschen mit intellektuellen Beeinträchtigungen und schweren Behinderungen sowie genetischen Fehlbildungssyndromen und Stoffwechselstörungen zeigen mitunter unterschiedliche selbstverletzende Verhaltensweisen wie Sich-beißen, Kopfschlagen, Ausreißen von Haaren etc.

Diese zum Teil schweren und auch die Eltern sehr belastenden selbstschädigenden Verhaltensweisen können unterschiedliche Ursachen wie beispielsweise Schmerzzustände (Ohrenschmerzen, Zahnschmerzen, an die unbedingt gedacht werden muss!), aber auch häufiger zu vermutende Spannungs- und Erregungszustände emotionaler Art haben. Häufig werden sie als eher stereotypes selbstverletzendes Verhalten oder eher instrumentell eingesetztes Verhalten klassifiziert.

Dabei kann selbstverletzendes Verhalten als Reaktion auf bestimmte Gegebenheiten (z. B. unangenehme Anforderungen) auftauchen und damit eine Funktion im systemischen Kontext haben. Es kann beispielsweise dem Durchsetzen eigener Wünsche oder der Vermeidung unangenehmer Situationen dienen. Stereotypes selbstverletzendes Verhalten kann auch auf Kompensation von Unterstimulation hinweisen (insbesondere kann das Reizen des Gleichgewichtssinns als lustvoll erlebt werden und Unterstimulation teilweise kompensieren, was das häufige Kopfschaukeln erklären würde).

3.1.3 Akute Notfälle und Kriseninterventionen

Die 25-jährige Frau Müller (Namen und Rahmendaten geändert) lebt in einer betreuten Wohngruppe. Nach mehreren Suizidversuchen sowie rezidivierenden selbstverletzenden Verhaltensweisen wurde eine emotional instabile Persönlichkeitsstörung vom Borderline-Typ diagnostiziert.

Eines Nachmittags wirkt sie auf die begleitende Sozialpädagogin abwesend, desinteressiert und sehr angespannt. Sie zieht bewusst ihr Sweatshirt an den Armen herunter und weigert sich, die Arme begutachten zu lassen. Zwei Stunden später (die Sozialpädagogin hat inzwischen ihren Kollegen informiert) inspizieren beide die Arme, als beim gemeinsamen Abendessen die Ärmel verrutschen, und stellen tiefsitzende, inzwischen wieder blutende Schnittverletzungen fest. Frau Müller rennt daraufhin weg, schließt sich in das Zimmer ein, welches nur mithilfe eines weiteren, via Alarmpieper informierten Kollegen geöffnet werden kann. Man nimmt ihr eine Rasierklinge weg, woraufhin sie sich zunächst in die entstandenen Wunden beißt, bis auch dies durch Festhalten des Kopfes verhindert wird. Chilischoten und eine kleine Ammoniakampulle sorgen für geschmackliche und geruchliche Reize, die sie ablenken und etwas zugänglicher machen, zumal sie das Prozedere kennt. Der inzwischen eingetroffene Bereitschaftsarzt gibt ihr mit ihrem Einverständnis ein beruhigendes Mittel, das nach einiger Zeit wirkt. Insgesamt wirkt Frau Müller nun erleichtert, und auf dem Weg zur ambulanten Wundversorgung kann sie der Sozialpädagogin erzählen, wie stark ihr innerer Druck war, und dass sie inständig hoffe, trotz dieses (wiederholten) Vorfalls in der Wohngruppe bleiben zu können.

In einem später stattfindenden längeren Reflexionsgespräch kann auch die Sozialpädagogin über ihre eigene Anspannung in dieser akuten Krisensituation berichten. Im Team spricht man über weitere Präventivmaßnahmen und strukturelle Regeln (Notfallplan, Notfallkoffer, s. u.), und in den Folgetagen kommt es zu pädagogischen Gesprächen mit Frau Müller.

Auslöser und Trigger

Sehr unterschiedliche Anlässe und Situationen können selbstverletzendes Verhalten auslösen (wobei die Auslöser oft andere Faktoren als die Ursachen sind). Häufig sind es allgemein stressende Situationen sowie Trigger (Schlüsselreize), die zu selbstverletzendem Verhalten führen. In einer Triggeranalyse kann mitunter im Nachhinein der Betroffene selbst feststellen, was ihn in einen solchen Spannungs- und Erregungszustand gebracht hat. Es kann sich um bestimmte Worte, Gerüche, Situationen oder Bedingungen im Umfeld handeln, die ihn (oft unbewusst) an frühere Traumatisierungen erinnern oder einen Flashback (vgl. Kapitel 1.3, Trauma) hervorrufen. Auch können innere Gedanken, Gefühle oder Körperzustände, oft als Reaktion auf äußere Bedingungen, als Auslöser angegeben werden. Wenn solche Auslöser erkannt werden, können – wenigstens prinzipiell – Skills und Fähigkeiten erworben werden, entweder solchen unangenehmen Reizen zukünftig auszuweichen oder den dadurch ausgelösten Stress anderweitig zu regulieren.

Achtsamkeit

Dies setzt Achtsamkeit voraus, und gerade die fällt dem hier beschriebenen Personenkreis oft schwer. Achtsamkeit, also die Fähigkeit, seine Aufmerksamkeit zu kontrollieren und zu fokussieren, muss ebenso wie die Emotionsregulation, also die Fähigkeit, die eigenen Gefühlsreaktionen zu beeinflussen und zu kontrollieren, gelernt werden. Dies spielt nicht nur in der Psychotherapie, insbesondere der dialektisch-behavioralen Therapie (DBT), auf die weiter unten noch eingegangen wird, eine Rolle, sondern auch schon im pädagogischen Alltag im Vorfeld und in der Nachbereitung von Krisensituationen wie der eben beschriebenen. Dabei ist es in der Regel nicht möglich, im akuten Krisenfall Achtsamkeit einzufordern. Achtsamkeitstraining sollte vielmehr als regelmäßige Alltagsübung stattfinden. So können bei Achtsamkeitsspaziergängen Umweltsituationen und Reize bewusst wahrgenommen und beschrieben werden – beispielsweise blühende Blumen, Wind und Wetter usw. Auch das eigene Verhalten (Was tue ich? Was sehe ich? Was empfinde ich?) gehört zu einer solchen Achtsamkeitsübung. Und auch die eigene Bewegung oder der eigene Atem kann beobachtet und beachtet werden, wobei die Aufmerksamkeit ganz im „Hier und Jetzt“ ist. Wenn es zunehmend möglich ist, im Alltag solcherlei Beobachtungen zu machen, kann die Achtsamkeit eventuell auch in Stress-Situationen genutzt werden, um zu beschreiben, welche anflutenden Gefühle in welchen konkreten Stress-Situationen und bei welchen Stressoren (Triggern) entstehen. Diese Gefühle sollen nicht beseitig werden (was übrigens unmöglich ist), sondern es geht darum, einem solchen Gefühl in „freundlicher Akzeptanz zu begegnen“ (Scherwath und Friedrich 2012, 147). Wer unangenehme Situationen oder Stressoren als solche erkennt, kann versuchen, ihnen frühzeitig auszuweichen. Kommt es zu zunehmender Übererregung, können Atem- und Körperübungen möglicherweise zur Distanzierung und Selbstberuhigung beitragen.

Bewegung

Bewegung ist ein probates Mittel zur Dämpfung von Erregung. Neben dem Gehen, Springen oder Laufen wird u. a. das Stampfen mit den Füßen, das Schwingen von Armen, Ausgiebiges Dehnen und Strecken, beide Hände an den Fingerspitzen mehrfach zusammenzudrücken oder die Handflächen gegeneinander zu stemmen empfohlen. Schließlich können Ablenktechniken hilfreich sein, bei denen die Aufmerksamkeit gezielt auf etwas anderes umgelenkt wird – beispielsweise kann man den Raum um sich herum beobachten, als müsse man jemandem genau beschreiben, was sich im Raum befindet und wie es angeordnet ist. Auch Zählaufgaben (Wie viele Kacheln hat die Küchenwand?) u. a. m. können ablenken.

Sensorische Ablenkung

Wird der Drang, sich selbst zu verletzen, aufgrund der ihm zugrunde liegenden Erregungszustände immer mächtiger, können starke Sinnesreize auf verschiedenen Sinneskanälen hilfreich sein. Taktil-kinästhetisch kann der Tastsinn angetriggert werden, indem beispielsweise mit einem Eiswürfel der Unterarm stimuliert wird. Auch das Kneten eines Igelballs über die Haut, das Schnipsen eines Gummibandes auf die Haut oder das Abschrubben der Haut mit einer Bürste sowie das heiße oder kalte Duschen / Baden können hilfreich sein. Der Geschmackssinn kann durch etwas Scharfes (Chilischote, Senf, Meerrettich), Bitteres (Kräuter) oder Saures (Zitrone) gereizt werden. Olfaktorisch (geruchlich) können Ammoniak oder Essig den Geruchssinn reizen. Der Hörsinn kann durch laute, manchmal auch disharmonische Töne oder Klänge, passiv rezipiert oder selbst produziert, gereizt werden. Oft sind solche sensorischen Skills geeignet, Stress zu reduzieren.

Ressourcen nutzen

Aber abgesehen von der taktilen Reizung im Sinne einer Ablenkung und Überstimulation können auch Ressourcen entdeckt bzw. genutzt werden, indem beispielsweise ein Lieblingsparfüm gerochen, ein Erinnerungsfoto angeschaut, ein Lieblingsgedicht gelesen, ein Lieblingsessen zubereitet und gegessen, eine Imaginationsübung durchgeführt oder ein geliebter Mensch angerufen wird. Kuscheltiere, Mandalas, ein warmes Bad, ein Spaziergang u.v.a.m. stellen weitere Ressourcen dar, die als angenehm erlebte Alternativen genutzt werden können. Und schließlich können Alltags-Skills im Sinne einer Ablenkung hilfreich sein – jedenfalls im Vorfeld selbstverletzenden Verhaltens. Das Bügeln eines T-Shirts, das Abwaschen von Geschirr o.a.m. wären hier zu nennen.

Notfall-Liste und Notfallkoffer

Nicht im akuten Notfall, wohl aber im pädagogischen Alltag, kann eine Notfall-Liste angelegt werden, bei der sich der Klient/die Klientin, ggf. mithilfe eines Pädagogen, klar wird, welche Schritte in der Krise sich als hilfreich bewährt haben und in Zukunft angewandt werden können, wobei die Liste so konkret wie möglich sein sollte (also beispielsweise, welche Freundin angerufen wird, oder welches Aroma-Öl als wohltuend erlebt wurde). Das Zusammenstellen eines Notfallkoffers, in dem sich möglicherweise das entsprechende Aroma-Öl, eine CD/ein MP3-Stick, ein Igelball, eine Ammoniakampulle etc. befinden, erhöht das Gefühl der Selbstwirksamkeit des Betroffenen und trägt dazu bei, im akuten Notfall eine Alternative zu selbstverletzendem Verhalten zu haben. Auch Entspannungs- sowie Imaginationsübungen können bei entsprechendem Training hilfreich sein: Wenn bestimmte, beunruhigende Gedanken einem Sorgenpüppchen anvertraut oder in einen imaginierten Tresor eingeschlossen werden können, kann das bei Geübten möglicherweise Stress reduzieren. Auch die Imagination, sich die aktuellen Sorgen als einen Fernsehfilm vorzustellen, kann hilfreich sein, vor allem, wenn es eine „Fernbedienung“ gibt, mithilfe derer die Intensität des Tons leiser gestellt oder sogar das Programm gewechselt werden kann – solche Übungen sind allerdings schon an der Grenze von pädagogischen zu therapeutischen Maßnahmen, auf die im Folgekapitel näher eingegangen wird.

Im oben geschilderten Fallbeispiel übernahmen die begleitenden Pädagogen Verantwortung an der Stelle, an der es die Betroffene selbst nicht mehr tun konnte. Im Nachhinein fühlte sie sich – bei allem initialen Widerstand – dadurch erleichtert und entlastet. Das Festhalten des Kopfes, das Wegnehmen der Rasierklinge, das Öffnen der Ammoniakampulle sind in diesem Zusammenhang sicherlich heftige Interventionen, die der Klientin aber jeweils erklärt wurden und in der konkreten Situation angemessen waren. Zudem befähigte ein gut strukturierter und bereits vorhandener Krisenplan (Stichwort: Notfallpiepser) ein abgestimmtes kollegiales Vorgehen. Manchmal kann auch eine kurzfristige medikamentöse Therapie notwendig und hilfreich sein, wenngleich dies die Ultima Ratio sein sollte.

Wundversorgung

Die Wundversorgung und Wundpflege hingegen sind obligate Maßnahmen, wobei Wunden von oberflächlichen Kratzern bis zu großen Schnitten in der tieferen Haut reichen können. Letztere sind ebenso wie Brandwunden ärztlich zu behandeln. Bei weniger tiefen Wunden mag eine Desinfektion, eine Versorgung mit Wundsalbe sowie ein Verband reichen, während tiefere und klaffende Wunden chirurgisch versorgt werden müssen (Abtragung von abgestorbenem Gewebe, Desinfektion, Kleben oder Nähen). Auch an eine Tetanus-Prophylaxe sollte gedacht werden.

Darüber hinaus ist die Versorgung der Wunde und die Pflege der Haut auch ein Zeichen der Fürsorge für den Betroffenen, das nicht unterschätzt werden darf.

Ursachenklärung

Nach der akuten Krisenintervention gilt es, sich mit dem Betroffenen Gedanken zu machen, wie zukünftig mit Stress, Belastung, sich anbahnendem selbstverletzenden Verhalten und den damit verbundenen Krisen umgegangen werden soll. Stichwortartig seien hier einige Aspekte aufgezeigt: Hinter jedem Verhalten, auch selbstverletzendem Verhalten, steht eine positive Absicht, eine Funktion oder ein „guter Grund“ (was nicht bedeutet, dass dieses Verhalten sinnvoller Weise beibehalten werden sollte). Die Fragen danach, wann man selbstverletzt wurde, welche Stressoren es abzuwenden gilt, warum die Schmerzempfindung emotional gut tut und es möglicherweise eine problematische, aber immerhin eine denkbare und offensichtlich akut erfolgversprechende Form der Selbstregulation ist, sollte – wenn nicht wertschätzend, so doch zumindest respektierend – konnotiert werden. Erst dann kann man sich nach Alternativen umsehen. Selbstverletzendes Verhalten ist also nichts, was mit Schuld zu tun hat oder dessen man sich schämen sollte. Stattdessen ist es Ausdruck tiefer Not und eine Art der Ersten Hilfe, die allerdings verändert und verbessert werden kann.

Resilienzfaktoren

Allerdings gilt es, nicht nur die Probleme zu fokussieren, sondern sich auch der eigenen Stärken, Kräfte, Schutzfaktoren bewusst zu werden – kurz dem, was in Fachkreisen als Resilienzfaktoren gesehen wird. Was sind meine Stärken, welche Hilfen stehen mir zur Verfügung, was kann ich nutzen? Gab es etwas, was ich als Kind besonders genossen habe, etwas, was mir als Jugendlicher ordentlich viel Power gegeben hat, eine Geschichte, ein Essen, eine Begegnung, an die ich mich gerne erinnere, einen Lieblingstext, eine Lieblingssüßigkeit, Fotos von einem geliebten Ort und was dergleichen Symbole mehr sind? Auch ein Kuscheltier (oder ein reales Tier) kann Kraftquelle sein. Insbesondere allerdings ist das Wiedererlangen von Selbstwirksamkeit von Bedeutung – was kann jemand bereits gut, wo fühlt er sich sicher, was macht ihm Spaß, welche Ressourcen hat er? Auch das gemeinsame Erarbeiten von Alltagsregeln und Alltagsgestaltung (wann ich aufstehe oder ins Bett gehe, wie ich leben möchte, gemeinsame Regelwerke) können ein Beitrag zu zunehmender Selbstwirksamkeit sein.

Regulation von Nähe und Distanz

Dient selbstverletzendes Verhalten (im Einzelfall) auch der Regulation sozialer Nähe und Distanz (s. o.), so kann auch dies zunehmend thematisiert und durch andere Verhaltensweisen und Übungen im Rahmen des Social-Skill-Trainings durchgeführt werden. Insofern spielen die Enttabuisierung des selbstverletzenden Verhaltens und der damit verbundenen Gefühle, das Erkennen der eigenen Befindlichkeit auch in sozialen Kontexten und Spannungssituationen sowie das Einüben neuer sozialer Verhaltensweisen nicht nur im Rahmen der Psychoedukation, sondern auch in Gesprächsgruppen und im Sozialtraining eine große Rolle.

Und schließlich sind allgemeine Aspekte der Lebensführung von Bedeutung – regelmäßige und gesunde Ernährung, ausreichender Schlaf, körperliche Bewegung, der Wechsel von Anspannung und Entspannung (beispielsweise bei Massage oder beim Jogging), Sport – kurz, das Beachten des eigenen Körpers und seiner Bedürfnisse spielen mittelfristig eine große Rolle bei der Stress- und Emotionsregulation.

Letztlich sind Emotionen die empfundene Wahrnehmung körperlicher Zustände. Und da wir uns in einer sozialen Umwelt befinden, kann uns die angenehme, interessante, anregende Begegnung mit Menschen (so sie das ist!) ebenfalls helfen, Stress abzubauen. Soziale Unterstützung, das befreiend-kathartische Gespräch, gemeinsames Lachen, gemeinsame Aktivitäten wie Singen, Improvisationstheater oder der bereits erwähnte Sport können sehr hilfreich sein.

3.1.4 Weitergehende Maßnahmen

Wie wir im Fallbeispiel gesehen haben, ist eine medikamentöse Therapie manchmal nicht zu umgehen. Doch ist dies ein Ausnahmefall – oder sollte es zumindest sein.

Im Vordergrund der Behandlung stehen psychotherapeutische Verfahren. Grundsätzlich werden vor der eigentlichen Behandlung klare Regeln und Vereinbarungen festgelegt, in denen Krisenpläne erstellt werden, was bei akuter Suizidalität bzw. akutem selbstverletzenden Verhalten zu tun ist. Vorranging geht es zunächst darum, eine suizidale Gefährdung auszuschließen. Dann folgen schwere Selbstverletzungen und therapiegefährdende Verhaltensweisen, die es zu vermeiden gilt. Erst dann werden belastende Ereignisse oder Konflikte im Leben und Umfeld des Patienten thematisiert und erst, wenn auch hier eine gewisse Stabilität erreicht ist, können die eigentlichen, zugrunde liegenden Themen fokussiert werden. Das soziale Umfeld, insbesondere die Eltern, aber auch – falls sich ein Klient in einer pädagogischen Einrichtung befindet – die pädagogischen Mitarbeiter und Bezugspersonen werden mit einbezogen, zumal der Pädagogik und sozialen Maßnahmen eine außerordentlich wichtige Bedeutung zukommt.

Dialektisch-behaviorale Therapie

Zwar gibt es eine ganze Reihe prinzipiell geeigneter psychotherapeutischer Verfahren, doch hat sich die dialektisch-behaviorale Therapie (DBT) in der Behandlung nicht nur von Borderline-Störungen, sondern auch von suizidalen und insbesondere selbstverletzenden Verhaltensweisen als besonders wirksam erwiesen. Ihr liegt die biosoziale Theorie der Persönlichkeitsstörung nach Linehan (1987) zugrunde, der zufolge selbstverletzendes Verhalten eine unangemessene Form der Problembewältigung darstellt. Einerseits also ist selbstverletzendes Verhalten eine verständliche Reaktion auf eine unerträgliche Belastung, andererseits ist dieses Verhalten dysfunktional und auf Dauer schädlich. Unabhängig von sonstigen Problemen im Leben des Patienten geht es zunächst darum, dieses Verhalten zu verändern, wobei in einer Vorbehandlungsphase die Motivation zur Therapie im Vordergrund steht. In einer ersten Phase der eigentlichen Behandlung sollen suizidale und selbstverletzende Verhaltensweisen fokussiert (allerdings nicht durch Aufmerksamkeit unbewusst verstärkt) werden. Wenn diese Verhaltensweisen nicht mehr dominieren, wird in einer zweiten Phase versucht, die Toleranz für negative emotionale Erlebnisse zu erhöhen. In einer dritten Phase geht es um Selbstachtung, das Erreichen eigener Ziele und die Bewältigung der anstehenden Lebensaufgaben, bevor sich schlussendlich komplexere Probleme, beispielsweise die Beziehung zu anderen Menschen, thematisieren lassen.

Walking the middle path

Eine Besonderheit einer auf Jugendliche abgestimmten Therapie besteht in der Auflösung jugendspezifischer Dilemmata, insbesondere extremen Denkens, Fühlens und Handelns durch das, was die Autorin „walking the middle path" nennt, also die Fähigkeit zur Bereitschaft, Kompromisse einzugehen und einen mittleren Weg zu finden.

Therapie und Pädagogik

Pädagogische Gruppen, die sich nicht primär therapeutisch verstehen, können zum Erlernen sozialer Verhaltensweisen und zum Training von sog. social skills beitragen. Daher ist eine gute Absprache und unproblematische Kommunikation zwischen Pädagogen und Therapeuten dringend erforderlich.

Elternarbeit

Neben den bisher genannten Maßnahmen ist nicht zuletzt die Elternarbeit von Bedeutung. In einem sehr praxisnahen, alltagsorientierten und gut verständlichen Beitrag geht Kaes (2012) auf einige Verhaltensregeln für Eltern von selbstverletzenden Kindern ein und plädiert insbesondere für eine offene, respektierende Kommunikation, gemeinsam verbrachte Familienzeiten, das Einüben positiver Bewältigungsstrategien, das Vermeiden von Leistungsdruck und insbesondere das Entwickeln eigener Gelassenheit, was in der Regel der Unterstützung durch Freunde, mitunter auch professioneller Hilfe, bedarf.

Interdisziplinäre Hilfen

Auch das übrige Helfersystem, beispielsweise die Schule, die Jugendhilfe und die Sozialarbeit sollten mit in Betracht gezogen werden. Verständnisvolle Lehrerinnen und Lehrer sind ebenso wie SchulsozialarbeiterInnen wichtig, wenn es um die Akzeptanz auffälligen Verhaltens, das Entdecken von Problemlagen betroffener Schüler und die richtige Weichenstellung zur Überwindung solcher Krisen geht. Dies gilt auch für die Jugendhilfe und Sozialarbeit, wobei ambulante Maßnahmen bei der Betreuung betroffener Jugendlicher möglicherweise in der Stärkung der Erziehungskompetenz der Bezugspersonen, der Bewältigung familiärer Krisen, der Gestaltung bis dato prekärer familiärer Wohnsituationen, der Realisierung schulischer oder beruflicher Integration oder der Sicherstellung finanzieller Unterstützung und nicht zuletzt in Hilfen zur aktiven Freizeitgestaltung bestehen. Neben ambulanten Maßnahmen wie Erziehungsberatung, Erziehungsbeistandschaft und sozialpädagogischer Familienhilfe können bei schwerwiegenden dysfunktionalen familiären Verhältnissen möglicherweise auch außerfamiliäre Maßnahmen wie die Herausnahme eines betroffenen Jugendlichen aus ungünstigen Familienverhältnissen und die Aufnahme in stationäre Jugendhilfeeinrichtungen, betreute Wohngruppen etc. erforderlich sein. Hier ist eine gute Schulung der Erzieher und Sozialpädagoginnen hinsichtlich der Ursachen, der Funktionen sowie der Bedeutung selbstverletzenden Verhaltens ebenso notwendig wie das Wissen um Krisensituationen und Kriseninterventionen. Letztlich kommt der Sicherheit gebenden, verlässlichen Strukturierung des Alltagslebens und dem Aufbau einer tragfähigen Beziehung eine nicht zu unterschätzende Bedeutung zu, wenn es um die Überwindung selbstverletzenden Verhaltens und das Erlernen adäquaterer Problemlösungsstrategien geht.

Auf einen Blick

- Selbstverletzendes Verhalten ist eine funktionell motivierte Verletzung oder Beschädigung des eigenen Körpers, die beispielsweise in Jugendkrisen, bei traumatischen Belastungsstörungen, Persönlichkeitsstörungen, im Kontext suizidaler Krisen, aber auch im Rahmen schwerer kognitiver Behinderungen auftreten kann.
- Die Verminderung von Stress und Spannungszuständen, Impulsivität und das Verlangen, sich selbst zu spüren, sind wesentliche Teilursachen selbstverletzenden Verhaltens.
- Neben der Analyse von Ursachen und Auslösern (Trigger) kommen im Vorfeld und in der Nachbearbeitung von Situationen mit Selbstverletzung Achtsamkeitsübungen, Bewegung und Sport, das Erstellen einer Notfall-Liste oder eines Notfallkoffers und ggf. pädagogischen oder psychotherapeutischen Hilfen eine große Bedeutung zu.
- Bei akutem selbstverletzendem Verhalten stehen Gefahrenabwehr, Wundversorgung, Ablenkung durch alternative sensorische Reize (Eiswürfel, Chilischote) bzw. alternative Aktivitäten (Lieblingsessen, Musik) sowie emotionaler Beistand im Vordergrund.
- In der pädagogischen Begleitung sind u. a. das Bewusstmachen eigener Stärken sowie die Regulierung von Nähe und Distanz sowie Achtsamkeit für die körperliche und emotionale Befindlichkeit von Bedeutung.
- In der psychotherapeutischen Behandlung hat sich vor allem die dialektisch-behaviorale Therapie (DBT) bewährt.

Multiple-Choice-Fragen zu diesem Kapitel finden Sie unter testfragen.reinhardt-verlag.de

Weiterführende Literatur

Rahn, E. (2011): Basiswissen.: Umgang mit Borderline-Patienten. 2. Aufl. Psychiatrie Verlag GmbH, Bonn

3.2 Suizidale Krisen und akute Suizidgefährdung

3.2.1 Kontext

Das Erkennen und Abschätzen einer suizidären Gefährdung sowie eine schnelle und adäquate Krisenintervention ist mit eine der verantwortungsvollsten Aufgaben von Psychotherapeuten und Psychologen, Ärzten und Sozialarbeitern in Krisenberatungsstellen, unter Umständen auch von Pädagogen und Sozialpädagogen.

Suizidalität bei psychiatrischen Erkrankungen

Pädagogen, Sozialarbeiterinnen und Psychologinnen kommen in den unterschiedlichsten Kontexten potenziell mit Suizidalität in Berührung. In der stationären Psychiatrie sind es vor allem klinische Psychologen, Psychotherapeuten und klinische Sozialarbeiter, die mit möglicher Suizidalität und Suizidgefährdung von Menschen in Kontakt kommen, die an weiteren psychischen Erkrankungen erkrankt sind, insbesondere Depressionen (bei denen das Suizidrisiko bis zu einem Drittel beträgt), heftigsten Angst- und Panikstörungen, Psychosen aus dem schizophrenen Formenkreis (vor allem, wenn innere Stimmen imperativ den Suizid verlangen oder der Verfolgungswahn unerträglich ist), Menschen mit Persönlichkeitsstörungen (dissoziativer, impulsiver oder narzisstischer Art sowie Borderline-Störungen) sowie Menschen mit posttraumatischer Belastungsstörung (PTBS), wenn sie unter unerträglichen Flashbacks, Intrusionen und emotionalen Impulsdurchbrüchen leiden.

Auch im ambulanten sozialpsychiatrischen Bereich sind Menschen dieser Gruppierungen Klienten sozialer, pädagogischer oder psychologischer Begleitung und können in suizidale Krisen geraten.

Im Rahmen einer psychotherapeutischen Behandlung kann es durchaus zu suizidaler Gefährdung kommen, die vom klinisch-therapeutischen Psychologen natürlich als solche erkannt werden muss. Sozialarbeiter hingegen werden vor allem im Rahmen ambulanter und aufsuchender Dienste, beispielsweise im Rahmen des psychosozialen Dienstes, aber auch bei der Betreuung entsprechender Klienten in Wohngruppen mitunter mit suizidalen Krisensituationen konfrontiert. Im Akutkrankenhaus, aber auch in Rehabilitationseinrichtungen oder Beratungsstellen (beispielsweise Aids-Beratungsstellen) können Sozialarbeiter/Sozialpädagogen bzw. Psychologen Menschen begegnen, die aufgrund einer unheilbaren Krankheit wie metastasierendem Krebs oder Aids im fortgeschrittenen Stadium möglicherweise Suizidgedanken haben. Ähnliches gilt auch in der Altenhilfe/Gerontologie, wobei sich insbesondere in der ersten Phase einer demenziellen

Erkrankung, einer Parkinsonerkrankung oder im Rahmen einer Altersdepression Suizidalität einstellen kann. Aber auch Einsamkeit, Isolation, Verlust von nahen Angehörigen sowie das Gefühl, nicht mehr gebraucht zu werden und keinen Sinn im Leben zu finden, können zur Suizidalität beitragen. In der Drogenhilfe begegnen insbesondere der Sozialarbeiterin/dem Sozialarbeiter Menschen mit suizidaler Gefährdung, sowohl in der Drogenberatung als auch im Rahmen der Straßensozialarbeit und anderer, eher niederschwelliger Maßnahmen, mitunter aber auch in Einrichtungen der Drogenhilfe, die auf Abstinenz angelegt sind. Die Kombination von schweren Abhängigkeiten, psychosozialer Verelendung und latenter Suizidalität ist kein seltenes Phänomen.

Jugendkrisen und Suizidalität

Jugendkrisen können ggf. schwere Formen annehmen, und ein Notfall liegt bei schwersten Formen wie bei der akuten Anorexie, Drogenvergiftung, selbstverletzendem Verhalten schwereren Ausmaßes sowie der latenten wie akuten suizidalen Gefährdung vor. Folglich sind suizidgefährdete Jugendliche nicht nur Klienten der Kinder- und Jugendpsychiatrie bzw. Kinder- und Jugendpsychotherapie, sondern auch der Mitarbeiter der Jugendhilfe, sei es in Heimen und Wohngruppen, sei es in Anlauf- und Schutzstellen sowie den familienbezogenen Hilfen in ihrer unterschiedlichen Form (Familien-Krisenhilfe, sozialpädagogische Familienhilfe, Erziehungsbeistandschaft).

Schule

Suizidale Gefährdungen im Rahmen von Pubertätskrisen können auch an Schulen zur Herausforderung werden. Alle Lehrer und Lehrerinnen, insbesondere aber Vertrauens- und Beratungslehrer sowie Schulpsychologen und Schulsozialarbeiter, müssen sich folglich mit dieser Thematik auskennen.

In Krisenberatungsstellen und Krisenzentren sowie in der Telefonseelsorge arbeiten Krisenmitarbeiter unterschiedlicher Professionen, beispielsweise Psychologinnen oder Sozialarbeiter, mit Menschen, die sich in akuten suizidalen Krisen befinden, wobei sie neben ihrer professionellen Grundausbildung eine gezielte Ausbildung zur Krisenintervention absolviert haben (s. u.).

Generell ist in vielen Bereichen der Sozialarbeit auch daran zu denken, dass sich Notlagen der Klienten sozialer Arbeit krisenhaft zuspitzen und zur Suizidalität führen können – beispielsweise im Kontext von Arbeitslosigkeit, Scheidung, Verlust von Freunden und Angehörigen, Perspektivlosigkeit bei Armut und Verschuldung, Heimatlosigkeit und Flucht, Drogenabhängigkeit (s. o.) und vielen anderen schweren, lebensverändernden Ereignissen (Life-Events). Grund genug, dieser existenziellen Herausforderung ein eigenes Kapitel zu widmen.

3.2.2 Grundlagen und Hintergründe

Unter **Suizidalität** versteht man das Bestreben eines Menschen, sein Leben aktiv zu beenden. Eine protrahierte Suizidalität besteht darin, dass man risikoreiches Verhalten an den Tag legt, das zwar nicht akut zum Tode führt, aber a la longue zur Lebensgefährdung beiträgt – beispielsweise chronische Drogenabhängigkeit (evtl. mit zusätzlicher HIV-Gefährdung durch Needle-Sharing). Neben dem vollendeten Suizid stehen Suizidversuche, die etwa 10–100 Mal häufiger vorkommen und eine hohe Dunkelziffer aufweisen.

Suizidversuche können Appellcharakter haben, wobei der Betroffene nicht unbedingt sterben will, aber „so nicht weiterleben möchte und kann". Andererseits kann ein Suizidversuch intentional von Vornherein auf die Beendigung des Lebens angelegt sein. Dabei kann in der Regel aber nicht eindeutig zwischen appellativem und ernstgemeintem Suizidversuch unterschieden werden. Jugendlichen beispielsweise fehlt mitunter das Bewusstsein für Gefahren oder Wirkungen und Nebenwirkungen von Medikamenten.

So hatte ein Suizidversuch, bei dem ein Jugendlicher Herzmittel seines Vaters und Schlafmittel seiner Mutter gleichzeitig einnahm, eher appellativen Charakter. Beide Medikamente an sich wären möglicherweise nicht so gefährlich gewesen, aber ihre synergistische Wirkung führte zu einem lebensbedrohlichen Koma, das nur nach intensivmedizinischer Behandlung überwunden werden konnte.

Andererseits kann eine versehentliche „Unterdosierung" verschleiern, dass es sich um einen sehr ernsthaften Wunsch, das Leben zu beenden, handelte. Auch die Gefahr beigefügter Verletzungen ist nur bedingt aussagefähig: Das sog. „Ritzen", beispielsweise waagerechte Verletzungen an der Handschlagader, führt in der Regel wegen der sofortigen Blutgerinnung nicht zum Tode, im Gegensatz zu längsseitigen Eröffnungen des Blutgefäßes. Da diese Zusammenhänge den meisten Jugendlichen nicht sofort einsichtig sind, kann es hier ebenfalls zu Fehlinterpretationen kommen. Und schließlich können einige Suizidversuche als eine Art „russisches Roulette" verstanden werden, bei denen die Grenzen zwischen Mutprobe, Unfall und Suizid durchaus verwischen können, beispielsweise riskante Autofahrten unter lebensgefährlichen Bedingungen. Menschen mit suizidaler Gefährdung sind in schwersten Krisen und Ausnahmesituationen. In solchen Situationen kann nicht erwartet werden, dass Menschen genau wissen, was sie wollen und zielgerichtet danach handeln. Neben der Möglichkeit, sein Leben zu beenden, haben Suizidversuche auch immer Appellcharakter, beispielsweise wenn auf seelische Not, unzureichende Geborgenheit, Lieblosigkeit, Beziehungslosigkeit oder existenzielle Krisen aufmerksam gemacht werden soll.

Auto- und Heteroaggressivität

Suizidalität hat zum einen eine stark autoaggressive, mitunter aber auch eine heteroaggressive Komponente. Autoaggression zeigt sich darin, dass sich depressive und aggressive Tendenzen gegen das eigene Ich und das eigene Leben wenden. Anstatt mitunter berechtigte Wut an andere zu richten, wird sie, auch als Ausdruck von Aggressionshemmung, gegen sich selbst verwandt. Andererseits implizieren Suizidversuche mit den damit verbundenen Schuldgefühlen naher Angehöriger auch eine indirekte, versteckte Aggression: „Das hast du jetzt davon." Parasuizidales Verhalten besteht in selbstgefährdenden und selbstverletzenden Handlungen, bei denen der eigene Tod zwar nicht angestrebt, dennoch mitunter riskiert wird.

Auslöser

Die auslösenden Anlässe eines Suizidversuches sind oft nicht identisch mit tiefer liegenden Ursachen für die Suizidalität. Bei Jugendlichen beispielsweise sind es mitunter Erwachsenen eher harmlos vorkommende Anlässe: Die vermeintliche Zurücksetzung durch Lehrer oder Eltern, eine abfällige Bemerkung über das Erscheinungsbild, temporärer Liebeskummer u. a. m. Man muss sich aber klarmachen, dass solche, uns abgeklärten Erwachsenen nicht so dramatisch vorkommenden Erlebnisse in der subjektiven Welt des betroffenen Jugendlichen anders aussehen können: So kann ein depressives Verstimmtsein als endlos erlebt werden, und auch das Wissen um die Vergänglichkeit von Liebeskummer ist bei Jugendlichen nicht immer schon ausgereift – „the first cut is the deepest".

Präsuizidales Syndrom

Im Vorfeld des Suizids kommt es häufig zu Einengungen auf verschiedenen Ebenen, wie sie bereits 1953 vom österreichischen Psychiater Ringel als „präsuizidales Syndrom" verzeichnet wurden. Es ist charakterisiert durch Aggressionsumkehr, Suizidphantasien und zunehmende Einengungen.

Situative Einengung

Situativ ist eine solche Einengung, weil der suizidale Mensch in seiner persönlich erlebten Situation keinen Ausweg mehr sieht, dynamisch, weil es in den Beziehungsmustern und den kognitiv-affektiven Prozessen des Erlebens kein flexibles Umgehen mit den vorherrschenden Problemen zu geben scheint. Ein hohes Ideal mit entsprechender Anforderung, ein strenges und rigides Über-Ich, eine schnelle Verunsicherung des Selbstwerterlebens sowie unsichere, ambivalente soziale Beziehungen können weitere Risikofaktoren sein.

B

So habe ich einige Jugendliche kennen gelernt, die nach kleineren Kaufhausdiebstählen, einem Jugendgerichtsverfahren und der Aufforderung, Sozialstunden abzuleisten, suizidal reagierten. Diesem Vorhaben lag regelmäßig zugrunde, dass bereits der Diebstahl als eine Art Mutprobe gesehen wurde, mit der man bei anderen Ansehen und vor sich selbst Selbstwertgefühl erreichen wollte. Mit der Erkenntnis, hier kläglich gescheitert zu sein und gegen soziale Regeln verstoßen zu haben, gesellte sich dann meist ein subjektiv als unerträglich empfundenes Schuldgefühl und vor allem Scham. Das instabile Selbstwertgefühl kam vollends ins Schwanken und führte zu einer subjektiv empfundenen Krise, aus der es vermeintlich keinen anderen Ausweg mehr gab.

Affektive Einengung

In diesem Beispiel kommen neben der situativen und dynamischen Einengung auch affektive Einengung (überwältigende Schuld- und Schamgefühle, Depression), Einengungen der zwischenmenschlichen Beziehungen (Peergruppe, Eltern, Autorität ausstrahlende Instanzen) sowie Einengung des Wertesystems (Ambivalenz und Versagen gegenüber einem Wertekanon, krisenhafter Verlust des Selbstwertgefühls) zum Ausdruck.

Auch Angst vor Verlassenheit, das Gefühl, keine familiären oder sozialen Hilfen mehr zu haben und mit der Situation vollends überfordert zu sein, kann als Risikofaktor angesehen werden.

Ursachen

Ursachen und Anlässe für eine suizidale Gefährdung sind vielschichtig und heterogen. Bei Jugendlichen sind beispielsweise Broken-Home-Situationen, Delinquenz und Strafandrohung, quälende Insuffizienz- und Schuldgefühle, soziale Stigmatisierung und vor allem Identitäts- und Selbstwertkrisen öfter anzutreffende Teilfaktoren eines suizidalen Bedingungsgefüges. Dazu kommt oft ein Versagen bisheriger Problemlösungsstrategien (Coping-Strategien) und das subjektive Gefühl, die als völlig neu erlebte Krise nicht mehr aus eigener Kraft und auch nicht mithilfe sozialer Unterstützung lösen zu können. Auch die Motive, die letztlich zum Suizidversuch führen, sind vielgestaltig: Wie schon erwähnt, spielt der Wunsch nach Hilfe („cry for help“) fast immer eine (wenn auch nicht die einzige) Rolle. Darüber hinaus haben viele Menschen mit suizidaler Tendenz das Bedürfnis, in einer als aussichtslos erlebten Situation Ruhe zu finden. Hoffnungslosigkeit, Todeswunsch, der Wunsch, etwas zu erreichen oder ernst genommen zu werden, aber auch die Flucht vor einer als unentrinnbar empfundenen Situation sind weitere Motive.

Bilanzsuizid

Zunächst sei kurz auf den sog. Bilanzsuizid eingegangen. Der Begriff ist umstritten. Manche Autoren postulieren, dass es ein Recht des Menschen auf die freie Wahl seines Todeseintritts gebe. Und in der Tat ist der Suizidversuch nach deutschem Recht nicht strafbar (wohl aber die unterlassene Hilfeleistung einer weiteren anwesenden Person). Zudem wird postuliert, dass es Lebenssituationen geben könne, wo nach einer ausführlichen Lebensbilanz, beispielsweise angesichts unheilbarer Erkrankung oder anderer schicksalhafter Lebensereignisse, ein Mensch aus freiem Willen zu dem gefällten Entschluss käme, sein Leben beenden zu wollen.

Tölle (2012, 125) fragt jedoch kritisch an, ob der freie Wille immer eindeutig gegeben und auch nachvollziehbar sei. In zahlreichen Situationen können Menschen krankheitsbedingt (beispielsweise bei schweren Depressionen, Psychosen etc.), aber auch durch Isolation, sozial bedingte Hoffnungslosigkeit, prekäre Situationen, Überforderungen in Entscheidungssituationen und Krisen in ihrer Willensfreiheit, der Einschätzung ihrer Situation oder ihrer emotionalen Befindlichkeit so eingeschränkt sein, dass es schwierig wird, von einem freien Willen auszugehen.

Die überwiegende Mehrzahl von Menschen nach einem überlebten Suizidversuch und erfolgreicher Behandlung sowie Änderung ihrer psychosozialen Situation sind letztendlich dankbar, dass sie weiterleben können. Mir selbst ist bei der Begleitung und Behandlung von etwa 20 Jugendlichen nach Suizidversuch innerhalb der nächsten Jahre kein einziger weiterer Suizidversuch der Betroffenen bekannt.

Meiner Ansicht nach ist es also wichtig, grundsätzlich von der Pflicht zur Ersten Hilfe und Hilfe zum Überleben einer Notfallsituation sowie zur Überwindung einer akuten Krisensituation auszugehen. Das schließt nicht aus, sich grundsätzlich darüber im Klaren zu sein, dass man es in allerletzter Konsequenz nicht in der Hand hat, einen Menschen dauerhaft gegen seinen Willen am Leben zu erhalten, und dass man sich auch kein Recht über die Beurteilung suizidaler Menschen anmaßen darf. Würde und Autonomie der Betroffenen müssen also respektiert werden.

Suizid bei körperlichen Erkrankungen

Suizid kann, so wurde bereits gesagt, im Zusammenhang mit körperlich bedingten Erkrankungen auftauchen.

Als unerträglich erlebte Schuldgefühle (beispielsweise nach selbstverschuldetem Autounfall mit Fremdverletzung, im Kontext von Drogenerkrankungen und Kriminalität, Straffälligkeit etc.) können ebenfalls Suizidversuche erfolgen, wobei sich neben die Schuldgefühle auch quälende Schamgefühle einstellen können.

Suizid bei psychischen Erkrankungen / Depressionen

Auch im Zusammenhang mit psychischen Störungen kann es zu Suizidalität kommen. Hier ist in erster Linie an Depressionen zu denken. Das Suizidrisiko bei schweren Depressionen ist etwa 30 Mal höher als bei der übrigen Bevölkerung, so dass bei Depression immer auch an eine potenzielle suizidale Gefährdung gedacht werden muss und umgekehrt jeder Suizidversuch auch an eine Depression denken lässt – die neben der akuten Krisenintervention auch eine mittelfristige antidepressive Behandlung erfordert.

Psychosen

Psychosen, insbesondere aus dem schizophrenen Formenkreis, können mit Suizid einhergehen, wenn im Aufklaren der psychotischen Symptomatik den Betroffenen die Schwere der Erkrankung, die u. a. mit erheblichen Ich-Störungen bis hin zum drohenden Zerfall des Ichs einhergehen kann, bewusst wird. Im psychotischen Schub selbst können es quälende optische oder akustische Halluzinationen sein, wobei insbesondere imperative Stimmen, die dem Patienten befehlen, sich zu töten, ein Problem sind. Aber auch die Angst und die Erregungszustände können als so bedrohlich erlebt werden, dass sie den Betroffenen in den Suizid treiben. Und schließlich sind es – jedenfalls bei der paranoiden Form der Schizophrenie – auch Verfolgungs- und Vernichtungsängste, die sich bis zum unkorrigierbaren Wahn steigern können, die dann möglicherweise den Suizid zur Folge haben.

Suchterkrankungen

Auch Suchterkrankungen können nicht nur zur protrahierten, sondern zur akuten suizidalen Gefährdung führen, insbesondere dann, wenn neben körperlichen Leiden (Leberzirrhose, Nervenschädigungen, HIV-Positivität) Strafverfolgung (beispielsweise bei Drogendelinquenz), Sozialverluste (Scheidung, soziale Isolation, sozialer Abstieg), finanzielle Probleme (Wohnungslosigkeit, Verschuldung, Armut), Schuld- und Schamgefühle sowie akut sich zuspitzende Krisensituationen hinzukommen. Manchmal sind aber auch die Grenzen zwischen parasuizidaler Handlung, Unfall und Suizid fließend, beispielsweise bei der (versehentlichen?) Überdosierung von Heroin.

Suizidalität bei Persönlichkeitsstörungen

Von affektiver Instabilität, Anspannung und starken negativen Emotionen kann bei verschiedenen Persönlichkeitsstörungen, insbesondere der Borderline-Persönlichkeitsstörung, dissoziativen Störungen und narzisstischen Störungen sowie bei den posttraumatischen Belastungssyndromen ausgegangen werden. All diese Störungen können zusätzlich mit depressiven Störungen einhergehen. Darüber hinaus kommt es häufig zu impulsiven und unvermittelt auftretenden Suizidgedanken, wenn überbordende Emotionen nicht ausgehalten werden können. Ziel ist es primär nicht, sein Leben zu beenden, sondern den als unerträglich erlebten emotionalen Spannungszustand zu beenden und Erleichterung zu empfinden.

Suizidalität in Kränkungssituationen

Kränkungssituationen sind vor allem bei Menschen mit narzisstischer Persönlichkeitsstörung (Teil) Ursachen suizidaler Gedanken. Das Verlassenwerden von einem geliebten Partner (oder die Befürchtung, verlassen zu werden) kann das Selbstbild und das Selbstwertgefühl derartig erschüttern, dass es zu einem unerträglichen Krisenzustand kommt, aus dem der Patient keinen anderen Ausweg als den Suizid zu sehen vermag. Und schließlich können suizidale Gedanken und Suizidimpulse auch im Rahmen akuter psychosozialer Krisen bzw. als Folge unbewältigter Stress- und traumatischer Situationen auftauchen, wie das häufig auch bei Klienten in Krisenberatungsstellen der Fall ist. Überschuldung, Arbeitslosigkeit, Partnerschaftskonflikte, aber auch die bereits erwähnten Jugendkrisen sind hier als Beispiel zu nennen.

3.2.3 Akute Notfall- und Krisenintervention

Warnsymptome Warnsymptome für eine suizidale Gefährdung sind u. a. gezielte oder ungezielte Suiziddrohungen (Merke: Jede Suizidankündigung muss ernstgenommen werden!), selbstabwertende Gedanken, Suizidphantasien oder Vorbereitungen suizidaler Art. Auffällig ist aber auch eine plötzliche, scheinbare Gelassenheit, die „Ruhe vor dem Sturm“, obwohl sich an der Problematik nichts geändert hat (dies kann darauf hinweisen, dass der Suizidant Erleichterung spürt, nachdem er sich endlich zum Suizid entschlossen hat). Die Einschätzung der Suizidalität ist also von außerordentlich großer Bedeutung. Dabei versteht man unter basaler Suizidalität allgemeine Faktoren (beispielsweise die Zugehörigkeit zu Risikogruppen), aber auch Umfang und Art psychischer Grunderkrankungen oder impulsives Verhalten in der Vorgeschichte sowie Suizidalität in der Familie. Mitunter nämlich können familiäre Kommunikationsstrukturen oder andere familiäre Faktoren einen Beitrag zur Suizidalität leisten. Manchmal glauben beispielsweise Jugendliche, sich nur mit solch drastischen Aktionen wie einem Suizidversuch Gehör verschaffen zu können, insbesondere in Familien, in denen bereits andere Angehörige Suizidversuche unternommen haben.

Risikofaktoren Nicht ein einzelner Hinweis, sondern das Zusammentreffen mehrerer Risikofaktoren sowie dann insbesondere die Analyse der akuten Krisensituation ermöglichen also eine Einschätzung der Gefährdung. Dabei sollten Suizidphantasien und Suizidpläne offen und direkt angesprochen werden, nicht nur um eine klare Einschätzung der Gefährdung zu ermöglichen, sondern weil dies oft für die Betroffenen auch entlastend ist. Die mitunter anzutreffende Befürchtung, man könne einen suizidalen Menschen erst durch ein solches Ansprechen auf

„dumme Gedanken" bringen, ist unbegründet. Natürlich sollen solche Fragen behutsam gestellt werden („Sie wirken so verzweifelt – haben Sie mitunter daran gedacht, sich das Leben zu nehmen?"). Aber auch Fragen, die darauf zielen, die Situation etwas genauer einzuschätzen, sollten zwar klar, aber dennoch taktvoll gestellt werden: „Sind die Suizidgedanken ständig präsent, oder denken Sie manchmal an anderes? Haben Sie Sorge, die Kontrolle über das, was geschieht, zu verlieren? Gibt es etwas, was Sie davon abhält oder abgehalten hat, sich das Leben zu nehmen?"

Haltung des Krisenhelfers

Es ist nicht nur wichtig, dem Betroffenen respektvoll entgegen zu kommen, sondern auch, ein Verständnis für seine Not (die von ihm erlebte Aussichtslosigkeit seiner Situation und auch seiner Suizidgedanken oder Suizidpläne) zu geben. Vorwürfe, moralisierendes Verhalten, wertende Kommentare oder vorschnelle Tröstungen („Kopf hoch, das wird schon wieder!") sind fehl am Platz. Stattdessen ist es hilfreich, selbst ruhig zu bleiben, Respekt zu zeigen, keine Grenzen zu überschreiten, Gefühle – auch die von Scham, Schuldgefühlen, Trauer oder Ärger – des Gegenübers zuzulassen und insgesamt dem Betroffenen empathisch und mitfühlend, gleichzeitig ruhig und strukturiert entgegen zu kommen. Eine zugewandte Körperhaltung, Blickkontakt und das Vermeiden von Unterbrechungen (Handyklingeln!) werden als „gerichtete Aufmerksamkeit" bezeichnet. Das Aussprechen der von Patienten beschriebenen, vielleicht noch nicht explizit benannten Emotionen („Das ist für Sie ein Grund großer Trauer") sowie verbal geäußerte Akzeptanz („Bei dem, was Sie durchgemacht haben, verstehe ich Ihren Ärger") sind ebenfalls hilfreich.

Indirekte Suizidhinweise

Indirekte Suizidhinweise finden sich häufig in Äußerungen wie: „Ich kann nicht mehr weiter", „Ich möchte nur noch meine Ruhe haben" oder „Es ist alles so sinnlos". Solche Äußerungen thematisieren häufig die Hoffnungslosigkeit und den Wunsch, endgültig Ruhe zu finden. Außerdem sollten Suizidvorbereitungen wie Abschied von Freunden oder das Verfassen eines Testamentes beachtet und erkannt werden.

Hinsichtlich der zugrunde liegenden Risikofaktoren sollte man sich fragen, wie impulsiv der Klient ist, ob Drogen- oder Alkoholkonsum vorliegt, welche Beziehungsprobleme oder welcher bedeutende Verlust thematisiert werden, ob der Betroffene sozial isoliert ist, ob er unter gesundheitlichen Problemen, körperlichen Schmerzen oder Schlafstörungen leidet, ob es emotionale Spannungszustände wie Scham- und Schuldgefühle, aber auch Ängste, Depressionen oder Wut und Ärger gibt. Auch auf juristische und finanzielle Probleme sollte man eingehen. Die Frage nach bisherigen Versuchen, das Leben zu beenden, Krisen in der Vorgeschichte sowie Suizidalität in der Familie sind ebenfalls wichtige Bestandteile der Hintergrundanalyse.

Hinweise auf unmittelbare Gefährdung

Warnsymptome, die auf eine unmittelbare Gefährdung schließen lassen, sind Andeutungen oder explizite Äußerungen über Suizidgedanken oder Suizidpläne, das Verschenken von persönlichen Gegenständen, das In-Ordnung-Bringen persönlicher Angelegenheiten (einschließlich des Verfassens eines Testamentes), der Rückzug von sonst üblichen Aktivitäten, das permanente Sich-Beschäftigen mit Todesphantasien, heftig geäußerte Gefühle von Hoffnungslosigkeit, Hilflosigkeit und Wertlosigkeit, zunehmende Isolation und emotionale „Nichterreichbarkeit" durch enge Freunde, Verwandte und Bezugspersonen.

Protektive Faktoren

Gleichzeitig sollte man aber auch die protektiven Faktoren, die möglicherweise den Klienten bisher am Leben gehalten haben, nicht vernachlässigen: „Was hat Sie bisher davon abgehalten, sich das Leben zu nehmen?". Solche protektiven Faktoren können Ehepartner, Kinder, Eltern und andere nahe Angehörige sein, für die man vielleicht auch Verantwortung trägt. Religiöse Überzeugungen und Werte- sowie Glaubenssysteme können in schweren Krisen Halt und Schutz vor Suizidalität geben, ebenso soziale Unterstützung und positive Wertschätzung und insbesondere persönliche Beziehungen, vor allem zu Freunden und Partner, aber durchaus auch im Rahmen einer therapeutischen Beziehung zum Krisenhelfer.

Beurteilung der Suizidgefährdung

Letztlich geht es also darum, den Grad der Suizidalität zu beurteilen. Neben der Frage, ob der Klient einer Risikogruppe angehört, und ob er oder jemand in seiner Familie bereits einen Suizidversuch unternommen haben, geht es auch um die konkreten Suizidgedanken und die Frage, ob sie bewusst herbeigeführt werden oder sich gegen den Willen des Betroffenen aufdrängen. Auch das Ausmaß der situativen und psychodynamischen Einengung gilt es abzuschätzen. Sodann ist zu eruieren, wie konkret die Vorbereitungen des Suizids vorangeschritten sind, und wer um Suizidabsichten weiß. Wichtig ist auch, Suizidmittel zu kennen und ggf. präventiv zu beseitigen – insbesondere sollte der Zugang zu Schusswaffen, aber auch zu tödlichen Drogen bzw. zu Medikamenten verhindert werden.

Krisenintervention

Kommen wir nun zur eigentlichen Krisenintervention. Sie ist zeitlich begrenzt (i.d.R. auf einige Sitzungen) und pragmatisch, wobei sie sich auf das aktuelle Hauptproblem konzentriert. Ihr Ziel ist die Reduktion von Krankheitssymptomen und Leid, die Lösung akuter Probleme und die Verhinderung akuter – insbesondere lebensbedrohlicher – Gefahren, nicht jedoch therapeutische Veränderungen, die sehr viel später erst im Rahmen einer Therapie stattfinden. Krisenintervention ist pragmatisch, direktiv und aktivierend. Der entscheidende Punkt der Krisenintervention besteht zunächst darin, den Betroffenen zu entlasten und ihm zu helfen, Distanz von der als krisenhaft erlebten Situation zu gewinnen. Dabei kann es durchaus notwendig sein, vorübergehend hilfreich und Autorität ausstrahlend und damit entlastend aufzutreten, anstehende Probleme zunächst von Helfern lösen zu lassen und eine akute Gefährdung zu verhindern (was, wie unten noch näher zu erörtern sein wird, manchmal auch eine vorübergehende stationäre Aufnahme erfordert). In einem zweiten Schritt allerdings sollten zunächst einfache, später komplexe Probleme mit dem Klienten zusammen und zunehmend auch durch den Klienten allein gelöst werden. Nach jedem einzelnen Schritt ist mit dem Klienten zu überlegen, welche neuen Erfahrungen er gemacht hat, und was daran neue Lösungsstrategien beinhaltet. Auch kleine Fortschritte können gebührend gewürdigt und positiv konnotiert werden. Da die von den Klienten erlebten Krisen häufig mit sozialen Überlastungssituationen einhergehen, ist es hilfreich, Übungen zur Stärkung der allgemeinen Kompetenz und Sozialkompetenz nicht nur unter therapeutischen, sondern zunehmend auch unter pädagogischen und sozialen Gesichtspunkten zu sehen. Schließlich kommt es auch darauf an, die krisenhaft erlebte, soziale Situation auch ohne suizidale Gefährdung zu bewältigen, oder wenn dies nicht gelingt, rechtzeitig soziale oder therapeutische Unterstützung zu holen. Am Ende einer Krisenintervention sollte auch eine Bilanzierung des suizidalen Vorgangs erfolgen: Welche Vor- und Nachteile hatte der Suizidversuch oder die suizidale Krise, was hat sich seither geändert – auch im sozialen Beziehungsgefüge? Zu dieser Bilanzierung gehört auch, sich klarzumachen, dass nicht nur der Tod, sondern auch bleibende Behinderungen und Verstümmelungen Folgen eines Suizidversuches sein können. Der Preis, der für die vermeintliche Problemlösung durch Suizidversuch zu zahlen ist, ist hoch – und dies sollte den Klienten nicht nur kognitiv, sondern auch emotional bewusst sein. Die Erfahrung, professionelle Hilfe gefunden zu haben, und noch mehr die Erfahrung, teilweise aus eigener Kraft Lösungswege gefunden zu haben, ermöglicht es vielen ehemals suizidalen Klienten, zukünftige Krisen auf andere, adäquatere Weise zu bewältigen.

Anti-Suizid-Vertrag

Die Frage, ob und unter welchen Umständen es sinnvoll ist, mit dem Klienten einen Anti-Suizid-Pakt zu vereinbaren, wird unterschiedlich beurteilt. So meint beispielsweise Stein (2009), dass ein solcher Pakt für sich genommen keinen Suizid verhindern könne. Mitunter könne eine

Vereinbarung, bis zu einem ausgemachten Zeitpunkt nicht Hand an sich zu legen oder sich beim Therapeuten zu melden, sogar den innerpsychischen Druck sowie konsekutive Schuld- und Insuffizienzgefühle verstärken und den Patienten zusätzlich belasten. Andererseits können Fragen oder Vereinbarungen wie „Was tun Sie, wenn die Suizidgedanken wieder zunehmen? Können Sie sich und mir versprechen, sich zu melden, wenn dies der Fall ist?“ einen Beitrag dazu leisten, die Situation für den Klienten und den Helfer sowie die Beziehung zwischen beiden zu klären.

Stationäre Einweisung

In diesem Zusammenhang ist auch darauf hinzuweisen, dass es Situationen gibt, in denen eine ambulante Begleitung eines akut suizidgefährdeten Menschen nicht mehr möglich ist. Eine Indikation zur stationären Einweisung liegt vor, wenn eine erhebliche und akute Selbstgefährdung des Klienten vorliegt, wenn er (möglicherweise abhängige) Personen zu gefährden droht, wenn eine Betreuung, Begleitung oder Überwachung des Patienten aufgrund der aktuellen Belastbarkeit des Umfeldes nicht mehr möglich ist, oder wenn die Bezugsperson hoch ambivalent zum suizidal gefährdeten Menschen steht. Auch eine fehlende ambulante Betreuungsmöglichkeit aufgrund sozialer Isolation des Klienten kann zum Problem werden. Und schließlich ist die Fremdgefährdung im Sinne eines erweiterten Suizids (wenn beispielsweise Kinder oder Partner mit in den Tod genommen werden sollen) als besonders gefährlich anzusehen. Natürlich ist es immer sinnvoll, den Betroffenen von der Notwendigkeit einer stationären Behandlung zu überzeugen („Ich habe in unserem Gespräch den Eindruck gewonnen, dass Sie so verzweifelt sind, dass Sie sich nicht ausreichend schützen können, insbesondere wenn Sie allein sind“). Auch der Hinweis auf eine mögliche Entlastung im Krankenhaus, den Abstand zur Familie oder zur bedrohlichen Situation sollte Erwähnung finden. Und schließlich ist es auch hilfreich, von der eigenen Sorge um den Klienten, dessen Wohlergehen einem nicht gleichgültig ist, zu sprechen.

Wenn die Einsicht des Klienten fehlt, kann eine Einweisung auch gegen seinen Willen erfolgen. Eine solche Unterbringung ohne oder gegen den Willen des Betroffenen ist allerdings nur zulässig,

„wenn und solange durch deren krankheitsbedingtes Verhalten gegenwärtig eine erhebliche Selbstgefährdung oder eine erhebliche Gefährdung bedeutender Rechtsgüter anderer besteht, die nicht einfach so abgewendet werden kann. Die fehlende Bereitschaft, sich behandeln zu lassen, rechtfertigt allein keine Unterbringung.“ (PsychKG des Landes NRW, §11 12/1999).

Die meisten Unterbringungen geschehen freiwillig. Viele Patienten spüren intuitiv, dass eine Entlastung von Aufgaben und eine Distanz zur momentanen Lebenssituation hilfreich und krisenentschärfend sein kann. Der Begleitung zu diesem Schritt, fremde Hilfe, möglicherweise vorübergehend auch stationäre, anzunehmen und in der akuten Krisensituation Distanz von kritischen psychosozialen Situationen sowie dem Wissen, sozialen Schonraum zu suchen, kommt also eine große Bedeutung zu. Innerhalb der aufnehmenden Klinik können – je nach Zustand des Klienten – unterschiedliche Maßnahmen notwendig sein. Sind suizidale Patienten nach Ansicht erfahrener Ärzte und Psychotherapeuten fähig, sich an Absprachen zu halten, kann eine Aufnahme auf eine offene Station mit regelmäßigem Sichtkontakt (beispielsweise jede Stunde) und eventueller Medikation (z.B. leicht sedierende, angstlösende oder antidepressive Medikation) ausreichend sein. Schwerer suizidal gefährdete Patienten, die sich offensichtlich nicht so ohne Weiteres an Absprachen halten können, jedoch keine erhebliche impulsive Eigen- oder Fremdaggression zeigen, werden ggf. ebenfalls auf eine offene Station aufgenommen, aber vielleicht durch eine Sitzwache (wenigstens in den ersten 24 Stunden) und entsprechende Medikation begleitet und betreut. Bei schwerster Suizidalität ohne Behandlungseinsicht und Absprachefähigkeit sowie starken autoaggressiven Tendenzen ist die Aufnahme in eine geschützte und damit geschlossene Station einschließlich einer 24-Stunden-Betreuung durch Sitzwache und entsprechenden Medikation bei eventueller Grunderkrankung, z.B. einer Psychose, notwendig. Abgesehen davon gilt es natürlich auch, weitere Gefährdungsmomente, wie beispielsweise eine Drogenintoxikation, zu erkennen und notfallmäßig zu versorgen.

Begleitung vor und nach der Zwangseinweisung

Das Einleiten einer Zwangseinweisung ist nicht nur ein Eingriff in das Persönlichkeitsrecht des Menschen (deswegen auch die hohen rechtlichen Hürden), sondern auch eine Vertrauenskrise zwischen Klient und Krisenhelfer. Umso wichtiger ist es, auch im weiteren Prozedere präsent zu sein, beispielsweise den Klienten zu begleiten und ihn nicht lediglich vom Ordnungsamt oder durch die Polizei ins Krankenhaus bringen zu lassen, sowie sich regelmäßig nach ihm zu erkundigen und eine frühzeitige Entlassung und adäquate Nachsorge zu gewährleisten und die Beziehung wieder aufzunehmen bzw. gar nicht erst abbrechen zu lassen.

3.2.4 Weitere Maßnahmen

Führen als aussichtslos erscheinende äußere Umstände wie soziale Isolation, Arbeitslosigkeit, Verschuldung u. a. m. zu suizidalen Krisen, so können zum einen lösungsorientierte Ansätze, zum anderen emotionsregulierende Interventionen hilfreich sein.

Lösungsorientierte Ansätze

Wie in Kapitel 1.2 (Stress) bereits näher erläutert, geht es im ersten Fall darum, akute Probleme zu lösen und Stress zu reduzieren, beispielsweise einen neuen Arbeitsplatz zu finden, eine Entschuldung einzuleiten, der Wohnungslosigkeit zu begegnen etc.

Emotionsregulierendes Coping

Im zweiten Fall, in dem die Probleme nicht oder noch nicht zufriedenstellend zu lösen sind, geht es darum, dass der Klient besser mit den emotionalen Reaktionen, die die Krise auslöst, zurechtkommt, was als emotionsregulierendes Coping bezeichnet wird. Anders sieht es in der Regel bei zusätzlichen zugrunde liegenden Persönlichkeitsstörungen oder psychischen Erkrankungen aus. Hier ist neben der akuten Krisenintervention oft auch eine weitergehende psychotherapeutische Behandlung vonnöten.

Lebensziele

Darüber hinaus aber gilt es auch, mit dem Patienten zusammen zu überlegen, welche Lebensziele, wichtigen Bezugspersonen oder weltanschaulichen Einstellungen für ihn hilfreich sind („Wofür lohnt es sich zu leben und sich – im Rahmen eines therapeutischen Prozesses – auch zu verändern?“).

Letztlich gilt auch hier, selbst wenn eine weiterführende Therapie nicht zum vollständigen Verschwinden aller Probleme beitragen konnte: Die Erfahrung, professionelle Hilfe gefunden zu haben, und noch mehr die Erfahrung, teilweise aus eigener Kraft Lösungswege gefunden zu haben, ermöglicht es den meisten ehemals suizidalen Klienten, zukünftige Krisen auf andere, adäquatere Weise zu bewältigen.

Auf einen Blick

- Das Erkennen und Abschätzen einer suizidalen Gefährdung sowie eine schnelle adäquate Krisenintervention ist eine der verantwortungsvollsten Aufgaben in der Psychologie und Sozialen Arbeit.
- Appellative und auf das Beenden des eigenen Lebens gerichtete Intentionen sind meist nicht eindeutig oder scharf voneinander zu trennen. Daher muss jede suizidale Absichtsäußerung und jede (para-)suizidale Handlung ernstgenommen werden.

- Das sog. präsuizidale Syndrom ist durch Aggressionsumkehr, Suizidphantasien und zunehmende situative wie psychodynamische affektive Einengung gekennzeichnet.
- Eine plötzliche Gelassenheit („Ruhe vor dem Sturm"), obwohl sich an der Problematik nichts geändert hat, kann u.U. Zeichen der emotionalen Erleichterung bei akutem Suizidentschluss sein und somit auf höchste Gefährdung hinweisen.
- Suizidale Gedanken und Suizidpläne sollten behutsam, aber offen angesprochen werden.
- Hinweise auf akute suizidale Gefährdung (Warnsymptome) sind u.a.: Andeutungen über Suizidpläne, das Verschenken persönlicher Gegenstände bzw. das Regeln persönlicher Angelegenheiten, sozialer Rückzug, permanente Todesphantasien, Selbstabwertung, Hoffnungslosigkeit und emotionale Nichterreichbarkeit.
- Bei akuter Suizidgefährdung, die nicht anders abgewendet werden kann, kann eine stationäre Einweisung, ggf. auch ohne das Einverständnis des Betroffenen, notwendig sein. Hierfür gibt es gesetzliche Regelungen. Gerade in solchen Situationen ist eine pädagogische bzw. psychosoziale Begleitung des Klienten sehr wertvoll.

Multiple-Choice-Fragen zu diesem Kapitel finden Sie unter testfragen.reinhardt-verlag.de

Weiterführende Literatur

Chehil, S., Kutscher, S. (2013): Das Suizidrisiko. Abschätzung der Suizidgefahr und Umgang mit Suizidalität. Verlag Hans Huber, Bern

Eink, M., Haltenhof, H. (2012): Basiswissen. Umgang mit suizidgefährdeten Menschen. 4. Aufl. Psychiatrie Verlag GmbH, Bonn

Gordon, J., O'Connor, R. C., Platt, S. (eds.) (2011): International Handbook of Suicide Prevention. Research, Policy and Practice. John Wiley, New Jersey

Grollman, E. A. (1988): Suicide. Prevention, Intervention, Postvention. Beacon Press, Updated and Exp, Boston

Leo, von D. (1998): Suicide Prevention. A Holistic Approach. Springer Science Business Media, B. V., Luxemburg, Berlin

Lester, D. (2000): Suicide Prevention. Resources for the Millennium. Brunner-Routledge, Philadelphia

Marcus, E. (1996): Why Suicide? Questions and Answers about Suicide, Suicide Prevention and Coping with the Suicide of Someone You Know. Haper Collins, New York

Wasserman, C., Wasserman, D. (2009): Oxford Textbook of Sociology and Suicide Prevention. A Global Perspective. Oxford University Press, Oxford

3.3 Eskalation und Deeskalation

3.3.1 Kontext

Erregungszustände Krisensituationen sind nicht selten durch hochgradige Erregungszustände gekennzeichnet. Dabei kann zum einen das Gefühl der Angst auftreten, das sich bis zu Panikattacken steigert und aus der stressbedingten Fluchtreaktion resultiert. Die Erregung kann andererseits aus der Flight-Reaktion, die ebenfalls zu einer Aktivierung des sympathischen Nervensystems führt, resultieren. Mit dieser Reaktion ist das Gefühl des Ärgers oder der Wut verbunden. Mit anderen Worten: Hochgradige Erregung an sich kann in panische Angst oder in Ärger und Wut umschlagen. Im ersten Fall haben wir es mit einem Erstarren oder mit lähmender Ohnmacht zu tun, im zweiten Fall ist die Erregung aggressiv getönt.

Aggression Unter Aggression (lat. aggredi: herangehen, angreifen) verstehen wir eine Form verbalen, nonverbalen oder körperlichen Verhaltens, das darauf ausgerichtet ist, die eigenen Ziele durchzusetzen, auch wenn dadurch eine andere Person geschädigt wird. Aggression ist nicht unbedingt mit Gewalt gleichzusetzen: Hierunter verstehen wir die Anwendung von Machtmitteln zur Durchsetzung einer Absicht gegen den Willen einer anderen Person.

Eine aggressive Erregung kann sich zunächst auf verbaler Ebene äußern, kann aber auch körperlich ausagiert werden (engl. acting out). Wie noch zu zeigen sein wird, kann sich aggressives Erleben und Verhalten in einem Prozess aufschaukeln, was als Eskalation bezeichnet wird.

Eskalation Wenn im Folgenden von Eskalation die Rede ist, ist nicht ein Aufschaukelungsprozess in Richtung lähmender Angst, sondern ein Aufschaukelungsprozess in Richtung aggressiven Erlebens und Verhaltens gemeint.

Arbeitsfeldspezifische Herausforderungen Sozialarbeiterinnen, Psychologen oder Pädagoginnen werden in unterschiedlichen Arbeitsfeldern mit Situationen konfrontiert, die mit ausagierendem, aggressivem Verhalten und Eskalation verbunden sind –

beispielsweise in der stationären psychiatrischen Versorgung, wenn ggf. sowohl Grunderkrankungen wie Persönlichkeitsstörungen oder ein psychotischer Schub als auch situative oder räumliche Einschränkungen in einer geschlossenen Abteilung zu sich aufschaukelnden, aggressiv getönten Prozessen beitragen. Auch in ambulanten Settings der Sozialpsychiatrie können eskalierende Prozesse auftreten. Unter Drogeneinwirkung kann es ebenfalls zu sich aufschaukelnden, aggressiv getönten Prozessen kommen, insbesondere bei drogenbedingtem Kontrollverlust, so dass Mitarbeiter in der Drogenhilfe ebenfalls auf solche Situationen vorbereitet sein sollten. Unmittelbar einsichtig ist auch, dass alle Arbeitsfelder und Situationen, die mit Gewalt einhergehen, Eskalationsprozesse aufweisen – insbesondere Formen der häuslichen Gewalt. Aber auch im Bereich der ambulanten und vor allem stationären Jugendhilfe, der Heimerziehung sowie der Kinder- und Jugendpsychiatrie werden Pädagogen, Sozialarbeiterinnen oder Psychologen mitunter mit eskalierenden Situationen konfrontiert, in denen sie zielgerichtet intervenieren müssen. Dies gilt schließlich auch für eskalierende Situationen in der Schule, die Lehrerinnen, Schulpsychologen oder Schulsozialarbeiterinnen vor erhebliche Herausforderungen stellen können.

Ob im Justizvollzug, in der Straßensozialarbeit, in der Begleitung und Betreuung von Flüchtlingen, der Betreuung sich radikalisierender Jugendgruppen oder politischen Formationen – ganz offensichtlich gibt es viele Bereiche, in denen deeskalierende Maßnahmen höchst sinnvoll sind.

Im Einzelnen macht es natürlich einen großen Unterschied, ob man beispielsweise eine gewaltsame Eskalation im Klassenraum vor sich hat oder mit einem psychotisch erkrankten Menschen in höchster Erregung konfrontiert wird. Wenn im Folgenden einige grundsätzliche Aspekte der Eskalation und Deeskalation beschrieben werden, so geschieht dies zum Teil anhand von Beispielen aus spezifischen Situationen und Arbeitsfeldern. Es wird dann zu überlegen sein, ob und inwieweit Erklärungsmuster oder Interventionsempfehlungen generalisiert oder zumindest in eingeschränkter Form auf jeweils andere Felder transferiert werden können.

3.3.2 Grundlagen

Ursachen der Eskalation

Die Ursachen für sich aufschaukelnde, aggressive Prozesse und Aggressionen können sehr unterschiedlich sein. Häufig – aber keineswegs immer – sind tiefe Ängste, Ohnmachtsgefühle oder der Eindruck, sich jetzt mit allen Mitteln verteidigen zu müssen, der Grund für sich aufschaukelndes, deeskalierendes Verhalten. Es kann aber auch die als lustvoll erlebte Macht sein, die einen solchen Prozess einleitet, vor allem, wenn der Gegner keinen Widerstand leistet und auch sonst keine Kontrollinstanz irgendwelche Grenzen setzt. Aggressionen können gezielt genutzt werden, um Menschen zu manipulieren, einzuschüchtern und ihnen den eigenen Willen aufzuzwingen, sie können geplant sein, sie können aber auch situativ entstehen und sozusagen außer Kontrolle geraten. In diesem Fall liegen häufig Risikofaktoren vor, beispielsweise Aggressionen in der Vorgeschichte, wenn ein zutiefst verunsicherter Mensch bisher häufig Aggression erlebt hat und wenig Möglichkeiten außerhalb solcher Verhaltensweisen sieht, sich durchzusetzen oder die Situation zu kontrollieren. Alkoholkonsum oder die Einnahme anderer Drogen spielen, was den Kontrollverlust angeht, ebenfalls eine große Rolle. Und schließlich ist darauf hinzuweisen, dass es psychische Erkrankungen wie beispielsweise Persönlichkeitsstörungen (narzisstische, antisoziale oder sog. Borderline-Persönlichkeitsstörungen) sowie Psychosen mit Positivsymptomen (Verfolgungswahn, Halluzination) gibt, die ihrerseits eine Eskalation begünstigen, beispielsweise, wenn der Betroffene durch das Verkennen der aktuellen Situation und das innere, überwertige Erleben von vermeintlichen Bedrohungen und Verfolgungssituationen in eine kaum noch zu steuernde Erregung gerät. In anderen Feldern der sozialen Arbeit und Pädagogik sind es Vorerfahrungen von erlittener Aggression oder Ohnmacht, Demütigungen oder Frustrationen, die möglicherweise dazu beitragen, dass es zu einer Deeskalation kommt.

Schwabe (2010, 97) berichtet in einem Fallbeispiel, dass sich aus vermeintlich nichtigem Anlass eine Auseinandersetzung zwischen einer Jugendlichen in einer Wohneinrichtung und einer Erzieherin zu einem heftigen, deeskalierenden Streit entwickelt. Hintergrund ist der unbewusste und ungeklärte Konflikt zwischen ihr und ihrer Mutter, die sie am Wochenende besucht hat, und die in einer neuen Beziehung lebt, so dass das Mädchen fürchtet, „ganz von der Mutter verlassen zu werden". Aggressiv getönte Eskalationen zwischen Jugendlichen und Pädagogen resultieren manchmal, so Schwabe, auch aus extrinsischen Faktoren, beispielsweise Loyalitätskonflikten oder Delegationen, die auf ein noch nicht geklärtes Verhältnis zwischen Herkunftsfamilie, Jugendlichem und Institution hinweisen.

Und schließlich kann die Ursache einer Eskalation auch in den akuten situativen Bedingungen begründet sein – beispielsweise, wenn sich latent aggressives oder konfrontatives Verhalten gegenseitig hochschaukelt. Oft ist professionellen Mitarbeitern, also beispielsweise Ärzten, Psychologen oder Pädagogen, noch gar nicht so genau bewusst, dass und wie sie mit Körperhaltung, Gestik, Mimik, ihren Äußerungen, ihren Interventionen oder auch dem Gebrauch der ihnen zugestandenen institutionellen Macht zu einer Eskalation beitragen. Es gilt also, möglichst am Anfang einer sich aufschaukelnden Konfliktsituation, jedenfalls aber nach erfolgreicher Deeskalation und Beendigung der Krise, zu analysieren, welche Faktoren oder Teilfaktoren am Zustandekommen der Eskalation beteiligt waren.

3.3.3 Krisen und Kriseninterventionen

Prozess der Eskalation

In der Regel kommt aggressives Verhalten nicht aus heiterem Himmel, sondern entwickelt sich prozesshaft. Viele Autoren schildern einen phasenhaften Verlauf von Eskalation oder Aggressionsdynamik, beispielsweise Breakwell (1998), der davon ausgeht, dass sich die Aggressionsdynamik in fünf Abschnitte einteilen lässt: Nach einer Auslösungsphase kommt es zu einer Eskalationsphase, die in eine Krise führt. Dieser Höhepunkt wird abgelöst von einer Erholungsphase, in der aber weitere Zuspitzungen oder Angriffe möglich sind, bevor schlussendlich eine Depressionsphase nach der Krise diese Sequenz beschließt.

Deeskalationsmodell nach Regeer

Ähnliches beschreibt Leo Regeer (1998), in dessen „RADAR“-Methode zum professionellen Umgang mit Aggressionen in sozialen Berufsgruppen von vier Stufen ausgegangen wird: Stufe 0 beschreibt das sog. „assertive“ Verhalten, in dem eine Person für sich selbst eintreten und in adäquater Weise für ihre Ziele sorgen kann. Auf dieser Stufe kann es einerseits zum subassertiven Verhalten kommen, bei dem Betroffene in ihren eigenen Rechten verletzt werden, die Beziehung aber aufrechterhalten wird, oder es kann ein überassertives Verhalten auftreten, bei dem Betroffene nachdrücklich auf die eigenen Rechte pochen, das Recht anderer aber nur noch in geringem Maße respektieren. Ein pädagogisches Assertivitätstraining zielt darauf ab, durch Gesprächsforen, durch das Einüben sozialer Skills oder Rituale – beispielsweise beim Essen – ein solches assertives, sozialverträgliches Verhalten einzuüben zu festigen.

Die Stufe 1 nach dem von Regeer vorgestellten Schema beschreibt das Agitationsverhalten, das durch Aufregung, Reizbarkeit und Spannung sowie schnell wechselndes psychomotorisches Aktivitätsniveau gekennzeichnet ist. In dieser Phase besteht die Möglichkeit, Verhaltensalternativen, insbesondere in Form von Bewegungsangeboten, aber auch Feedback und Beziehungsreflexion anzubieten. Geht die Eskalation in die zweite Stufe, so ist diese durch verbale und physisch aggressive Verhaltensweisen gekennzeichnet. Diese richten sich gegen andere und führen ggf. zu Bedrohungen oder Verletzungen. Noch können durch pädagogische Interventionen Grenzen gesetzt und durch ein gezieltes Eingreifen die Eskalationsprozesse gestoppt werden, wobei auf Sicherheit gebende Strukturen geachtet und frühzeitig eine zweite pädagogische Kraft hinzugezogen werden sollte. In der dritten und nach diesem Schema letzten Stufe kommt es zu physisch gewalttätigem Verhalten in verschiedenen Steigerungsformen. In diesem Fall geht es darum, die akut gefährliche Situation zu unterbrechen, ggf. die Gegner zu trennen, für Schutz und Sicherheit zu sorgen und dabei, soweit wie möglich, respektvoll mit den Beteiligten umzugehen. Sicherheitstechniken, auf die weiter unten noch eingegangen wird, haben dabei zum Ziel, sowohl die aggressiv Agierenden als auch den intervenierenden Pädagogen vor Schädigungen zu schützen.

Deeskalationsmodell nach Colvin

Der US-amerikanische Psychologe Geoffrey Colvin (vgl. Landesinstitut für Schule und Weiterbildung, Landscheidt 2000) hat 1992 ein Modell zur Beschreibung und Behandlung von ausagierendem Verhalten entwickelt, das sich insbesondere zur Bewältigung aggressiven Verhaltens im Klassenraum, also im Schulalltag, eignet. Es kann, modifiziert, aber durchaus auch für eskalierende Situationen in anderen pädagogischen Settings, beispielsweise in der Jugendhilfe oder in der stationären Kinder- und Jugendpsychiatrie, hilfreich sein.

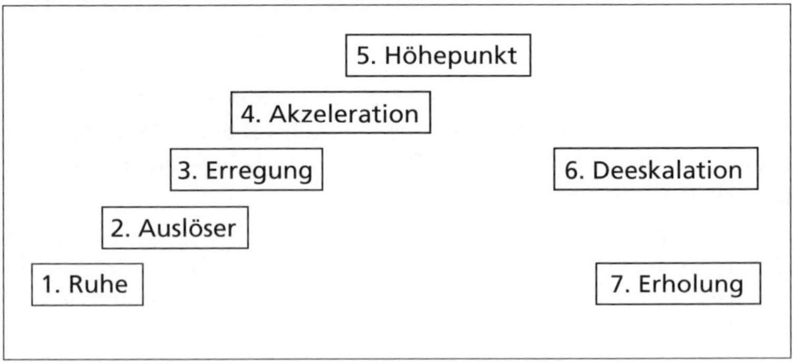

Abb. 3.3.1: Sieben Phasen eskalierenden Verhaltens nach G. Colvin (nach Landscheidt 2000)

Da sich dieses Phasenmodell in besonderer Weise eignet, nicht nur die Eskalationsprozesse an sich aufzuzeigen, sondern auch mögliche, phasenspezifische Interventionen ermöglicht, sei es hier etwas ausführlicher vorgestellt. Die folgenden Ausführungen beziehen sich wesentlich auf die Informationen für Schulpsychologinnen und Schulpsychologen, herausgegeben vom Landesinstitut für Schul- und Weiterbildung, in der deutschen Bearbeitung von Karl Landscheidt.

Ruhephase

Die erste Phase wird als Ruhephase bezeichnet, in der ein Jugendlicher beispielsweise ein angemessenes Arbeitsverhalten zeigt, im Wesentlichen die Anforderungen und Erwartungen seines Umfelds erfüllt, angemessen mit anderen umgeht, sich zielorientiert verhält und ansprechbar ist für Lob und Anerkennung. Es wäre wichtig, ihm – beispielsweise als Lehrer oder Gruppenleiter – solche Anerkennung auch dann zu geben, wenn man in früheren Situationen häufiger konflikthafte Situationen erlebt hat.

Konfliktauslöser

In einer zweiten Phase spielen die Auslöser des Konfliktes bzw. der späteren Eskalation eine besondere Rolle. In der Schule können das besondere Anforderungen sein, denen sich der Jugendliche nicht gewachsen fühlt, oder er erträgt eigene Fehler oder Korrekturen durch die Lehrerin nicht. Auch Einschränkungen, Frustrationen, vermeintliche oder tatsächliche Provokation von anderen, Änderung der Alltagsroutine u. a. m. können als bedrohlich erlebte Auslöser fungieren. Wie schon erwähnt, können darüber hinaus Probleme außerhalb des aktuellen Geschehens, beispielsweise Schwierigkeiten im Elternhaus, Gesundheitsprobleme, Fehlernährung oder Schlaflosigkeit sowie Suchtmittelgebrauch Hintergrundfaktoren sein. In dieser Phase wäre es durchaus hilfreich, die Quelle des Problems zu untersuchen, beispielsweise den Jugendlichen zu fragen, was ihn wütend macht und was daran zu ändern ist. Die Suche nach möglichen Lösungen oder Alternativen und die Entwicklung eines Plans zur Verwirklichung derselben können sowohl in der Schulsituation als auch beispielsweise in der stationären Jugendhilfe in dieser Phase erfolgversprechend sein.

Erregungsphase

Die dritte Phase ist vor allem durch Erregung gekennzeichnet. Pädagogen sollten auf unkontrollierte Augen- und Handbewegungen, verändertes Gruppen- oder Arbeitsverhalten, motorische Unruhe, aber auch gedankliches Abdriften mit scheinbarem Träumen oder Ins-Leere-Blicken, reduzierte Kommunikation oder sozialen Rückzug achten. Dies ist die letzte Phase, in der quasi noch vorbeugend, prophylaktisch gehandelt werden kann. Erzieher, Pädagogen, Sozialarbeiter oder Lehrer (je nach Kontext) sollten eine solche Phase erkennen, den Jugendlichen in seinen Schwierigkeiten beachten, ihm Möglichkeit geben, Abstand von der Situation zu gewinnen oder ihm ablenkende Tätigkeiten anbieten, eventuell auch die Möglichkeit von Bewegung oder Entspannungsaktivitäten offerieren (so kann man beispielsweise einen Schüler zum Hausmeister schicken, um Kreide zu holen). Eine positive Zuwendung und Nähe von Seiten des Pädagogen sind hier ebenso wichtig wie Rückzugsmöglichkeiten für den Jugendlichen.

Akzeleration

Gelingt eine vorbeugende Deeskalation in dieser Phase nicht, kommt es zur Phase 4, der Akzeleration. Provozierendes Fragen und Streiten, „trotziges" Verweigerungsverhalten, Provokation des Pädagogen oder anderer Peers, zunehmend unangemessenes Verhalten, beginnende Drohungen oder Einschüchterungen sowie Beschimpfung des Pädagogen kennzeichnen diese Phase, in der der Jugendliche den Pädagogen in eine Auseinandersetzung hineinzieht. Für diesen ist es wichtig, Ruhe, Respekt, Gelassenheit und Abstand zu wahren, wofür Colvin und Landscheidt (2000) ganz konkrete Vorgehensweisen vorstellen: Beispielsweise solle man sich langsam und überlegt bewegen, leise und ruhig sprechen, eine vernünftige körperliche Distanz einhalten, respektvoll auf den Jugendlichen eingehen, kurz, verständlich und sachlich kommunizieren, Machtkämpfe, wenn möglich, vermeiden und bei massiver Eskalationsgefahr sich temporär zurückziehen, ohne freilich eine Gefährdung des Jugendlichen oder anderer Beteiligter zuzulassen. Anzeichen kooperativen Verhaltens sollten hingegen sofort positiv konnotiert werden.

Eskalation

Die Phase 5 stellt den Höhepunkt der Eskalation dar und ist durch ernsthafte Sachbeschädigung, Körperverletzung, Selbstverletzung, Wutanfälle, Panikattacken bis zur Hyperventilation und andere höchst krisenhaft erlebte Verhaltensweisen gekennzeichnet. Das Vorgehen des Pädagogen ist ähnlich wie das in der vorherigen Phase. Insbesondere ist jetzt auf eine akute Entschärfung der Situation, eine Trennung möglicher Kontrahenten oder gefährdeter Menschen sowie eine Sicherung aller Beteiligten zu achten. Die ergriffenen Maßnahmen sollten später niedergeschrieben und am besten von allen Beteiligten schriftlich bestätigt werden.

Deeskalation

Irgendwann hört jede Eskalation auf – sei es durch entsprechende Deeskalationsmaßnahmen, sei es durch körperliche und seelische Erschöpfung der Beteiligten. So kommt es schließlich zur Phase der Deeskalation (Phase 6), in der ein zuvor aggressiv-aufgebrachter Jugendlicher häufig Verwirrung zeigt, sich zurückzieht, sich am liebsten wieder vertragen möchte, andererseits sein Fehlverhalten zu verleugnen neigt und nach externen Gründen (Schuldsuche bei anderen) sucht. In dieser Phase sind Jugendliche häufig recht gut erreichbar. Es ist hilfreich, sie in eine beruhigende Situation zu bringen, mit ablenkenden Aufgaben zu beschäftigen und vom akuten Krisenschauplatz fernzuhalten.

Erholungsphase / Nachbesprechung

Eine Nachbesprechung und Analyse des Vorgefallenen (Phase 7) sollte frühestens nach einer halben Stunde nach dem Geschehen, in der sog. Erholungsphase, stattfinden. Allerdings ist eine solche Nachbesprechung unerlässlich, will man die Chancen einer solchen krisenhaften Eskalation nutzen und ähnliche Vorkommnisse zukünftig verhindern. Vor allem in dieser Nachbesprechung sollten Pädagogen auch auf den Kontext des Geschehens eingehen, gemeinsam mit dem Jugendlichen den Prozess, der zur Eskalation geführt hat, analysieren und Hintergrundfaktoren berücksichtigen. Erst dann kann überlegt werden, welche Handlungsalternativen bei ähnlichen Konfliktsituationen möglich sind. Darüber hinaus sollten Pädagogen zu einem späteren Zeitpunkt – ggf. auch mithilfe von Intervision oder Supervision – reflektieren, ob sie adäquat interveniert oder eventuell selbst zur Eskalation beigetragen haben.

Anhand des Eskalations- und Deeskalationsmodells von Colvin wurden einige Handlungsmaximen zur Deeskalation im Schulalltag vorgestellt. Die akute Intervention im Höhepunkt einer Eskalation ist – je nach Kontext und Arbeitsfeld – an der einen oder anderen Stelle zu modifizieren.

Sicherheitstechniken

Außerdem soll auf einige ganz konkrete Maßnahmen zum Schutz der eigenen Person und anderer Beteiligter eingegangen werden. Das bereits erwähnte RADAR-Modell von Regeer unterscheidet zwischen persönlichen und teamorientierten Sicherheitstechniken. Persönliche Sicherheitstechniken beinhalten den Umgang mit Gewalt und Aggression in Situationen, in denen man allein ist und bedroht oder angegriffen wird. Dabei geht es zum einen darum, den Schauplatz wohlbehalten und „ohne das Gesicht zu verlieren“ zu verlassen, zum anderen darum, auch den Verursacher der Eskalation nicht zu schädigen und, wenn möglich, auch ihn das Gesicht wahren zu lassen. Konkret wird u. a. empfohlen, eine ausbalancierte, sichere Körperhaltung und Position einzunehmen („Schrittstellung“), die man außerhalb einer Akutsituation auch im Rollenspiel einüben kann. Es ist hilfreich, mit dem Rücken zur Tür zu stehen und somit eine eigene Ausweichmöglichkeit zu haben – gleichzeitig sollte dem aggressiv eskalierenden Menschen die Möglichkeit auszuweichen ebenfalls gegeben werden. Und schließlich ist Abstand – mindestens Armlänge – ein ganz wesentliches Moment zur Abwehr körperlicher Gewalt.

Manchmal verlässt einer der Beteiligten türenknallend und laut schimpfend die Situation, wodurch er sich einerseits in Sicherheit bringt und akut zur Deeskalation beiträgt, andererseits vor sich und anderen das Gesicht wahrt.

Sofern eben möglich, ist es sinnvoll, Hilfe zu holen. Hierzu müssen strukturell (Notfallpiepser, Rufkontakt etc.) wie auch auf der kommunikativen Ebene die notwendigen Voraussetzungen gegeben sein: Es muss zuvor und grundsätzlich im Team geklärt werden, dass es kein Zeichen von Schwäche, sondern von Professionalität ist, wenn man eskalierende Prozesse im Team deeskaliert. Ein persönliches Kennen und Vertrauensverhältnis zwischen Pädagogen, konkrete Absprachen über Handlungsmaximen und das Einüben konkreter Handlungen (beispielsweise Festhalten, Beruhigen, Abwehren von körperlicher Gewalt) sind wichtige Voraussetzungen.

Beispiel

In Deeskalationstrainings kann beispielsweise eingeübt werden, wie in gefährdenden Situationen Menschen gezielt festgehalten und an körperlicher Gewaltanwendung gehindert werden können. Allerdings geht es hier nicht primär um eine Art Selbstverteidigung (wenngleich der Schutz der eigenen Persönlichkeit natürlich ein wichtiges Ziel ist), sondern um die Beendigung einer gefährlichen Situation, die – mindestens im Nachhinein – auch und trotz des möglicherweise drastischen Eingriffs die Würde des Aggressors berücksichtigen und respektieren muss.

Eskalation und Deeskalation in der Psychiatrie

Im psychiatrischen Kontext, insbesondere auf akutpsychiatrischen Stationen und im Umgang mit hocherregten Patienten, beispielsweise im psychotischen Schub, gilt es, besondere vorbeugende Maßnahmen gegen aggressives und eskalierendes Verhalten zu ergreifen. Hierauf geht Neu (2011, 195 ff.) in Anlehnung an die Leitlinien der Deutschen Gesellschaft für Psychiatrie, Psychotherapie und Nervenheilkunde zum Umgang mit aggressivem Verhalten in der Psychiatrie und Psychotherapie ein. So ist eine freundliche, empathische, respektvolle und verständnisvolle Haltung der therapeutischen, pädagogischen und pflegenden Mitarbeiter hilfreich, um eine möglichst aggressionsarme Atmosphäre entstehen zu lassen. Im Vorfeld sollte man, so Neu, nach aggressiven Impulsen fragen: Die Befürchtung, durch solch eine Frage Aggression erst auszulösen, sei ebenso unbegründet wie die Befürchtung, durch Fragen nach Suizidalität dieselbe erst heraufzubeschwören. Erregung und aggressive Impulse sind wichtige Symptome, über sie zu sprechen kann entlasten und ein Gefühl von Sicherheit und Akzeptanz vermitteln. Dabei sollten zugleich eindeutige Grenzen gesetzt werden – unmissverständlich muss verdeutlicht werden, dass

Gewalt und aggressive Handlungen nicht geduldet werden, und dass sowohl der Betroffene (Patient) als auch seine Mitbewohner (Mitpatienten) davor geschützt werden. Dies beinhaltet auch, nach potenziell gefährlichen Gegenständen zu suchen und sie zu entfernen.

Rückzugsmöglichkeiten

Für erregte Menschen ist es wichtig, Rückzugs- und Ausweichmöglichkeiten zu haben. Räumliche Enge, insbesondere das Zusammenleben von mehreren leicht erregbaren Menschen auf engem Raum, ist also problematisch. Vielfach wird sogar dafür plädiert, wenn eben möglich das Konzept der „offenen Tür" zu verwirklichen – zwar müssen Pädagogen, Pfleger und Therapeuten dafür sorgen, dass es nicht zum Verlassen der Station kommt, doch ist das Gefühl, nicht eingeschlossen zu sein, oft ein wesentliches Moment, das eine weitere Eskalation verhindern kann. Wie überhaupt Perspektiven wichtig sind – oft ist die Ankündigung, in welchem Zeitraum und unter welchen Prämissen eine Entlassung vorgesehen ist, bereits entlastend.

Sport und Bewegung

Sport und körperliche Bewegung dienen dem Spannungsabbau, so dass Sport- und Freizeitaktivitäten ebenso angeboten werden sollten wie die Möglichkeit, sich an der frischen Luft zu bewegen. Wo dies nicht möglich ist, können Punchingball, Trampolin, Ergometer und andere Angebote zur körperlichen Beanspruchung genutzt werden.

Entspannung

Daneben sind auch Entspannungsangebote, wie sie in Kapitel 2.3 vorgestellt wurden, hilfreich. Schließlich gilt es im psychiatrischen Setting sicher auch, die der Erregung oder Aggression zugrundeliegenden Störungen, beispielsweise die als drohend erlebten psychosebedingten Halluzinationen, den Verfolgungswahn oder den drogeninduzierten Kontrollverlust wirksam zu behandeln.

Schwabe (2010, 100 ff.) benennt eine Reihe anderer Maßnahmen, die zur Deeskalierung beitragen können. Sie beziehen sich vornehmlich auf pädagogische Settings (insbesondere solche in der stationären Jugendhilfe sowie der Kinder- und Jugendpsychiatrie), können aber zum Teil auch auf andere Felder übertragen werden. So kann man seiner Ansicht nach „aus dem Felde gehen", wenn dies zur Entspannung dient und der zugrundeliegende Konflikt momentan anderweitig nicht zu lösen ist. U.a. kann man sich beispielsweise fragen, ob anstehende Aufgaben (im pädagogischen Bereich vielleicht das Erledigen von Hausaufgaben, im pflegerischen Bereich das Waschen oder bestimmte Pflegeprozesse) wirklich zu diesem Zeitpunkt unabdingbar nötig sind oder aus situativen Gründen einen Aufschub vertragen. Der Ebene des Körperkontaktes sowie der Bewegung im Raum misst er ebenfalls eine große Bedeutung zu. Berührungen können einerseits deeskalierend, aber auch provozierend wirken, so dass Nähe und Distanz austariert werden müssen. Humor, Witz, vor allem aber Selbstironie können sehr entkrampfend wirken und die Eskalationsdynamik unterbrechen, und allein die Tatsache, dass sich jemand für den Klienten/Jugendlichen Zeit nimmt und ihn beachtet, kann Spannung abbauen – vorausgesetzt, der Betroffene selbst hat ebenfalls die Möglichkeit, Nähe und Distanz zu regulieren. Schließlich kann die Situation auch aus der Meta-Ebene betrachtet werden: „Jetzt sind wir zwei Dickköpfe schon wieder dabei, uns zu bekämpfen, und jeder von uns ist überzeugt, dass er Recht hat" (Schwabe 2010, 102). Eskalierende Konflikte sind immer dann ein Signal, genau hinzusehen, sich der Situation zu stellen und sich ggf. einzumischen, wenn einer der Kontrahenten deutlich unterlegen ist, den Kampf beenden möchte, aber keine Chance dazu hat oder wenn es zu Verletzungen kommt oder zu kommen droht. Die Kontrahenten müssen getrennt und vor weiteren Gewaltanwendungen geschützt werden. Zuschauer sollten tunlichst weggeschickt werden.

Deeskalierende Kommunikation

Der Kommunikation kommt eine besondere Bedeutung zu, wenn es um die Deeskalierung eines auszuufern drohenden Konfliktes geht. Ein hocherregter Mensch kann beispielsweise direkt mit Namen angesprochen werden, wobei es auch auf den Tonfall und eine empathische, respektvolle Anrede ankommt. Eine kongruente und authentische Kommunikation zeigt sich darin, dass man einfache und gut verständliche Sätze formuliert, ohne dabei unbedeutende Redewendungen oder Ratschläge zu benutzen. Eine ruhige und langsame Kommunikation kann zur Entschleunigung der Gesamtsituation und allgemeinen Beruhigung beitragen. Aufrichtiges Interesse an den Wünschen und Nöten des Gegenübers, offen gestellte Fragen und ein Verzicht auf Vorwürfe oder Verteidigungshaltung sind ebenfalls von großer Bedeutung.

Aktives Zuhören

Das aktive Zuhören, bei dem noch einmal wiederholt bzw. zusammengefasst wird, worum es dem Klienten geht, signalisiert Interesse, Verständnis und Zuwendung. Wie schon erwähnt, können und sollen auch eine mögliche Fremd- oder Eigengefährdung thematisiert werden. Auch wenn mit dem Betroffenen über dessen Wünsche und Forderungen gesprochen und bis zu einem gewissen Grad auch verhandelt wird, heißt dies nicht, dass grundsätzliche Regeln (beispielsweise der Verzicht auf Gewalt) in Frage gestellt werden können.

3.3.4 Strukturelle und vorbeugende Maßnahmen

Ging es bisher vornehmlich um Interventionen in der Phase der akuten Eskalation, soll im Folgenden kurz auf strukturelle und vorbeugende Maßnahmen eingegangen werden. So kann die Atmosphäre einer Wohngemeinschaft, Klasse oder psychiatrischen Station erheblichen Einfluss auf das Verhalten von Menschen nehmen. Ausreichend Platz, Schutz der Privatsphäre, Rückzugsmöglichkeiten, eine angenehme, ansprechende und „gemütliche" Atmosphäre, die Wertschätzung für die Bewohner signalisiert, sind hier ebenso zu nennen wie eine ausreichende Ausstattung mit gut qualifiziertem Personal, das für die Klienten Zeit hat sowie ein angemessenes Angebot an Gruppenaktivitäten, Diskussionen ermöglichenden Versammlungen, sportlichen Aktivitäten und Entspannungsmöglichkeiten bereithält.

B

Neben den bereits genannten Angeboten zu Sport und körperlicher Bewegung können auch eher der Entspannung dienende Angebote hilfreich sein: Massagebälle, Bäder, Luftpolsterfolie, Entspannungsmusik etc. Sowohl räumlich wie auch hinsichtlich der Beziehungsgestaltung und Kommunikation gilt also, eine angemessene, lebenswerte, freundliche, gleichzeitig aber Sicherheit und Schutz gebende Atmosphäre zu schaffen, was eine wesentliche Aufgabe von Sozialarbeitern und Pädagoginnen darstellt.

Ebenen des Eskalationsprozesses

Es wurde ja schon darauf hingewiesen, dass es nicht aus heiterem Himmel zu einer Eskalation kommt, sondern dass es sich hierbei um einen, oft in Phasen verlaufenden Prozess handelt. Dieser Prozess einer Eskalation umfasst nach Schwabe (2010, 93 ff.) individualpsychologische, prozesshafte, systemische und ökologische Faktoren. Auf der individuellen Ebene kommen all die Faktoren zum Tragen, die aus der biographischen Vorgeschichte, möglichen, dem Ereignis vorangegangenen Frustrationen oder Belastungen, der aktuellen Überforderung des Betroffenen und seiner Reaktion auf bestimmte, von ihm möglicherweise als bedrohlich erlebte Außenreize resultieren. Auf der systemischen sowie ökologischen Ebene gilt es zu beachten, dass sich eskalierende, Aggressionen erzeugende Prozesse nicht im luftleeren Raum abspielen, sondern eingebettet sind in ein System von institutionellen Regeln, Netzwerken von Peergruppenmitgliedern und professionellen Mitarbeitern sowie sozialen und gesellschaftlichen Erwartungen (beispielsweise hinsichtlich der psychiatrischen Versorgung, der öffentlichen Sicherheit oder dem gesellschaftlich formulierten Erziehungsauftrag). Auf der prozessorientierten Ebene geht es darum, dass Eskalation in der Regel kein einseitiger Prozess ist. Auch wenn der Klient deutlich erregter ist als der Pädagoge/die Psychologin, so kommt es doch in einem reziproken Prozess von Aktion und Gegenaktion, Rede und Gegenrede, zu einem sich aufschaukelnden Prozess, der ein hohes Maß an Geduld, Klarsicht, guter Auffassungsgabe und Selbstbeherrschung sowie Impulskontrolle von Seiten des Pädagogen bedarf, wenn er deeskalierend wirken will. Mitunter können Prozesse aber symmetrisch eskalieren.

Symmetrische und asymmetrische Eskalation

Während sich bei der symmetrischen Eskalation beide Partner gegenseitig und „gleichgerichtet" aufputschen, beispielsweise stufenweise und in Reaktion aufeinander immer wütender, lauter und fordernder werden, wird in einem sich asymmetrisch aufschaukelnden Eskalationsprozess der eine Part immer stärker, dominanter, aggressiver oder gewaltbereiter, während reziprok der andere Part immer demütiger und ohnmächtiger wird. Aus Systemtheorie und systemischer Familientherapie wissen wir, dass der jeweils konträre Partner durchaus einen Einfluss auf die Art des Aufschaukelungsprozesses hat. Dies gilt sicher auch außerhalb von familiärer Kommunikation, und insbesondere in pädagogischen Settings, beispielsweise einem Lehrer-Schüler-Gespräch oder einer Auseinandersetzung in der stationären Jugendhilfe, sollte man stets auch nach Gründen der Eskalation fahnden, die auf Seiten der Pädagogen liegen – beispielsweise rigide Vorgangsweisen, unangemessene Reaktionen, zu starre Regeln, ein nicht ausreichendes Eingehen auf die Situation des Jugendlichen oder auch der Missbrauch personeller oder struktureller Macht.

Anforderungen an die Helferpersönlichkeit

Damit kommen wir zu den Anforderungen an einen Pädagogen, einen Sozialarbeiter oder eine Psychologin, die sich eskalierenden Prozessen, beispielsweise im Umgang mit Jugendlichen, stellt. Dies setzt das Erkennen und Beherrschen der eigenen aggressiven Impulse und Phantasien sowie die Reflektion des eigenen Handelns in eskalierenden Situationen ebenso voraus wie die Möglichkeit, Alternativen für das eigene Handeln zu haben und „umzuschalten". Stellt man – insbesondere im Nachhinein – fest, dass man Fehler gemacht hat, nicht immer die eigenen aggressiven Impulse unterdrücken konnte oder zur Aggression beitragenden Übertragungsprozessen aufgesessen ist, sollten man dies zunächst in Intervision oder Supervision klären, dies anschließend in geeigneter Form durchaus vor dem Jugendlichen zugeben, um Entschuldigung bitten und deutlich machen, dass sich nicht nur der Jugendliche, sondern auch der Pädagoge in einem Lernprozess befindet.

Supervision und Intervision

Die berufliche Konfrontation mit Eskalationsprozessen setzt also zwingend Intervision und Supervision voraus. Das ist allerdings manchmal leichter gesagt als getan, denn nicht nur in der Klinik, sondern auch in pädagogischen Einrichtungen wird das Thema Aggression oder Eskalation häufig tabuisiert. Insbesondere Gefühle, Aktionen und Reaktionen von pädagogischen oder therapeutischen Mitarbeitern werden nicht gerne öffentlich besprochen, und eigenes Fehlverhalten, aggressive Handlungen und Entgleisungen, die massiv zur Eskalation beigetragen haben, können mitunter gar nicht vorgebracht werden – zum einen aus Scham oder wegen erlebter Schuldgefühle, zum anderen möglicherweise, weil man strafrechtliche Konsequenzen befürchtet. Und auch die Institutionen selbst neigen manchmal dazu, aus Angst vor Imageverlust oder in falsch verstandenem Korpsgeist Schwierigkeiten und Fehlverhalten von Mitarbeitern eher unter den Teppich zu kehren.

Aus Fehlern lernen!

Aus Fehlern kann man aber nur lernen, wenn man sie analysiert. Jeder, der in Klinik oder pädagogischer Einrichtung mit belasteten und mitunter aggressiv reagierenden Menschen zu tun hat, kennt Gefühle der eigenen Ohnmacht, die Not, blitzschnell intervenieren und entscheiden zu müssen und manchmal auch das Erlebnis, sich falsch verhalten zu haben. Es kommt also darauf an, pädagogisches oder therapeutisches Fehlverhalten klar zu benennen, soweit möglich wieder gut zu machen (sich beispielsweise zu entschuldigen) und somit zu seinen Fehlern zu stehen. Im Team und in der Einrichtung sollte akzeptiert werden, dass Mitarbeiter Fehler machen. Gleichzeitig – und dies ist kein Widerspruch! – geht es natürlich darum, Fehlerquellen nicht nur zu erkennen, sondern zu überwinden. Mitarbeiter können überlastet sein. Die Personaldecke kann nicht ausreichend sein. Die Zusammensetzung der Gruppe ist möglicherweise so nicht tragbar. Ausbildung und/oder Beratung/Supervision können unzureichend sein und müssten verbessert werden. Das Klima im Team ist möglicherweise durch Tabus, Vorurteile oder rigide Vorstellungen belastet. Und schließlich kann es auch sein, dass jemand grundsätzlich mit der Arbeit in einem solchen Setting überfordert ist. Dies zu erkennen und sich ein neues Wirkungsfeld zu suchen, ist keine Schande, sondern ein letztlich befreiender Akt der Selbsterkenntnis.

Schwabe (2010) plädiert nachdrücklich für eine kritische Solidarität mit Mitarbeitern, die, wie er es nennt, „echte“ Fehler gemacht haben, anstatt sie abzuwerten. Solche Fehler unterlaufen gelegentlich auch der professionellsten Fachkraft. „Sie sollten aufmerksam registriert werden, aber als Herausforderung für die Intensivierung der Kooperation betrachtet werden.“ (Schwabe 2010, 140).

Abschließend sei noch einmal darauf hingewiesen, dass auch in einer durch Eskalation gekennzeichneten Krise eine Chance und Herausforderung steckt – nämlich die nach der Ressourcenorientierung: Was kann weiterlaufen wie bisher, was sollte geändert werden, und welche Ressourcen hat der Klient, der professionelle Begleiter und die Institution, solche Veränderungen zu initiieren? Kann die Kraft, die zur Eskalation und Aggression geführt hat, auch eine Ressource darstellen, auf die man durchaus stolz sein kann, die es aber konstruktiver zu nutzen gilt? Und welche Interessen und Motive könnten den Klienten dazu veranlassen, eine solche Alternative zu suchen, zu finden und zu ergreifen? So gesehen kann ein eskalierender Konflikt, der überwunden wurde, durchaus eine Aufforderung zu einer veränderten Beziehungsgestaltung und gemeinsamen Suche nach neuen Wegen sein.

Auf einen Blick

- Krisensituationen sind nicht selten durch hochgradige Erregungszustände gekennzeichnet, die auch mit Aggressionen einhergehen und eskalieren können.
- Aggressive Erregung kann symmetrisch und asymmetrisch eskalieren und zu Gewalt führen.
- Ursachen können u. a. Ängste und Ohnmachtsgefühle, emotionale und situative Einengung, mangelnde Impulskontrolle, der Wunsch, sich mit Gewalt durchzusetzen oder ein sich gegenseitiges Hochschaukeln in konfrontativen Situationen sein. Auch psychische Erkrankungen (akute Phase einer Psychose), Persönlichkeitsstörungen oder der Einfluss von Drogen/Alkohol können zur Eskalation beitragen.
- Deeskalationsverfahren unterscheiden verschiedene Phasen bzw. Stufen der Eskalation, die unterschiedliche Interventionen erfordern bzw. ermöglichen (beispielsweise Ruhephase, Konfliktauslöser, Erregungsphase, Steigerung/ Zuspitzung, Deeskalation und Erholungsphase).
- Grundprinzipien der Deeskalation sind Gefahrenabwendung (Sicherheit für Konfliktbeteiligte und -nichtbeteiligte), Distanz schaffen, ruhiges und klares Auftreten sowie das Eröffnen von Ausweichmöglichkeiten und die Möglichkeit, „das Gesicht zu wahren".
- Krisenhelfer sollten regelmäßig Deeskalationstechniken und deeskalierende Gesprächsführung trainieren. Gegenseitige Hilfe im Notfall sollte strukturell verankert sein.

- Milieugestaltung (Rückzugsmöglichkeiten, klare Regeln und Strukturen, freundliche Atmosphäre, Möglichkeiten zu Entspannung, Sport und Bewegung) spielt eine wichtige Rolle in der Eskalationsprophylaxe.
- Krisenhelfer können sich in Eskalationsprozessen verstricken und selbst zur Eskalation beitragen. Daher sind nach einem angemessenen Zeitraum Aussprachen der Konfliktpartner (ggf. auch Entschuldigungen) sowie Inter- bzw. Supervision unverzichtbar, um aus Fehlern zu lernen.

Multiple-Choice-Fragen zu diesem Kapitel finden Sie unter testfragen.reinhardt-verlag.de

Weiterführende Literatur

Glatzer, D., Großmann, N. (2012): Kriseneinsatz Schule; ein schulpsychologisches Handbuch. Mit Trainermanual für die Fortbildung. 2. Aufl. Kohlhammer, Stuttgart

Gugel, G. (2010): Handbuch Gewaltprävention II. Für die Sekundarstufen und die Arbeit mit Jugendlichen. Grundlagen – Lernfelder – Handlungsmöglichkeiten. Institut für Friedenspädagogik, Tübingen

Walker, H. M., Colvin, G., Ramser, E. (1995): Antisocial Behavior in School. Strategies and Best Practices. Brooks/Cole, Pacific Grove

4 Entwicklungskrisen

4.1 Pubertätskrisen

4.1.1 Kontext

Krisen in der Pubertät, also der körperlichen Umstellungsphase zwischen Kindheit und Erwachsenenalter, und der Adoleszenz, also der seelischen, geistigen und sozialen Reifungsphase (ein Begriff, der die psychischen und sozialen Aspekte fokussiert), treten in ihrer einfacheren Form, als temporäre Übergangskrisen, relativ häufig auf. Krisenhafte, akute Zuspitzungen und Notfälle, wie sie weiter unten noch beschrieben werden, sind zwar seltener, stellen aber besondere Anforderungen an professionelle Helfer. Es gibt daher eine Reihe von Arbeitsfeldern und Krisenszenarien, in denen Pädagogen, Sozialarbeiterinnen oder Psychologen / Psychotherapeutinnen in unterschiedlichem Maße und mit unterschiedlichen Aufgaben mit Krisen von Jugendlichen konfrontiert werden.

Schule In der Schule sind es häufig LehrerInnen oder SchulsozialarbeiterInnen, die als erste auf Krisen von Schülern und Schülerinnen aufmerksam werden. Dabei kann es sich um familiäre oder externe Krisen handeln (beispielsweise familiär bedingte Gewalterfahrungen, sexueller Missbrauch, Krankheit oder Drogenproblematik der Eltern etc.), es kann aber auch um Krisen im schulischen Kontext gehen, beispielsweise Situationen von Mobbing, Belästigungen im Internet, Leistungsstörungen und Insuffizienzgefühle u. a. m. In bestimmten Lebensphasen können Lehrer und Lehrerinnen wichtige Begleiter ihrer Schüler sein und auch in Krisensituationen wichtige Hilfen für Entscheidungen oder Weichenstellungen geben. Darüber hinaus stehen auch Schulpsychologen / Schulpsychologinnen zur Krisenberatung von Schülern (und ggf. ihrer Eltern) zur Verfügung. Schulabsentismus (also Schulverweigerung und Schulangst, die häufig aus Leistungsängsten / Überforderung oder Ängsten vor sozialen Situationen im Klassenverband besteht, sowie Schulphobien, deren Ursachen eher im außerschulischen und familiären Bereich anzusiedeln sind, wobei das Objekt Schule eher Stellvertretercharakter hat), bedarf manchmal nicht nur der gezielten Hilfe von Lehrern oder Schulpsychologen, sondern weitergehender therapeutischer Hilfen.

Erweitertes pädagogisches Umfeld

Da Jugendkrisen sich auch im außerschulischen Bereich, beispielsweise dem Bereich der Freizeit, manifestieren, ist auch das erweiterte pädagogische Umfeld von Bedeutung: In Jugendgruppen, Sportgruppen, Ferienfreizeiten, religiösen Einkehrtagen u. a. m. kommen insbesondere Sozialpädagogen, aber auch andere Berufsgruppen, manchmal mit Jugendlichen ins Gespräch, die unter akutem Liebeskummer, einer heftigen Auseinandersetzung mit den Eltern oder akuten Autoritätskrisen leiden. Da solche Ereignisse in der Regel als Krise erlebt werden, ist die pädagogische Arbeit durchaus auch als Krisenhilfe zu sehen.

Kinderschutz

Deutlich stärkeren Belastungen sind Kinder und Jugendliche ausgesetzt, die in Kinderschutzstellen aufgenommen werden – die Gründe hierfür, beispielsweise Misshandlung, sexueller Missbrauch oder andere Traumatisierungen, erfordern in der Regel eine gezielte Krisenhilfe durch Sozialarbeiter oder Psychologinnen.

Jugendhilfe und Familienbegleitung

Die Jugendhilfe sowie familienbegleitende Dienste sind typische Arbeitsfelder für Sozialarbeiter, Sozialpädagoginnen und mitunter auch Psychologinnen. Nicht nur Kinder und Jugendliche, sondern auch Eltern, die in diesem Rahmen Hilfe suchen bzw. Hilfe angeboten bekommen, befinden sich häufig in Krisensituationen. Die ihnen durch das Jugendhilfegesetz zustehenden Maßnahmen wie Erziehungsbeistandschaft, ambulante Erziehungshilfe, sozialpädagogische Familienhilfe, Heimerziehung, Familienberatung, betreutes Wohnen oder Aufenthalt in speziellen Wohngruppen, aber auch die Beratung von Adoptiveltern sowie Pflegeeltern, beinhalten sehr häufig auch eine intensive Beratung in Krisensituationen bzw. konkrete Kriseninterventionen.

Suchthilfe

Sowohl im Streetwork als auch in der niederschwelligen Drogenarbeit sind es vor allem Sozialarbeiter, die ihre Klienten mitunter in Krisensituationen antreffen.

Jugendgerichtshilfe

Das gilt auch für große Bereiche der Jugendbewährungshilfe, der Jugendgerichtshilfe und der Sozialarbeit in Justizvollzugsanstalten: Bewährungsauflagen, Maßnahmen wie Therapie statt Strafe und anderes werden nicht zu leisten sein, wenn man nicht auch Krisensituationen mit einkalkuliert.

Nach meinen Erfahrungen werden Gerichtserfahrungen und erst recht Jugendhaftstrafen von delinquenten Jugendlichen in der Regel als sehr krisenhaft erlebt, auch wenn sie nach außen hin „cool" wirken und nicht betroffen zu sein scheinen. Es ist in jedem Fall wichtig, eine krisenhafte Erschütterung delinquenter Jugendlicher als Möglichkeit im Hinterkopf zu haben und auf Symptome von Depression, Suizidalität oder anderen krisenhaften Zuspitzungen zu achten.

Das Aufgabenfeld ist also sehr vielfältig und heterogen, was nicht zuletzt mit den unterschiedlichen Herausforderungen von Pubertät und Adoleszenz zusammenhängt. Damit wollen wir uns nun befassen.

4.1.2 Grundlagen

Unter **Pubertät** verstehen wir die biologischen Prozesse in der Phase des Übergangs zwischen Kindheit und Erwachsenenalter, beispielsweise die Geschlechtsreifung, das Körperwachstum oder körperliche Veränderungen wie das Ausbilden sekundärer Geschlechtsmerkmale und einer typisch männlichen oder weiblichen Behaarungsform. Auch die hormonellen und in gewisser Weise die neuronalen Veränderungen können hierzu gezählt werden, wenngleich sie auch zu Veränderungen des Gefühlslebens und des Denkens führen, was uns zum Begriff der **Adoleszenz** führt. Hierunter versteht man die „psychosoziale Pubertät", also wesentliche geistige und soziale Entwicklungsschritte, die aber stets auch im sozialen und kulturellen Kontext gesehen werden sollten.

Die Phase der Adoleszenz ist durch vielfältige Entwicklungsschübe, Umbrüche und Herausforderungen gekennzeichnet. Adoleszentenkrise, Reifungskrise, adoleszente Entwicklungskrise und andere Begriffe werden oft synonym gebraucht und können in ihrer einfachsten Form als Übergangskrisen, quasi als „normale Krisen", die keine Krankheit darstellen, sondern zum normalen Entwicklungs- und Reifungsablauf gehören, bezeichnet werden. So gesehen, ist weniger die Krise in der Pubertät als vielmehr ihr Ausbleiben außergewöhnlich und manchmal bedenklich. Andererseits wird der Begriff der „Adoleszentenkrise" in der Psychiatrie mitunter auch als ein besorgniserregender, entwicklungshemmender und in seinem Ausgang ungewisser Zustand bezeichnet, der dann auch professioneller Hilfe bedarf.

Neuronaler Umbau

Seit Anfang 2000 geht man von einer Umbauphase des Gehirns in der Pubertät (etwa 15 % aller Synapsen werden neu verschaltet) und von einem temporären Ungleichgewicht zwischen den Teilen des Gehirns, die das Gefühlsleben beeinflussen, und denen im Großhirn, die eine kognitive Kontrollfunktion haben, aus. Vorübergehend dominiert das gefühlsbetonte limbische System des Zwischenhirns gegenüber den präfrontalen Hirnanteilen, die eher Steuerungsfunktionen haben, was möglicherweise eine Mitursache für heftige Motivations- und Stimmungsschwankungen ist, die mitunter als krisenhaft erlebt werden. Die relative Neuverschaltung von Hirnstrukturen führt letztendlich dazu, dass präziser gedacht, effektiver gehandelt und kontrolliert werden kann und dass komplexe Situationen adäquater gelöst werden können. Das bedeutet freilich eine besondere Prägsamkeit des Gehirns in dieser für die Reifung so wichtigen Phase der Pubertät. Berücksichtigt man die neurobiologischen Erkenntnisse der letzten Jahre, wird vielleicht etwas verständlicher, warum Jugendliche mitunter sich selbst und anderen vorübergehend unverständlich werden. Dies liegt nicht nur an den völlig neuen hormonellen Erfahrungen sowie den noch zu besprechenden Entwicklungs- und Lebensaufgaben, sondern zumindest zum Teil auch daran, dass sich die neuen Sozialerfahrungen auch im Gehirn widerspiegeln, das sich in einer stürmischen Umbruchs- und Entwicklungsphase befindet. Der äußerlich schon häufig erwachsen wirkende Jugendliche ist dabei keineswegs immer so selbständig und unabhängig, wie er mitunter zu sein vorgibt. Gelegentliche Krisen, auch heftiger Natur, sind vor diesem Hintergrund nur zu verständlich.

Entwicklungsaufgaben in der Pubertät

Hinzu kommen bestimmte Entwicklungsaufgaben in der Pubertät, die zunächst von Havighurst (1972) beschrieben und von vielen Autoren weiterentwickelt worden sind. Demnach besteht eine Aufgabe für das Jugendalter darin, den eigenen Körper zu akzeptieren und sinnvoll zu gebrauchen. Dies gilt auch für die bereits genannte Integration des sexuellen Erlebens. Eng verbunden hiermit ist die Aufgabe, die eigene Geschlechterrolle zu entwickeln und anzunehmen. Eine weitere, vor allem sozial relevante Aufgabe in der Adoleszenz besteht darin, eine Reihe von Werten und Überzeugungen als Richtschnur für das eigene Verhalten zu erwerben, also eine tragfähige Weltanschauung zu entwickeln sowie verantwortliches Verhalten in der Sexualität anzustreben und zu übernehmen. Dies wiederum ist mit einer faktischen und vor allem emotionalen Ablösung von den Eltern verbunden. Waren diese in der Kindheit – bei allen eventuellen Unzulänglichkeiten – doch halt- und schutzgebende Personen, so wird dies in der Ablösungsphase der Pubertät relativiert, was mitunter zu heftigen Autoritätskrisen führen kann und sowohl Eltern als auch die Jugendlichen selbst verunsichern. Mit der zunehmenden Übernahme von Verantwortung sind auch die Aufgaben, sich auf eine partnerschaftliche Beziehung und ggf. Familie sowie die wirtschaftliche Eigenständigkeit vorzubereiten, verknüpft. Zusammenfassend lassen sich diese Aufgaben in der Adoleszenz also als Beginn der Ablösung vom Elternimago, der Integration von Körper und Sexualität, der Einordnung in soziale Gruppen, der Entwicklung eines tragfähigen Selbstkonzeptes und einer persönlichen Identität charakterisieren.

Identitätsentwicklung und Identitätskrise

Von Erikson (1993) wird die Identitätsentwicklung als das führende Charakteristikum der Adoleszenz herausgestellt. Erst mit zunehmender Reife, mit dem Durchstehen zum Teil erheblicher emotionaler Krisen und der persönlichen Erfahrung, diese überwunden zu haben, entwickelt sich schlussendlich ein solches, tragfähiges Selbstwertgefühl und -konzept. Drohende Identitätskrisen innerhalb dieses Prozesses gehen mit Insuffizienzgefühlen (also dem Gefühl, den Anforderungen nicht gewachsen zu sein,), Depressionen oder Identitätsstörungen, mitunter sogar suizidalen Krisen einher. Im Bemühen, das Selbstwertgefühl einigermaßen stabil zu halten, können Jugendliche zum einen ihre anstehenden Probleme durch vermehrte Leistung zu lösen versuchen. Das ist prinzipiell sinnvoll, kann aber im Einzelfall problematisch sein: Freude an der Sexualität oder Mut zum Risiko (inklusive der Möglichkeit eines Scheiterns) lassen sich nicht immer durch Leistungen kompensieren. Auch das Anpassen, also die Veränderung des eigenen Erlebens oder Verhaltens, anstelle des Versuchs, etwas durchzusetzen, sowie das Ausweichen vor Konflikten kann einerseits mitunter sinnvoll, andererseits – im Extrem – entwicklungshemmend sein. Und schließlich gilt dies auch für aggressive Herangehensweisen, mit deren Hilfe einerseits Konflikte in Angriff genommen werden können, die andererseits die Gefahr von Destruktivität oder erheblichen Sanktionen beinhalten.

4.1.3 Krisen

Der Begriff der „Jugendkrise“ ist nicht eindeutig definiert. Einem Vorschlag von Heffner und Helmchen (vgl. Hülshoff 2011, 102) folgend, kann man von drei unterschiedlichen Krisen bzw. Krisen unterschiedlicher Ausprägungen sprechen.

Pubertätstypische Übergangskrisen

Zum einen finden sich die relativ häufigen, in der Pubertät fast als „normal“ anzusehenden Reifungs- bzw. Übergangskrisen. Wie schon erläutert, sind Jugendliche in dieser Entwicklungsphase stürmischen biologischen, psychischen und sozialen Prozessen ausgesetzt, für deren Bewältigung sie mitunter noch nicht das nötige Rüstzeug haben, so dass sie einiges als krisenhaft erleben. Die erste Liebe und der erste Liebeskummer, Auseinandersetzungen mit den Eltern, subjektive oder objektive Überforderungen in Schulsituationen, die Sorge um das eigene Aussehen, die Frage, ob man im Freundeskreis geachtet und akzeptiert ist – dies alles kann zu leichten Überforderungen, aber auch zu krisenhaftem Erleben, Verunsicherung und emotionalen Stimmungsschwankungen führen. Mitunter kommt es dann zu Auffälligkeiten, die auch von der Umgebung als krisenhaft erlebt werden. In aller Regel gelingt es den Jugendlichen in ihrem normalen sozialen Umfeld, Hilfen zu bekommen und Lösungsstrategien zu entwickeln. Nach wie vor sind die Eltern – bei aller Ablösungsproblematik – meist hilfreiche und schutzgebende Ratgeber. Lehrer, Jugendleiter, Seelsorger (beispielsweise im Firm- oder Konfirmationsunterricht), Fußballtrainer/Sportpädagogen und andere können eher „en passant", also ohne einen „offiziellen pädagogischen Auftrag", durchaus Halt, Rat und Entscheidungshilfen geben, wenn sich Jugendliche in solchen Übergangskrisen befinden. Wir sehen: Auch bei pubertätstypischen Krisensituationen haben Pädagogen Aufgaben, auch wenn diese nicht explizit als professionelle Krisenhilfe deklariert sein mögen. Besonders sind aber Eltern und zunehmend Mitglieder der Peergruppe gefragt, wenn es darum geht, den jeweils sehr unterschiedlichen Erfahrungen hinsichtlich der Sexualität, der Schullaufbahn, der Verselbständigung oder des Entwickelns neuer Handlungsmaximen für die eigene Lebensführung zu begegnen, sich den neuen Herausforderungen zu stellen und auch mit Krisensituationen mehr oder weniger gut fertigzuwerden. Nach überstandener Krise befinden sich Jugendliche auf einem neuen Erkenntnis-, Handlungs- und Entwicklungsniveau, sind also gereift und dem Erwachsenenleben ein Stück nähergekommen.

Psychosoziale Krisen mit Entwicklungsgefährdung

Eine andere Dimension erreicht die Krise, wenn es zu ernsten Schwierigkeiten, eventuell sogar zum Zusammenbruch von Lösungsmöglichkeiten des Jugendlichen bzw. seines ihn unterstützenden Umfeldes kommt und insbesondere dann, wenn anstehende Aufgaben der Pubertät nicht gelöst und altersentsprechende Entwicklungen nicht erreicht werden können – oder das Erreichen eines Entwicklungsschrittes zu scheitern droht. Wenn also beispielsweise Schulängste, die Sorge um das Nichterreichen von schulischen Leistungen oder Nichtakzeptanz durch Mitschüler gelegentlich zu Schulunlust oder zu gelegentlichem Fehlen in der Schule bzw. heftigen Auseinandersetzungen mit den Eltern führen, stellt dies in der Regel eine „normale" – wenngleich für alle Seiten durchaus belastende – Krise dar. Wenn ein Schüler aber über viele Monate die Schule nicht besucht bzw. nicht besuchen kann, ist seine weitere Entwicklung nicht nur in schulischer, sondern auch in sozialer Hinsicht möglicherweise gefährdet. In seiner solchen, im Wesentlichen durch drohende Entwicklungshemmung gekennzeichneten Krisensituation wird man in der Regel auch auf professionelle und externe Hilfe angewiesen sein. Sie wird wesentlich durch SozialpädagogInnen und Sozialarbeiter, durch Lehrerinnen, mitunter auch durch Psychologen und andere professionelle Anbieter von Hilfen gewährleistet werden.

B Nach wie vor ist die Rolle der Eltern aber entscheidend: Wenn sie – möglicherweise mit pädagogischer Unterstützung – dafür sorgen, dass die akuten Hindernisse (Schulmobbing, Leistungsüberforderung und was dergleichen mehr ist) behoben werden, bleibt häufig noch die Aufgabe, regelmäßig und zuverlässig dafür zu sorgen, dass der Jugendliche wieder zur Schule geht und die hiermit verbundenen Pflichten (Hausaufgaben etc.) erfüllt. Manchmal ist es notwendig (und für den Jugendlichen außerordentlich eindrucksvoll!), wenn sich ein Vater den Jahresurlaub nimmt, um seinen Sohn regelmäßig zur Schule zu bringen.

Krisenzuspitzung, akuter Notfall und psychische Erkrankung

Spitzt sich die Krise, eventuell mit den Anzeichen einer psychischen Erkrankung, zu einem akuten Notfall zu, besteht mitunter die Notwendigkeit einer kurzfristigen stationären Behandlung. Das ist beispielsweise bei akuter Drogenintoxikation, akuter suizidaler Gefährdung, massiven Erregungszuständen oder auch bei akuter Lebensbedrohung im Rahmen einer Pubertätsmagersucht (Anorexia nervosa) der Fall.

In den Stufen der Krisenentwicklung, die mit Entwicklungsverzögerung, akuten Notfällen und dem Einmünden in eine psychische Krankheit verbunden sein können, kann man auch von psychischen Krisen sprechen, die in der klinischen Psychologie und Psychiatrie als ein überraschendes Ereignis mit schmerzhaft seelischem Zustand bezeichnet wird. Vor allem dem Versagen bisheriger Problemlösungsmethoden kommt in dieser Definition eine besondere Bedeutung zu. Eine Krise in diesem Sinne äußert sich als plötzliche oder fortschreitende Verengung der Wahrnehmung sowie der Handlungs- und Problemlösungsfähigkeit.

Pubertätskrisen können sich zu psychischen Erkrankungen weiterentwickeln, die dann in der Regel neben der akuten Krisenintervention auch einer späteren psychotherapeutischen Behandlung bedürfen.

Anorexia nervosa

Dies gilt beispielsweise für die Pubertätsmagersucht: Die pubertätsspezifische Aufgabe, sich mit den körperlichen Veränderungen auseinanderzusetzen, das neu entstandene Körperbild in das eigene Erleben zu integrieren und den eigenen Körper, so wie er ist, zu akzeptieren, sinnvoll zu nutzen und zu pflegen und schlussendlich auch die Sexualität zu genießen, kann so überfordernd sein, dass all dies nur bedingt oder überhaupt nicht gelingt und die Jugendlichen eben keine Möglichkeit haben, die neuen Veränderungen, insbesondere die der sekundären Geschlechtsmerkmale, in ihr Leben zu integrieren.

Angststörungen

Spezifischere Ausformungen von Pubertätskrisen bis hin zu schwereren psychischen Störungen oder sogar Erkrankungen finden sich auch, wenn sich Unsicherheit oder emotionale Schwankungen zu Angststörungen entwickeln. Im Extrem kann es zu Panikstörungen mit subjektiver Todesangst, Hyperventilation, Schwindel, Ohnmacht etc. oder zu sozialen Phobien kommen. Letztere sind mit Kommunikations- und Kontaktstörungen und zunehmendem Isolationsverhalten verbunden und können dazu führen, dass wichtige Entwicklungsschritte zur Anbahnung neuer Beziehungen unterbleiben oder der Schulbesuch gefährdet ist.

Depression

Die emotionalen Schwankungen in der Pubertät können aber auch zu Trauer und Niedergeschlagenheit führen, die im Extrem in eine Depression münden können. Emotional äußert sich eine Depression im Jugendalter durch Niedergeschlagenheit und durch das Gefühl innerer Leere, gedrückter Stimmung und Freudlosigkeit, Interessenverlust und Antriebsmangel sowie eine Einschränkung der Aktivität. Körperlich kann es zu Ermüdbarkeit, Schlafstörungen, Appetitstörungen, Kopfschmerzen oder Bauchschmerzen kommen, und in kognitiver Hinsicht sind Konzentrationsmangel, Selbstvorwürfe, eine pessimistische Lebenseinstellung, das Fehlen von Zukunftsperspektiven sowie überbordende und drückende Schuldgefühle zu nennen. Hinzu kommen grübelnde und einengende Gedanken.

Suizidalität

Suizidgedanken können in Suizidversuche übergehen. Diese können sowohl als Hilferuf als auch als Ausdruck, so nicht mehr weiterleben zu wollen oder zu können, verstanden werden. Diese schwere Notfallsituation wird in Kapitel 3.2 gesondert beschrieben.

Störungen des Sozialverhaltens

In einer Entwicklungsphase, in der sich Jugendliche zunehmend vom Elternhaus ablösen, ihre eigene Rolle in Peergruppe und sozialer Umgebung finden und somit soziale Verhaltensweisen einüben und ausprobieren müssen, kommt es zwangsläufig immer wieder auch zu überschießenden und mitunter krisenhaften Auseinandersetzungen, Konflikten und sozialen Schwierigkeiten. Andererseits kann sich eine solche, krisenhafte Auseinandersetzung zuspitzen und zu Störungen des Sozialverhaltens führen.

Das Phänomen der sozialen Verhaltensstörung oder ggf. des dissozialen Verhaltens ist nicht nur und keinesfalls ausschließlich auf Persönlichkeitsmerkmale zurückzuführen, sondern zeigt sich immer auch in der Interaktion mit der sozialen Umgebung sowie den gesellschaftlichen Rahmenbedingungen.

Auch die Schwierigkeiten bei der Identitätsfindung im Jugendalter, die als eigentliche Kernaufgabe der Adoleszenz gelten kann, können sich krisenhaft zuspitzen und sich schließlich zu seelischen Erkrankungen im eigentlichen Sinne verdichten, vor allem, wenn traumatische (Vor-)Erfahrungen vorliegen.

Identitätskrisen

Sie werden zu Identitätskrisen, wenn sie zeitweilig zu ungeordnetem Denken führen, in deren Gefolge man sich nichts mehr zutraut. Schließlich können sie sich zu seelischen Erkrankungen im eigentlichen Sinne verdichten. Hier ist u. a. an dissoziative Störungen des Bewusstseins, dissoziative Störungen vom Konversionstyp oder an Persönlichkeitsstörungen (insbesondere vom Borderline-Typ) zu denken. Das Depersonalisationssyndrom zeigt sich vor allem in Form von Entfremdungserleben, wobei das eigene Selbst sowie der Körper als unwirklich und fremd erlebt werden. Auch das eigene Denken, Vorstellen oder Erinnern kann als fremdartig oder unbekannt bezeichnet werden. Zusammenhänge zwischen „normalen“, zeitlich begrenzten und als Durchgangsphänomen zu verstehenden Krisen, entwicklungshemmenden Krisen und eigentlichen psychiatrischen Krankheiten sind nicht unumstritten. Vor allem ist darauf hinzuweisen, das schwere psychische Erkrankungen eine Eigendynamik entfalten können, denen mit pädagogischen oder sozialen Maßnahmen allein in der Regel nicht mehr zu begegnen ist, und die meist einer spezifischeren, mehrdimensionalen Therapie bedürfen. Um feststellen zu können, ob es sich noch um eine Pubertätskrise oder schon um eine manifeste psychisch relevante Erkrankung handelt, muss man den Prozess mitunter etwas länger beobachten. Zu sehr schwanken Verhaltensweisen und Entwicklungszustände in der Pubertät, als dass punktuell und kurzfristig bereits eine oft weitreichende Diagnose gestellt werden kann.

4.1.4 Krisenintervention

Übergangs- und Entwicklungskrisen

Pubertätstypische Übergangskrisen sowie deren Zuspitzungen zu psychosozialen Krisen, die mit drohenden Entwicklungsstillständen verbunden sind, müssen von akuten bzw. psychiatrischen Notfällen und psychisch relevanten Erkrankungen unterschieden werden. Zunächst soll auf die Möglichkeiten der Krisenintervention bei den beiden erstgenannten Krisenformen eingegangen werden. Belastungen, die unter Umständen zu Krisen führen können, sind Auseinandersetzungen mit den Eltern, familiäre Probleme (Scheidung oder Trennung der Eltern), Liebeskummer oder Enttäuschungen durch Freunde, selbstverschuldete Unfälle oder Straftaten (insbesondere, wenn eine Gerichtsverhandlung droht!), Schulprobleme u. a. m. Solche Krisen können durch exogene Faktoren, beispielsweise familiäre Vernachlässigung, psychische Erkrankung eines Elternteils, Traumatisierungen in der Biographie des Jugendlichen, Gefährdungen durch ungünstige Peergruppeneinflüsse u. a. m. verstärkt werden. Die Grundzüge der Krisenintervention entsprechen den allgemeinen Richtlinien, die in Kapitel 2.2 bereits ausführlich dargelegt wurden. Es geht insbesondere darum, die situative, emotionale und kognitive Einengung des Jugendlichen in der Krisensituation zu erkennen, eine vertrauensvolle Beziehung zu ihm aufzubauen, zu klären, was ihn akut bedrückt und was zur Krise beiträgt, welche Lösungsversuche er bisher unternommen hat, und welche möglichen Alternativen er sieht. Nach der Situationsbeurteilung und der Definition der dringlichsten Probleme geht es darum, für eine konkrete Entlastung zu sorgen. Eine direkte Unterstützung und Lösung erster Probleme führt in der Regel dazu, dass der Jugendliche zunehmend eigenständig neue Problemlösungsstrategien entwickeln kann. Mit anderen Worten: Kriseninterventionen mit Jugendlichen unterscheiden sich nicht grundlegend von denen mit Erwachsenen.

Besonderheiten im Jugendalter

Allerdings gibt es einige Besonderheiten, auf die Stein (2009, 269 f.) hinweist. So kann es manchmal nicht ganz einfach sein, die Beziehung zum Jugendlichen aufzunehmen, der mit gespielter Gleichgültigkeit oder Coolness seine Probleme zu überspielen versucht oder fremde Autoritäten wie die des Krisenhelfers zunächst grundsätzlich ablehnt. Dieser sollte also etwas Geduld und vor allem Verständnis für phasentypische Verhaltensweisen Jugendlicher mitbringen und sich genügend Zeit für den Aufbau einer vertrauensvollen Beziehung nehmen. Eigeninitiative und die Übernahme von Verantwortung für das eigene Handeln sind nicht nur grundsätzlich begrüßenswert, sondern zu unterstützen!

Zeitliche Begrenzung der Krisenintervention

In der Begrenztheit der Krisenintervention (in der Regel wird sie nur einige, maximal zehn Treffen über einige Tage oder Wochen beinhalten) liegt eine große Chance: Zum einen kann dies vom Jugendlichen oft eher akzeptiert werden als eine langfristige Therapie, die noch dazu impliziert, dass mit ihm etwas nicht in Ordnung sei. Zum anderen wird ihm nach akuter Entlastung zunehmend und sukzessive zugemutet, erste Schritte zur eigenen Problemlösung zu unternehmen, was sein Selbstvertrauen stärkt und ihm die Hoffnung gibt, in seiner Entwicklung voranzuschreiten und künftigen Krisen besser begegnen zu können. Letztendlich ist ja jede bewältigte Krise ein bedeutender Reifungsschritt – dies gilt grundsätzlich für jeden Menschen, insbesondere jedoch für Jugendliche. Wichtig ist auch, nicht nur Schwierigkeiten, sondern vor allem auch Stärken, Kompetenzen und Ressourcen, beispielsweise Hobbys, Vorlieben, Musik, Sport etc., zu thematisieren, wobei das Gespräch nicht anbiedernd, sondern authentisch und von echtem Interesse geprägt sein sollte.

Krisenzuspitzung und Notfälle

Auch wenn die meisten Entwicklungskrisen in der Pubertät vorübergehender Natur und durch eine temporäre Krisenintervention günstig zu beeinflussen sind, muss man doch auch eine potenzielle Gefährdung einschätzen. Indirekte Hinweise wie Freud'sche Versprecher, Zeichnungen oder symbolische Akte, die auf Suizidalität hinweisen können (das Hören von Liedern, die sich mit Suizid beschäftigen, das Aufsuchen von entsprechenden Internetlinks, das Äußern düsterer Vorahnungen etc.), sollten unbedingt als solche erkannt werden und dazu führen, dass man diese Thematik gezielt anspricht. Andere akute und sich dramatisch zuspitzende Krisensituationen liegen bei häufigen Selbstverletzungen oder dem Provozieren von Unfällen vor. Im weiteren Sinne sind auch lebensbedrohliche Dekompensationen, beispielsweise bei einer Pubertätsmagersucht, eigengefährdenden Situationen zuzuordnen – einerseits, wenn durch die Fehlernährung eine akute körperliche Dekompensation droht, andererseits, wenn die Anorexie und die damit verbundenen emotionalen und sozialen Probleme ihrerseits zum Suizid führen. Auch akute psychische Dekompensationen mit den bereits beschriebenen Phänomenen der Derealisation, Depersonalisation und Dissoziation können einer klinischen Behandlung bedürfen. Und schließlich können Pubertätskrisen mit Fremdgefährdung einhergehen, insbesondere bei Störungen des Sozialverhaltens, im Grunde aber auch als Ausdruck der Dekompensation unterschiedlichster Erkrankungen. Kommt es hierbei zu körperlichen Angriffen auf Familienangehörige, Mitschüler oder andere, ist mitunter eine solche Krisenzuspitzung gegeben, dass keine andere Möglichkeit als eine vorübergehende klinische Behandlung bleibt. Dies sind besonders häufige Indikationsstellungen, die von pädagogischen Mitarbeitern aus Jugendeinrichtungen gestellt werden, wenn ein im Heim oder in der Wohngruppe lebender Jugendlicher ein solches, akut belastendes und gefährdendes Maß an Aggression zeigt, dass kein anderer Ausweg als eine vorübergehende Fremdplatzierung unter therapeutischen Aspekten als sinnvoll erscheint. Auch bei massiven Konflikten mit den Eltern kann eine vorübergehende Trennung, beispielsweise in einer Krisenunterkunft, dazu beitragen, die Situation zu entschärfen.

Eine Besonderheit liegt bei Drogenintoxikation vor – hier ist in der Regel eine Aufnahme auf einer Entgiftungsstation eines Akutkrankenhauses erforderlich.

So richtig und mitunter notwendig manchmal die stationäre Aufnahme in eine kinder- und jugendpsychiatrische Klinik ist, so sollte doch nicht vergessen werden, dass dies immer nur eine temporäre Lösung darstellt, die darüber hinaus therapeutisch indiziert sein muss. Der Tapetenwechsel allein reicht also nicht aus – es muss schon eine Notwendigkeit zu einem gezielten stationären, beispielsweise gruppen- und milieutherapeutischen Prozedere bestehen. Außerdem muss darauf hingewiesen werden, dass Psychiatrien grundsätzlich kein Lebensaufenthalt für Jugendliche sein können, was eine schnellstmögliche Entlassung notwendig macht.

Günstige Prognose

So dramatisch Pubertätskrisen im Einzelfall sein können (insbesondere, wenn sie mit Notfallsituationen einhergehen), so günstig ist jedoch andererseits in der Regel auch die Prognose: Die meisten erfolgreich überstandenen Pubertätskrisen führen zu einer Weiterentwicklung des Jugendlichen, der nun der Welt auf einem höheren Niveau, was seine emotionalen und kognitiven Problemlösungsstrukturen angeht, begegnen kann.

4.1.5 Weiterführende Maßnahmen

Familiäre Veränderungen

Viele Pubertätskrisen, die beispielsweise mit Autoritätsprotesten, heftiger Ablehnung oder Trauerreaktionen einhergehen, aber auch anklagendes Verhalten oder kindliche Regression sind Ausdruck einer Ambivalenz zwischen Nähe und Distanz, insbesondere zu den Eltern. Diese Ambivalenz und Unsicherheit findet sich auf der elterlichen Seite ebenfalls. Die Familiendynamik in der Pubertät ist geprägt von der Bewältigung der beginnenden familiären Ablosungsproblematik. Und nicht nur die Jugendlichen, sondern auch die Eltern stehen vor dem Widerspruch, einerseits einander zu brauchen und andererseits die Ablösung vorzubereiten. Wenn diese Veränderungsprozesse das familiäre Gleichgewicht überfordern und es zu erheblichen Spannungen, Missverständnissen und Kommunikationsschwierigkeiten kommt, kann eine systemische Familienberatung oder Familientherapie als Ergänzung der akuten Krisenintervention hilfreich sein.

Besondere pädagogische Hilfen sind erforderlich, wenn Eltern mit den Erziehungsaufgaben, insbesondere in Phasen stürmischer Krisen, überfordert sind. Dies kann auch mit eigenen, zum Teil krankheitsbedingten Schwierigkeiten oder prekären sozialen Situationen zusammenhängen. Nach meinen Erfahrungen wollen alle Eltern, gute, die Entwicklung ihrer Kinder fördernde und sie beschützende Eltern sein, doch gelingt es ihnen mitunter nicht in hinreichendem Maße, alle notwendigen Hilfen zu geben.

Jugendhilfe

Sie zu unterstützen ist Aufgabe der Jugendhilfe, zu der das Jugendamt, Erziehungsberatungsstellen, ambulante Hilfen zur Erziehung sowie die Möglichkeiten von Tagesgruppen sowie Heimeinrichtungen oder andere Formen von Wohngruppen zu zählen sind. Das Jugendwohlfahrtsgesetz und insbesondere das achte Buch des Sozialgesetzbuches (SGB VIII) bieten hierfür die gesetzliche Grundlage. Unter Federführung des Jugendamtes (Casemanagement) können einzelne Angebote subsidiär von anderen Einrichtungen übernommen werden. Zu den Hilfen zur Erziehung zählen beispielsweise Erziehungsberatung oder Familienhilfen, bei denen es auch um das Erkennen und Lösen von Krisen in Überganssituationen geht. Darüber hinaus kann bei unterschiedlichen Formen von Jugendkrisen, beispielsweise im Suchtbereich, soziale Gruppenarbeit eine wichtige, therapieergänzende, gleichwohl unter pädagogischen Prämissen stattfindende Maßnahme sein.

Erziehungsbeistandschaft

Bedarf ein Jugendlicher in einer kritischen Lebenssituation aufgrund seiner Schwierigkeiten besonderer Hilfen, beispielsweise, weil er zu aggressiven Lösungsstrategien greift und Impulse schlecht steuern kann, kommt eine Erziehungsbeistandschaft bzw. das Einsetzen eines Betreuungshelfers in Frage. Hier kann es sich auch um einen Sozialarbeiter/eine Sozialpädagogin handeln.

Sozialpädagogische Familienhilfe

Analoges gilt für die sozialpädagogische Familienhilfe, bei der eine pädagogische Fachkraft die Familie aufsucht, beratende und klärende Hilfen anbietet und darüber hinaus Vorbildfunktionen in schwierigen Krisensituationen wahrnimmt. Manchmal reicht dies nicht aus. In akuten Krisensituationen kann es hilfreich oder notwendig sein, dass Jugendliche vorübergehend in einer Jugendschutzstelle Aufnahme finden. Mitunter muss aber auch an längerfristige Lösungen gedacht werden, beispielsweise pädagogische (oder therapeutische) Wohngruppen, kleine Wohneinheiten im Heimbereich, betreutes Wohnen oder anderes mehr. Normalerweise sind längerfristige Maßnahmen nach einer Pubertätskrise pädagogischer Natur: Es geht darum, Entwicklungshemmnisse als solche zu erkennen und aus dem Weg zu räumen und Jugendlichen dabei zu helfen, den nächsten für sie anstehenden Entwicklungsschritt zu gehen, wobei ggf. auch Familien oder andere Bezugssysteme gezielt unterstützt werden.

Interdisziplinäre Zusammenarbeit

Kommt es im Rahmen einer Jugendkrise zu einem Notfall, oder droht aus der Jugendkrise eine manifeste psychische, möglicherweise langfristige Störung bzw. seelische Erkrankung zu erwachsen, so können therapeutische Maßnahmen indiziert sein. Aber auch Pädagogen und Sozialarbeiter werden, nicht zuletzt wegen ihrer Schnittstellenkompetenz, durchaus auch im kinder- und jugendpsychiatrischen Rahmen tätig. Jugendliche, die vorübergehend in einer Klinik behandelt werden, werden anschließend möglicherweise in einer pädagogischen Wohngemeinschaft weiter betreut. Therapeuten wie Sozialarbeiter und Pädagogen müssen also gemeinsam dafür Sorge tragen, dass neben den psychotherapeutischen auch die entsprechend notwendigen pädagogischen und jugendfürsorglichen Hilfen gewährleistet sind.

Am Ende dieses Kapitels bleibt festzuhalten, dass die Pubertät und Adoleszenz eine Entwicklungsphase voller körperlicher, seelischer und sozialer Veränderungen ist. Diese Herausforderungen können vorübergehend zu Krisen führen, zeugen zugleich aber von vitaler Kraft und dynamischer Neuorganisation. So gesehen, ist die Jugendzeit zwar eine stürmische, mitunter auch krisenbesetzte, aber eben vor allem lebendige und besonders dynamische Phase unseres Lebens.

Auf einen Blick

- Typische Aufgaben der Adoleszenz bestehen u. a. in der Akzeptanz des eigenen Körpers, der Integration des sexuellen Erlebens, der Entwicklung der eigenen Geschlechterrolle, der emotionalen Ablösung von den Eltern, der Entwicklung eigener Überzeugungen und Werte, der Rollenfindung in Peergruppe und Gesellschaft, der wirtschaftlichen Unabhängigkeit sowie der Entwicklung eines tragfähigen Selbstkonzeptes und einer persönlichen Identität.
- Reifungs- und Übergangskrisen sind typisch für die Phase der Pubertät und meist mit der Hilfe des familiären und sozialen Umfeldes (Eltern, Lehrer, Peers) zu bewältigen.
- Psychosoziale Krisen gehen mit der Gefahr von Entwicklungsgefährdung (Schulabbruch, drohende Sucht etc.) einher und bedürfen meist professioneller Krisenintervention.
- Pubertätskrisen können sich zu akuten Notfällen (z. B. Suizidalität) zuspitzen oder zu psychischen Erkrankungen (z. B. Anorexia nervosa) führen, was eine medizinische und/oder psychotherapeutische Behandlung erforderlich machen kann.

- Komplikationen sich zuspitzender Pubertätskrisen können u.a. sein: Anorexia nervosa, Angststörungen, Depressionen, Suizidalität, Störungen des Sozialverhaltens, Sucht oder Abhängigkeit sowie Identitätskrisen.
- Identitätskrisen in der Pubertät können mit dissoziativen Störungen des Bewusstseins, Konversationsstörungen oder Depersonalisationsphänomenen einhergehen. Sie bedürfen in der Regel psychotherapeutischer Behandlung. Eine Abgrenzung zu anderen Phänomenen (z.B. Persönlichkeitsstörungen) kann zeitweilig schwierig sein.

Multiple-Choice-Fragen zu diesem Kapitel finden Sie unter testfragen.reinhardt-verlag.de

Weiterführende Literatur

Borg-Laufs, M., Gahleitner, S. B., Hungerige, H. (2012): Schwierige Situationen in Therapie und Beratung mit Kindern und Jugendlichen. Beltz Verlag, Weinheim, Basel

Hülshoff, Th. (2015): Die Entwicklung im Kindes- und Jugendalter. In: Schwarzer, W. (Hrsg.): Medizinische Grundlagen für soziale Berufe. 2. Aufl. Borgmann, 37–56

Papastefanou, C. (2013): Krisen und Krisenintervention bei Kindern und Jugendlichen. Kohlhammer, Stuttgart

4.2 Krisen im familiären Kontext und Ansätze der systemischen Familientherapie

4.2.1 Kontext

Familien im Wandel

Familien befinden sich im Wandel. Die Globalisierung, die stürmische technische Entwicklung mit neuen Formen sozialer Netzwerke und Kommunikationstechniken, das In-Frage-Stellen traditioneller Lebensformen, zunehmende Anforderungen an Flexibilität – dies alles sind nur einige Hinweise auf die stürmischen Veränderungen in der Postmoderne, die auch Familien nicht unberührt lassen.

Herausforderungen an Familien

Zu diesen Herausforderungen gesellen sich oft konkrete physikalische (Wohnungsnot, Stress), materiell-finanzielle (Überschuldung, prekäre Lebenssituationen) oder soziale (neue Anforderungen durch Peergruppen, Suchtgefährdung, Individualisierungstendenzen etc.)

Herausforderungen. Und schließlich können eine Vielzahl von Schwierigkeiten oder Problemen, die einzelne Familienmitglieder oder Subsysteme haben, die gesamte Familie betreffen bzw. beeinträchtigen: Ehekonflikte oder Scheidungen, Pubertätskrisen, Auseinandersetzungen mit den Eltern oder Sorgen um die Großeltern, schwere oder chronische Erkrankungen mit Auswirkungen auf die sozialen Beziehungen wie beispielsweise Alkoholkrankheit, Depression oder Psychose eines Elternteils u. a. m.

Krisen in Familien

Diese und andere Herausforderungen, Schwierigkeiten oder Probleme führen im Einzelfall zu heftigen Krisen, die nicht nur das einzelne Familienmitglied, sondern in der Regel auch das gesamte Familiensystem erschüttern. In diesem Kapitel soll untersucht werden, inwieweit Krisenhelfer durch eine gezielte systemische Krisenintervention, die nicht nur die Probleme und Erschütterungen des Einzelnen, sondern die Veränderungen und Herausforderungen des gesamten Familiensystems in den Blickpunkt nehmen, in besonderer Weise zur Überwindung der Krise beitragen können.

Systemisch orientierte Krisenarbeit

Eine solche, systemisch orientierte Krisenarbeit mit Familien kann in unterschiedlichen sozialen, pädagogischen oder psychologischen Kontexten hilfreich sein, wenn man bemüht ist, beispielsweise nicht nur die Entwicklung eines Kindes selbst, sondern auch diese Entwicklung in den unterschiedlichen sozialen und insbesondere familiären Bezügen zu sehen.

Arbeitsfelder

Pädagoginnen und Pädagogen arbeiten beispielsweise in Schulen, Fördereinrichtungen, Beratungsstellen, Heimen und Wohngemeinschaften, familienaufsuchenden Diensten und anderen Settings. Sozialarbeiter kommen in Beratungsstellen, im allgemeinen Sozialdienst, im Rahmen der sozialpädagogischen Familienhilfe, der Erziehungshilfe, der Jugendhilfe ganz allgemein, aber auch in Krisenanlaufstellen (beispielsweise Frauenhäusern, Notaufnahmeeinrichtungen und Obhutstellen), im Rahmen der Suchthilfe und nicht zuletzt in der familienbezogenen Gemeinwesenarbeit mit Familien zusammen, die sich in kritischen Lebenslagen befinden. Dies gilt sinngemäß auch für Psychologinnen und Psychologen, wobei diese zudem auch im Rahmen ihrer klinischen und psychotherapeutischen Tätigkeit auf familiäre Kontexte der leiderzeugenden Problematik und Krise stoßen und oft genug merken, dass es mit der Bearbeitung des individuellen Einzelproblems allein nicht getan ist.

Dabei ist es keineswegs immer erforderlich oder sinnvoll, bei jeder Krise oder problematischen Konstellation eine systemische Familientherapeutin hinzuzuziehen. Mitunter ist es genauso hilfreich oder erfolgversprechend, wenn Lehrerinnen oder Pädagoginnen, Sozialarbeiterinnen, Psychotherapeutinnen oder Kinder- und Jugendpsychotherapeutinnen mit systemischen Ansätzen vertraut sind und ein Problem im systemischen Kontext erfassen können.

Im Folgenden sollen zunächst einige Grundlagen systemischer Familienarbeit und Familientherapie vorgestellt werden. Danach wird auf konkrete Krisensituationen im familiären Kontext und mögliche systemisch orientierte Kriseninterventionen eingegangen.

4.2.2 Grundlagen

Lineare und zirkuläre Sichtweise

Die systemische Familientherapie ist eine „Tochter“ der Systemtheorie, die sich auch in Kybernetik, Technik, biologischen, ökologischen oder medizinischen Wissenschaftsbereichen wiederfindet. Eines ihrer Postulate ist der Wechsel von einer linearen zu einer zirkulären Sichtweise von Zusammenhängen.

Nicht nur im technischen oder biologischen, sondern auch im sozialen Bereich können sich Verhaltensweisen zirkulär aufschaukeln. Wenn beispielsweise eine 70jährige Frau, die zuvor als Oma die Enkelkinder mitversorgt hat, infolge eines Schlaganfalls hilfsbedürftig wird, so kann ihre 45jährige Tochter in linearer Hinsicht sich gefordert fühlen, sie zu pflegen, weil sie so hilfsbedürftig ist. Zirkulär gesehen, kann die ältere Dame sich möglicherweise über die Maßen versorgen lassen, um ihrer Tochter Zeitdruck zu ersparen. In beidseitiger Zuneigung kommt es also zu einem wechselseitigen, sich aufschaukelnden Prozess zunehmender Überversorgung auf der einen und Hilflosigkeit auf der anderen Seite. Systemische Familientherapie betrachtet diesen Prozess als ein zirkuläres Geschehen (vgl. Abb. 4.2.1 a).

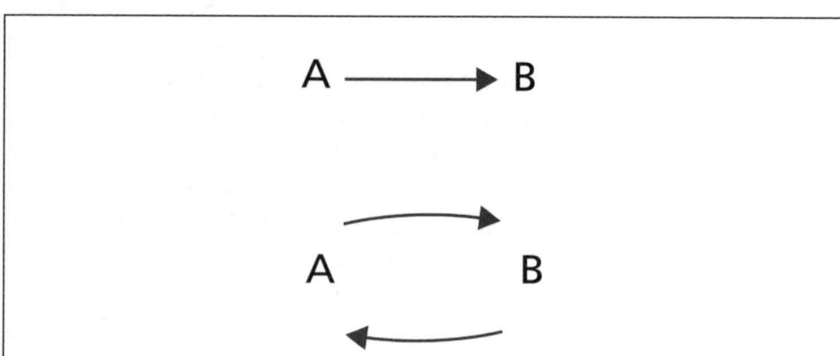

Abb. 4.2.1 a: Zirkularität (modif. n. Hülshoff 2011, 31)

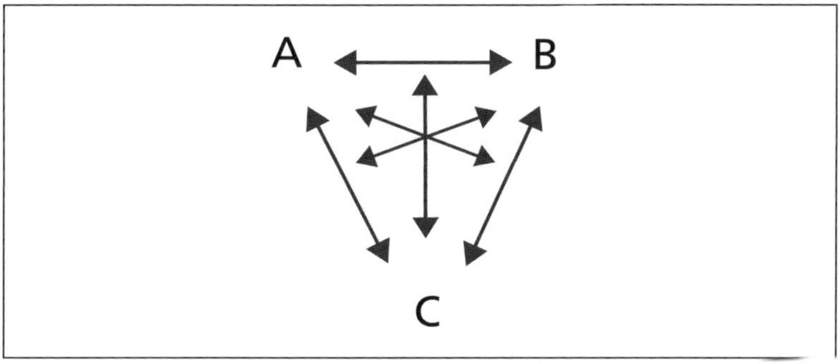

Abb. 4.2.1 b: Triadenbeziehung (modif. n. Hülshoff 2011, 31)

Triade

Abb. 4.2.1 b zeigt die zirkulären Beziehungen in der schon sehr viel komplexeren Triadensituation (Dreieckskonstellation). Systemische Familientherapeuten interessiert nicht nur die Beziehung zweier Personen untereinander – z. B. von Vater und Mutter –, sondern auch die Frage, wie diese Beziehung auf den dritten Partner, das Kind, wirkt. So kann ein Kind möglicherweise durch Ablenken und symptomatisches Verhalten reagieren, wenn es den Ehefrieden seiner Eltern gefährdet sieht. Ein Vater kann sich vorübergehend ausgeschlossen fühlen, wenn er den dyadischen Kontakt zwischen stillender Mutter und gestilltem Kind als für sich ausschließend erlebt. Die Familientherapie untersucht also nicht nur die Beziehung zwischen zwei Familienmitgliedern, sondern insbesondere auch die Interdependenzen dieser Beziehungsmuster auf das gesamte Familiensystem.

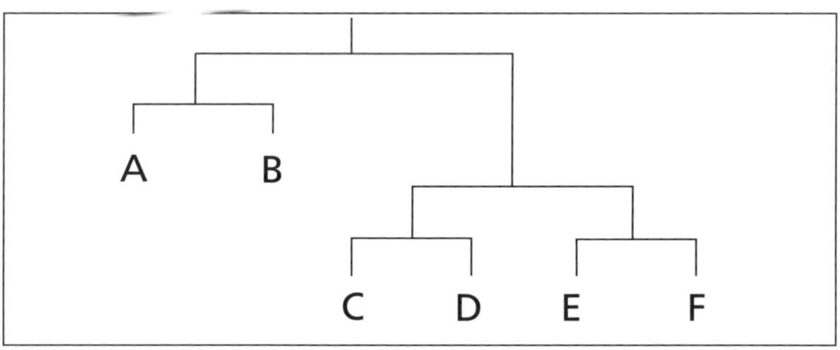

Abb. 4.2.2: Homöostase/Fließgleichgewicht im „Mobile-Modell" (modif. n. Hülshoff 2011, 31)

Homöostase

Dass dieses sehr viel komplexer als in dem soeben skizzierten Triadenmodell sein kann, zeigt Abb. 4.2.2, in der ein komplexeres Familiensystem als Mobile dargestellt wird. Dieses befindet sich in einem stetigen Fließgleichgewicht, der Homöostase. Familienmitglieder versuchen permanent, das familiäre Beziehungsgleichgewicht mittels Regeln, gezielter Kommunikation und Verhaltensweisen auszutarieren, auch und gerade in krisenhaften und „stürmischen" Situationen.

Morphostase und Morphogenese

Grundsätzlich können Familien auf solche krisenbedingten Protuberanzen bzw. Störungen, die die familiäre Homöostase bedrohen, durch die Aktivierung morphostatischer, also gestalterhaltender, sowie morphogenetischer, also gestalterneuernder Kräfte reagieren. Im ersten Fall wird im familiären Schulterschluss versucht, möglichst alles beim Alten zu lassen – was im Extrem zu pseudoharmonisierenden und Depressivität erzeugenden Familiensystemen führen kann. Im zweiten Fall wird die mit der Krise verbundene Ambivalenz als so bedrohlich erlebt, dass die Familie sich vor der Zeit auflöst – beispielsweise, wenn es zu Scheidung kommt, Kinder ausreißen oder vorzeitig aus der Familie entlassen werden, Großeltern sich abgeschoben fühlen usw.

Damit wird deutlich, dass sich Familien grundsätzlich in einer bestimmten Ambivalenz befinden: Zum einen bilden sie im Idealfall eine sichere Struktur, in der sich alle Familienmitglieder entwickeln können, zum anderen sind es Sozialgebilde auf Zeit, die sich permanent verändern und sich, jedenfalls als Kernfamilie, entwicklungsbedingt sogar auflösen.

Familienregeln und Delegationen

Der familiäre Zusammenhalt wird meist durch Regeln erreicht, die sich einerseits als dysfunktionale oder funktionale, andererseits als implizite oder explizite Regeln darstellen. Explizit ist eine ausgesprochene, für alle Familienmitglieder offensichtliche Regel, die folglich auch diskutiert werden kann. Implizit ist eine (sehr wirkmächtige) Regel, die Betroffenen möglicherweise nicht bewusst ist und eher im Hintergrund steht. Unbewusste und implizite Regeln können auch als Delegationen daherkommen, was ein über Generationen weitergegebenes Regelwerk meint. Funktional sind Regeln, die jedem einzelnen Familienmitglied eine Weiterentwicklung ermöglichen, dysfunktional sind Regeln, die dies nicht tun.

Die Regel, dass ein Kind ins elterliche Bett kann, wenn es Sorgen oder Ängste hat, ist für einen Säugling oder ein Kleinkind sicherlich eine sehr funktionale Regel, für einen 14jährigen Jungen mit Pubertätsängsten hingegen höchst dysfunktional.

In Anlehnung an Doherty und McDaniel (2010) lassen sich die grundlegenden Aspekte systemischer Familientherapie in einigen wenigen Punkten zusammenfassen: Zum einen geht es darum, wie die einzelnen Familienmitglieder Einstellungen, Verhaltensweisen oder Symptome im familiären Kontext entwickeln. Zum Zweiten sollte berücksichtigt werden, wie Familien zwischenmenschliche Bindungen entwickeln und aufrechterhalten, und wie es ihnen hierbei einerseits gelingt, emotionale Bindungen herzustellen, andererseits individuelle Entwicklungen und Eigenständigkeiten zu ermöglichen. Zum Dritten stellt sich die Frage, wie Familien mit ihren konkreten Konflikten und Krisen umgehen und sie bisher bewältigt haben, und schließlich ist es ein zentrales Anliegen systemischer Krisenintervention mit Familien, dysfunktionale Kommunikations- und Beziehungsmuster zu verändern und in funktionale, entwicklungsfördernde Muster umzuwandeln.

4.2.3 Familienzyklus und Übergangskrisen

Familien befinden sich in einem permanenten Veränderungsprozess. Mit dem Heranwachsen von Kindern, den verschiedenen Aufgaben in unterschiedlichen Lebensphasen der Eltern und den Begegnungen zwischen den Generationen kommt es immer wieder zu Veränderungen, die mit z. T. heftigen Verunsicherungen der einzelnen Mitglieder, aber auch einer zeitweiligen Verlagerung des familiären Gleichgewichts einhergehen. Solche Störungen bzw. Protuberanzen gehören zu einer lebendigen, sich entwickelnden Familie, sind nichtsdestotrotz durchaus auch angstbesetzt und werden mitunter als Krisen erlebt.

In der systemischen Familientherapie werden nicht nur die Entwicklung einzelner Familienmitglieder im Rahmen ihrer Entwicklungsstadien und phasentypischen Aufgaben (beispielsweise des Kindes-, Jugendlichen- oder Erwachsenenalters) untersucht, sondern vor allem wird die Entwicklung des Familiensystems an sich betrachtet, wobei eben auch auf die sich verändernden Funktionen der Eltern eingegangen wird. Im Folgenden sollen kurz zehn Entwicklungsstadien der Familie im sog. Familienzyklus (Family Life Cycle) und die damit verbundenen, möglichen kritischen Momente kurz aufgezeigt werden.

Phase der späten Adoleszenz

In einer ersten Phase, in der die heranwachsenden Menschen sich in der späten Pubertät befinden, geht es um die Beziehungsgestaltung mit den Eltern und Geschwistern, wobei auch unbewusst Grundlagen eines Modells für die eigene Familienbildung entwickelt werden. Die

Auseinandersetzung mit impliziten Regeln und Delegationen, also Erwartungen der Elterngeneration, kann im Einzelfall nicht nur zu familiären Spannungen, sondern auch zu Selbstzweifeln und Identitätsunsicherheiten führen.

Phase der Ablösung

Die zweite Phase beinhaltet die Ablösung von der Herkunftsfamilie. Neben der Entwicklung einer beruflichen Identität und finanziellen Unabhängigkeit geht es vor allem auch um die emotionale und faktische Ablösung.

Bezogene Individuation

Trotz oder wegen familiärer Delegationen einen eigenen Weg der Lebensführung zu finden und Verantwortung für das Gelingen des eigenen Lebens zu übernehmen, ist ein wesentliches Element dieser Phase, deren gelungenes Ergebnis als „bezogene Individuation" (vgl. Stierlin 2002) bezeichnet werden kann. Dabei versteht man unter Individuation die Fähigkeit, selbständig die Verantwortung für das eigene Handeln und die eigene Lebensplanung zu übernehmen, wobei der Bezug nicht nur zur Herkunftsfamilie, sondern auch zu Peers und vor allem dem Partner/der Partnerin und den eigenen Kindern eine wichtige Rolle spielt. Dieser Prozess verläuft nicht immer gradlinig und reibungslos, und es kann auf beiden Seiten, sowohl der der loslassenden Eltern als auch der sich ablösenden Kinder zu erheblichen Irritationen kommen. Die Wertschätzung der Lebensmaximen, Einstellungen und Lebensregeln der jeweils anderen ist notwendig, wenn es nicht zu Kränkungen, Erschütterungen des Selbstwertgefühls oder familiären Zerwürfnissen kommen soll.

Phase der Partnersuche und Paarbindung

In der dritten Phase geht es um Partnersuche und Paarbindung. Erste intime Beziehungen, Überlegungen zum eigenen Lebensentwurf und Wünsche an den Partner/die Partnerin, das Finden der Partner und die Entwicklung einer dauerhaften, belastbaren Beziehung führen ggf. zu dem Schluss, eine Lebensgemeinschaft oder eine Ehe einzugehen. Hierbei kommt es im Wesentlichen darauf an, Übereinstimmungen und Unterschiede der Lebensstile sowie gegenseitige Erwartungen zu erkennen, zu benennen und aufeinander abzustimmen. Dabei geht es auch um das Erkennen, Aushalten und Lösen möglicher Konflikte, die – zumindest am Anfang einer Beziehung – vielleicht als krisenhaft erlebt werden. In einem anfänglichen Stadium einer symbiotischen Beziehung erfährt man den Partner/die Partnerin als idealtypische Ergänzung und sieht nur die positiven Aspekte der Beziehung, während in der Phase der Differenzierung Unterschiede deutlich werden und eigene, nicht so ohne Weiteres kompatible Anteile in den Vordergrund rücken. Dies führt zu der Erkenntnis, dass der andere Partner nicht die Verantwortung für das Gelingen meines eigenen Lebens übernehmen kann – und umgekehrt. Mit der Übernahme dieser Verantwortung für einen selbst, der bezogenen Individuation, werden die Erwartungen an den Partner und die Partnerschaft auf ein realistisches Maß gebracht, so dass nun eine Co-Entwicklung beider Partner (die nicht unbedingt zeitsynchron sein muss!) stattfinden kann. Letztlich können differente Eigenschaften und Verhaltensweisen des Partners als Ergänzung gesehen werden, die das Leben reicher und vielfältiger machen und nicht „missioniert" oder „therapiert" werden müssen. Umgekehrt: Dauerhafte und immer wieder auftretende Krisen können ein Hinweis darauf sein, dass dieser Erkenntnisprozess bisher nur unzureichend gelungen ist.

Paarbeziehung ohne Kinder

Im vierten Stadium, der Paarbeziehung ohne Kinder, werden die Beziehungsregeln für das Zusammenleben entwickelt. U.a. geht es darum, die Beziehung zur Herkunftsfamilie und den eigenen Freunden (Peers) abzustimmen. Familiäre Regeln und Delegationen, oft implizit, mögen für die jeweilige Herkunftsfamilie stimmig, in der neu zu gründenden Beziehung jedoch nur bedingt kompatibel sein, so dass sie bewusstgemacht werden sollten und aufeinander abgestimmt werden können. Gelingt dies nicht oder unzureichend, ist dauerhafter Streit um die Art des Zusammenlebens vorprogrammiert, was vor allem bei der gemeinsamen Kindererziehung zu Problemen führen kann.

Geburt des ersten Kindes

In der fünften Phase, die mit der Geburt des ersten Kindes beginnt, wird die bisherige Dyade zur Triade, was häufig mit typischen Koalitions- und Konkurrenzkonstellationen verbunden sein kann, beispielsweise, wenn eines der drei Familienmitglieder sich vorübergehend ausgeschlossen fühlt oder es zur Koalitionsbildung (beispielsweise von Mutter und Kind gegen den Vater) kommt. So harmlos und überwindbar solche Muster meist auch sind – es ist wichtig, neben der Elternschaft die Paarebene nicht zu vergessen. Dies insbesondere dann, wenn das neugeborene Kind, dessen Ernährung, emotionale und kognitive Begleitung (Stichwort: sichere Bindung, Urvertrauen) viel Kraft kostet und die Eltern eine Zeit lang besonders beansprucht. Auch die Rollen- und Funktionsverteilung einschließlich der knappen Ressourcen Freizeit und Geld gilt es, neu zu regeln.

Familienphase mit kleinen Kindern

In der sechsten Phase, der mit (mehreren) kleinen Kindern, kommt es zusätzlich zur Bildung geschwisterlicher Subsysteme.

In allen Formen familiären Zusammenlebens gilt es, klare, zuverlässige und angemessene Strukturen und Grenzen zu finden, um den Familienmitgliedern die nötige Sicherheit und den nötigen Halt zu geben. Diffuse, verwaschene Grenzen mit der Gefahr der Parentifizierung, also der Übernahme elterlicher Funktionen durch die Kinder, sind ebenso schädlich wie starre, undurchlässige und oft auch autoritäre Grenzen. Schließlich gilt es, die Beziehungen zur Herkunftsfamilie zu pflegen und die Rolle der Großeltern zu justieren.

Familien mit Schulkindern

Familien mit Schulkindern (Phase 7) sind dadurch charakterisiert, dass sich (spätestens jetzt) die Familie auch gesellschaftlich öffnet und mit unterschiedlichen pädagogischen Kontexten und Systemen konfrontiert wird. Sowohl die soziale Einordnung in die Peer-Gruppen (Gestaltung von Peer-Beziehungen) als auch die Auseinandersetzung mit Leistungsbereitschaft und Entspannung sind wichtige familiäre Themen, wobei Eltern oft als Vorbilder gelten. Ebenso gilt es, eventuelle Schul- und Entwicklungskrisen zu bewältigen, die häufig nicht nur die Kinder, sondern das ganze Familiensystem berühren.

Familien mit Heranwachsenden

Die achte Phase beschreibt Familien mit Heranwachsenden. Unter dem Motto „Halt mich fest – Lass mich los“ kann die Dichotomie von Nähe und Distanz, Versorgungsansprüchen und Eigenständigkeit auf Seiten der Jugendlichen und Fürsorge versus Loslassen auf Seiten der Erwachsenen stichwortartig benannt werden. In dieser Ambivalenz von Bindung und Ablösung finden wir die grundlegenden Lösungsmöglichkeiten morphostatischer, also Gestalt erhaltender, oder morphogenetischer, also Gestalt neu erschaffender Kräfte. Im einen Fall werden kaum Veränderungen zugelassen, im anderen Fall werden sie (vorschnell) eingeleitet. Solche zentripetalen (Halt gebenden) sowie zentrifugalen (die Eigenständigkeit fördernden) Kräfte sind oft funktional, können jedoch auch zu Krisen führen. Dabei handelt es sich nicht zuletzt auch um Pubertätskrisen. Die Eltern sind in dieser Phase zudem mit der Verwirklichung eigener Lebensziele und Karrierepläne sowie der Sorge um die eigenen Eltern involviert. Die Jugendlichen folgen dem Ruf der Peers, die eine immer größer werdende Rolle bei der Neuorientierung und Bewältigung von Pubertätsaufgaben spielen: neue und reife Beziehungen zu Altersgenossen beider Geschlechter zu erreichen, eine männliche bzw. weibliche Rolle entwickeln, den eigenen Körper akzeptieren und sinnvoll gebrauchen, gefühlsmäßige Unabhängigkeit von Eltern und anderen Erwachsenen erreichen, sich auf die eigene Partnerschaft sowie einen Beruf vorzubereiten, eine Reihen von Werten und Überzeugungen als Richtschnur für das eigene Verhalten zu erwerben und ein sozialverantwortliches Verhalten zu übernehmen. Letztlich geht es um die Findung der eigenen Identität.

Familiäre Ablösung

Die neunte Phase ist dadurch gekennzeichnet, dass (von Seiten der Eltern) die Kinder in die Welt entlassen werden bzw. (aus der Sicht der Kinder) diese sich von den Eltern abgelöst haben. Auf die Dichotomie zwischen zentripetalen und zentrifugalen Kräften und den hiermit verbundenen Ambivalenzen und möglichen Krisen wurde bereits eingegangen. Die nun erwachsenen „Kinder“ übernehmen Eigenverantwortung für das Gelingen des eigenen Lebens, wie dies bereits beschrieben wurde. Auf der Elternebene kommt es darauf an, die Eltern-Kind-Beziehung nun auf Augenhöhe zu definieren. Auch die Beziehung auf der Paar-Ebene wird sich neugestalten, was nicht immer problemlos vonstattengeht. Zur typischen Aufgabe dieses Lebensabschnitts gilt auch eine (Zwischen-)Bilanzierung des bisherigen Lebenswegs und nicht zuletzt auch der Umgang mit Behinderung und Tod in der Herkunftsfamilie (also der Großeltern).

Alter

Eine zehnte Phase fokussiert das Älterwerden der Eltern in der Herkunftsfamilie. Beispielsweise geht es hier auch um den Umgang mit altersbedingten Schwächen bei sich selbst und bei anderen, das Finden der Rollen als Großeltern (im Rahmen des neu entstandenen Familienzyklus), den Umgang mit dem Verlust von Partner/Partnerin oder Freunden und schlussendlich das Erleben von Alterserfahrung und die Entwicklung von Altersweisheit, nicht zuletzt auch durch eine Lebensrückschau und die Integration des eigenen sowie des familiären Lebenswegs in das eigene Selbst-Bewusstsein.

4.2.4 Grundlagen systemisch-familientherapeutischer Interventionen

Salutogenese im Familiensystem

Eine ganz wesentliche Grundannahme systemischer Krisenintervention mit Familien ist die, dass jedem Familiensystem bereits Kräfte zur Überwindung einer Krise innewohnen, die es zu entdecken und zu fördern gilt. Dieser salutogenetische Ansatz, der die Heilungs- und Selbstheilungskräfte fokussiert, sucht nach dem Sinn eines Symptoms, um die dahintersteckenden Kräfte zur Veränderung zu nutzen.

B

Der 14-jährige Freddy, der sich zwar immer schon mit Mathematik und Rechnen schwertat, letztlich aber doch mehr oder weniger gut mit den schulischen Anforderungen zurechtkam, schreibt nun eine Fünf nach der anderen, so dass seine Versetzung gefährdet ist. Sein Vater, ein seit sechs Monaten arbeitsloser Ingenieur, gibt ihm „Nachhilfeunterreicht“, so dass der Sohn zwischenzeitlich schulische Erfolge zeitigt, um alsbald wieder „abzufallen“. Die Mutter, die wegen der prekären finanziellen Situation der Familie, aber auch aus eigenem Interesse an beruflicher Verwirklichung, ihre Berufstätigkeit aufgestockt hat, ist ebenso vom Geschehen involviert wie die im Haus lebenden Großeltern, die mit der neuen Rollenverteilung ihres Sohnes/ihrer Schwiegertochter nicht einverstanden sind. Die schulischen Probleme des Sohnes und die Vater-Sohn-Interaktion können als (unbewusster) Versuch gewertet werden, verschiedene Probleme der unterschiedlichen Familienmitglieder (Rechenschwäche des Sohnes, Frustration und Trauer des arbeitslosen Vaters, Schwierigkeiten in der Rollenfindung der Mutter, Schwierigkeiten in der Akzeptanz der Großeltern) vorübergehend zu lösen, familiäres Leid zu lindern und ein – ebenfalls vorübergehendes – familiäres Gleichgewicht aufrecht zu erhalten. Der Preis, den jedes Familienmitglied zahlt, ist freilich hoch und letztlich unangemessen. Dennoch kann das vermeintliche Schulversagen des Sohnes und das möglicherweise als überprotektiv klassifizierte Verhalten des Vaters als Stärke und Ressource gesehen und zu zukünftiger Veränderung genutzt werden.

Ressourcenorientierung

Das Auflisten von Stärken der einzelnen Familienmitglieder, die Dankbarkeit über bisher Erreichtes, das sich und andere Loben für bisherige Bemühungen zur Problemlösung – dies alles können Elemente neu erlebbarer Selbstwirksamkeit und neu entstehenden Selbstvertrauens sein.

Wenn sich Eltern hilflos fühlen oder hilflos werden – sei es durch tatsächliche Überforderung, sei es dadurch, dass sie sich aufgrund mangelnder Erfahrung oder mangelnden Selbstwertgefühls nicht zutrauen, ihre Kinder adäquat versorgen zu können – ist es besonders hilfreich, sie in ihren Kompetenzen zu stärken.

Lösungsorientierte Krisenarbeit

Lösungsorientierte Krisenarbeit mit Familien nimmt Ziele statt Probleme ins Visier: Mitunter bringt es nicht allzu viel, über bisherige Fehlentwicklungen und mögliche Problemursachen zu grübeln. Hilfreicher ist es mitunter, über mögliche Lösungen und Veränderungswünsche nachzudenken. Dabei sind einige, von Schwing und Fryszer (2013, 57) beschriebenen Grundannahmen sehr hilfreich: Jede Beschreibung eines Problems enthält gleichzeitig auch schon erste Ansätze einer Lösung, weil wir kein Problem nennen können, ohne zumindest zu ahnen, dass es anders und besser sein könnte. Man mache sich auch klar, dass kein Problem immer auftritt. Selbst Menschen, deren Leben durch überbordende Ängste in vielen Bereichen und zu vielen Tageszeiten überschattet ist, werden zumindest zeitweilig Phasen der Entspannung, des Schlafs, des Spiels, des Lachens erleben. Imaginative oder entspannende Verfahren sind in diesem Falle u. a. deswegen so wichtig, weil sie den Betroffenen erfahren lassen, dass es bei allen Ängsten doch wenigstens prinzipiell auch Zeiten gibt, in denen sie, gefangen durch Tagträume oder entspannende Erlebnisse, gerade mal keine Ängste haben – und sei es auch nur für einige Minuten. Die Ausschließlichkeit des Angstgeschehens kann nun nicht mehr aufrechterhalten werden. Letztlich können und müssen wir herausfinden, unter welchen Umständen ein Problem nicht oder weniger auftritt – dies ist möglicherweise der Keim zu einer Lösung.

Veränderungen

Auch kleinste Veränderungen sind Veränderungen – dies gilt es, zu konnotieren und festzuhalten. Auch ein nur kleiner Erfolg kann zur Motivation führen, es noch einmal zu versuchen und den Erfolg der Problemlösung zu vergrößern.

Realistische Teilziele

Ganz konkret geht es beispielsweise darum, von der Problembeschreibung zu realistischen Teilzielen zu kommen.

B

Im oben genannten Beispiel ist es möglicherweise unrealistisch, dass der Vater über Nacht wieder eine Stellung finden, die Mutter in ihren unterschiedlichen Rollen problemlos glücklich ist und der Sohn zukünftig keinerlei Probleme in Mathematik mehr haben wird. Aber wenn der Vater sich nach einem guten Nachhilfelehrer für seinen Sohn umschaut und ihm vermittelt, dass er mit all seinen Stärken und Schwächen akzeptiert ist, gleichzeitig seine eigenen Fähigkeiten im Ehrenamt oder einer anderen, vielleicht vorübergehend weniger gut bezahlten Berufstätigkeit einsetzt, und wenn diese Schritte als kraftvolle Ansätze zur Veränderung der familiären Beziehungen ins Positive gesehen werden, ist vielleicht schon einiges gewonnen.

Wichtig scheint mir auch, vom Vorwurf zum Wunsch zu kommen:

B

Vom Vorwurf zum Wunsch

Häufig werden in Paar- und Familienbeziehungen vehement gegenseitige Vorwürfe geäußert, etwa nach dem Motto „Nie hast Du Zeit für mich!" – „Nie bin ich Dir gut genug!". Gelingt es dem Paar in einer solchen Situation Wünsche zu äußern, ist schon viel gewonnen: „Es ist mir ein großer Wunsch, dass wir gemeinsam etwas miteinander unternehmen und Zeit füreinander haben!" – „Ich wünsche mir, dass Du meine Bemühungen um dich wahrnimmst und anerkennst".

Aus Fehlern lernen

Und schließlich gilt es, aus Fehlern zu lernen. Eigentlich ist es unmittelbar einsichtig: Jeder, der handelt, macht Fehler. Jeder, der sich in einer Beziehung befindet, wird von Zeit zu Zeit auch dysfunktional, verletzend oder fehlerhaft agieren. Es geht gar nicht anders: Wir können nur aus Erfahrungen und damit auch (wenn auch nicht nur) aus Fehlern lernen. Allerdings ist es leichter gesagt als getan, sich Fehler einzugestehen, was eine Voraussetzung dafür ist, aus ihnen zu lernen und sie künftig zu vermeiden. Eine wichtige Aufgabe systemischer Intervention mit Familien und der Familientherapie ganz allgemein ist es, Familienmitglieder und das Familiensystem ganz allgemein zu ermuntern, Fehlentwicklungen als solche zu benennen und dies positiv zu konnotieren. Denn gerade darin, dass sich Familienmitglieder ihrer Schwierigkeiten oder auch Fehler bewusstwerden, liegt ihre große Stärke. Mitunter sind solche vermeintlichen Fehler in den Augen des familientherapeutischen Betrachters überhaupt nicht als solche wahrzunehmen, sondern subjektive Einschätzungen der Familienmitglieder. Gerade dann kann die positive Konnotation befreienden und verändernden Charakter haben.

B In einer familientherapeutischen Sitzung verabschiedeten sich die Eheleute, die sich zur Scheidung entschlossen hatten, voneinander, wobei der Vater auch von seinen Töchtern Abschied nahm. Betont lässig, rational und distanziert wurde verhandelt, wer wann wen zu welchem Zeitpunkt besuchen kann, wann der Umzug stattfindet, wer den Kühlschrank und wer die Stereoanlage erhalten soll. Das Gespräch wurde mit großer emotionaler Distanz, Vorsicht und gespielter Lässigkeit geführt und wurde zusehends unwirklich. Der Therapeut verspürte zwar ein erhebliches Unbehagen, konnte den Grund dieser Emotion allerdings noch nicht richtig einordnen. Ein Supervisor, der im gleichen Raum saß, sagte mit großem Ernst und großer Empathie zum Therapeuten (so laut, dass es die Familie bewusst mithören konnte): „Ich bewundere, wie Eltern und Kinder miteinander umgehen und sich vor dem Schmerz der Trennung schützen, indem sie Fehlentwicklungen und Enttäuschungen nicht ansprechen und bewusst nur über solche materiellen Nebensächlichkeiten sprechen. Wenn ich mir allerdings die Gesichter anschaue, sehe ich viel Trauer, was ja auch nach einer so langen und gemeinsamen Geschichte und den damit verbundenen Sehnsüchten nicht verwunderlich ist". Sprach's, setzte sich wieder in den Hintergrund und ermöglichte der Familie, ihrer Trauer freien Lauf zu lassen, die nun auch als Kehrseite von Liebe und Zuneigung gesehen werden konnte.

4.2.5 Methoden systemischer Krisenintervention mit Familien

Im Folgenden sollen konkret einige Methoden erläutert werden, die sich in besonderer Weise eigenen, Familien in Krisen aus systemischer Sicht zu unterstützen (nach Von Schlippe 2010).

Zu den grundlegenden Methoden der Familientherapie gehört u. a. die Ressourcenorientierung in der systemischen Arbeit, die beispielsweise nach bereits vorhandenen Lösungsansätzen und Stärken fragt oder, falls die Familie im Moment nur Misserfolge zu sehen in der Lage ist, gezielt nach Ausnahmen fragt.

Zirkuläres Fragen

Zirkuläres Fragen („Wie, meinen Sie, würde Ihre Frau das Problem zwischen Ihnen und Ihrem Sohn sehen?") kann zum Symptomverstehen führen, bei dem deutlich wird, dass ein Symptom einen (funktionalen) Sinn hat – zumindest für das Familiensystem –, auch wenn der Therapeut diesen möglicherweise noch nicht versteht.

Reframing

Dies führt in der Regel zum Anbieten neuer Symptomdeutungsmuster, vor allem im Rahmen des Reframing oder positiven Umdeutens. Das heißt nicht, dass das Symptom beibehalten werden sollte (der Preis hierfür könnte unter Umständen sehr groß sein), sondern dass das Erleben und Verhalten des Symptomträgers wertgeschätzt wird, ebenso wie die Bedeutung des Symptoms, um gerade dadurch nach neuen und weniger belastenden Wegen zum Erreichen des Ziels zu suchen.

Arbeiten an den Grenzen

Auch das Arbeiten an Familiengrenzen und das Erarbeiten klarer Strukturen gehört zum familientherapeutischen Methodenrepertoire. Zum einen ist es wichtig, diffuse, starre und klare Strukturen zu identifizieren und zu benennen, zum anderen, sie zu modifizieren.

Skulpturarbeit

Die Skulpturarbeit eignet sich wie kaum eine andere Methode dazu, Beziehungen und Gefühle zu verdeutlichen. Der Teilnehmer, der ein Ereignis geschildert hat und beleuchten will, stellt andere Gruppenmitglieder auf. Wie Wachspuppen kann er Körperhaltung, Blickrichtung oder Nähe und Distanz der Skulpturen modellieren. Danach berichten die Skulpturanden von ihren Körpergefühlen (Verspannungen, Blickkontakten), von ihren Emotionen innerhalb der Skulptur und ihren subjektiven Eindrücken. In der anschließenden Diskussion gewinnt der „Entdeckungsreisende" neue Einsichten, die freilich Hypothesen sind und sich in der Wirklichkeit bewähren müssen. Entscheidend ist nicht die Plausibilität solcher Hypothesen, sondern die Frage, wie nützlich sie für die Klienten sind.

Regeltransformation

Delegations- und Regeltransformationen dienen dazu, dysfunktional gewordene Regeln so zu verändern, dass sie im Hier und Jetzt wieder stimmig sind. So kann beispielsweise ein familienhistorisch begründetes Gebot nach strikter Sparsamkeit umgeformt werden in die vielleicht angemessenere Regel, nur Geld für Luxus auszugeben, wenn man sich dadurch nicht verschuldet. In ähnlicher Weise können Familientraditionen („die Meiers waren immer schon optimistisch") den aktuellen Herausforderungen angepasst werden.

Familienrekonstruktion

In der Familienrekonstruktion können alle bisher genannten und viele weitere Methoden integrativ eingesetzt werden, um prägende Familienkonstellationen und emotionale Familienerlebnisse noch einmal deutlich werden zu lassen. Eine solche Familienrekonstruktion kann ein emotional sehr beeindruckendes Ereignis sein, das dem Entdeckungsreisenden anschließend ermöglicht, sich von bestimmten

Regeln und Delegationen zu verabschieden, andere anzunehmen oder zu modifizieren und sich schlussendlich mit den eigenen Wurzeln zu versöhnen.

Skalieren Weitere Bestandteile einer familientherapeutischen Werkzeugkiste sind das Skalieren sowie das Arbeiten mit Bildern und Metaphern. Bei Ersterem geht es darum, Gefühle, Erlebnisse oder Symptome, aber auch Ziele oder Veränderungen in einer Skala, beispielsweise von 1 bis 5, aufzulisten und dies symbolisch darzustellen. So können beispielsweise fünf nebeneinander postierte Teilnehmer eine Skalierung von panisch, furchtsam, vorsichtig, mutig bis übermütig symbolisieren und zum Ausdruck bringen, um dem Probanden seine Position, aber auch seine Wünsche zu verdeutlichen.

Bilder und Metaphern Bilder und Metaphern sind in besonderer Weise geeignet, Gefühle anzusprechen, weil sie das ganzheitliche Denken der rechten Großhirnhemisphäre herausfordern. Diese bedient sich ganzheitlicher Bilder, Metaphern, Parabeln, Beispielen oder Symbolen, die schlagartig eine Situation erhellen und in der Regel Gefühle hervorrufen.

Symptomverschreibungen Symptomverschreibungen gehen davon aus, dass Symptome eine positiv zu bewertende Bedeutung haben, auch wenn wir sie momentan noch nicht verstehen. Gerade wenn Familien in Krisensituationen Angst vor Veränderung haben, kann es hilfreich sein, sie zunächst in ihrem Widerstand zu bestärken („Vielleicht ist es sinnvoll, dass Sie sich zunächst noch nicht für das Examen anmelden, sondern weiter zuhause mithelfen“).

Wunderfrage Wenn es darum geht, systeminhärente Lösungsansätze sowie Hindernisse auf dem Weg einer Lösung zu verdeutlichen (und die dabei entstehenden Widersprüche positiv im Sinne einer Veränderung zu nutzen), biete sich die Wunderfrage an: „Angenommen, durch ein Wunder würde sich das Problem von selbst auflösen – woran würden Sie das merken, wie würde sich Ihr Leben verändern, und gäbe es etwas, was Sie vermissen würden?“

Familienkrise als Chance Neben den herkömmlichen Kriseninterventionen, die Hilfen für Einzelpersonen in Krisensituationen im Blick haben, geht es bei systemischer Krisenintervention auch und wesentlich um eine Veränderung des Familiensystems. Die Krise, ja sogar der Notfall, wird gleichzeitig als Herausforderung und Chance gesehen, unhaltbare, weil entwicklungshemmende Kommunikations- und Beziehungsmuster, Regeln oder Delegationen zu verändern. Der Familie wird zugetraut und zugemutet, ihre eigenen Potenziale zu entdecken und für eine solche Veränderung zu nutzen, was allerdings auch Mut erfordert. Indem Stärken und Ressourcen gesehen und entdeckt, Verhaltensweisen und sogar Symptome in einem positiven Licht als bisherige Lösungsversuche anerkannt und Krisen als Zeichen einer vitalen Familiendynamik gesehen werden, ermöglicht es der systemische Familientherapeut der Familie, in der und durch die Krise sich zu verändern und zu wachsen, also neue Entwicklungspotenziale zu schaffen.

4.2.6 Weiterführende Ansätze systemischer Familienarbeit

Zwar ist die systemische Familientherapie durchaus in den Kanon der Psychotherapien im engeren Sinne einzuordnen, doch fokussiert sie wie andere systemische Arbeitsformen mit Familien, beispielsweise die systemische Familienberatung, nicht nur den Einzelnen, sondern das gesamte Familiensystem, so dass sich Überschneidungen finden. Die Ausbildungen zum systemischen Familienberater und Familientherapeuten sind häufig gestuft und bauen aufeinander auf. Pädagogen, Sozialarbeiter oder andere Absolventen eines humanwissenschaftlichen Studiums werden also zunächst die Weiterbildung zum systemischen Familienberater, dann konsekutiv die zum systemischen Familientherapeuten sowie möglicherweise zum systemischen Supervisor absolvieren.

Systemische Familientherapie

Es ist jedoch nicht zu leugnen, dass systemische Familientherapie eine tiefgreifende Veränderung der bis dato möglicherweise leiderzeugenden oder belastenden sowie dysfunktionalen Beziehungs- und Kommunikationsstrukturen zum Ziel hat, während andere Formen systemischer Familienarbeit an weniger weit gesteckten Zielen, beispielsweise einer akuten Problemlage, einem akuten Beratungsbedarf oder einer Familienkrise, orientiert sind.

Systemische Familienberatung, sozialpädagogische Familienhilfe

Während Familienberatung häufig ein akutes Problem, beispielsweise das Schulproblem eines Kindes oder eine prekäre Verschuldungssituation, zum Thema hat (wobei sich eine systemische Herangehensweise darin zeigt, dass nicht nur das Problem selbst, sondern auch die systemischen Rahmenbedingungen, in denen es aufgetreten ist, untersucht werden), ist beispielsweise eine systemisch orientierte sozialpädagogische Familienhilfe bemüht, problematische Interaktionsmuster im konkreten Alltag und gemeinsamen Tun zu thematisieren und im funktionalen Sinne zu verändern.

Familienbildung

Selbst eine Familienbildungsmaßnahme (die keinerlei primäre therapeutische Zielsetzung hat) kann systemisch orientiert sein – beispielsweise, wenn in einem Geburtsvorbereitungskurs auf die Beziehungsveränderungen eingegangen wird, die eintreten, wenn die bisherige dyadische Paarbeziehung zur triadischen Eltern-Kind-Beziehung wird, die wie alle Triaden durch temporär wechselnde Koalitionen und Konkurrenzmuster gekennzeichnet sein kann.

Multifamilientherapie

Des Weiteren sind Psychoedukation und Empowerment als Ansätze, nicht zuletzt im Rahmen einer mehrere Familien zusammenfassenden Multifamilientherapie, geeignet, Familien nicht nur über bestimmte Sachverhalte zu informieren, sondern insbesondere ihre eigenen Stärken und Veränderungspotenziale erfahrbar machen zu lassen.

Reflecting Team

Ein relativ neuer Ansatz ist die Methode des „Reflecting Teams“, bei der Therapeutin und Ko-Therapeut im Beisein der Familie Überlegungen zu Symptombedeutung, Kommunikation oder Familienmustern anstellen, wobei dies in wohlwollender Konnotation geschieht. Anschließend werden die Familienmitglieder zur Reflexion über das Gehörte aufgefordert. Dieser Prozess kann mehrfach wiederholt werden. Er verdeutlicht hohe Empathie, Klarheit und Aufrichtigkeit auf der Therapeutenseite und lädt zur aktiven, gemeinsamen Veränderung der als problematisch erlebten Familiensituation ein.

Schlussendlich sei darauf hingewiesen, dass sich systemische Ansätze nicht nur im Umgang mit Familien, sondern auch bei der Analyse von Teamkonflikten oder Beratungen innerhalb eines pädagogischen Teams eignen. Stichwortartig seien hier systemische Intervision, Peer-Counselling, systemisches Coaching und systemische Supervision genannt.

Auf einen Blick

- Zu den Herausforderungen an Familien, die sich krisenhaft zuspitzen können, gehören u. a.: Infragestellung herkömmlicher Lebensformen und Familienbilder, neue Kommunikationsformen und -techniken, gesellschaftliche Umbrüche, prekäre Lebenssituationen, Peergruppendruck, Ehekonflikte, Pubertätskrisen, Intergenerationskonflikte u. a. m.
- Familiensysteme versuchen in Krisensituationen, das Fließgleichgewicht des Beziehungsgefüges (Homöostase) aufrecht zu erhalten. Dies geschieht durch die Aktivierung morphostatischer und morphogenetischer Kräfte.
- Delegationen und Familienregeln können explizit oder implizit sowie funktional und dysfunktional sein.

- Im Zyklus einer Familie können relativ typische Entwicklungsaufgaben und Übergangskrisen auftreten (beispielsweise die bezogene Individuation bei der Ablösung vom Elternhaus).
- Systemische Familientherapie geht von der Grundannahme der Sinnhaftigkeit eines Symptoms aus und fördert die dem System innewohnenden Kräfte zur Überwindung der Krise. Sie ist ressourcen- und lösungsorientiert und begrüßt Veränderungen.
- Zum Methodenrepertoire systemischer Familientherapie gehören u. a. das Reframing, das zirkuläre Fragen, die Regeltransformation, die Skulpturarbeit, das Skalieren, die Symptomverschreibung und das Arbeiten mit Bildern und Metaphern.
- Krisen werden wegen der stattfindenden Veränderungen auch als Chancen gesehen.
- Die Methode des Reflecting Teams ist – über die systemische Familientherapie hinaus – auch in der systemischen Inter- und Supervision hilfreich.

Multiple-Choice-Fragen zu diesem Kapitel finden Sie unter testfragen.reinhardt-verlag.de

Weiterführende Literatur

Haley, J. (1997): Ablösungsprobleme Jugendlicher. Familientherapie – Beispiele – Lösungen. Pfeiffer, München

Haley, J. (1985): Direktive Familientherapie. Strategien für die Lösungen von Problemen. Pfeiffer, München

Korittko, A., Pleyer, K. H. (2011): Traumatischer Stress in der Familie – systemtherapeutische Lösungswege. Vandenhoeck & Ruprecht, Göttingen

Pimoradi, S. (2012): Interkulturelle Familientherapie und -beratung. Eine systemische Perspektive. Vandenhoeck & Ruprecht, Göttingen

Spohr, B., Gantner, A., Bobbink, J. A., Liddle, H. A. (2011): Multidisziplinäre Familientherapie. Jugendliche bei Drogenmissbrauch und Verhaltensproblemen wirksam behandeln. Vandenhoeck & Ruprecht, Göttingen

Taibbi, R. (2007): Doing Family Therapy. Craft and Creativity in Clinical Practice. Guilford Press, New York

5 Krisen im Kontext von Krankheit

5.1 Krisen und Kriseninterventionen bei schweren körperlichen Krankheiten am Beispiel von Krebserkrankungen

5.1.1 Kontext

Das folgende Kapitel befasst sich mit Krisen im Kontext von schweren körperlichen Erkrankungen. Als besonders schwerwiegend werden vor allem lebensbedrohliche Erkrankungen erlebt, weil sie eine unmittelbare existenzielle Gefährdung darstellen. Aber auch ein überraschendes und unvorhergesehenes Auftreten einer Erkrankung kann als besonders krisenhaft erlebt werden, weil sich von nun an das Leben möglicherweise entscheidend ändert und noch keine Möglichkeit zu einer Bewältigung dieser Herausforderung zur Verfügung steht.

Krebserkrankungen

Bei Krebserkrankungen haben wir sehr häufig das Moment des völlig unerwarteten, quasi aus heiterem Himmel über den Menschen hereinbrechenden Krankheitsbeginns (wobei der Tumor in der Regel schon längere Zeit vorhanden war, aber bisher nicht bemerkt wurde). Dieses scheinbar schwerste Erkranken aus (fälschlich angenommener) völliger Gesundheit führt häufig zu spezifischen Krisenreaktionen, auf die noch einzugehen sein wird. Zudem ist das zweite Kriterium, das der potenziellen Lebensgefährdung, häufig (wenn auch nicht immer) gegeben. Therapien mit schwersten Nebenwirkungen (beispielsweise Chemotherapie oder ausgedehnte Operationen) werden nur in Kauf genommen, wenn anderenfalls der Tod droht. Und auch, wenn – zumindest am Anfang einer Krebserkrankung – keine unmittelbare Lebensgefährdung besteht, kann dies im Verlauf einer Krebserkrankung durchaus eintreten, und der Gedanke an eine lebensbeendende Gefährdung ist über viele Phasen der Erkrankung durchaus präsent. Und schließlich können selbst bei einer erfolgreichen Heilung, erst recht bei Verlaufsformen, die nicht zu einer Heilung führen, Aspekte der langwierigen Erkrankung und der Chronizität eine große Rolle spielen und sowohl das psychische Erleben als auch die sozialen Beziehungen nachhaltig verändern, was als kritisch erlebt werden kann. Aus diesem Grund sollen wesentliche Aspekte von Krisen und Kriseninterventionen bei schwerer körperlicher Erkrankung am Beispiel von Krebserkrankungen verdeutlicht werden, in der Hoffnung, dass sich viele der hier gewonnenen Einsichten in Modifikation auch auf andere Erkrankungssituationen transferieren lassen.

Arbeitsfelder

Pädagogen, Psychologen und Sozialarbeiterinnen werden in sehr unterschiedlichen Arbeitsfeldern potenziell mit den hier bereits angedeuteten Fragestellungen konfrontiert, Lehrer und Lehrerinnen beispielsweise in den in Kliniken angesiedelten Schulen (Schule für Kranke) oder Förderschulen unterschiedlicher Ausrichtung.

Pädagogik in der Pädiatrie

Sowohl Lehrer als auch Pädagogen und insbesondere Sozialpädagogen und Heilpädagogen sind in bestimmten Stationen größerer Kliniken tätig, vor allem in Kinderkliniken. Grundsätzlich sollten sich alle pädiatrischen Abteilungen darüber im Klaren sein, dass sie es nicht nur mit kleinen Patienten, sondern mit Kindern in jeweiligen Entwicklungsbezügen zu tun haben und neben der medizinischen Behandlung und der angemessenen, kindbezogenen Pflege auch die Erziehung und pädagogische Begleitung von ausschlaggebender Bedeutung ist.

Krankenhaussozialdienst

Im Bereich der übrigen, eher auf erwachsene Menschen bezogenen Arbeit im Krankenhaus sind Sozialpädagogen und Sozialarbeiter oft im Krankenhaussozialdienst tätig, wo sie in der Regel fast jeden Krebspatienten/jede Krebspatientin zumindest einmal im Rahmen des stationären Aufenthaltes intensiv über weiterführende Maßnahmen, beispielsweise – aber nicht nur – über Anschlussheilbehandlungen, informieren und beraten. Mitunter können diese Beratungen an der Schnittschnelle von im Krankenhaus lokalisierter Hilfestellung und weiterführenden Hilfen (Versorgung, Arbeitsplatzwechsel etc.) außerhalb des Krankenhauses einen großen Raum einnehmen.

Beratung und Psychoonkologie

Schließlich sind Pädagogen und Sozialarbeiter, nicht zuletzt aber auch Psychologen, in Krebsberatungsstellen tätig – zum einen psychoedukativ und beratend, zum anderen im Sinne weitergehender Therapie im Rahmen psychoonkologischer Ansätze.

5.1.2 Grundlagen

Überblick

Die plötzliche Diagnose einer potenziell lebensbedrohlichen oder in schwerer Form chronisch verlaufenden Erkrankung, beispielsweise einer Krebserkrankung, stellt für die meisten Menschen eine schwere Krise dar. Auch die damit verbundenen, unmittelbar einsetzenden und einschneidenden Maßnahmen (Operation, Chemotherapie, Bestrahlung, Rehabilitation) und die damit verbundenen Lebensveränderungen werden als sehr belastend erlebt. Und im weiteren Verlauf stellt auch die oft bange Frage, ob der Krebs endgültig überwunden sei, oder ob es zu einem Rezidiv der Erkrankung kommt, eine möglicherweise latente Krisengefährdung dar. Im Folgenden soll – exemplarisch und in vielerlei Hinsicht auch mit anderen Erkrankungen vergleichbar – zunächst auf sehr konkrete, spezifische Phasen bei der Erkennung und Behandlung von Krebserkrankungen sowie die damit verbundenen Krisenelemente eingegangen werden. Wir gehen sozusagen in medias res und verdeutlichen uns sehr konkrete Situationen, um das jeweils Kritische daran zu erkennen. Im Anschluss daran soll untersucht werden, inwieweit das Erleben einer Krebserkrankung und der Versuch ihrer Bewältigung mit unterschiedlichen Krisenmodellen erklärt und beschrieben werden kann. Insbesondere wird auf die Konzeptionen der Verlustkrisen, der Lebensveränderungskrisen und des Traumas eingegangen werden. Und schließlich sollen einige typische Abwehrmechanismen in den Zusammenhang mit Coping-Strategien gebracht werden, mit deren Hilfe Menschen in krebsbedingten Krisensituationen ihr psychisches oder soziales Gleichgewicht wiederzuerlangen oder zu stabilisieren versuchen. Dies leitet dann über zum folgenden Kapitel, das sich mit der Krisenintervention befasst.

Psychische und soziale Anforderungen an die Krankheitsbewältigung bzw. psychische Krisen im Rahmen einer Krebserkrankung zeigen sich, je nach Phase der Erkrankung, unterschiedlich.

Phase des Krebsverdachts

In der Phase des Krebsverdachts haben viele Betroffene eine erste Ahnung von einer drohenden Krebserkrankung, wenn sie Warnsymptome, wie beispielsweise Verhärtungen in der Brust, Blutspuren im Urin oder ein sich veränderndes Muttermal, bemerken. Solche Warnsymptome können und sollen dazu führen, frühzeitige medizinische Hilfe in Anspruch zu nehmen. Andererseits können Ängste und die Abwehr der mit einer möglichen Diagnose verbundenen Krise dazu führen, dass man es lieber nicht so genau wissen will und die Gefahr verleugnet. So hilfreich der Abwehrmechanismus der Verleugnung, des Nicht-Wahrhabens, in anderen Phasen der Krebserkrankung sein mag – wenn man beispielsweise die Schwere der Erkrankung im Endstadium zeitweilig nicht wahrhaben will –, so unheilvoll ist andererseits die Verleugnung in der Phase des Krebsverdachts. Wertvolle Zeit, in der der Tumor noch auf das Ursprungsorgan beschränkt und somit potenziell vollständig zu entfernen ist, wird verschenkt. Es kommt also wesentlich darauf an, sich der Krise zu stellen, anstatt den Kopf in den Sand zu stecken.

Diagnosephase

Kommen wir zur Diagnosephase. Mit der Diagnose einer malignen Erkrankung geht in der Regel eine erhebliche Krise einher. Aus vermeintlich „völliger Gesundheit" gerät der Patient schlagartig in eine krisenhafte und mitunter als lebensbedrohlich erlebte Situation. Ebenso plötzlich sieht er sich einer Reihe für ihn noch nicht vertrauter und somit beängstigender Situationen ausgesetzt: Zahlreiche, meist diagnostische Verfahren muss er über sich ergehen lassen (Probebiopsie, Röntgenaufnahmen, Blutuntersuchung, Kernspintomogramm etc.). Die Befunde, die zum Teil nur indirekte Hinweise auf ein Tumorgeschehen sind (Verschattungen auf einem Röntgenbild, Tumormarker), kann er weder interpretieren, noch in ihrer Relevanz erfassen. Möglicherweise bekommt er von mehreren Fachleuten leicht unterschiedliche Auskünfte, was ihn zusätzlich verwirrt. Viele Ausdrücke sind wegen der damit verbundenen Fachsprache unverständlich. Hinzu kommt ein enormer Zeitdruck. Und schließlich verwirrt es Menschen in Krisensituationen, wenn sie plötzlich mit lebensbedrohlichen Aspekten, die sie nicht richtig einordnen können, konfrontiert werden. Die emotionale Anspannung und das Aufgewühltsein durch diese Situation führen zusätzlich dazu, dass man an sich verständliche Informationen nicht versteht, zumindest noch nicht. Es wäre also wichtig, gezielt und mehrfach, vor allem geduldig, aufgeklärt zu werden. Eventuell gilt es, eine zweite Meinung einzuholen, und innerhalb kürzester Zeit muss entschieden werden, welche Behandlung sinnvoll und notwendig ist. Sind mehrere unterschiedliche therapeutische Verfahren (z.B. chirurgischer Eingriff und zusätzliche Bestrahlung) vonnöten, wird es der Patient in der Regel mit einem therapeutischen Team zu tun haben, bei dem ein behandlungsführender Onkologe, möglicherweise zusätzlich zum Hausarzt, die Koordination übernimmt. Dies alles, aber auch die Entscheidung, die zur Einwilligung in eine Operation oder andere belastende Verfahren führt, fordert den Patienten stark heraus. Hieraus resultiert häufig ein Gefühl der Unsicherheit und der Verwirrung, der Hilflosigkeit und der Orientierungslosigkeit. Von heute auf morgen aus einem relativ autarken Leben in einen Status der vorübergehenden Hilflosigkeit und Abhängigkeit zu kommen, kann ebenfalls belasten. Die Patienten müssen also lernen, über Erkrankungen zu reden, Entscheidungen zu fällen und die damit verbundenen Belastungen zu akzeptieren. Sie sind hierbei nicht nur auf verständliche und empathisch vermittelte Informationen angewiesen. Darüber hinaus brauchen sie auch stützenden, ermutigenden Kontakt,

Hilfen bei der Entscheidungsfindung, Beratung und vor allem empathisches Zuhören und das Vertrauen, auch emotional nicht alleingelassen zu werden. In dieser Phase, die wesentlich durch Verwirrung, Angst und Zeitdruck gekennzeichnet ist, finden sich viele Aspekte einer lebensverändernden Krise, auf die weiter unten noch näher eingegangen wird.

Behandlungsphase

In der Behandlungsphase kommen einschneidende Veränderungen auf den Patienten zu. Operation, Bestrahlung oder Chemotherapie können erhebliche Folgen bzw. Nebenwirkungen haben. Selbst schonende Operationen gehen letztlich mit Verlust von Gewebe, mitunter ganzer Organteile, einher. Darüber hinaus wird subjektiv möglicherweise ein Verlust von körperlicher Integrität erlebt, der verarbeitet werden muss. Analoges gilt für Nebenwirkungen der Bestrahlung oder Chemotherapie, wenn beispielsweise der vorübergehende Verlust des Haupthaares zu beklagen ist. Aber auch Brechreiz, Infektionsanfälligkeit, Durchfall oder Kopfschmerzen können als Verlust von Lebensfreude, Vitalität oder Wohlbefinden gewertet werden. In jedem Fall kommt es aber in der Behandlungsphase zu mehr oder weniger dramatisch erlebten Verlusterlebnissen, die mit Trauer einhergehen.

Verlustkrise

Insofern ist das Krisenerleben in dieser Phase am ehesten mit dem Konzept einer Verlustkrise zu beschreiben. Der Trauer muss ausreichend Zeit gegeben werden. Über Verlustängste und die Trauer nach erfahrenen Verlusten muss man sprechen dürfen. Aber auch psychosoziale Verluste oder die Angst davor können zum Thema werden, beispielsweise, wenn man beruflich oder familiär nicht mehr so belastbar ist, befürchtet, den Beruf zu verlieren, sich infolge einer Operation als unattraktiv empfindet oder sich allgemein in seiner Vitalität beeinträchtigt fühlt.

Remissionsphase

Von der Phase der Remission sprechen wir, wenn der Tumor (soweit beurteilbar) vollständig entfernt wurde und keine Metastasen nachweisbar sind. Zeitliche Festlegungen, wie beispielsweise die Fünf-Jahre-Überlebensrate, sind statistisch relevante Begriffe, die für Epidemiologie und vergleichbare Behandlung nach Best-Practice-Richtlinien unverzichtbar sind. Für die individuelle Prognose sagen sie nicht allzu viel aus. Dennoch kann der Patient mit Recht darauf hoffen, dass ein Wiederaufflackern des Tumors umso unwahrscheinlicher wird, je mehr Zeit verstreicht. Einerseits also ist eine Remissionsphase von der Hoffnung, den Krebs überstanden zu haben, geprägt. Andererseits kann möglicherweise das Damoklesschwert entdeckter Metastasierung und des Wiederaufflackerns des Tumors über dem Betroffenen schweben. Damit ist diese Phase mitunter mit latenten Ängsten verbunden, die sich gelegentlich krisenhaft zuspitzen können, beispielsweise bei Nach- oder Kontrolluntersuchungen.

Lebensveränderungskrise und Verlustkrise

Dieser Aspekt wird durch das Konzept der Lebensveränderungskrise erfasst, während das Konzept der Verlustkrise in dieser Phase zum Tragen kommt, wenn nun, nachdem die akute Behandlung zu Ende ist, möglicherweise erst jetzt verstärkt die Trauer über die erlittenen Verluste zum Ausdruck kommt. Angehörige mag es in so einer Situation zutiefst erstaunen, wie nachdenklich, melancholisch oder ängstlich der Betroffene ist, obwohl er doch „eigentlich geheilt" sei. Auch in dieser Phase Trauer zuzulassen, ist ein wesentlicher Aspekt der Krisenbegleitung.

Rezidivphase

Kommen wir zur Rezidivphase, also ein Wiederaufflackern des Krebsgeschehens bzw. der Manifestation von Metastasen. Dies wird in der Regel als tiefe, lebensbedrohliche, existenzielle Krise erlebt.

Traumatisierung

Wenn man von einem krankheitsbedingten Trauma spricht, ist es vor allem in dieser Phase anzusiedeln. Schlagartig wird klar, dass nun und in Zukunft keine Heilung mehr möglich ist und alle therapeutischen Bemühungen palliativer, d. h. lebensverlängernder und Lebensqualität erhaltender, nicht aber kurativer und heilender Natur sind. Dies geht oft mit einer tiefen Depression einher. Alle bisher gebrachten Opfer und Anstrengungen erscheinen nutzlos, die Lebensplanung ändert sich radikal, Existenzängste können übermächtig werden. Die mitunter tiefe Hoffnungslosigkeit mag sich dann nicht nur auf die Form der medizinischen Behandlung, sondern auch auf das soziale Netz erstrecken: Wer kümmert sich um mich, gehöre ich noch dazu, was hat das alles für einen Sinn? Um diese Phase psychisch überstehen zu können, ist es notwendig, den Befürchtungen und Ängsten, sofern der Betroffene darüber sprechen möchte, ausreichend Zeit zu geben. Wie eine Behandlung unter den jetzt gegebenen Umständen aussehen soll, welche leidvermindernden und lebensverlängernden Maßnahmen sinnvoll sind, vor allem aber, wie der Betroffene den Begriff der „Lebensqualität", die es möglichst lange zu erhalten gilt, versteht – dies alles muss behutsam thematisiert werden. Für den Betroffenen kommt es darauf an, seinen Lebensmittelpunkt auch unter den erschwerten Bedingungen und einer zeitlich begrenzten Perspektive zu definieren und die ihm verbleibende Zeit in seinem Sinne sinnhaft zu nutzen.

Finalphase

In der Phase, in der das Leben zu Ende geht (Finalphase), haben viele Patienten die Angst vor unerträglichen und nicht zu lindernden Schmerzen, vor Erstickungssyndromen oder vor Einsamkeit und Verlassenheit.

Palliativmedizin

Die heutige Palliativmedizin ist fast immer in der Lage, auch in der letzten Phase der Krebserkrankung für Schmerzfreiheit oder relative Schmerzarmut zu sorgen. Palliativmedizinische ambulante wie teilstationäre Einrichtungen und insbesondere Hospize haben, was die Pflege, die Schmerztherapie und die psychosoziale Begleitung Sterbender angeht, Pionierarbeit geleistet. Die Kombination von Schmerzmitteln, Antidepressiva und/oder angstlösenden Medikamenten kann sinnvoll sein. Darüber hinaus kann nicht genug betont werden, dass die soziale Begleitung Sterbender, das Beisammensein von Familienmitgliedern und Freunden sowie Trost und Zuspruch nicht nur der Angst vor Vereinsamung entgegenwirken, sondern sich ihrerseits positiv auf das Schmerzempfinden auswirken können. Im Beisammensein mit nahen Angehörigen und guten Freunden können viele Krebserkrankte im Endstadium ihrer Krankheit Trost und Geborgenheit finden. Eine gute Pflege, adjuvante Sauerstoffgabe, Atempflege, Lagerung u. a. m. können dazu beitragen, dass ein Krebspatient in Würde und ohne zusätzliche Beeinträchtigung die letzte Phase seines Lebens verbringen kann.

Herausforderungen und Krisen

In jeder der hier vorgestellten Phasen einer Krebserkrankung kommen unterschiedliche Herausforderungen auf den Patienten zu, die zeitweilig als Krise erlebt werden können. Wie wir gesehen haben, können in der Phase der Diagnosestellung Angst, Panik und Hilflosigkeit derartig stark erlebt werden, dass die Patienten verwirrt werden und für sie wichtige Informationen nicht verstehen, geschweige denn adäquat verarbeiten können. Eine traumatische Komponente kann dazu führen, dass vorübergehend die Integration von Wahrnehmung, Denken, Fühlen oder Handeln vermindert ist, so dass die Situation möglicherweise „wie im Film erlebt" (Derealisation) oder als nicht die eigene Person betreffend (Desintegration) interpretiert wird. Sinngemäß können solche Krisensituationen auch in anderen Phasen auftreten. Wie ein Patient eine Krise meistert und zu welchen Reaktionen er neigt, hängt nicht nur von der Schwere der Erkrankung, der Phase, in der er sich befindet, oder der Prognose ab. Auch das soziale Netz, das Vorhandensein von liebevollen Familienangehörigen und Freunden, die bisher gemachten Erfahrungen mit Krankheiten und Krisen sowie die im Laufe des Lebens erworbenen Krisenbewältigungsstrategien spielen hier eine große Rolle.

Verlustkrise

Welche Erkenntnisse können unterschiedliche Krisenkonzepte zum Verständnis der bisher genannten Phänomene liefern? Mit den Aspekten von Trauer und Verlust befasst sich das Konzept der Verlustkrisen. Unter Trauer (Mourning) versteht man die psychischen Prozesse, die durch einen Verlust ausgelöst werden. Kummer hingegen (Grief) bezeichnet vor allem den emotionalen Schmerz, der mit einem Verlust verbunden ist.

Trauer

Trauern (beispielsweise um ein verlorenes Organ, Lebensqualität oder die Hoffnung, zu überleben) ist ein Prozess. Am Anfang steht häufig der Versuch, die Wirklichkeit zu leugnen und eine Auseinandersetzung zu vermeiden. Die Konfrontation mit dem Unausweichlichen wird danach als akute Krise erlebt, und die Anpassung an das, was nicht mehr zu ändern ist, der Umgang mit dem Verlust, das emotionale Verarbeiten desselben und die Adaptation an die neuen Gegebenheiten werden als Anpassung bezeichnet. In jeder dieser Phasen kann es zu krisenhaften Zuspitzungen kommen, wenn man entweder durch den Trauerprozess an sich oder zusätzliche Belastungen durch die Therapie oder durch die Umwelt überfordert ist. Das Konzept einer Verlustkrise bietet die Möglichkeit, in der Krisenintervention gezielter auf spezifische, verlustbedingte Aspekte der Krise einzugehen.

Schockphase

In der Schockphase beispielsweise geht es darum, Verständnis für die Verwirrung und Desorientierung des Betroffenen zu haben und ihm gleichzeitig zu helfen, behutsam die für ihn möglichen Anteile der gefährdenden Situation wahrzunehmen, was in die Phase der Reaktion überleitet. Nur zum Teil können bedrohliche Gefahren sowie Emotionen wie Angst, Trauer oder Schuldgefühle angenommen werden. Und auch in einer oft als Bearbeitungsphase apostrophierten Phase, in der sich der Betroffene nun der Situation und den damit verbundenen Gefuhlen stellt, kommt es immer wieder zu Verleugnungen, Regressionen oder anderen bereits beschriebenen Abwehrmechanismen, wenn sie zur Stabilisierung des inneren Gleichgewichts notwendig erscheinen. Diesen Spagat auszuhalten und behutsam zu begleiten, ist eine wichtige Aufgabe der Krisenintervention. Sie ermöglicht schlussendlich die Neuorientierung, die Anpassung an die Gegebenheiten und das Wiederherstellen von verlorengegangenem Selbstwertgefühl. Es geht ja nicht nur darum, sich irgendwie an die neuen Gegebenheiten anzupassen, sondern es geht darum, trotz und mit den erschwerten Bedingungen in oder nach einer Krebserkrankung ein subjektiv als sinnvoll erlebtes, an der Gemeinschaft teilnehmendes und menschenwürdiges Leben führen zu können. Die oft zitierte Lebensqualität, die bei einer palliativen Behandlung eines letztlich nicht mehr kausal zu behandelnden Tumors angestrebt ist, zielt genau hierauf ab.

Lebensveränderungskrisen

Krisen im Kontext von Krebserkrankungen sind aber nicht nur durch Verlusterlebnisse geprägt, sondern werden häufig auch als massiver Einschnitt in den Lebenslauf erlebt und imponieren insofern auch als Lebensveränderungskrisen. Verursacht werden solche Krisen durch ein plötzliches Ereignis (life-event), nach dessen Eintreten sich vieles ändert und zumindest subjektiv „kaum noch etwas so bleibt, wie es vorher war". Eine solche Zäsur beängstigt und beeinträchtigt das seelische Gleichgewicht. Zugleich fordert es den Betroffenen heraus, sich mit diesen Ereignissen auseinanderzusetzen, sie nicht nur als Bedrohung, sondern auch als Herausforderung und möglicherweise als Chance zu begreifen. Ähnlich wie bei Verlustkrisen, beginnt auch eine lebensverändernde Krise häufig damit, dass man dieselbe zunächst nicht wahrhaben will und so gut wie möglich verleugnet, bis es zu unausweichlichen Konfrontationen kommt. Hat man sich endlich zur Vorsorgeuntersuchung entschieden und führt diese zur Diagnose einer Krebserkrankung, wird das als plötzliche, höchst krisenhafte Zäsur erlebt. Wenn die hiermit verbundenen Anforderungen nicht gelöst werden können, gerät die Situation außer Kontrolle und Angst wie Hilflosigkeit sind die Folge. Bei weiterem Druckanstieg werden – in einer sog. Mobilisierungsphase – alle Bewältigungskapazitäten aktiviert, was weitestgehend der bereits besprochenen Stressreaktion entspricht. Dies ist durchaus sinnvoll und notwendig, da es hier auch darum geht, sehr schnell und zielgerichtet Entscheidungen, beispielsweise hinsichtlich der Therapie oder der weiteren Lebensführung, zu treffen und notwendige Dinge (Stichwort: Krankenhausaufenthalt) von weniger notwendigen Dingen (dringende Geschäfte im Beruf) zu trennen. Wenn aber die eigenen Kräfte und Coping-Strategien sowie die soziale Unterstützung nicht ausreichen, um sich Klarheit über die zu unternehmenden Schritte zu verschaffen und mit den Emotionen fertig zu werden, kommt es zum Vollbild der Krise, die zu Verzweiflung, Kontrollverlust und Erschöpfung führen kann. Dies kann zu einer völligen Destabilisierung und im schlimmsten Falle zur Aufgabe wichtiger Lebensziele führen. Gelingt es, durch seelischen Beistand und gezielte Krisenintervention die anstehenden Probleme zu bearbeiten, so kann die Krise überwunden werden, und eine Neuorientierung führt dann dazu, dass die nächsten anstehenden Aufgaben in Angriff genommen werden und darüber hinaus eine Adaptation an die neue Situation möglich ist. Mit anderen Worten: Unter adäquaten Voraussetzungen kann auch die vorübergehende Verzweiflung einer durch eine Krebserkrankung bedingten Krise überwunden werden. Dem Patienten gelingt es dann, neue Hoffnung zu schöpfen, neue Perspektiven zu entwickeln, sinnvolle medizinische und andere Hilfen anzunehmen, weniger sinnvolle Coping-Strategien zu verlassen und sich den neuen Lebensaufgaben, beispielsweise nach einer Chemotherapie, zu widmen.

5.1.3 Krisenintervention

Aufgaben der Krisenintervention bei Krebserkrankung

Nach Stein (2009, 222) beinhaltet die Krisenintervention bei schweren Erkrankungen die Linderung quälender psychischer Symptome, die Unterstützung bei der Krankheitsverarbeitung und beim Trauerprozess, die Klärung spezifischer Konfliktsituationen sowie die Unterstützung bei der Suche nach individuellen Bewältigungsmöglichkeiten und neuen Lebenszielen.

Krisengespräch

Für die Begleitung krebskranker Menschen in Krisensituationen bedeutet dies zunächst, ihnen die Möglichkeit zu geben, über ihre Sorgen, Schwierigkeiten und quälenden Probleme zu sprechen. Dabei sollten auch Befürchtungen und Ängste, die möglicherweise bis dato tabuisiert werden mussten, offen besprochen werden können. Der Krisenhelfer muss natürlich die Grenzen des Klienten respektieren, kann aber durch behutsames Nachfragen und insbesondere durch die Bereitschaft, auch schambesetzte Themen zuzulassen, eine Öffnung des Klienten fördern. Oft ist es gerade die Distanz zum Berater (im Gegensatz zu einem nahen Angehörigen), die eine solche Öffnung erleichtert. Auch ist der Patient nicht von der medizinischen Kompetenz des Beraters abhängig, muss also nicht befürchten, in Zukunft anders behandelt zu werden. So kann es beispielsweise hilfreich sein, die Frage nach einer zweiten Meinung mit einem externen Berater zu besprechen, wenn man meint, seinen behandelnden Arzt mit solcherlei Themen zunächst nicht konfrontieren zu dürfen.

Informationsvermittlung und emotionale Entlastung

Neben der Informationsvermittlung, der Klärung drängender, aber noch nicht ausreichend verstandener Sachverhalte und einem ggf. zu erstellenden Krisenphasenfahrplan – beispielsweise der Frage, was nach Diagnosestellung und vor Beginn der Therapie medizinisch, familiär und in Bezug auf die Arbeitswelt noch zu klären sei –, geht es wesentlich auch um emotionale Entlastung durch ein solches, befreiendes und möglicherweise kathartisches Gespräch sowie eine erste Stabilisierung des möglicherweise aufgewühlten Patienten. Mitunter gelingt es ihm auch, sich von einigen Aspekten der Erkrankung zu distanzieren, so dass diese als nicht ganz so überwältigend erlebt wird. Dem Patienten gelingt es möglicherweise zunehmend, Abwehrstrategien zu entwickeln, die ihm helfen, die jetzige Krise und zukünftige Krisen im Rahmen der Krebserkrankung besser zu bewältigen.

Passives Coping

Schütze-Kreilkamp (in Angenendt 2007, 51 ff.) spricht von passiven Coping-Dimensionen, wenn Betroffene absichtlich vermeiden, sich mit der Erkrankung zu bestimmten Zeiten auseinanderzusetzen, abwarten und bewusst nicht aktiv werden oder sich zurückziehen.

Kognitive Coping-Strategien

Das Vorwegnehmen von Krankheit (Antizipation), das Finden von Erklärungen für das Entstehen der Erkrankung, das bewusste Einsetzen von Humor, das Relativieren, das positive Umdeuten („Jetzt weiß ich, wie sehr ich am Leben hänge") oder den Versuch der Sinngebung in der Krankheit rechnet sie den kognitiven Coping-Strategien zu.

Ablenkung

Andererseits kann von der Krankheit abgelenkt werden, z. B. durch positive Phantasien, durch Wunschdenken, durch Kompensation, wie beispielsweise die Erfüllung von Bedürfnissen (Musik hören etc.) oder ablenkende Aktivitäten (mitunter bis hin zu hektischer Betriebsamkeit). Auch soziale Kontakte sowie das Suchen emotionaler Unterstützung oder sozialer Ablenkung können als Ausdruck des Umgangs mit der Krankheit verstanden werden.

> Unter **Compliance** versteht man die aktive Mitgestaltung von medizinischen Notwendigkeiten und die Akzeptanz derselben. Auch die Informationssuche ist hier zu nennen.

Klärende Gespräche im Rahmen einer Krisenintervention können wesentlich dazu beitragen, in die letztendlich notwendigen, wenngleich möglicherweise belastenden Behandlungsmaßnahmen einzuwilligen.

5.1.4 Weitergehende Maßnahmen

Pädagoginnen, Sozialarbeiter und Psychologinnen können auf jeweils unterschiedlichen Ebenen Menschen mit Krebserkrankungen helfen, ihre psychosozialen Belastungen zu bewältigen.

Psychoonkologie

Als ein relativ neues Fachgebiet der Psychologie hat sich die „Psychoonkologie" etabliert, die neben der Krisenintervention auch weitergehende Beratung oder Behandlung bei psychischen Problemen im Kontext von Krebserkrankungen anbietet.

Psychoedukation

Neben Methoden der Gesprächsführung, dem Gesundheitstraining nach Simonton, Entspannungsverfahren, Krisenintervention im o.g. Sinn, ggf. auch Traumatherapie sowie Stärkung der Coping-Kräfte, hat sich in den letzten Jahren insbesondere die Psychoedukation bei krebserkrankten Menschen und ihren Angehörigen etabliert, die allerdings nicht nur alleinige Aufgabe der Psychologen ist, sondern an der auch andere, medizinische, pflegerische oder pädagogische Berufsgruppen mitwirken können. Ziele solcher psychoedukativen Maßnahmen sind u. a. das Erkennen der eigenen Bedürfnisse auch im Kontext von Krebserkrankung, das Wissen um belastende und entlastende Verhaltensweisen, der Umgang mit Nebenwirkungen und Begleitsymptomen im Gefolge einer Therapie, Fähigkeiten der Kommunikation über die Erkrankung mit dem sozialen Umfeld u. a. m. Wie auch bei anderen Erkrankungen, hat Psychoedukation eine zweifache Aufgabe: Zum einen geht es um das Vermitteln von Wissen, zum anderen um das Erfahren der eigenen Kräfte und das Entwickeln von Coping-Strategien, letztlich um die Akzeptanz des Lebens mit der Erkrankung bzw. deren Folgen. Psychoedukation ist also mehr als Informationsvermittlung; es handelt sich um ein Verfahren, das die Eigenkräfte der Patienten stärken soll. Außerdem wird viel Wert auf die eigenen Erfahrungen und Eigenbeteiligung der Betroffenen gelegt.

Familienbezogene Aspekte

Schließlich soll noch auf einige familienbezogene Aspekte in der Begleitung krebserkrankter Menschen eingegangen werden. Auch die engsten Familienangehörigen, Ehepartner, Eltern oder Kinder, können in erhebliche Krisen geraten, wenn ein geliebter Angehöriger an Krebs erkrankt. Oft sind diese Krisen ebenfalls in bestimmten Stadien von besonderer Bedeutung und zeigen typische Bewältigungsmechanismen oder Abwehrmaßnahmen, die mit den krisenhaften Verläufen des Betroffenen korrelieren können (allerdings nicht müssen).

Verleugnen

Das Stadium des Verleugnens beispielsweise kann sich auch bei Angehörigen zeigen, wenn sie die Schwere der Erkrankung nicht wahrhaben wollen oder Heilungsmöglichkeiten sehen, obwohl der Patient selbst vielleicht schon die Schwere der Prognose erkannt und akzeptiert hat.

Rationalisierung

Rationalisierungsversuche und hektische Betriebsamkeit bei nahen Verwandten, die „Himmel und Hölle in Bewegung setzen“, um eine Heilung herbeizuführen, sind ein Zeichen solcher Verleugnungsstrategien. Solche manchmal verwirrenden, weiter aufwühlenden und divergierenden Ratschläge sind, auch wenn sie gut gemeint sind, mitunter belastend. Für Familienangehörige ist es wichtig, bei einer so gearteten hektischen Betriebsamkeit eigene inadäquate Abwehrmechanismen in einer momentan überfordernden Krise zu erkennen und zu überwinden.

Bei der Diagnosestellung beispielsweise ist oft auch der Angehörige von Irritation, Verwirrung und der Tatsache, dass nichts mehr so ist wie es war, betroffen. Das gesamte Familiensystem mit seinen bisherigen Regeln und vermeintlichen Gewissheiten kann in Unordnung geraten, das familiäre Gleichgewicht muss sich erst mühsam wieder austarieren.

Erschöpfungszustände Angehöriger

Nicht nur der Erkrankte, auch seine Angehörigen können in Phasen tiefer Resignation, seelischer und durchaus auch körperlicher Erschöpfung kommen. In solch einer Situation sollten Krisenhelfer Symptome eine Erschöpfung bei Angehörigen erkennen und adäquat reagieren.

Damit sind wir am Ende der Betrachtungen zu Krisen im Kontext von Krebserkrankungen angelangt. Viele dieser Aspekte lassen sich auf andere somatische Erkrankungen, die ebenfalls mit Chronizität, Lebensgefahr oder abrupter Veränderung der Lebenssituation einhergehen, mehr oder weniger übertragen. Vielen, wenn nicht den meisten Menschen mit solchen schweren Erkrankungen gelingt es, ihre eigenen Ressourcen zu entdecken, auftretende Krisen durchzustehen und auf einem anderen, veränderten Niveau eine Neuorientierung zu erfahren, die sie für zukünftige Krisen gewappnet sein lässt. So kann eine schwere Krebserkrankung (oder eine andere schwere Erkrankung) im Nachhinein durchaus als Chance, ja sogar wichtige Lebenserfahrung, gesehen werden, die im wohlverstandenen Sinne zu Gelassenheit, Weisheit oder Lebensfreude geführt hat. Krisenhilfe ist in diesem Prozess immer nur ein temporäres Geschehen in akuten Not- und Ausnahmesituationen, kann aber im Einzelfall hilfreich sein, wenn sie sehr gezielt auf die konkreten Bedürfnisse des Patienten in seiner ganz spezifischen, individuellen Situation Rücksicht nimmt.

Auf einen Blick

- Krebserkrankungen sind oft mit Krisen, gelegentlich mit Traumatisierung verbunden, weil sie als einbruchsartige, lebensbedrohliche, mit einschneidenden Maßnahmen und ggf. bleibenden Schädigungen verbundene Krankheiten erlebt werden.
- Die Phase des Krebsverdachts ist oft mit diffuser Beunruhigung und mitunter mit Verleugnungsstrategien verbunden.
- Die Phase der Diagnose geht meist mit einer akuten Krise einher, die durch Verwirrung, Entscheidungsdruck, plötzlichen Verlust von „Gewissheiten", zahlreichen zum Teil schwer einzuordnenden Untersuchungen und emotionaler Anspannung charakterisiert ist.

- Die Behandlungsphase (in der meist operativ, strahlentherapeutisch oder chemotherapeutisch behandelt wird), geht mit körperlichen wie seelischen Verlusten, Verlustreaktionen und Trauer einher. Nicht selten kommt es zu Verlustkrisen, gelegentlich zu traumatischen Krisen.
- In der Remissionsphase kann die Hoffnung, die Krebserkrankung überstanden zu haben, von diffusen Ängsten begleitet sein.
- Kommt es zum Rezidiv oder zur Metastasenbildung, geht die Erkenntnis, dass die Behandlung nicht mehr der Heilung, sondern „nur noch" der Lebensveränderung und dem Erhalt von Lebensqualität dient, oft mit einer existenziellen Krise einher.
- Im Finalstadium finden sich manchmal Stufen der Bewältigung (Schock, Verleugnung, Zorn, Verhandeln, Depression, Annahme), die erstmalig von Kübler-Ross (2012) beschrieben, inzwischen mehrfach modifiziert und relativiert worden sind.
- Das Wissen um aktive, passive, emotionsregulierende und kognitive Copingstrategien sowie psychoedukative Ansätze gehören zum Rüstzeug der Psychoonkologie, in deren Rahmen auch Krisenintervention stattfindet.
- Nicht nur die Patienten, sondern auch ihre Angehörigen können in eine tiefe Krise geraten, die eine familienorientierte Krisenintervention hilfreich erscheinen lässt.

Multiple-Choice-Fragen zu diesem Kapitel finden Sie unter testfragen.reinhardt-verlag.de

5.2 Krisen und Notfälle bei psychischen Erkrankungen am Beispiel von Psychosen

5.2.1 Kontext

Arbeitsfelder Sozialarbeiterinnen, Pädagogen oder Psychotherapeutinnen können in den unterschiedlichsten Zusammenhängen mit psychiatrischen Krisensituationen konfrontiert werden.

Psychiatrische Kliniken Zum einen arbeiten sie möglicherweise in stationären Einrichtungen, beispielsweise psychiatrischen Kliniken, Abteilungen für Kinder- und Jugendpsychiatrie, psychotherapeutischen Rehabilitationskliniken oder psychiatrischen Tageskliniken.

Ambulante psychiatrische Einrichtungen Zum anderen können sie in ambulanten Einrichtungen, beispielsweise im sozialpsychiatrischen Dienst der Gesundheitsämter, sozialpsychiatrischen Begleit-, Beratungs- oder Notfalleinrichtungen sowie sozialpsychiatrisch ausgerichteten Krisen- und Beratungsstellen arbeiten. In all diesen Bereichen werden klinische Psychologinnen vorwiegend psychotherapeutisch, Sozialarbeiter und Pädagoginnen vorwiegend beratend, schulend, fördernd oder milieutherapeutisch tätig sein. Einrichtungen mit vorwiegend unterstützendem Charakter sind zum Beispiel Wohneinrichtungen, wie beispielsweise betreutes Wohnen für Menschen mit einer psychischen Behinderung, therapeutische Wohngemeinschaften oder Wohnheime für Menschen mit psychischer Belastung.

Arbeit und Freizeit Auch im Arbeitsbereich können Pädagogen oder Sozialarbeiter ihr Arbeitsfeld finden, beispielsweise in Werkstätten für Menschen mit psychischer Behinderung oder „Patientenfirmen", in denen Menschen mit chronischen, sehr belastenden psychischen Erkrankungen die Möglichkeit einer ihnen angemessenen und möglichen Arbeit finden und hierbei begleitet werden. Im Freizeitbereich sind es psychosoziale Treffpunkte (Teestuben etc.) sowie gezielte Angebote im Bereich des Sports, der Musik, des Theaterspiels etc., die nicht selten von Pädagogen durchgeführt werden.

Vernetzung Und nicht zuletzt arbeiten Psychologen, Pädagoginnen und Sozialarbeiter in sozialpsychiatrischen bzw. psychosozialen Arbeitskreisen, wenn es um die Vernetzung entsprechender Hilfsangebote geht.

5.2.2 Grundlagen

Krise und psychische Krankheit

Psychische Erkrankungen können dazu führen, dass Menschen in bestimmten Situationen weniger belastbar und damit anfälliger für Krisen sind. Auf der anderen Seite können überbordende, chronisch anhaltende und ungelöste Krisen ihrerseits in eine psychische Krankheit führen. Und schließlich kann die Auseinandersetzung mit der Tatsache, an einer rezidivierenden oder chronischen, psychischen Erkrankung zu leiden, erneut zu Krisensituationen führen. Gehen wir auf diese Aspekte der Reihe nach ein.

Borderline-Syndrom

Psychische Erkrankungen, wie z. B. Persönlichkeitsstörungen vom Borderline-Typ, Depressionen oder Psychosen aus dem schizophrenen Formenkreis, gehen mit unterschiedlichen Schwierigkeiten, psychosozialen Belastungen zu begegnen, einher. Die häufig anzutreffende Angst davor, verlassen zu werden, die emotionale Instabilität oder die Schwierigkeit, seine Emotionen zu kontrollieren, die geradezu charakteristisch für das Borderline-Syndrom sind, erschweren häufig die Beziehungsgestaltung und können zu heftigen, psychosozialen Krisen führen, die sich bis zu Notfällen (beispielsweise zu schwerem selbstverletzenden Verhalten oder akuter Suizidalität) zuspitzen können.

Depression

Die Interaktion von depressiver Grundstimmung oder Verletzlichkeit einerseits und lebenslaufbedingten Verlustkrisen andererseits kann dazu führen, dass Menschen mit chronischer oder rezidivierender Depression häufiger in Krisen, insbesondere Verlustkrisen sowie Erschöpfungssyndrome, geraten.

Psychosen

Und Menschen mit psychotischen Erfahrungen zeigen häufig eine emotionale „Dünnhäutigkeit“, die sie vor allem emotionale Dichte sehr schwer ertragen lässt und die zu erheblichen Kommunikations- und Beziehungsstörungen beitragen kann. Auch hier sind Krisensituationen (bis hin zu suizidalen Notfällen oder massiven Erregungszuständen) häufiger als in der übrigen Bevölkerung. Insgesamt sind Menschen mit psychischer Erkrankung also gefährdeter, durch akute Belastungen in eine psychosoziale Krise zu kommen. Stein (2009, 140) weist darauf hin, dass es einerseits nicht sinnvoll ist, in jeder Krisensituation eines gelegentlich psychisch erkrankten Menschen bereits die Vorboten einer neuen Krankheitsepisode zu sehen.

Erkennen von Warnhinweisen

Andererseits sei es genauso fatal, Warnzeichen einer sich neu anbahnenden psychotischen Episode oder Depression zu übersehen. Also sei es notwendig, bei Menschen, die sich in einer akuten Krisensituation befinden, zudem aber eine schwere psychische Erkrankung in ihrer Vorgeschichte aufweisen, eine sehr genaue Anamnese zu erheben, wobei auch Angehörige und Therapeuten (natürlich mit Einverständnis des Klienten) befragt werden können. Dabei geht es um Vorbelastungen durch die bisherige Erkrankung, deren bisherigen Verlauf, Krankheitserleben und Krisenbewältigungsstrategien, Medikation und vor allem die Frage, wie bisher mit akuten Krisen und vor allem psychiatrischen Notfällen umgegangen worden ist. Die Lebensumstände, unter denen bisherige Krankheitsschübe (depressive Phasen, psychotische Episoden, Kontrollverlust oder Erregungszustände) aufgetreten sind, sollten bekannt sein. In einer solchen Konstellation ist es besonders wichtig, Zeichen sich anbahnender Suizidalität frühzeitig zu erkennen und darauf gezielt zu reagieren (vgl. Kapitel 3.2). Das Netzwerk von Menschen, die bereits psychisch erkrankt waren, kann durch professionelle Begleiter und Therapeuten erweitert, aber auch aufgrund der Erkrankung ausgedünnt sein. Es ist jedenfalls wichtig, dies zu erfragen und zu berücksichtigen. Je nach Grunderkrankung, kann die Sicht der Krise bzw. der psychischen Erkrankung verzerrt sein (beispielsweise im Rahmen einer psychotischen Derealisierung), was ebenfalls berücksichtigt werden muss.

vorsichtige und behutsame Intervention

Und schließlich gilt generell, dass Kriseninterventionen bei solcher Art gefährdeten Klienten besonders vorsichtig erfolgen sollten; insbesondere sind konfrontative Methoden eher kontraindiziert, zumindest aber mit großer Vorsicht und Behutsamkeit anzuwenden. Im Zweifelsfalle sollten Abwehrmechanismen (Verleugnung, Rationalisierung etc.) als möglicherweise wichtige Schutzfaktoren vor einer ausbrechenden Erkrankung zunächst respektiert und stehengelassen werden. Und schließlich sollte immer wieder überprüft werden, ob es sich nur um eine akute, psychosoziale Krise (evtl. auch vor dem Hintergrund einer latenten psychischen Erkrankung) handelt, ober ob bereits ein psychiatrischer Notfall vorliegt, der sofortiger fachärztlicher Hilfe bedarf. Hierauf wird etwas später genauer eingegangen.

Einerseits können also psychische Vorerkrankungen zu einem gehäuften Auftreten psychosozialer Krisen führen. Andererseits können Risikofaktoren und Krisen in der Vorgeschichte das Auftreten einer psychischen Erkrankung wahrscheinlicher machen und ggf. eine akute depressive Episode oder einen psychotischen Schub auslösen.

Da die Zusammenhänge zwischen krisenhaften Belastungen, seelischer Verletzlichkeit und psychischer Erkrankung am Beispiel der Psychosen näher erläutert werden sollen, wird dieses Krankheitsbild zunächst kurz geschildert.

> Unter **Psychosen** verstehen wir schwerste seelische Erkrankungen, die mit einer Störung der Realitätsinterpretation (Derealisation) sowie des Empfindens für die eigene Persönlichkeit (Depersonalisation) einhergehen. Psychosen aus dem schizophrenen Formenkreis können mit einer Reihe von Symptomen, die zwar nicht spezifisch, wohl aber häufig sind, einhergehen.

Denkstörungen

Nach der ICD (International Classification of Diseases; Dilling 2015) gehören Denkstörungen wie das Lautwerden von Gedanken, Gedankeneingebung oder Gedankenentzug ebenso dazu wie das Abreißen von Gedanken, zusammenhangloses Denken (Zerfahrenheit) oder Wortneuschöpfungen.

Halluzinationen

Halluzinationen, also Sinneseindrücke, die vom Gehirn konstruiert werden und die keinem äußeren Anlass entsprechen (Bilder, die nur der Betroffene sieht, Stimmen, die nur er selbst hört), können alle Sinnesmodalitäten betreffen (also auch geruchlicher, geschmacklicher oder taktiler Art sein).

Katatonie

Katatone Symptome zeigen sich in Erregungszuständen oder dem Verharren in einer bestimmten Haltung, dem Verstummen (Mutismus) oder der Regungslosigkeit bei klarem Bewusstsein (Stupor).

Wahn

Häufig kommt es zum Wahn, der unverrückbaren Überzeugung, beeinflusst, beeinträchtigt oder verfolgt zu werden. Dabei werden reale Gegenstände wahnhaft gedeutet und in ein Warnsystem integriert: Ein parkendes Auto wird beispielsweise für die feindliche Abhöranlage eines Agenten gehalten. Auch anhaltende und kulturell unangemessene unrealistische Wahninhalte wie der, eine religiöse oder politische Persönlichkeit zu sein oder über übermenschliche Kräfte zu verfügen, sind dem Wahngeschehen zuzurechnen.

Plus- und Minussymptomatik

Die bisher genannten Symptome werden als Plussymptomatik bezeichnet, da sie sich in besonderer Weise vom sonstigen Verhalten des Klienten abheben. Unter Minussymptomatik versteht man Symptome wie auffällige Apathie, Sprachverarmung, verflachte oder unangemessene Affekte, sozialer Rückzug oder Nachlassen der sozialen Leistungsfähigkeit.

Ich-Störungen

Die Kernsymptomatik der schizophrenen Psychose liegt allerdings in der Desintegration von Denken, Fühlen, Wollen und Handeln sowie den daraus resultierenden Ich-Störungen. Bei einer Störung der Ich-Vitalität ist man sich seiner eigenen Lebendigkeit nicht mehr gewiss, während die Störung der Ich-Aktivität damit einhergeht, dass das eigene Erleben nicht mehr mit Gewissheit wahrgenommen wird. Störungen der Ich-Konsistenz (der Gewissheit, dass „ich war, bin und sein werde“) sowie der Ich-Demarkation (Schwierigkeiten in der Abgrenzung des Eigenbereichs) gehören ebenso zur Schizophrenie wie solche der Ich-Identität (also der Gewissheit des eigenen Selbst). Die Psychose ist quasi ein Angriff auf den Kern der Persönlichkeit, und das Zerfallen des Ich-Erlebens wird als sehr bedrohliche, existenzielle Krise erlebt.

5.2.3 Krisen im Kontext psychischer Erkrankungen und psychiatrischer Notfälle

Zunächst soll auf einige Symptome und Problemfelder im Rahmen einer psychotischen Krise eingegangen werden. Sodann wird zu klären sein, ob es sich noch um eine psychosoziale Krise auf dem Boden einer schweren psychiatrischen Erkrankung, nämlich der Psychose, oder bereits um einen psychiatrischen Notfall handelt. Daran schließen sich einige Gedanken zur stationären Behandlung eines solchen Notfalls an, bevor schließlich einige grundlegende Aspekte zum Umgang mit Krisen im Kontext einer Psychose erläutert werden.

Zusammenhänge von Psychose und Krise

Die mit einer Psychoseentwicklung verbundene Vulnerabilität kann auch zu einer besonderen Anfälligkeit hinsichtlich psychosozialer Krisen führen. Zum anderen können solche psychosozialen Krisen ihrerseits wiederum zu einem erneuten psychotischen Schub führen, und schließlich ist die Verarbeitung des Krankheitserlebens ebenfalls ein Krisenfaktor. Krisen im Kontext schwerer psychischer Erkrankungen, hier der Psychosen, können mit Angst, Ohnmacht und Panik, mit Erregung und Aggression, mit Verzweiflung bis hin zur Suizidalität, aber auch mit dem Gefühl, beeinträchtigt oder verfolgt zu werden (bis hin zu wahnhaften Zuständen), und nicht zuletzt mit depressiver Erschöpfung einhergehen.

Angstzustände

Schon die Auseinandersetzung mit der Erkrankung und den damit verbundenen Unsicherheiten führt häufig zu immer wiederkehrenden Ängsten, die insbesondere bei zusätzlichen Lebenskrisen (Veränderungen im Beruf, Beziehungsschwierigkeiten, belastende äußere Umstände etc.) zu schweren, sich krisenhaft verdichtenden Angstzuständen führen können. Hinzu kommt, dass diese Angstzustände in Misstrauen, Rückzug oder aggressive Erregung umschlagen können, wenn sich eine neue psychotische Episode anbahnt. Bereits die Angst vor einem solchen Geschehen kann zu Erregung führen, und wenn die Impulskontrolle nicht gelingt, können aggressive Erregungszustände die Folge sein.

Wahn, Erregung und Aggression

Ist die Schwelle zur psychotischen Dekompensation überschritten, können Wahn und Halluzination so belastend und erregt erlebt werden, dass sie zu aggressiven Verhaltensweisen führen. Wer beispielsweise wähnt, sein Gegenüber habe teuflische, vernichtende Absichten, verändere sogar von Zeit zu Zeit sein Antlitz, versuche dies aber zu verbergen, der wird sich durch freundliche Worte seines Gegenübers nicht unbedingt beruhigen lassen, sondern sich weiterhin bedroht fühlen. In der Hochphase des psychotischen Erlebens kann es also zu einer sich aufschaukelnden Erregung, mitunter auch zu aggressiven Äußerungen kommen (insgesamt liegt die Zahl aggressiver Straftaten und Schädigungen gegenüber Dritten bei Menschen in der Psychose allerdings nicht höher als in der Normalbevölkerung). Dennoch kann gelegentlich die Gefahr einer Fremdgefährdung einen solch krisenhaften Verlauf nehmen, dass rasche Hilfe und Intervention notwendig ist.

Suizidalität

Dies gilt auch für suizidale Gefährdungen. Bereits die emotionale und situative Einengung in als aussichtslos erlebten psychosozialen Krisen kann zu Suizidgedanken führen, erst recht die Auseinandersetzung mit dem Faktum, an einer möglicherweise rezidivierenden oder chronisch verlaufenden Psychose erkrankt zu sein. Folglich muss beispielsweise bei der Informationsvermittlung im Rahmen der Psychoedukation unbedingt darauf geachtet werden, dass die Betroffenen die damit verbundenen Erkenntnisse über das Wesen ihrer Erkrankung auch verkraften können. Suizidale Gedanken sind bei Menschen in der Psychose relativ häufig (etwa ein Drittel), wenngleich es zum Glück nur bei einem Teil der Betroffenen zu Suizidversuchen oder zum Suizid kommt. Im akuten psychotischen Syndrom können Patienten von quälenden Halluzinationen oder der Empfindung, dass ihr Ich zerfalle, so erschüttert sein, dass sie ihr Leben beenden wollen. Aber auch imperative Stimmen, die zum Suizid auffordern („Mach Deinem Leben endlich ein Ende!") können, ebenso wie das unerträgliche Gefühl, verfolgt oder vernichtet zu werden, Auslöser eines Suizidversuchs sein. Und schließlich können emotionale Instabilität, Anspannung sowie depressive Erschöpfungssyndrome im Gefolge einer Psychose weitere Faktoren sein, die die Gefahr einer Suizidalität erhöhen. Vor allem die depressive Verstimmung, gekoppelt mit Negativsymptomen wie Rückzug, Isolation, Verflachung der Beziehungen und der emotionalen Kontaktaufnahme, können einerseits über längere Zeit die Patienten so lähmen, dass sie die Energie zu einem Suizid temporär nicht aufbringen, andererseits kann eine solche Grundeinstellung doch den Boden bereiten für einen Suizidversuch, sobald der Patient hierzu in der Lage ist.

Bewältigungsstrategien

Viele der mit der akuten Psychose einhergehenden, bedrückenden und als äußerst bedrohlich erlebten Symptome versuchen die Patienten mit bewundernswerter Energie zu bewältigen. Der soziale Rückzug kann beispielsweise als eine Möglichkeit gewertet werden, abzuschalten, die Reizflut einzudämmen und ungestört zu sein. Da aber niemand auf die Dauer völlig ohne menschlichen Kontakt auskommt, werden mitunter Menschenansammlungen gesucht, freilich ohne dass es dabei zu einem echten Kontakt kommt. So sieht man häufiger Menschen in psychotischen Zuständen auf belebten Plätzen, beispielsweise Bahnhofsvorplätzen, wo sie unter Menschen sind, ohne wirklichen Kontakt eingehen zu müssen. Das Radio auf vollste Lautstärke aufdrehen, um das Hören von inneren Stimmen zu übertönen oder die Flucht in hektische Betriebsamkeit bzw. in Drogen (insbesondere dämpfende Drogen wie Alkohol oder Haschisch) sind ebenfalls verzweifelte Versuche, mit den Symptomen fertig zu werden. Die Selbstbehandlung mit Alkohol oder Drogen ist allerdings wenig erfolgreich, ja sogar gefährlich, weil die psychische Erkrankung letztendlich damit verstärkt werden kann (Alkoholabusus beispielsweise verstärkt auf Dauer die depressive Symptomatik, und Cannabis kann Psychosen auslösen oder verstärken).

Psychosoziale Krise oder psychiatrischer Notfall?

Es dürfte deutlich geworden sein, dass es nicht immer ganz einfach ist, zwischen einer psychosozialen Krise im Kontext einer psychischen Erkrankung einerseits und einem psychiatrischen Notfall andererseits zu unterscheiden. Zweifellos ist es hilfreich, auch vor dem Hintergrund einer chronisch-psychischen Erkrankung bzw. Psychose nicht in jeder zusätzlichen Krisensituation gleich einen Notfall zu sehen, der unmittelbares psychiatrisches Eingreifen oder gar eine stationäre Einweisung erfordert. Sicherlich ist hier Augenmaß gefordert, und es ist dem Betroffenen durchaus damit gedient, mit den Mitteln einer Krisenintervention zu helfen, wo dies nötig und ausreichend ist. Andererseits darf das Wiederaufflackern einer Psychose ebenso wenig wie ein psychiatrischer Notfall im eigentlichen Sinne übersehen werden. Bei einem Notfall besteht entweder Lebensgefahr, oder es droht eine akute Verschlechterung des Zustands mit möglicherweise bleibenden Schäden. In einer solchen Situation sind aber auch professionell arbeitende Krisenhelfer mit pädagogischer, sozialarbeiterischer und zum Teil auch psychologischer Ausbildung, erst recht Laienhelfer, überfordert. Hier sind klinische PsychologInnen mit entsprechenden Zusatzqualifikationen oder PsychiaterInnen gefordert, den akut lebensbedrohlichen Zustand zu erkennen und zu beheben.

Hinweise auf einen psychiatrischen Notfall

Vor allem Bewusstseinsstörungen und Verwirrtheit, akuter Wahn, konkrete Suizidgefahr, zunehmende und nicht mehr zu kontrollierende, eskalierende Erregung sowie mögliche Eigen- und Fremdgefährdung sind Hinweise auf einen akuten psychiatrischen Notfall, der nicht mehr im Rahmen der normalen Krisenhilfe bewältigt werden kann. Stein (2009, 93) stellt psychiatrische Notfälle akuten psychosozialen Krisen gegenüber und arbeitet heraus, dass es sich bei einem Notfall um eine vitale Gefährdung im Rahmen der psychiatrischen Erkrankung handelt, während die psychosoziale Krise durch einen Zusammenbruch der Bewältigungsstrategien infolge schwerer belastender oder lebensverändernder Ereignisse gekennzeichnet ist. Die psychosoziale Krise wird als schwere subjektive Notlage, bei der in der Regel in den ersten zwei bis vier Tagen interveniert werden muss, der psychiatrische Notfall als objektiv medizinische Notfallsituation, die unmittelbarer Intervention unter Zeitdruck bedarf, beschrieben. Während der medizinisch-psychiatrische Notfall fast immer der Intervention sehr spezieller Berufsgruppen, insbesondere psychiatrischer Fachkräfte, gelegentlich auch der Polizei, bedarf, werden akute psychosoziale Krisen von Krisenhelfern anderer Professionen, vor allem Sozialarbeitern, Psychologen oder pädagogisch geschulten Kräften, durchgeführt. Und während im akuten Notfall rasch eingegriffen werden muss, um die bedrohlichen Zustände zu beheben sowie Schutz und Sicherheit herzustellen, geht es in der Krisenintervention im Allgemeinen eher um Beziehungsaufnahme, erste ursächliche Behandlungen und Anbahnungen von Lösungsstrategien, die zumindest eine kurzfristige Beziehung zwischen Krisenhelfer und Klienten erfordern.

Die Krisenintervention im Kontext einer Psychose besteht also darin, dem Betroffenen empathisch beiseite zu stehen, ihm bei der Klärung seiner akuten Krisensituation zu helfen, ihn zu unterstützen und die richtigen adäquaten Schritte zu tun. Hierzu gehört insbesondere das Aufsuchen eines Arztes / einer Ärztin, das Einleiten pharmakotherapeutischer und psychotherapeutischer Hilfe und ggf. eine vorübergehende stationäre Behandlung.

Schwindende Krankheitseinsicht

Da die Krankheitseinsicht bei zunehmender Psychose schwindet, kommt es darauf an, möglichst früh entsprechende Schritte einzuleiten. Normalerweise neigen wir dazu, bei körperlichen Erkrankungen einiges auszuprobieren, bevor wir zum Arzt gehen. Ein solches Vorgehen ist im Falle einer sich anbahnenden Psychose aber fatal, weil die Krankheitseinsicht zunehmend schwindet. Es kommt also darauf an, möglichst rasch und in Absprache mit dem Patienten die notwendigen

Schritte einzuleiten. Hilfreich ist natürlich, wenn der Patient in gesunden Tagen bereits festgelegt und aufgeschrieben hat, wie im Falle einer psychotischen Krise vorgegangen werden soll.

Gefahrenabwehr durch stationäre Einweisung

Wenn die Gefahr eines Suizids oder die Gefahr einer Fremdgefährdung einen solch krisenhaften Verlauf nimmt, dass der Betroffene für seine Handlungen vorübergehend nicht mehr hinreichend Verantwortung übernehmen kann und sich selbst und andere in Gefahr bringt, sieht unsere Rechtsordnung die Möglichkeit vor, zur Abwendung von Gefahr Maßnahmen ohne Zustimmung bzw. gegen den Willen der betroffenen Person zu ergreifen und sie vorübergehend in eine psychiatrische Klinik einzuweisen.

Psychosoziale Krise

Nicht immer liegt ein akuter psychiatrischer Notfall im eben beschriebenen Sinne vor, sondern es handelt sich um eine psychosoziale Krise, wenn auch im Kontext einer Psychose. Diese kann z. B. dadurch hervorgerufen werden, dass sich Betroffene den Grenzen ihrer psychosozialen Belastbarkeit bewusstwerden oder Schwierigkeiten haben, emotionalen Dichtestress auszuhalten. Zudem können sich Life-Events, Brüche in der Biographie, insuffiziente Coping-Strategien, überbordender Stress und andere belastende Erfahrungen krisenhaft auf das Erleben der Betroffenen auswirken. Auch die Tatsache, ein- oder mehrmals unter schwersten psychotischen Symptomen mit Auflösungserscheinungen des subjektiven Persönlichkeitserlebens gelitten zu haben, muss verarbeitet werden.

Akzeptanz von Grenzen

Mitunter müssen Grenzen akzeptiert werden, beispielsweise, wenn ein Mathematiker trotz Intelligenz und Ausbildung seinen Beruf als Mathematiklehrer nicht mehr ausüben kann, weil er durch den emotionalen Beziehungsstress mit seinen Schülern überbelastet und von psychotischer Dekompensation bedroht ist.

Reduktion von Belastungen

Man kann durchaus etwas dafür tun, Belastungsfaktoren zu reduzieren und zur inneren Stabilität beizutragen. Eindeutigkeit in der Kommunikation, klare Grenzsetzung, das Vermeiden doppeldeutiger Botschaften, die Regulierung von Nähe und Distanz und vor allem das Vermeiden überbordender Emotionen tragen zur psychischen Stabilisierung bei. Es geht also auch um das Vermeiden von Doppel- oder Mehrfachbelastungen, die Abstimmung von Nähe und Distanz im sozialen Miteinander, die Regelung des Tagesablaufs, ein ausgewogenes Verhältnis der Anforderungen (möglichst Vermeidung von Unter- und Überforderung) sowie die zu erarbeitenden Konzepte des Betroffenen, mit vorhandenen und zukünftigen Krisen umzugehen, wobei individuell eruiert werden muss, was vom Betroffenen selbst als Krise erlebt wird. Dies alles sind – neben den bereits in anderen Kapiteln dargelegten Aufgaben der Krisenintervention – spezifische Aspekte einer Krisenintervention im Kontext mit psychotisch erkrankten Menschen.

Erkennen von Frühwarnzeichen

Darüber hinaus geht es aber auch darum, Frühwarnzeichen einer sich anbahnenden neuen psychotischen Episode so früh wie möglich zu erkennen sowie einen Krisenplan für eine solche Situation entwickelt zu haben. Oft können die Betroffenen selbst, beispielsweise im Rahmen der Psychoedukation, solche Frühwarnzeichen thematisieren und erkennen, mitunter sind es aber eher die Angehörigen, die solche Veränderungen wahrnehmen. So können Konzentrations- und Leistungsstörungen, Isolation und Rückzugsverhalten, Veränderungen in der Kommunikation, leichte Ermüdbarkeit und Erschöpfung, Schlafstörungen, Gereiztheit und Ungeduld erste Anzeichen einer sich anbahnenden neuen psychotischen Episode sein. Im Einzelfall kann es sich natürlich auch „nur" um ein akutes Krisengeschehen handeln, doch ist in jedem Fall Vorsicht geboten und Rücksprache mit entweder einem professionellen Krisenhelfer oder einem Therapeuten sinnvoll. Spätestens, wenn sich die Symptome verstärken, sollte dringend etwas unternommen werden.

Krankschreibung

Wichtig ist vor allem die akute Entlastung. Eher zu früh als zu spät sollte man sich beispielsweise krankschreiben lassen, wenn beruflich bedingter Stress zur Dekompensation beitragen könnte. Die Medikation muss schnellstmöglich überprüft, in der Regel auch erhöht werden, weil nur eine ausreichende Medikation in der Frühphase eines psychotischen Schubs diesen noch abwenden kann. Und schließlich sollten Maßnahmen zur akuten Entlastung, zur Entschärfung stressender oder als bedrohlich empfundener Situationen und zur Stabilisierung des Betroffenen erfolgen.

5.2.4 Weiterführende Maßnahmen

Nach der Akutbehandlung im Rahmen eines psychiatrischen Notfalls werden sich die Probleme des von einer Psychose betroffenen Menschen damit noch nicht erledigt haben, und daher sind in der Regel weiterführende Maßnahmen hilfreich oder notwendig. Dazu zählt zum einen die Therapie, die in pharmakotherapeutische und andere somatische Maßnahmen, Psychotherapie im eigentlichen Sinne sowie soziotherapeutische Maßnahmen unterteilt werden kann. Es ist hier nicht die Gelegenheit, hierauf näher einzugehen (Übersichten finden sich beispielsweise bei Bäuml 2008, 61 ff. oder Hülshoff 2011, 288 ff.). Es soll lediglich darauf hingewiesen werden, dass eine Kombination psycho- und soziotherapeutischer Maßnahmen mit einer differenzierten und individuell mit dem Patienten zu besprechenden pharmakotherapeutischen Behandlung die besten Erfolge zeigt. Mitunter ist es für Patienten nur schwer einzusehen oder zu ertragen, dass sie wieder oder gar kontinuierlich auch auf eine Pharmakotherapie angewiesen sind. Diese und einige andere schwer zu verarbeitende Erlebnisse im Rahmen eines psychotischen Geschehens können in der Psychoedukation aufgearbeitet werden.

Psychoedukation

Wie schon in vorherigen Kapiteln besprochen, geht es bei der Psychoedukation nicht nur um Informationsvermittlung – wenngleich das Wissen darum, was in der akuten psychotischen Episode geschehen ist und wie dies einzuordnen ist, für den Klienten sehr hilfreich sein kann. Darüber hinaus gilt es, das Geschehen ins eigene Bewusstsein zu integrieren und mit der Erkrankung an sich, aber auch den hiermit verbundenen Belastungen, Herausforderungen und sich möglicherweise auch zukünftig abzeichnenden Krisen besser umzugehen. Vor allem kommt es darauf an, belastende Faktoren und Frühwarnzeichen als solche zu erkennen und rechtzeitig die geeigneten Schritte zu unternehmen, um – wenn möglich – eine erneute psychotische Episode zu verhindern.

Familie

Auch die Familie ist von der psychotischen Erkrankung eines Familienmitgliedes direkt und indirekt betroffen. Viele Klienten bzw. Patienten finden in ihrer Familie mehr oder weniger bedingungslosen Halt und Unterstützung, wenn der Kontakt zu anderen Menschen schwerfällt oder unmöglich geworden ist. Die Familie leistet viel, wenn sie den Betroffenen so annimmt, wie er ist, seine momentanen kommunikativen und emotionalen Besonderheiten akzeptiert, darauf Rücksicht nimmt und ihn nicht überfordert, andererseits aber auch darauf achtet, ihn nicht zu unterfordern und somit sekundär möglicherweise die Minussymptomatik zu verstärken.

Klare Kommunikation

Eine klare, eindeutige Kommunikation, klare Absprachen und Respekt vor dem Anderssein sind hier von ausschlaggebender Bedeutung. Eine übertriebene Schonung kann genauso unangenehm und kränkend sein wie unsensible Überforderung. Weiterhin ist wichtig, sich selbst emotional abzugrenzen und auch dem von der Psychose Betroffenen zu ermöglichen, sich abzugrenzen.

Regulation von Nähe und Distanz

Seine emotionale Dünnhäutigkeit lässt ihn subjektiv erlebten emotionalen Beziehungs- und Dichtestress manchmal nur schwer ertragen, so dass der Regulation von Nähe und Distanz eine große Bedeutung zukommt. Vor allem sollte vermieden werden, zu intensiv oder gar abfällig auf vermutete Emotionen des Betroffenen einzugehen und seinerseits heftig emotional zu reagieren.

Eine besondere Herausforderung für die Angehörigen ist der Umgang mit Krisen, insbesondere sich anbahnenden neuen psychotischen Schüben, vor allem dann, wenn der Patient die Krankheit leugnet oder eine Behandlung verweigert.

Besondere Belastungen der Angehörigen

Vor allem chronische Psychoseverlaufsformen mit vorherrschender Minussymptomatik, ggf. auch rezidivierenden paranoiden Symptomen, können eine große Belastung für familiäre Beziehungen darstellen. Wenn beispielsweise überwältigende Ideen oder Wahninhalte in Vorwürfe münden, die psychosekranke Eltern an ihre Kinder richten, kann dies bei den Kindern zu erheblichen Problemen führen. Hier wäre es notwendig, dass der Psychosekranke in gesunden Tagen dem Kind seine Erkrankung erklärt, und dass bei Wiederauftreten eines psychotischen Schubs der andere Elternteil, ggf. auch ein zusätzlicher Dritter, beispielsweise ein Sozialpädagoge im Rahmen der sozialpädagogischen Familienhilfe, auf der Meta-Ebene erklärt, dass das inadäquate und sonst nicht einzuordnende Verhalten krankheitsbedingt ist. Ein besonderes Problem besteht häufig darin, dass Ehepartner und andere Familienangehörige nicht immer einschätzen können, ob eine bestimmte Verhaltensweise krankheitsbedingt ist oder Ausdruck einer dysfunktionalen Beziehung (im Sinne eines Machtspiels). Angehörigengruppen, mit denen man sich über solche Probleme austauschen kann, aber auch fachkundige Beratung oder psychoedukative Angebote für Angehörige leisten hier eine wichtige Hilfe.

Stabilisierende Umwelt

Schließlich kann es für Menschen mit Psychosegefährdung hilfreich sein, eine stabilisierende Umwelt zu haben. Die größte Herausforderung für Menschen mit Psychosen ist möglicherweise, dass sie immer wieder einmal Episoden größter Instabilität durchmachen. Nichts scheint mehr zu stimmen, es wird einem quasi der Boden unter den Füßen weggezogen, alles gerät ins Schwanken. Und während die Psychopharmakotherapie, manchmal mit anderen somatisch orientierten Maßnahmen wie Massagen, sportlicher Aktivität usw., dazu beiträgt, das biochemische Gleichgewicht der Neurotransmitter wiederherzustellen, so gilt es doch auch, im Beziehungsgefüge des Alltags eine gewisse Stabilität zu erreichen. Stressbewältigungstraining, Selbstsicherheitstraining, das Einüben von klaren Kommunikationsformen und das Anbahnen neuer Muster zur Lösung von Problemen (Coping-Strategien) können hier ganz erheblich zur Stabilisierung des Selbstbewusstseins und der Selbstsicherheit im Umgang mit anderen beitragen.

Praktische Unterstützung

Bei der Suche nach den individuell passenden Wohn-, Arbeits- und Lebensformen nach durchgestandener, psychosebedingter Krise können Pädagogen, Psychologen oder Sozialarbeiterinnen durchaus auch nach erfolgter Krisenintervention hilfreich sein. Für den Betroffenen gilt es, mit und trotz seiner möglicherweise chronischen oder rezidivierenden psychotischen Erkrankung und den wiederholt auftretenden Krisen ein von ihm als gelungen erlebtes, menschenwürdiges und gesellschaftlich teilhabendes Leben zu führen. Dabei sind mehr oder weniger schwere psychosoziale Krisen, im Einzelfall auch psychiatrische Notfälle, zwar nicht ganz auszuschließen, doch können die Betroffenen im günstigen Fall lernen, frühzeitig professionelle Hilfe in Anspruch zu nehmen und damit ihr Geschick in positive Bahnen zu lenken.

Auf einen Blick

- Psychosoziale Krisen und psychische Erkrankungen (Psychosen, Depressionen, Persönlichkeitsstörungen etc.) können reziprok miteinander interagieren.
- Psychosen sind schwere psychische Erkrankungen, die mit einer Störung der Realitätsinterpretation (Derealisation) sowie des Empfindens für die eigene Persönlichkeit (Depersonalisation) einhergehen.
- Psychosen aus dem schizophrenen Formenkreis können mit spezifischen Denkstörungen (Gedankenentzug, Zerfahrenheit), Halluzinationen, Katatonie, Minussymptomatik und vor allem schweren Störungen der Ich-Funktionen (Desintegration von Denken, Fühlen, Wollen und Handeln) einhergehen.
- Hinsichtlich der akuten Gefährdung und der notwendigen Schritte in der Krisenintervention ist es wichtig, zwischen einer psychosozialen Krise im Kontext einer Psychose und einem psychiatrischen Notfall zu unterscheiden, auch wenn die Übergänge bisweilen fließend sind.
- Akute Erregungszustände, Fremdgefährdung und Suizidalität sind Hinweise auf einen psychiatrischen Notfall.
- Da die Krankheitseinsicht bei zunehmender Psychose in der Regel schwindet, sollte eine Krisenintervention möglichst früh beginnen.
- Frühwarnzeichen für eine neue psychotische Episode sind u. a. Konzentrations- und Leistungsstörungen, Isolation und Rückzugsverhalten, Veränderungen der Kommunikation,

leichte Ermüdbarkeit und Erschöpfung, Schlafstörungen, Gereiztheit und Ungeduld.

- Ein vom Betroffenen und seinen Angehörigen im psychosefreien Zeitraum erarbeiteter und schriftlich fixierter Krisenplan erleichtert das Vorgehen in der akuten psychotischen Krise erheblich.
- In der akuten psychotischen Krise sind neben der unabdingbaren medikamentösen Behandlung eine freundliche, akzeptierend-empathische Atmosphäre, Reduktion von Belastungen, eine klare und eindeutige Kommunikation sowie ein angemessenes Verhältnis von Anregung (Sport, Bewegung, Kunst, Musik) und Rückzugsmöglichkeiten sehr hilfreich.

Multiple-Choice-Fragen zu diesem Kapitel finden Sie unter testfragen.reinhardt-verlag.de

Weiterführende Literatur

Berzewski, H. (2009): Der Psychiatrische Notfall. 3. Aufl. Springer, Heidelberg, New York

Bock, T. (2013): Basiswissen. Umgang mit psychotischen Patienten. 8. Aufl. Psychiatrie Verlag GmbH, Bonn

Butler, A., Prichard, C. (1989): Social Work and Mental Illness. Houndsmills, London

Mahnkopf, A. (2009): Basiswissen. Umgang mit depressiven Patienten. 2. Aufl. Psychiatrie Verlag GmbH, Bonn

Rupp, M. (2014): Psychiatrische Krisenintervention. 2. Aufl. Psychiatrie Verlag GmbH, Köln

Rupp, M. (2003): Notfall Seele. Ambulante Notfall- und Krisenintervention in der Psychiatrie und Psychotherapie. 2. Aufl. Thieme, Stuttgart

Stemmer-Lück, M. (2009): Verstehen und Behandeln von psychischen Störungen. Psychodynamische Konzepte in der psychosozialen Praxis. Kohlhammer, Stuttgart

5.3 Krisen und Notfälle bei Sucht und Abhängigkeit

5.3.1 Kontext

Jeder Sozialarbeiter und viele Pädagogen kommen im Laufe ihrer beruflichen Tätigkeit unweigerlich mit drogengefährdeten und drogenabhängigen Menschen in Kontakt, auch außerhalb des spezifischen Arbeitsfeldes der Drogen- und Suchthilfe. Da ein Großteil der Straftaten Jugendlicher unter Einfluss von Alkohol stattfindet, werden Sozialarbeiter, die mit delinquenten Jugendlichen (beispielsweise der Jugendgerichtshilfe, der Bewährungshilfe, der Jugendarbeit) arbeiten, unweigerlich auch mit dem Problem des Alkoholmissbrauchs oder der Abhängigkeit konfrontiert. Ähnliches gilt für die aufsuchende Jugend- und Familienhilfe, wenn man sich vor Augen führt, dass auch bei Kindesmisshandlung, sexuellem Missbrauch oder Vernachlässigung häufig Alkohol eine nicht unerhebliche Rolle spielt.

Streetwork

In der Straßensozialarbeit sowie in der Arbeit mit wohnungslosen Menschen werden Sozialarbeiterinnen ebenfalls immer wieder in Situationen geraten, wo beispielsweise Menschen im Rausch in gefährliche Situationen (Erfrieren im Winter, Verletzungsgefahr etc.) kommen. Auch in der Jugendarbeit sowie der Schulsozialarbeit spielt die Aufklärung über Suchtgefahren, die Drogenpräventionsarbeit sowie das reflektierte Umgehen mit Jugendlichen, die Drogen missbrauchen, eine große Rolle.

Niederschwellige Angebote

Sozialarbeiter können in niedrigschwelligen Angeboten, die nicht auf Abstinenz, sondern auf Leidverminderung (Harm Reduction) angelegt sind, arbeiten – beispielsweise in der eben schon genannten Straßensozialarbeit, wo sie erste Ansprechpartner sind, motivationale Gespräche führen oder in akuten Krisensituationen wie Angst vor Strafverfolgung, in Notfällen, bei Prostitutions- und Gewalterfahrungen u. v. m. Hilfe leisten. Auch in der niederschwelligen Drogenberatung, beispielsweise im Rahmen einer Drogenberatungsstelle, kommen ihnen wichtige Aufgaben bei der Klärung der sozialen Situation und drogenbedingter Gefährdungen der Klienten zu. In der methadongestützten Substitutionsbehandlung sind psychosoziale Beratungsangebote ein essenzieller Bestandteil.

Harm Reduction

Vor allem in nicht-therapeutischen, noch niederschwelliger angelegten Angeboten zur Harm Reduction wird soziale Arbeit tätig: im Nadelaustauschprogramm, sog. Drug-Rooms, in denen Drogenabhängige unter halbwegs sterilen oder zumindest hygienisch akzeptablen Bedingungen Drogen intravenös applizieren können, in Teeräumen bzw. Treffpunkten/Cafés, oft verbunden mit Dusch- und Übernachtungsmöglichkeiten, Kleiderkammern, Essensausgabestellen u. a. spielt eine niederschwellig orientierte, gleichwohl hoch professionelle soziale Arbeit eine nicht wegzudenkende Rolle.

Therapie

Dies gilt schließlich auch für therapeutische Angebote, die auf Abstinenz angelegt sind: Beispielsweise werden sowohl in der Behandlung Heroinabhängiger als auch in der Behandlung alkoholabhängiger Menschen differenzierte, aufeinander aufgebaute Therapieschritte angeboten.

5.3.2 Grundlagen

Drogen wirken letztlich durch Substitution, Veränderung oder Anreicherung sowie Hemmung körpereigener Neurotransmitter und docken in unterschiedlicher Weise an spezifische Rezeptoren neuronaler Module an. Sie werden von Menschen im Bemühen, sich Lust zu verschaffen, eingenommen. Dabei sprechen wir von einem risikoarmen Konsum, wenn der Konsum unter einer statistisch definierten Grenze liegt und in der Regel nicht zur Gefährdung führt.

Riskanter Konsum

Ein riskanter bzw. gefährlicher Gebrauch liegt vor, wenn mit zunehmendem Substanzgebrauch innere Organe geschädigt und beispielsweise Lebererkrankungen oder ein erhöhter Blutdruck riskiert werden. Auch eine psychische und soziale Gefährdung bzw. Schädigung fällt unter die Rubrik des Abusus bzw. schädigenden Gebrauchs.

Intoxikation

Von einer Intoxikation (Vergiftung) spricht man, wenn die akute Zufuhr, beispielsweise von Heroin, zu Bewusstseinsveränderung, Verwirrtheit, Atemstörung u. a. führt.

Physische Abhängigkeit

Man unterscheidet eine physische von einer psychischen Abhängigkeit. Erstere liegt vor, wenn es aufgrund von Toleranzentwicklung zur Notwendigkeit der Dosiserhöhung kommt: Durch massiven Drogenkonsum sind Neurorezeptoren weniger sensitiv geworden und brauchen eine erhöhte Dosis. Außerdem hat es die Leber gelernt, effektiver Wirksubstanzen abzubauen. Dies führt zum einen zur Dosissteigerung, zum anderen zu einem Zusammenbruch neuronaler Schaltkreise, falls der externe „Stoff" ausbleibt. Da ein solcher Entzug sehr unangenehm ist, versucht der Betroffene oft unter allen Umständen, diesen Entzug zu vermeiden, was das Kernphänomen der körperlichen Abhängigkeit ausmacht.

Psychische Abhängigkeit

Psychische Abhängigkeit liegt vor, wenn sich die Gedanken und Handlungen und sogar die Aufmerksamkeit des Betroffenen im Wesentlichen um die Sucht drehen, wenn es zu einem Zwang zum Konsum (Craving) kommt, die Kontrolle über den Beginn und das Ausmaß des Trinkens oder anderer Applikationen verloren geht und zunehmend andere Interessen und Sozialbeziehungen zugunsten des Drogenkonsums vernachlässigt werden.

Suchtdruck (Craving)

Häufig kommt es nach vielfachem Gebrauch von Drogen zu einer Sensitivierung: Durch Umstrukturierung neuronaler Synapsen werden Drogenstoffe schneller als solche erkannt und positiv bewertet, man wird sensitiver für das erwünschte Substrat. Die Folge ist ein verstärktes Craving, was vom Abhängigen als „Suchtdruck" bezeichnet und erlebt wird. Sein ganzes Sinnen und Trachten ist dann danach gerichtet, einen einmal kennen gelernten, euphorisierenden Effekt baldmöglichst wieder zu bekommen.

Suchtgedächtnis

Auch das sog. Suchtgedächtnis entsteht auf diese Weise. Biochemisch getriggerte, als euphorisierend erlebte Phänomene werden mit bestimmten Situationen (Party, stressfreie Umgebung in lockerer Atmosphäre etc.) assoziiert.

Cues

Letztlich führt dies dazu, dass sogar nach längerer Abstinenz Schlüsselsituationen (sog. Cues) zu vermehrtem Alkoholverlangen o.ä. führen. Daraus ergibt sich, dass die Suchtgefährdung nicht nur durch genetisch mitbedingte Vulnerabilität, sondern auch durch biographische Faktoren beeinflusst wird. Ein wiederholtes und vielfaches Gewöhnen an Drogen, vor allem in der Kindheit und frühen Pubertät, kann dazu führen, dass zunehmend Craving-Verhalten, Sensitivierung und der Aufbau eines Suchtgedächtnisses vonstattengeht. Dabei gilt: Je früher Kinder oder Jugendliche an psychotrope Drogen gewöhnt werden, desto schwieriger ist es für sie, davon wieder loszukommen.

Gerade in dieser sensiblen Lebensphase ist jedes Jahr ohne exzessive Drogenzufuhr ein Gewinn.

5.3.3 Akute Notfälle und Krisensituationen

Vier Formen von Notfällen

Grundsätzlich sind vier Formen von Notfällen unter Drogeneinfluss vorstellbar: Zum einen die Intoxikation, also Vergiftung, zum anderen schwerwiegende Entzugserscheinungen bis hin zu deliranten Zuständen, drittens Krisensituationen im Sinne eines drohenden Rückfalls nach erfolgter Behandlung und viertens emotionale und soziale Ausnahme- bzw. Erregungszustände mit entsprechendem Fehlverhalten (Schlägereien, Straftaten, Misshandlungen etc.) unter Drogeneinfluss.

5.3.4 Intoxikation

Akute Vergiftung

Bei der akuten Intoxikation handelt es sich um einen Zustand der Vergiftung durch einen exzessiven Genuss von Suchtmitteln. Er geht mit Bewusstseinsstörungen, Störungen der Wahrnehmung und kognitiver Fähigkeiten, Störungen des emotionalen Verhaltens sowie mit Störungen von Motorik und Koordination einher. Zudem kann es zu Komplikationen wie Verletzungen oder Erstickungen durch Verlagerung von Erbrochenem in die Atemwege kommen.

Alkoholvergiftung

So wird deutlich, dass eine Alkoholvergiftung oft mit schwerer Affektlabilität, einem aggressiven, gereizten Verhalten oder depressiv klagendem Verhalten, motorischen Schwierigkeiten und letztendlich einer alkoholbedingten Bewusstlosigkeit bis hin zum Koma einhergeht.

Opiatvergiftung

Typisch für eine Opiatvergiftung (beispielsweise Heroin oder Morphin) sind die verkleinerten, stecknadelkopfgroßen und auch bei Lichteinfall unveränderlichen Pupillen und eine psychomotorische Verlangsamung.

Amphetaminvergiftung

Bei Crystal Meth und anderen Amphetaminen kommt es hingegen typischerweise zu Übererregung, jagendem Puls, Pupillenverengung, Bluthochdruck, psychomotorischer Unruhe, einer Reihe von Herzrhythmusstörungen und anderen kardialen Symptomen sowie schließlich möglicherweise zu Krampfanfällen.

Situationsanalyse

Bei Verdacht auf eine Intoxikation sollte zunächst kurz eine Situationsanalyse und eine Anamnese (wenn der Patient ansprechbar ist), auch eine Fremdanamnese (beispielsweise bei Peers) erfolgen sowie nachgesehen werden, ob sich diverse Utensilien in der Umgebung (Nadeln, Alkoholflaschen etc.) finden. Solche Utensilien sollten eingesammelt werden, sie können später wichtige Schlüsse auf die Art der Intoxikation geben.

Anamnese

Die Anamnese kann wichtige Hinweise auf die Gründe der Überdosierung und damit der Vergiftung geben. Oft sind solche Überdosierungen entweder akzidentell/zufällig oder in selbstschädigender Absicht verursacht. Im letzteren Fall kann es sich um einen gezielten Suizidversuch handeln, es kann aber auch sein, dass in einer Art „russischem Roulette“ der Abhängige es einfach „darauf ankommen lässt“ und eventuell tödliche Nebenwirkungen bewusst in Kauf nimmt. Die Übergänge zwischen geplantem Suizid, eher appellativem Verhalten oder Risikoverhalten (auch im Rahmen von Peergruppen) und Imponierverhalten ohne ausreichende Kenntnisse von Gefährdungen und Nebenwirkungen sind mitunter fließend.

Überdosierung

Ursachen für versehentliche Überdosierung können ein schwankender Substanzgehalt illegaler Drogen oder die Toxizität von Streckmitteln, die gleichzeitige Verabreichung verschiedener und sich ergänzender Suchtstoffe (wie beispielsweise gleichzeitige Einnahme von Alkohol und Schlafmitteln) oder im Rahmen von Gruppenaktivitäten Jugendlicher ein exzessives Trinken (Binge-Drinking) sein.

Erste Untersuchung

Grundsätzlich gilt es beim Drogenverdacht zu untersuchen, wie die Bewusstseinslage ist (ob der Betroffene auf Ansprache reagiert bzw. durch Ansprache erweckbar ist oder zumindest auf Schmerzreizung reagiert). Auch die Weite und die Reaktion der Pupillen sollte überprüft werden, insbesondere aber die Atmung, der Puls und, wenn möglich, der Blutdruck. Daneben ist vor allem auf Giftreste oder Erbrochenes im Rachenraum zu achten, weil es durch Aspiration zur Erstickung kommen kann. Frische Einstichstellen, Spritzenabszesse sowie Verletzungen durch Aufschlagen auf den Boden sind weitere Symptome, die im Rahmen einer ersten Inspektion zur Kenntnis genommen werden können.

Notruf

Da bei jedem Drogennotfall die weitere Entwicklung nicht so ohne weiteres vorherzusehen ist und im schlimmsten Falle Ateminsuffizienz und Atemstillstand drohen können (insbesondere bei Opiaten, Barbituraten und Alkohol), ist in aller Regel neben den grundlegenden Maßnahmen der Ersten Hilfe parallel der Notarzt zu verständigen. Häufig ist auch eine notfallmedizinische stationäre Aufnahme erforderlich.

Erste-Hilfe-Maßnahmen

Bis zum Eintreffen medizinischer Hilfe muss je nach Zustand des Betroffenen und insbesondere bei vitaler Bedrohung nach der ABC-Regel vorgegangen werden: Zunächst gilt es, die Atemwege frei zu halten (Entfernung des Erbrochenen aus dem Mundraum, Lagerung in der stabilen Seitenlage, wobei der Mund die tiefste Stelle des Körpers bilden sollte). Bei Atemstillstand ist Mund-zu-Mund-Beatmung, bei Herzstillstand die externe Herzmassage bis zum Eintreffen des Notarztes durchzuführen. Näheres hierzu finden Sie in Kapitel 2.1 (lebensrettende Maßnahmen). Kurz soll noch auf einige Spezifika verschiedener Drogenintoxikationen eingegangen werden.

Erste Hilfe bei Alkoholvergiftung

Alkohol wird sehr schnell, oft schon nach 15 Minuten, resorbiert und im Gehirn angeflutet. Bei einer akuten Intoxikation muss die Bewusstseinslage und die Herz-Kreislauf-Situation sowie die Atmung dauerhaft überwacht und eine drohende Erstickung durch Erbrochenes verhindert werden, da in einer Aspiration von Erbrochenem sowie einem Atemstillstand die Hauptgefahren liegen. Beachten Sie, dass bei Ihnen unbekannten bewusstseinseingetrübten Menschen, die Sie im Rahmen der Straßensozialarbeit auffinden, auch andere Grundstörungen (Schädeltrauma, Krampfanfall, diabetisches Koma) vorliegen können und mitunter mit einer Alkohol- oder Drogenintoxikation interagieren können. Grundsätzlich sollte also jeder Patient mit Alkoholintoxikation bei leisestem Verdacht auf eine Komplikation in ein Akutkrankenhaus und nicht in eine irgendwie anders geartete Ausnüchterungszelle – möglicherweise ohne Monitoring – gebracht werden. Dies gilt insbesondere für Jugendliche, die im Rahmen des Binge-Drinkings in einen lebensgefährlichen Zustand geraten können.

Die Ernüchterung zum Gespräch nutzen!

Da das Ethanol (Alkohol) über den Weg des ebenfalls giftigen und als sehr unangenehm erlebten Acetaldehyds (Kater!) durch die Leber abgebaut und schlussendlich in der Niere ausgeschieden wird, wird in der Regel nach 12 bis 24 Stunden Ernüchterung eintreten. In dieser sensiblen Phase könnten (und sollten!) klärende Gespräche zur Entstehung dieses Notfalls, eine Reflexion der Krisensituation und ggf. das Anbahnen weiterer psychosozialer und therapeutischer Schritte erfolgen. In Münster beispielsweise hat eine Kooperation von Drogenberatungsstelle, Katholischer Hochschule und Kliniken (insbesondere Kinderkliniken) dazu geführt, dass nach einem exzessiven Binge-Drinking von Jugendlichen diese und ihre Eltern über grundlegende Aspekte des Alkoholabusus und seiner Gefahren aufgeklärt und an die Drogenberatungsstelle verwiesen werden.

Erste Hilfe bei Opiatvergiftung

Eine Opiatüberdosierung führt innerhalb einiger Minuten zum Auftreten lebensbedrohlicher Symptome, deren hervorstechendsten die stecknadelkopfgroße Pupille, die Atemdepression (bis hin zum drohenden Atemstillstand) und das Koma sind. Zudem kann es zu verlangsamtem Herzschlag und zu Krämpfen, zu Herzschäden und zu irreparablen Hirnschäden kommen. Eine Aspiration von Erbrochenem kann zusätzlich die Atmung gefährden. Neben der eingangs erwähnten grundlegenden Maßnahme der Ersten Hilfe sind die Intubation bei drohendem Atemstillstand sowie die Gabe eines Gegenmittels durch den Notarzt erforderlich. Ein solches Gegenmittel (Antidot) ist der Opiat-Antagonist (Gegenspieler) Naloxon, der das Opiat an den Rezeptoren verdrängt. Naloxon hat eine sehr viel kürzere Halbwertszeit als das Opiat. Dies kann dazu führen, dass der Patient zwar schnell aufklart und aus seiner akuten Lebensgefährdung herauskommt, andererseits beginnende Entzugserscheinungen (vgl. unten) verspürt. Wird er zu früh aus der ärztlichen Obhut entlassen, kann die länger andauernde Wirkung des Opiats zu einem Rückfall führen, dies insbesondere, wenn er den beginnenden Entzug durch eine neuerliche Gabe von Opiaten verhindern will. Dies wiederum kann zu erneuten, lebensbedrohlichen Intoxikationen führen.

Notarzt rufen! Auch für Sozialarbeiter im Behandlungsteam ist es wichtig, um diese Zusammenhänge zu wissen. Auch wenn Wünsche des Betroffenen oder seiner Peergruppe dem entgegenstehen: Bei einer akuten Heroin- bzw. Opiatintoxikation ist wegen der damit verbundenen, möglicherweise innerhalb von Minuten eintretenden Atemlähmung oder anderen lebensbedrohlichen Gefährdungen sofort der Notarzt zu verständigen, und die Behandlung muss immer eine mehrstündige intensiv-medizinische Überwachung beinhalten. Im Übrigen können ausgeprägte Blutdruckkrisen, Fieberschübe bei Spritzenabszessen oder ganz unterschiedliche, im Einzelfall nicht vorhersagbare Komplikationen bei Mischgebrauch unterschiedlicher Substanzen hinzukommen.

Postakute Krisensitzung Nach der Akutbehandlung zur Beherrschung der lebensbedrohlichen Situation ist in einer postakuten therapeutischen Phase grundsätzlich an eine langfristige Behandlung der Opiatabhängigkeit zu denken. So sollten in einer obligaten Krisensitzung nach der akuten lebensbedrohlichen Gefährdung die Möglichkeiten sowohl einer abstinenzorientierten Behandlung als auch einer Substitutionsbehandlung angesprochen werden.

Erste Hilfe bei erregenden Drogen Erregende Substanzen wie Amphetamine, Kokain oder Ecstasy zeigen bei Überdosierung eine breite Palette von Störungen, die sich am ehesten symptomatisch behandeln lassen. Vor allem können Überdosierungen von Stimulanzien zu Erregungssymptomen führen, die sich schließlich zur völligen Erschöpfung und zum Zusammenbruch des Herz-Kreislauf-Systems aufschaukeln. Auch das Atemsystem und die zerebralen Funktionen können betroffen sein, so dass es beispielsweise nach schweren Überdosierungen von Kokain nach einer sehr kurzen Stimulations- und Erregungsphase zum Kollaps, begleitet von Krämpfen, Rhythmusstörungen und Atemstillstand kommen kann. Auch Hirnblutungen und Herzinfarkte mit bleibenden Schäden können gefürchtete Komplikationen von Kokain- und Amphetamin-Überdosierungen sein.

Erregung Im Vorfeld jedoch, in der Stimulationsphase, kommt es zu heftiger Unruhe und Übererregung, wobei auch autoaggressive und mitunter fremdaggressive Handlungen sowie Panikattacken auftreten können. Kommt es im weiteren Verlauf zu Atemstörungen, Hyperthermie (Fieber), Krampfanfällen, Psychosen oder schweren Kreislaufstörungen, sind medizinische Maßnahmen unerlässlich. Liegt lediglich ein

Erregungszustand vor, können beruhigende Maßnahmen (Talk Down) und eine abwartende, allerdings ununterbrochene und kontinuierliche, verantwortungsvolle Beobachtung bis zum Abklingen der Symptome ausreichend sein.

Schmerz- und Schlafmittelvergiftungen

Beruhigungs- und Schlafmittel können bei Überdosierung sehr ähnliche Symptome wie eine Alkoholintoxikation aufweisen. Vor allem Aspiration von Erbrochenem, Atemlähmung durch Stammhirnvergiftung und im Vorfeld Bewusstlosigkeit und Reflexverlust sind wichtige Komplikationen. Merke: Neben den Opiatvergiftungen sind Intoxikationen durch Alkohol und Schmerz- bzw. Beruhigungsmittel die gefährlichsten Drogenintoxikationen!

Cannabis

Wenn auch unmittelbar lebensbedrohliche Situationen durch Cannabis (Haschisch, Marihuana) nicht zu befürchten sind, kann es bei Fehldosierung doch zu Vergiftungszuständen mit Halluzinationen oder Herz Kreislauf-Krisen sowie zu alptraumähnlichen Panikattacken (Bad Trips) kommen, wobei vor allem paranoid-halluzinatorische Verlaufsformen eine medizinische Behandlung (Benzodiazepine, ggf. Haloperidol) erfordern. Es sei darauf hingewiesen, dass vor allem im Jugendalter die Einnahme von Cannabis, oft in Dosen, die bis um das Fünffache dessen betragen, was in den 1970er-Jahren appliziert wurde, im ein oder anderen Falle Psychosen auslösen kann.

5.3.5 Entzugssyndrome

Grundlagen

Eine zweite Gruppe von Drogennotfällen sind nach den Intoxikationen die Entzugssyndrome, denen wir uns im Folgenden zuwenden wollen. Wie bereits erwähnt, stellt sich der Hirnstoffwechsel hinsichtlich der Konzentration und Zusammensetzung der Neurotransmitter bei chronischem, mitunter jahrelangem Drogengebrauch um, so dass die regelmäßig zugeführte Droge mit ihrem Substanzprofil quasi mit einberechnet wird – eine lebenserhaltende Adaptationsleistung des menschlichen Gehirns! Kommt es aber zu einem plötzlichen Unterbrechen des Nachschubs, fehlen diese psychotropen Substanzen, jedenfalls so lange, bis das System sich wieder umgestellt hat und erneut eine veränderte und erhöhte Menge von Neurotransmittern produziert. Die Folge ist ein akutes Entzugssyndrom, das je nach Droge und Ausmaß der Abhängigkeit erhebliche Unterschiede zeigen kann. Allgemein kann gesagt werden, dass das Entzugssyndrom in etwa entgegengesetzte Symptome zeigt wie die Wirkung der Droge selbst.

Da beispielsweise Heroin im Wesentlichen sediert und zu einem Wohlgefühl führt, ist das Entzugssyndrom durch Unruhe, Erregungszustände und erhebliche psychosomatische Beschwerden gekennzeichnet.

Neben Erregungszuständen und psychomotorischer Unruhe, die bei vielen Formen des Entzugssyndroms anzutreffen sind, können Bewusstseinsstörungen und insbesondere ein Entzugskrampfanfall sowie im schlimmsten Fall ein Delirium, vor allem bei Alkoholentzug, gefürchtete Komplikationen darstellen.

Entzug von Amphetaminen

Der Entzug von Amphetaminen, also Aufputschmitteln wie Speed, Crystal Meth, aber auch Kokain führt zu Symptomen, die der Drogenwirkung entgegengesetzt sind, insbesondere zu depressiven Syndromen, Müdigkeit und Schläfrigkeit, Alpträumen, Dysphorie und Ängstlichkeit. Bei den Amphetaminen und Designerdrogen kann zusätzlich noch aggressives Verhalten hinzukommen.

Cannabis-Entzug

Beim akuten Cannabis-Entzug finden sich Alpträume, Gereiztheit und Aggressivität ebenso wie Schlafstörungen und affektive Labilität sowie erhöhte Schmerzempfindlichkeit.

Alkoholentzug

Beim Alkoholentzug kann es, ähnlich wie beim Entzug der sehr verwandten Stoffgruppe der Schlaf-, Schmerz- und Beruhigungsmittel, zu innerer Unruhe, Appetitlosigkeit, Schwindel und Kopfschmerzen, Schlafstörungen sowie im Falle des Alkohols zu Herz-Kreislauf-Störungen kommen.

Entzugskrampfanfall

Beim Entzugskrampfanfall, der vor allem bei Alkohol- und Beruhigungsmittelentzug eintreten kann, handelt es sich um einen tonisch-klonischen, sog. großen Anfall, bei dem es aufgrund des Hinfallens und des Bewusstseinsverlustes zu sekundären Verletzungen, bei Erbrechen auch zur Gefahr der Erstickung durch Aspiration kommen kann. Vor allem bei zerebraler Vorschädigung oder Krampfanfällen in der Vorgeschichte können weitere Komplikationen auftreten. In jedem Fall ist ein Entzugskrampfanfall eine Indikation für eine stationäre Einweisung.

Delir

Dies gilt insbesondere auch für das Delirium. Ein Zehntel der Alkoholabhängigen können im Entzug oder bei Reduktion des Alkohols in ein Delirium tremens kommen, das unbehandelt zu 20 % tödlich ist. Im Delir finden sich Desorientiertheit, Halluzinationen, psychomotorische Unruhe mit Nestelbewegungen, Schlafstörungen, Herz-Kreislauf-Störungen und vor allem ein Zittern, das als Tremor bezeichnet wird. Während in einer Entgiftungsphase im Rahmen einer stationären Therapie von vornherein versucht wird, ein solches Delir zu verhindern, kann es bei unkontrolliertem eigenen Versuch, abstinent zu werden, sowie in Situationen, in denen der Patient unfreiwillig auf Alkohol verzichten muss (Gefängnis, im Rahmen eines anderen stationären Aufenthaltes bei Verschweigen der Alkoholproblematik), zu einem solchen Delir kommen. Das gilt auch für die Spätphase der Alkoholkrankheit, in der Alkohol nicht mehr vertragen, folglich erbrochen wird und nun in nicht mehr ausreichendem Maße zur Verfügung steht.

Die prinzipiell lebensbedrohlichen Symptome beim Alkoholentzugssyndrom können, eine frühzeitige und adäquate Therapie vorausgesetzt, trotz ihrer lebensgefährlichen Bedrohung meist überwunden werden.

Qualifizierter Alkoholentzug

Findet eine Entzugsbehandlung, also die gewollte Einleitung abstinenten Verhaltens, in einer rein somatisch ausgerichteten, beispielsweise internistischen Klinik (in der Regel für eine Woche) statt, sind die Rückfallquoten erfahrungsgemäß relativ hoch, und es kommt oft zum sog. Drehtüreffekt, bei dem die Patienten nach kurzer Zeit wieder mit schwersten Zeichen einer Alkoholkrankheit eingeliefert werden. In den letzten Jahren hat sich stattdessen der sich über zwei bis drei Wochen hinziehende, sog. qualifizierte Entzug in speziellen Suchtkliniken (teils an psychiatrische Kliniken angelagert) bewährt. Ein multiprofessionelles Team, zu dem neben Ärzten und Psychologen nicht zuletzt auch Sozialarbeiter gehören, nimmt sich der Patienten von Anfang an nicht nur in medizinischer, sondern auch in psychotherapeutischer und insbesondere sozial-supportiver Weise an. Dabei gilt es, eine Motivation für die weitere Behandlung zu entwickeln, zu klären, ob, wann und wie man trocken werden will und welche konkreten Schritte hierfür notwendig sind. Die Soziale Arbeit ist nicht nur hinsichtlich der Kostenfragenklärung oder des Sozial- und Pflegemanagements zuständig, sondern versucht im Rahmen von motivationalem Interviewing (vgl. Kapitel 2.3), gezielten Kriseninterventionen (vgl. Kapitel 2.2) und nicht zuletzt durch Psychoedukation (vgl. Kapitel 2.3), den Patienten zu unterstützen. Bei der Psychoedukation geht es darüber hinaus nicht nur um die Aufklärung über das Wesen der Alkoholkrankheit und die möglichen therapeutischen Alternativen, sondern auch um die emotionale Verarbeitung der Tatsache, dass man an dieser Krankheit erkrankt ist und die sich daraus ergebenden Schritte entwickeln muss.

Opiatentzug

Der Opiatentzug ist zwar bedeutend weniger lebensgefährlich als der Entzug von Alkohol oder Beruhigungsmitteln (Benzodiazepinen), nichts desto weniger kann er doch subjektiv als sehr dramatisch erlebt werden. Typisch sind das Tränen der Augen, eine heftig laufende

Nase, jagender Puls, Blutdrucksteigerung, erweiterte Pupillen, Muskelschmerzen und Muskelzuckungen, Durchfall und Erbrechen sowie innere Unruhe und ein erhebliches Suchtmittelverlangen. Diese Symptome können beim akuten Absetzen von Heroin vier bis sieben Tage anhalten, während Methadon eine längere Halbwertszeit hat, so dass die Beschwerden bis zu drei Wochen andauern können.

Auch die unter klinischen Kautelen stattfindende Entzugsbehandlung sollte durch zusätzliche psychosoziale Beratung flankiert werden. Eine rein somatische Behandlung, noch dazu in einer Allgemeinklinik, kann mitunter wegen der vom Pflegepersonal oder anderen Mitpatienten als unangenehm und inadäquat erlebten Verhaltensweisen der Entzugspatienten zu emotionalen und sozialen Komplikationen führen, insbesondere, wenn die Patienten in entzugsbedingte Erregungszustände gelangen oder Opiate auf die Station schmuggeln. Hinzu kommt, dass die Motivation zur Weiterbehandlung, insbesondere zur Abstinenzbehandlung, oft sehr instabil ist. Kommt es zu längeren Wartezeiten im Übergang von der Entgiftung/dem Entzug hin zur Rehabilitation und Entwöhnungsbehandlung, ist die Gefahr sehr groß, dass sich die Patienten mehr oder weniger umgehend auf dem Schwarzmarkt erneut mit Drogen versorgen.

Unfreiwilliger Heroin-Entzug

Der unfreiwillige Entzug außerhalb der Klinik, also auf der Straße bzw. im Lebensumfeld, verläuft oft ungleich dramatischer. Schon wenige Stunden nach der letzten Heroinapplikation kommt es zum „Erahnen des Entzugs“, bei dem die Betroffenen hellwach und unruhig sind und ihre Gedanken bereits pausenlos um die Beschaffung des nächsten Heroins kreisen. Einige Stunden später setzen die Entzugserscheinungen ein, die sich systematisch steigern und im Extrem zu einer erheblichen psychomotorischen Unruhe, schwersten vegetativen Symptomen, Zittern und motorischen Funktionsausfällen führen.

In diesem Stadium sind die Heroinabhängigen oft nicht mehr in der Lage, zielgerichtet und geplant zu handeln – ihr Wollen und Streben, auch ihre persönlichen Handlungen sind einzig und allein dem absoluten Verlangen nach einer neuen Opiat-Injektion geschuldet. Dies führt dann u. a. dazu, dass man sich unter schwierigsten, demütigendsten und gefährdendsten Situationen der Beschaffungsprostitution hingibt, Straftaten verübt, um an das für den Kauf von Heroin notwendige Geld zu kommen und auch bei der Drogenapplikation nicht mehr die notwendige Sorgfalt zur Verhütung von HIV und Hepatitis C (sterile Nadel!) aufwendet. Selbst relativ niederschwellige Programme zum Needle Sharing (kostenlose Ausgabe der Nadeln in der Apotheke, Automaten) können dann zur Überforderung werden. Ich habe Situationen in bzw. vor Druck-Räumen erlebt, in denen Abhängige eine fünfminütige Wartezeit vor dem Betreten des relativ sterilen und einigermaßen einladenden Raumes nicht aushalten konnten und sich unter katastrophalen sozialen und hygienischen Bedingungen noch auf der Straße (in Gegenwart von Hunden, heftig agierenden Peers und ungünstigsten Witterungsumständen) den Schuss setzten. Die akuten Symptome eines Opiatentzugssyndroms können wirksam mit Methadon behandelt werden.

Entzugsmaßnahmen bei aufputschenden Drogen

Das Absetzen von Kokain, Cannabis oder Amphetaminen führt zu Symptomen wie Unruhe, Schlafstörungen und Nervosität und stellt nur selten eine Indikation zur medikamentösen Behandlung dar, sondern rekruiert mehr auf psychosoziale Begleitung in der Krise (Entspannung, Talking Down) sowie kontinuierliche und frühzeitige motivationale Unterstützung bei der Veränderung von dysfunktionalen Lebensumständen und der weiteren perspektivischen Planung. Sollten Medikamente erforderlich sein, empfiehlt sich am ehesten die kurzfristige (!) Gabe von Antidepressiva oder sehr niedrig wirksamen Neuroleptika, jedenfalls nicht von Beruhigungsmitteln wie Diazepam, da diese ein hohes Suchtpotenzial haben und es somit sehr leicht zur Suchtverschiebung kommen kann.

Politoxikomanie

Wie bereits mehrfach betont, ist die soziale Wirklichkeit dadurch gekennzeichnet, dass viele drogenabhängige Menschen mehrere Drogen nehmen, also politoxikoman sind. Die Entzüge sind also Mischentzüge. Zudem beinhaltet die Einnahme synergistisch wirkender, dämpfender Stoffe (Alkohol plus Opiate plus Diazepam) die große Gefahr einer Atemdepression. In solchen Fällen des Drogenmischgebrauchs empfiehlt es sich, die einzelnen Drogen nacheinander abzusetzen, beispielsweise zunächst das Opiat durch Methadon zu substituieren und dann den Alkoholentzug (unter Beachtung drohender Entzugssyndrome) durchzuführen.

Psychosoziale Stabilisierung und „Nachreifung"

Zu Recht weist Erbe (in Neu 2011, 70) darauf hin, dass die Behandlung von Suchtkrankheiten nur in der Akutphase medizinisch und pharmakotherapeutisch dominiert wird. Er verweist ausdrücklich auf die Notwendigkeit einer psychotherapeutischen und sozialpädagogischen Betreuung, insbesondere auch auf eine psychosoziale Stabilisierung schon in der Phase des Entzugs oder der Methadonsubstitution. Neben einer möglichst anzustrebenden Abstinenz geht es eben auch um eine Nachreifung von Ich-Funktionen, das Erlernen neuer Problembewältigungs- und Lösungsstrategien, die Fähigkeit, sich in sozialen Beziehungen zurecht zu finden, das Entwickeln von Selbstsicherheit und das Erfahren von Selbstwirksamkeit sowie ein Gespür für die Achtung gegenüber der eigenen Person. Die schon genannte Psychoedukation, die Wissen vermitteln und Motivation für Veränderungen fördern soll, ist keineswegs eine rein medizinisch-psychotherapeutische, sondern durchaus auch pädagogisch und sozial angelegte Intervention. Die Schnittstellenkompetenz des Sozialarbeiters befähigt ihn darüber hinaus, frühzeitig die Entwöhnungs- und Nachsorgephase einzuleiten und entsprechende Schritte (Finden einer Klinik, Regeln finanzieller und rechtlicher Angelegenheiten, Fördern der Therapiebereitschaft des Patienten usw.) anzubahnen. Auch der regelmäßige Besuch einer Selbsthilfegruppe kann hilfreich sein und sollte entsprechend angebahnt bzw. begleitet werden.

5.3.6 Drohender Rückfall als Krisensituation

Rückfall und Krise

Neben den bisher behandelten kritischen Situationen der Intoxikation/Vergiftung und der Entzugssyndrome stellt auch ein drohender oder stattfindender Rückfall in eine durch die Therapie als überwunden geglaubte Sucht eine erhebliche Krise dar, und zwar in doppelter Hinsicht. Zum einen kann es durch eine akute soziale Krise (Ehekonflikt, Schwierigkeiten am Arbeitsplatz, Überforderung, Stress) dazu kommen, dass man wieder zum gewohnten Suchtverhalten zurückkehrt, zum andern kann die Erkenntnis, alkohol- oder drogenabhängig zu sein, ihrerseits zu einer schweren Krise führen.

Scham- und Schuldgefühle

Vor allem die Auseinandersetzung mit verpassten Lebenschancen, suboptimal gelösten Konflikten und unwiederbringlichen Lebensereignissen, die aufgrund der Drogenproblematik sehr unzufriedenstellend verlaufen sind, können mit Beschämung, Schuldgefühlen und krisenhaftem Erleben einhergehen. Da Schuld- bzw. Schamgefühle nur schwer auszuhalten sind, ist es verständlich, dass es Betroffenen selbst nach einer Entgiftung, z. T. sogar in einer Entwöhnungsbehandlung, schwer fällt, sich ihre Abhängigkeit offen und ehrlich einzugestehen. Die falsche Prämisse, nach einer einmaligen Entgiftung sei die Welt wieder in Ordnung, ist zwar verständlich, aber fatal: Bei Alkoholabhängigen kommt es in den ersten drei Monaten nach einer Entgiftung bei über 60 % zu einem Rückfall.

Vulnerabilität nach dem Entzug

Unmittelbar nach dem akuten Entzug sind Suchtkranke also in besonderer Weise vulnerabel. Die Zusammenhänge, die letztlich zu Rückfällen führen können, sollen am Beispiel der Alkoholkrankheit exemplarisch erläutert werden. Hierbei spielen sowohl das Suchtgedächtnis als auch der Suchtdruck (Craving) eine besondere Rolle.

Auslöser für Rückfälle sind vor allem drei Bedingungen: Zum einen Stress, der mit dem Wunsch einer schnellen Beendigung dieser Situation einhergeht, zum Zweiten Situationen, in denen der Betroffene mit suchtmitteltypischen Hinweisen, sog. Cues, konfrontiert ist, und zum Dritten Situationen, in denen Alkohol in kleinen Dosen eingenommen wird, was zu einem Priming- oder Anbahnungseffekt und danach zum Rückfall, also zur Einnahme größerer Alkoholmengen führt. Diese biochemischen und neurophysiologischen Zusammenhänge sind inzwischen gut erforscht. So kommt es unter Stress zu einer selektiven Wahrnehmung von Hinweisen, beispielsweise wo Alkohol zu finden ist. Das Suchtgedächtnis führt über Dopamin – z. T. auch über Glutamat- und GABA-gesteuerte Regelsysteme – zu einer Kopplung vermeintlicher, im Gedächtnis verhafteter Lösungsstrategien und der ersten Einnahme von Alkohol, noch in kleinen Dosen, was eine vermeintliche Sicherheit suggeriert. In einem als Priming bezeichneten Vorgang wird aber nach Einnahme kleiner Dosen von Alkohol das Suchtgedächtnis vermehrt involviert, und es besteht die unmittelbare Gefahr des vermehrten und schließlich unkontrollierten Trinkens, was mit einem Zusammenbruch der Kontrollinstanzen sowie dem Gefühl, wiederum versagt zu haben (Erleben von Nicht-Wirksamkeit), einhergeht.

Point of no return

Spätestens nach der Einnahme erster, zunächst kleiner Mengen von Alkohol bahnt sich also ein Point of no return an. Es ist wichtig, sich in dieser Phase darüber klar zu werden, dass man sich in einer akuten Krisensituation befindet, die sofortiger, in der Regel externer Hilfe bedarf. Unterbleibt diese Hilfe, und kommt es zu unkontrolliertem, suchthaften Trinken, haben die Betroffenen oft das Gefühl, nun sei ohnehin alles verloren, mit der Folge, dass sie auch in den nächsten Tagen und Wochen unaufhaltsam in die Sucht abgleiten. Dabei wäre es gerade jetzt wichtig, externe Hilfe aufzusuchen, und zwar so schnell wie möglich. So ist es für die Betroffenen wichtig, sich zu fragen, in welchen Momenten sie besonders stark rückfallgefährdet sind (Was hat in der Vergangenheit zu Rückfällen geführt?).

Interne und externe Risikofaktoren

Selbsthilfegruppen und Therapeuten weisen immer wieder darauf hin, dass es oft nicht schwere Schicksalsschläge, sondern eher ganz alltägliche Situationen sind, die krisenhaft erlebt werden und zu Rückfällen führen können. Dabei unterscheidet man innere Risikofaktoren, zu denen unangenehme Gefühlszustände oder körperliche Zustände, der Versuch des kontrollierten Konsums oder das plötzliche Verlangen nach Alkohol (Craving) gehören, von äußeren Risikofaktoren, die in psychosozialen Konfliktsituationen, sozialen Verführungssituationen

(„ein Glas zum Anstoßen") und Situationen sozialer Geselligkeit, in denen Alkohol als Voraussetzung gesehen wird, auftreten. Es kommt nicht nur darauf an, besondere Gefährdungssituationen zu erkennen, sondern frühzeitig Bewältigungsstrategien für solche Situationen zu entwickeln. Oft sind krisenhaft erlebte Rückfallsituationen kein Zufall, sondern Folge eines unbewussten Prozesses von Unaufmerksamkeit, Selbstüberschätzung, Bequemlichkeit und anderen Faktoren. Ein typischer Rückfall resultiert aus scheinbar harmlosen Entscheidungen und dem sich Aussetzen einer Risikosituation, beispielsweise, wenn man die ehemalige Stammkneipe besucht. Kommt es durch das Verlangen nach Alkohol zum Konsum eines ersten Glases (das vermeintlich nicht schaden kann), gefolgt von dem als unabwendbar erlebten Kontrollverlust, greift das alte Suchtverhalten wieder.

Identifikation von Risikosituationen

Besonders wichtig ist es, Risikosituationen als solche zu identifizieren (die wenig hilfreiche Denkweise, es sowieso nicht zu schaffen, sollte ersetzt werden durch den Gedanken, dass sich grundsätzlich jede Rückfallkrise meistern lässt, wenn sie denn als solche erkannt wird und zu den entsprechenden Schritten führt). Im Rahmen alternativer Verhaltens- und Stressbewältigungsstrategien gilt es, einen Krisen- bzw. Notfallplan zu entwickeln. Ein solcher Notfallplan muss individuell erarbeitet werden und sieht im Einzelfall sehr unterschiedlich aus: Sofortiges Verlassen der als krisenhaft anzusehenden Situation ist eine häufig sinnvolle Maßnahme, ebenso der Aufbau suchtmittelfreier sozialer Netzwerke und das sofortige Anrufen eines Freundes oder eines Helfers, der Erste Hilfe bei der Alkoholvermeidung leistet. Wichtig ist auch, nicht nur die Situation (also den Besuch einer Wirtschaft oder die Selbstüberschätzung), sondern eventuell dahinter liegende Krisen zu thematisieren. Vielleicht stehen hinter dem vordergründigen Rückfall andere schwere Selbstwert- oder Beziehungskrisen, die nach einer Lösung drängen.

Erregung und Kontrollverlust

Schließlich kann es unter Drogeneinfluss (beispielsweise unter Alkoholeinfluss) zu mehr oder weniger heftigen Erregungszuständen und Kontrollverlust kommen, was eine weitere Kategorie von Notfällen und Krisensituationen darstellt. Knapp ein Drittel aller Straftaten wird unter Alkoholeinfluss begangen, 60 % der Autounfälle mit erheblichen Verletzungen sind letztlich auf Alkoholeinfluss zurückzuführen, Alkohol ist zu etwa 70 % ein Faktor bei fahrlässiger Tötung und zu 60 % bei tätlichem Angriff, zu über 50 % bei Mord und zu 44 % bei Einbruch. Es gibt durch Studien belegte Zusammenhänge von häuslicher Gewalt und Alkoholkrankheit. Mehr als ein Viertel aller Kinder aus suchtbelasteten Familien werden selbst suchtkrank, etwa dreimal so viel geschiedene Männer und Frauen als es der Normalstatistik entspricht, waren mit einem alkoholkranken Partner oder Problemtrinker verheiratet. Darüber hinaus ist Alkoholmissbrauch ein wesentlicher Faktor bei der Kindesmisshandlung und beim sexuellen Missbrauch und nicht zuletzt bei der emotionalen wie physischen Vernachlässigung. Ähnlich sieht es bei Opiatabhängigkeit aus, wobei die Gefahr gewalttätigen Verhaltens unter Suchtdruck sowie der Vernachlässigung von Kindern durch opiatabhängige Eltern eher noch größer ist.

5.3.7 Weiterführende Maßnahmen

Abstinenz

Grundsätzlich stellt sich nach einer Entgiftung bzw. Entzugsbehandlung die Frage, ob der Betroffene eine völlige Abstinenz anstrebt, die zwar potenziell ein Leben lang zum Rückfall führen kann, aber die Chance einer Gesundung der Organe (beispielsweise Gehirn und Nervensystem, Nieren, Leber etc.), den Aufbau tragfähiger sozialer Beziehungen, die Aufnahme einer befriedigenden und zu finanzieller Autonomie führenden Arbeit sowie ein nach den eigenen Maßstäben als gelungen erlebtes Leben sowie die soziokulturelle Teilhabe an der Gesellschaft ermöglicht.

Harm Reduction

Viele opiatabhängige und manche alkoholabhängige Menschen sind zu einer solchen, als sehr herausfordernd erlebten Therapie nicht in der Lage. Auch ihnen darf ein menschenwürdiges Leben mit der Sicherung der Grundbedürfnisse und aller nur denkbaren Verhinderung unnötigen Leidens nicht verwehrt werden. Grundsätzlich können Suchtbehandlungen also zunächst in niederschwellige, Drogengebrauch akzeptierende Maßnahmen mit dem Hauptziel der Leidreduktion (Harm Reduction) sowie in auf Abstinenz zielende therapeutische Ansätze eingeteilt werden. Wenden wir uns zunächst Letzterem zu.

Auf Abstinenz angelegte Therapie

Sowohl bei Alkohol- als auch bei Heroinabhängigkeit (und zunehmend auch bei anderen Formen von Abhängigkeit, sogar bei nicht stoffgebundenen Süchten wie Spielsucht oder Sexsucht) unterscheidet man in der Regel vier Phasen der Therapie: Die Kontakt- oder Motivationsphase, die Entgiftung, die Entwöhnungsphase sowie die Phase der sozialen Reintegration.

Kontaktaufnahme

In einer ersten Kontaktphase kommt es zu einer Kontaktaufnahme, oft im Gefolge einer psychosozialen Krise, wenn beispielsweise der Arbeitsplatz verloren geht, es zur Ehescheidung kommt, Verschuldung oder (bei Heroinabhängigkeit) Strafverfolgung droht. In dieser Phase kommt es darauf an, zu beraten, problemzentrierte Hilfeleistung anzubieten und die Gesamtsituation zu analysieren. Patienten mit Alkoholfolgeerkrankungen haben oft im Krankenhaus den ersten Kontakt mit Sozialarbeitern, aber auch in der Straßensozialarbeit, in der Jugendsozialarbeit, in der Arbeit mit Wohnungslosen oder in Drogenberatungsstellen werden erste Kontakte oft über Sozialarbeiter angebahnt. Oft sind die Betroffenen noch nicht motiviert, einer Behandlung zuzustimmen. Aber je früher die Therapie beginnt, desto besser sind die Aussichten einer Heilung. Merke: Der Fokus des Helfers sollte nicht sein zu verstehen, warum der Betroffene Drogen konsumiert, sondern zu beraten, wie er damit aufhören kann!

Entwöhnung

Über die Entgiftung bzw. die Behandlung von Intoxikation und Drogenentzugssyndromen wurde bereits berichtet, so dass dies hier nicht mehr aufgegriffen werden soll. Die eigentliche Entwöhnungsphase dauert in der Regel einige Monate und wird oft in auf Alkoholsucht oder Heroinabhängigkeit bzw. andere Drogen spezialisierte Fachkliniken durchgeführt. Trotz unterschiedlicher Konzepte sind die grundlegenden kognitiven, emotional und sozial ausgerichteten Behandlungsziele ähnlich. Sie beinhalten u. a. die psychovegetative Stabilisierung des Patienten und eine neue Strukturierung in der Lebensführung. Vor allem die Überwindung der psychischen Abhängigkeit steht im Vordergrund. Der Patient muss lernen, soziale Probleme und emotionale Schwierigkeiten wie Ängste oder Depressionen anders als bisher durch Drogenkonsum zu bewältigen. Das Einüben und Erfahren neuer Coping-Strategien fällt oft schwer und ist von hohen Rückfalltendenzen begleitet.

Soziale Reintegration

In der Phase der sozialen Reintegration kommt es u. a. auch auf das soziale Kompetenztraining an, da langjähriger Drogenmissbrauch häufig zu einem Verlust sozialer Kompetenz (die möglicherweise schon Teilursache des Suchtverhaltens zu Beginn der Krankheit war) führt. Dies stellt eine wichtige Voraussetzung zur Reintegration dar.

Niederschwellige Hilfsangebote

Demgegenüber stehen niederschwellige, den weiteren Drogenkonsum vorwiegend begleitende und auf Harm Reduction angelegte Maßnahmen und therapeutische Ansätze. Am Beispiel der Alkoholkrankheit sei darauf hingewiesen, dass auch schwerkranke, wohnungslose, im Sinne des Drehtüreffektes immer wieder erfolglos an Entgiftungen teilgenommen habende Menschen, die offensichtlich mit der Entwöhnung überfordert sind, ein Recht darauf haben, an Leib und Leben geschützt zu werden, eine menschenwürdige Unterkunft zu haben, ausreichend und gesund ernährt zu werden (also nicht nur satt zu werden), angemessen gekleidet zu sein und vor Verletzungen sowie entwürdigenden Situationen geschützt zu werden. Suppenküchen, betreutes

Wohnen, Treffpunkte, Selbsthilfegruppen u. v. m. gehören zum notwendigen Angebot einer sich inklusiv verstehenden Gesellschaft, und in all diesen Maßnahmen ist Sozialarbeit von ausschlaggebender Bedeutung.

Zusammenfassend kann gesagt werden, dass Sozialarbeiter, Pädagogen und Psychologen in den unterschiedlichsten Arbeitsfeldern mit Drogenproblematiken und abhängigen Menschen zu tun haben. Dabei werden sie zwangsläufig immer wieder mit akuten Notfällen und Krisensituationen konfrontiert, die sie rasch erkennen müssen, um zielgerichtet erste Schritte einzuleiten, gezielt Hilfe anderer Professionen (Notfallärzte, Psychiater und Psychotherapeuten) einzuholen und bis dahin das Leben des Patienten zu sichern. Nach der unmittelbaren medizinischen bzw. psychiatrischen Notfallversorgung ist die weitere Begleitung insbesondere in der Übergangsphase von der akuten zur postakuten Behandlung und Begleitung erneut auch von pädagogischen Interventionen und sozialer Arbeit geprägt. Und schließlich gibt es Krisensituationen wie beispielsweise die Rückfallgefährdung, bei denen Sozialarbeiter, Pädagogen und Psychologen in besonderer Weise durch Präventionsarbeit, Psychoedukation und das gemeinsame Erarbeiten von Krisenplänen professionell tätig werden.

Auf einen Blick

- Die wichtigsten Notfälle unter Drogeneinfluss sind die Intoxikationen (Vergiftungen), schwere Entzugserscheinungen (bis hin zum Delir), akute Krisen im Sinne eines drohenden Rückfalls sowie emotionale und soziale Ausnahme- bzw. Erregungszustände.
- Eine akute Drogenintoxikation geht in der Regel mit Störungen von Motorik und Koordination, Störungen des emotionalen Verhaltens, der Wahrnehmung und kognitiver Fähigkeiten sowie zunehmenden Bewusstseinsstörungen bis zur Bewusstlosigkeit einher. Zudem kann es zu zusätzlichen Komplikationen wie Verletzungen oder Atemstörungen/Atemstillstand kommen.
- Sofortmaßnahmen bei Verdacht auf Drogenintoxikation: Überprüfung der Bewusstseinslage und Reaktionsfähigkeit, Überprüfung der Pupillen(-reaktion) und der Atmung, Überprüfung des Mundraums, Suche nach Verletzungen, Suche nach Resten der Droge (Tabletten, Flaschen, Spritzen). Nach dem Notruf ggf. stabile Seitenlage oder, falls erforderlich, Herz-Kreislauf-Wiederbelebung.

- Die Entgiftung sollte im Rahmen eines qualifizierten Entzugs erfolgen und die besondere Sensibilität des Klienten in dieser Phase auch zur perspektivischen Klärung (Stichwort: Motivational Interviewing) und zur Weichenstellung weiterer psychosozialer Schritte nutzen.
- Entzugssyndrome zeigen oft Symptome, die der Wirkung der Droge entgegengesetzt sind.
- Das Alkohol-Entzugssyndrom kann mit Unruhe, Spannungen, Schlaf- sowie Herz-Kreislauf-Störungen, einem Entzugs-Krampfanfall oder einem Delir einhergehen.
- Ein Entzugsdelir ist ein lebensgefährlicher Zustand, der sofortiger medizinischer Hilfe bedarf.
- Typische Symptome des Opiatentzugs sind psychosomatische Unruhe, schwere vegetative Symptome, Zittern, jagender Puls und imperatives Suchtmittelverlangen.
- Das Absetzen von Kokain, Cannabis oder Amphetaminen führt zu Symptomen wie Unruhe, Schlaflosigkeit und Nervosität.
- Rückfälle nach einer Suchtbehandlung sind sehr häufig und werden oft als schwerste Krisen erlebt.
- Mögliche Gründe für einen Rückfall in den Drogengebrauch sind Suchtgedächtnis, Suchtdruck (Craving) und Schlüsselreize/-situationen (sog. Cues).
- Eine gute psychoedukative Auseinandersetzung mit den Rückfallrisiken, ein konkreter Kriseninterventionsplan (oft mit Hilfen durch Peers) und eine sofortige oder zumindest zeitnahe Aufarbeitung des Geschehens (anstelle fataler Resignation) sind ausschlaggebend für die Bewältigung eines Drogenrückfalls.

Multiple-Choice-Fragen zu diesem Kapitel finden Sie unter testfragen.reinhardt-verlag.de

Weiterführende Literatur

Adams, T. (2013): Safely Detox from Alcohol and Drugs at Home – How to Stop Drinking and Beat Addiction. Rapid Response Press, St. Petersburg, Florida

Bancroft, A. (2009): Drugs, Intoxication and Society. Polity Pr, Cambridge

Heanue, K., Lawton, C. (2012): Working with Substance Users. Open University Press, Berkshire

Paylor, I., Measham, F., Asher, H. (2012): Social Work and Drug Use. McGraw Hill/Open University Press, Maidenhead

Soyka, M. (Hrsg.) (2010): Drogennotfälle. Diagnostik, klinisches Erscheinungsbild, Therapie. Schattauer, Stuttgart

6 Traumatische Krisen und Gefährdung des Kindeswohls

6.1 Krisen und Notfallsituationen bei Kindesvernachlässigung und Kindesmisshandlung

6.1.1 Kontext

Kernaufgabe Kinderschutz

Das frühzeitige Erkennen von einer möglichen Gefährdung des Kindeswohls, das Einleiten adäquater Schritte, um diesen Zustand zu beheben sowie die Stärkung und Förderung familiärer Beziehungen, bzw. der Schutz der Kinder vor weiteren Gefährdungen, gehören zu den wichtigsten Aufgaben von Pädagogen, Sozialarbeitern und Kinder- und Jugendpsychotherapeuten.

Herausforderungen für Lehrerinnen und Lehrer

Dabei begegnen sie gefährdeten Kindern und Jugendlichen in durchaus unterschiedlichen Bezügen und Kontexten: Lehrerinnen und Lehrer werden mitunter indirekt von ihren Schülern auf familiäre Gewalt oder sexuellen Missbrauch angesprochen, und es ist wichtig, zu signalisieren, dass man für solche Anliegen ein offenes Ohr hat und in der Lage ist, darüber zu sprechen. Auch auffälliges Sozialverhalten, häufiges unerklärtes Fehlen (beispielsweise im Sportunterricht, wenn Hämatome oder andere Verletzungsspuren auffallen könnten) sowie unerklärliche plötzliche Leistungseinbrüche im Kontext von akuten Krisensituationen können und sollen Anlass zu pädagogischen Interventionen geben. Da praktisch jedes Kind/jeder Jugendliche aufgrund der Schulpflicht Kontakt zu Lehrern hat, ist diese Berufsgruppe in besonderer Weise gefordert, sensibel gegenüber indirekten Anzeichen einer Kindeswohlgefährdung zu sein.

Herausforderungen in der sozialen Arbeit

Auf der anderen Seite haben Lehrer und Lehrerinnen meist keinen unmittelbaren Kontakt zur Familie bzw. dem Wohnumfeld. Dies ist bei Sozialarbeitern und Sozialpädagogen, die im Rahmen des allgemeinen Sozialdienstes oder der Jugendhilfe mit Familien Kontakt aufnehmen, anders. Sie sind durchaus gefordert, die häusliche Situation, die Familienbeziehungen und das Umfeld, in dem sich eine mögliche Gefährdung des Kindeswohls abspielt, zu analysieren.

Konkret arbeiten Sozialarbeiter und Sozialpädagogen in diesem Rahmen, indem sie Hilfeverfahren zusammen mit Mitarbeitern anderer Professionen und nicht zuletzt den Betroffenen planen und durchführen, spezifische soziale Hilfen einleiten oder selbst anbieten, den möglichen Gefährdungszustand begutachten, bei Gefahr im Verzug kurzfristig Inobhutnahmen einleiten und dem Familiengericht als Entscheidungsträger längerfristiger familiärer Trennungen bzw. Unterbringungen der Kinder in neuen Familien oder pädagogischen Einrichtungen gutachterlich zur Verfügung stehen.

Darüber hinaus können Sozialarbeiter wie Sozialpädagogen, aber auch Pädagogen anderer Provenienz, ganz konkrete pädagogische Hilfen, auch in Delegation, anbieten, beispielsweise sozialpädagogische Familienhilfe, Erziehungsberatung, Erziehungsbeistandschaft usw.

Ein weiteres Feld sozialer und sozialpädagogischer Arbeit findet sich in Heimen (neuerdings eher kleinen Einrichtungen), Wohngruppen, Formen des betreuten Wohnens oder der Beratung von Pflegefamilien.

6.1.2 Allgemeine Grundlagen

Körperliche Vernachlässigung

Eine körperliche Vernachlässigung liegt vor, wenn Kinder nicht hinreichend versorgt werden oder keine ausreichende Gesundheitsfürsorge bekommen: Dies kann zu massiven Gedeih- und Entwicklungsstörungen bis hin zu psychosozialem Minderwuchs (der häufig auch mit auffälligem Essverhalten korreliert) einhergehen. Wenngleich Gedeihstörungen zweifellos auch andere Ursachen haben können (Frühgeburtlichkeit, Infektionsschäden, Magen-Darm-Resorptionsstörungen, Stoffwechselerkrankungen u. a. m.), sollten Sozialarbeiter / Pädagogen beim Vorliegen von Gedeihstörungen von Kindern zumindest die Differenzialdiagnose einer körperlichen Vernachlässigung im Hinterkopf haben, vor allem wenn sich Fragen hinsichtlich Hygiene, Ernährung, allgemeiner Fürsorge sowie regelmäßigen Kontakts zu Kinderärzten stellen.

Emotionale Vernachlässigung

Eine körperliche Vernachlässigung kann Hand in Hand mit einer emotionalen Vernachlässigung bzw. Deprivation gehen. Hierunter versteht man ein nicht hinreichendes oder ständig wechselndes und dadurch nicht ausreichendes emotionales Beziehungsangebot. Die Kinder erhalten also nicht die für sie notwendige emotionale Wärme, Geborgenheit und Verlässlichkeit, die zum einen für das Ausbilden eines Urvertrauens und einer sicheren Bindung notwendig ist, zum anderen aber auch die Grundlage darstellt für die adäquate und ungestörte Entwicklung vielfältiger anderer Funktionen, beispielsweise den sprachlichen Ausdruck, die kognitive Entwicklung, das emotionale Wohlbefinden, soziale Kompetenz u. a. m. Vernachlässigungen finden sich häufig im Kontext extremer Armut und sozialer Randständigkeit, mitunter aber auch bei psychischer Erkrankung der Eltern, beispielsweise bei Depressionen, bei geistiger Behinderung sowie Alkohol- oder Drogenproblemen. Vernachlässigungen sind deutlich häufiger als die übrigen Formen von Gewaltanwendung, auf die im Folgenden eingegangen wird.

Körperliche Kindesmisshandlung

Unter einer **körperlichen Kindesmisshandlung** versteht man die direkte Gewalteinwirkung auf das Kind durch Schlagen, Verbrennen, Verätzungen oder Schütteln, aber auch durch die Schädigung durch Intoxikation (Vergiftung) eines Kindes. Dabei ist die körperliche Misshandlung, anders als ein Unfall, eine nicht zufällige, physische Schädigung, die zu Verletzungen, Entwicklungshemmungen oder zum Tode führen kann und das Wohl und die Rechte des Kindes beeinträchtigt und bedroht.

Schütteltrauma

In diesem Zusammenhang ist kurz auf das Schütteltrauma einzugehen: Zum Schütteltrauma kommt es durch Ungeduldsreaktionen der Eltern. Beispielsweise wird ein schreiendes Kind an den Armen gepackt und hin und her geschüttelt. Neben den mitunter typischen Griffmarken an Armen oder am Rumpf (die unbedingt Beachtung finden müssen) drohen zerebrale Symptome: Die verletzlichen Blutgefäße der Hirnhäute können durch das Schütteltrauma reißen. Das im Gefolge entstehende subdurale Hämatom (Blutung) kann, falls erst spät erkannt, zu Hirnschädigungen führen.

Von einem **Battered-Child-Syndrom** spricht man bei einer besonders schweren Form wiederholter/chronischer körperlicher Kindesmisshandlung, aus der nicht selten auch im Röntgenbild sichtbare multiple und aus unterschiedlichen Zeiten stammende Brüche (mit zeitlich bedingten unterschiedlichen Heilungsfortschritten) resultieren.

Emotionale Kindesmisshandlung

Nicht immer sind emotionale und körperliche Misshandlungen scharf zu trennen. Die emotionale Kindesmisshandlung zeigt Überschneidungen mit der emotionalen Vernachlässigung (s. o.) und kann leicht mit körperlicher Kindesmisshandlung einhergehen. In einer ersten

Annäherung kann man unter einer emotionalen Kindesmisshandlung entwürdigende und das Selbstwertgefühl des Kindes herabsetzende sowie verängstigende Erziehungsmethoden verstehen, bei denen ein chronisches Klima von Angst und Herabsetzung innerhalb der Familie entsteht.

Münchhausen-by-proxy-Syndrom

Ein Sonderfall der körperlichen Misshandlung ist das sog. Münchhausen-by-proxy-Syndrom, bei dem Bezugspersonen durch gezielte Schädigung sowie durch Vorspielung falscher Krankheitssymptome des Kindes Aufmerksamkeit für ihr Kind, vor allem aber auch für sich selbst, bei Ärzten und anderen medizinisch Tätigen erringen.

Ursachen und Auslöser

Kommen wir nun zu möglichen Ursachen und Auslösern, die einer Vernachlässigung oder Misshandlung von Kindern zugrunde liegen können. Kindesmisshandlungen kommen in allen Gesellschaftsschichten vor, wobei eine relative Häufigkeit bei den Low-Income-Groups zum einen mit räumlicher Enge, materieller und finanzieller Not und besonderen Formen von Kommunikationsstörungen zusammenhängen kann. Zum anderen fallen solche Familien als häufigere Adressaten sozialer Arbeit eher auf als Mittel- oder Oberschichtsfamilien, wobei es auch dort zu (versteckter) Gewalt kommen kann. Viele der misshandelnden Eltern haben in ihrer eigenen Kindheit unter psychosozialen Entbehrungen und körperlicher Gewalt zu leiden gehabt. Autoritäre Erziehungsstile wie traumatisierende Deprivationserfahrungen werden so tradiert.

Hilflose und überforderte Eltern

Oft fühlen sich misshandelnde Eltern selbst hilflos und überlastet: Sei es, dass sie zu jung zu viele Erziehungsaufgaben haben übernehmen müssen, sei es, dass sie unter zu großem finanziellen oder psychosozialen Druck stehen. Auch ungeklärte oder überfordernde Wünsche an das Kind, die diese nicht erfüllen kann, können zu elterlichen Frustrationen und Enttäuschungen und im Gefolge zu Ungeduld und Misshandlungen führen. Eine Misshandlungssituation geht auch bei Eltern meist mit tiefen Selbstwertkrisen einher, die dann erst sekundär als Schuldvorwurf auf das Kind projiziert werden. Der Eltern-Kind-Kontakt ist häufig durch wenig befriedigende emotionale Wärme und elterliche Enttäuschungen gekennzeichnet. Elterliche Äußerungen wie „Das Kind ist tollpatschig und ungeschickt, es gehorcht nicht, es ist frech und vorlaut, verschlossen, kommt nie und umarmt mich, kann noch nicht einmal stehen/laufen“ weisen darauf hin, dass solche Enttäuschungssituationen hinsichtlich der Entstehung von Gewalt nicht zu unterschätzen sind. So können z.B. äußere Stigmata (etwa im Gesichtsbereich), Frühgeburtlichkeit oder Entwicklungsverzögerungen sowie Gedeihstörungen, Unruhe oder häufiges Schreien von Kindern zu Belastungen der Eltern führen. Vor allem, wenn noch relativ unreife Eltern sich insgeheim von ihren Kindern eine Stabilisierung ihres emotionalen Haushaltes, ihrer Beziehung oder ihrer sozialen Situation erhoffen, kann das Fehlen bestimmter, das elterliche Wohlbefinden unterstützender Merkmale zu Frustrationen führen, die einen (von mehreren) Faktor in der Genese gewaltsamen Handelns darstellen können. Das gilt auch für einnässende oder einkotende Kinder (deren Symptomatik bereits Folge einer Deprivation sein kann) sowie für Kinder, die aus einer früheren Beziehung eines Partners stammen, vor allem, wenn die Ablehnung/Enttäuschung/Rivalität noch nicht verarbeitet werden konnte. Auch die vermeintliche oder tatsächliche Belastung eines nicht (oder zu diesem Zeitpunkt noch nicht) gewünschten Kindes kann Ausgangssituation einer Misshandlung sein.

Sucht

Schließlich muss noch darauf hingewiesen werden, dass viele Misshandlungen im Zustand elterlicher Alkoholisierung vorgenommen werden.

Spielsucht und Computerspielsucht können entweder zur materiellen Verelendung und Überschuldung oder zur völligen Inanspruchnahme durch das virtuelle Computerspielen führen, was mit einer Vernachlässigung der Kinder einhergehen kann.

Psychische Erkrankungen

Auch schwere psychische Erkrankungen wie Psychosen oder Wahnerkrankungen können im Einzelfall zur Vernachlässigung und Gewaltanwendung gegenüber Kindern führen. Und schließlich sind Depressionen, insbesondere auch Wochenbettdepressionen, ein Gefährdungsmoment, wenn Eltern aufgrund ihrer emotionalen Befindlichkeit, Antriebslosigkeit oder Motivationsstörungen nicht in der Lage sind, ein Kind zu versorgen. Umso wichtiger ist bei solchen Gefahrenkonstellationen eine Begleitung nicht nur des erwachsenen Patienten, sondern auch eine Begleitung der Familie und insbesondere der Kinder, beispielsweise durch eine sozialpädagogische Familienhilfe, damit bei schwerer depressiver Stimmungslage, psychotischen Schüben oder abhängigkeitsbedingten Krisen mögliche Gefahren abgewendet werden können.

6.1.3 Notfallsituationen und akute Kriseninterventionen

Mehrdimensionale Diagnostik

Liegt ein Verdacht auf Kindesmisshandlung oder Missbrauch vor, ist eine mehrdimensionale Diagnostik notwendig, um abzuschätzen, ob sich hieran eine ärztliche Versorgung, eine Krisenintervention, weitere Maßnahmen des Jugendamtes oder eine psychotherapeutische Behandlung anschließen sollten.

Anamnese

Am Anfang steht eine ausführliche Anamnese des Kindes, der Familie und ggf. weiterer Bezugspersonen wie Lehrer, Hausärzte usw. Mitunter gestaltet sich die Anamnese des Kindes schwierig. Kinder und Jugendliche stehen oft in einem Ambivalenz- bzw. Loyalitätskonflikt zu ihren (ggf. Gewalt anwendenden) Eltern. Es dauert mitunter einige Zeit, ehe sie Vertrauen in die Situation und den Untersucher fassen. Bisweilen ist es auch hilfreich, bei dringendem Gefährdungsverdacht eine Diagnostik im stationären Setting vorzunehmen. Jedenfalls ist es sinnvoll, Kinder nicht nur im Beisein ihrer Eltern, sondern auch allein zu befragen. Es ist wichtig, sich abfälliger Kommentare oder erschrockener Reaktionen zu enthalten, offene Fragen zu stellen, gezielt zuzuhören ohne zu kommentieren und keine Ja-Nein-Fragen (wegen der damit verbundenen Suggestibilität) zu stellen. Wie schon erwähnt, sollte die Eltern- bzw. Familienanamnese berücksichtigen, dass alle Eltern das vermeintlich Beste für ihr Kind wollen, auch wenn ihr Verhalten möglicherweise sehr schädigend ist, und dass insbesondere nach einer Gewalttat oder einer anderen Form der Misshandlung Scham- und Schuldgefühle häufig zu Verdrängung und Projektion auf das vermeintlich „unmögliche Kind" führen. So sollte versucht werden, im Anamnesegespräch ein Klima der Akzeptanz elterlicher Bemühungen (natürlich nicht der Akzeptanz der Gewaltanwendung) herzustellen und auch Raum für die Nöte, Sorgen und Belastungen der Eltern zu lassen. Gleichzeitig muss jedoch Wert darauf gelegt werden, ein möglichst klares, präzises und stimmiges Bild über den geschilderten Vorfall zu bekommen und bei Widersprüchen (beispielsweise hinsichtlich des vermeintlichen Unfallhergangs) durch nochmaliges Fragen – ohne Vorwürfe – das Geschehen zu präzisieren. Eine möglichst detaillierte Dokumentation während des Gesprächs, spätestens aber als Gedächtnisprotokoll direkt nach dem Gespräch, ist sehr sinnvoll. Bereits im ersten Gespräch mit den Eltern kann neben dem akuten Anlass zur Vorstellung des Kindes auch die familiäre Lebens- und Belastungssituation erfragt werden, wobei z. B. auch die Beziehungs- und Erziehungssituation, ein vorhandenes oder nicht vorhandenes Netzwerk, bisherige Hilfen und deren Grenzen, Abklärung der aktuellen Situation sowie die Akzeptanz der Problematik und notwendiger Hilfen eruiert werden.

Verhaltensbeobachtung

Auch der Beobachtung des Kindes und seiner Eltern kommt eine gewisse Bedeutung zu. Inadäquate Reaktionen der Eltern auf eine Verletzung bei dem Kind u. a. m. sind wichtige, die Diagnostik ergänzende Beobachtungen. Auch aus dem Verhalten des Kindes, einer zu beobachtenden Ängstlichkeit oder Depressivität, einem mangelnden Pflege- oder Ernährungszustand, ängstlichen Verhaltensweisen oder der Frozen Watchfulness (eingefrorene Aufmerksamkeit, Hab-Acht-Stellung, s. u.) können wichtige, wenngleich natürlich nicht beweisende, Rückschlüsse gezogen werden.

Medizinische Untersuchung

Natürlich ist auch die Untersuchung des Kindes wichtig. Bei schwerwiegendem Verdacht auf Kindesmisshandlung muss das Kind einem Arzt vorgestellt werden, weil das gesamte Kind, und zwar auch im unbekleideten Zustand, untersucht werden muss (was in der Regel nicht von Pädagogen vorgenommen werden kann). Es ist, soweit möglich, schon in der pädagogischen Diagnostik, auf jeden Fall in der ärztlichen Diagnostik, insbesondere auf Verletzungen an der Haut und am Schädel sowie auf den allgemeinen Ernährungs- und Pflegezustand einzugehen. Gewicht und Ernährungszustand sollten, falls möglich, mit den Befunden im Vorsorgeuntersuchungsheft verglichen werden. Blutergüsse, Wunden, Verbrennungsspuren und andere Zeichen an der Haut lassen je nach Lage und Aussehen unter Umständen schon Rückschlüsse auf Gewaltanwendungen ziehen, beispielsweise, wenn Striemen auf einen Stock hinweisen, Brandnarben von Zigaretten herrühren oder Verbrennungen auf heißes Wasser, Füttern mit zu heißer Nahrung unter Gewaltanwendung oder Pressen an die Heizung hinweisen. Sie sollten genauestens dokumentiert bzw. fotografiert werden, wobei dem Kind diese Maßnahme zu erklären ist (da es möglicherweise schon Opfer pornographischer Aufnahmen geworden sein kann). Überhaupt sollte man bei der körperlichen Untersuchung mit großem Taktgefühl vorgehen, Befragungen und Untersuchungen, die dies erlauben, zunächst im bekleideten Zustand vornehmen, vorerklären, warum eine weitere Untersuchung auch der anderen Körperteile notwendig ist, und bei der daraufhin erfolgenden Untersuchung die Schamgefühle des Kindes bzw. Jugendlichen beachten.

Symptome von Vernachlässigung und Kindesmisshandlung

Die Symptome einer Vernachlässigung oder körperlichen Misshandlung sind sehr vielfältig. Die Vernachlässigung kann beispielsweise für einen Mangel an körperlicher Fürsorge stehen, was unter Umständen zu Unterernährung und nicht organisch bedingten Gedeihstörungen führt, zum Teil auch zu heftigen wiederkehrenden Infektionen, ungepflegtem Äußeren oder einer schmutzigen und belastenden Wohnsituation. Ein solcher Mangel kann auch mit unzureichender medizinischer Fürsorge korrelieren – man achte beispielsweise darauf, ob Kinder nach Unfällen oder bei Krankheiten rechtzeitig zum Arzt gebracht werden, Vorsorgeuntersuchungen, Impfungen und Zahnprophylaxe durchgeführt werden, Seh- oder Hörschwierigkeiten und Infektionskrankheiten frühzeitig erkannt und behandelt werden. Auch ein Mangel an häuslicher Routine, Regeln und Aufsicht kann sich belastend auf die kindliche Entwicklung auswirken: Einnässen und Einkoten ohne organische Ursachen, Umgang mit gefährdenden Kinder- und Jugendgruppen, ein Nichtanbahnen von sozialen Regeln u. a. sind hier zu nennen.

Bindungs- und Beziehungsstörungen

Der Mangel an emotionaler Wärme und Verfügbarkeit führt oft zu Bindungs- und Beziehungsstörungen, so dass es den Kindern schwerfällt, tragfähige Freundschaften zu schließen, ein ausreichendes Selbstwertgefühl aufzubauen oder ein notwendiges Maß an sozialen Interessen und Aufgeschlossenheit zu zeigen. Der emotionale Missbrauch geht weiter als die emotionale Vernachlässigung: Hier kommt es zu Feindseligkeiten und extremer Kritik sowie Zurückweisung und Liebesentzug gegenüber dem Kind. Mangel an Wärme und Körperkontakt, Zurückweisung von Annäherungsversuchen, vernichtende Kritik und völlig überfordernde Kommentare führen oft zu verzweifelten Frustrationen, Niedergeschlagenheit oder Misstrauen. Es kommt im Gefolge häufig zum Rückzug oder aber einem verzweifelten Suchen nach Nähe um jeden Preis. Emotionale und soziale Vernachlässigung gehen mitunter auch mit anderen Gefährdungen einher, z. B. Kampfhunden in der Wohnung, offenem Feuer, ungesicherten Treppen, einem Schlafbereich, in dem das Kind nicht in Ruhe einschlafen kann, sondern beispielsweise durch Geräusche (Fernseher, Computer) oder Giftstoffe (Tabakrauch) permanent gestört und eingeschränkt wird.

Körperliche Symptome

Körperliche Hinweise für das Vorliegen einer Kindesmisshandlung können Veränderungen und Verletzungen der Haut wie Striemen, Schlagspuren, Hämatome, Verbrühungen oder Bissverletzungen sein. Bei den Hämatomen ist die Ausprägung und Lokalisation von Wichtigkeit: Blaue Flecken am Schienbein kommen häufig nach Stürzen vor, während solche am Gesäß, an der Brust, am Rücken oder im Gesicht eher an eine Kindesmisshandlung denken lassen. Körperliche Hinweise für eine Kindesmisshandlung sind:

- Verletzungen an typischen Stellen (Gesäß, Rücken, Genitalien, Innenflächen der Oberschenkel),
- auffällige Verletzungsmuster (z. B. kreisrunde Zigarettennarben, Spuren der Herdplatte, Verbrühung, Hand- oder Stockabdrücke, Abschürfungen, stumpfe Bauchtraumata),
- schlechter, manchmal sogar ein vital gefährdender reduzierter Allgemeinzustand und katastrophaler hygienischer Zustand bei der

körperlichen Untersuchung (vor allem bei massiv körperlich vernachlässigten Kindern).

Schädel- und Schütteltraumen

Relativ selten sind direkte Schädeltraumen durch Schlag oder Stoß auf den Kopf, die vor allem im Säuglingsalter manchmal als Unfallfolge verschleiert werden. Häufiger kommt es zu Schütteltraumen, bei denen ein Kleinkind hin und her geschüttelt wird (auf Griffmarken am Oberarm achten!), wobei die Gefahr einer Hirnblutung durch Blutgefäßabriss mit daraus resultierendem Erbrechen und Bewusstseinstrübung als erste Symptomatik besteht. Solche Kinder sind wegen der damit verbundenen Lebensgefahr sowie einer möglichen mentalen Retardierung unverzüglich in die Klinik zu bringen.

Skelettverletzungen

Skelett- bzw. Knochenverletzungen, äußerlich manchmal an Schwellungen, Schmerzen und Bewegungseinschränkungen zu erkennen, finden sich vor allem an Armen, Beinen, den Rippen und dem Schädel. Wiederholte oder ungünstig gelegene Verletzungen können, wenn sie die Wachstumszonen der Röhrenknochen betreffen, zu Wachstumsstörungen oder Schiefstellungen führen. Manchmal lassen sich Brüche verschiedenen Alters bei unterschiedlichen Heilungsphasen röntgenologisch nachweisen.

Röntgenuntersuchung

Bei begründetem Verdacht auf eine Kindesmisshandlung ist daher eine Röntgenuntersuchung indiziert, weil dadurch eine chronische Misshandlungssituation (Battered-Child-Syndrom) aufgedeckt werden kann. Andererseits lassen sich akute Brüche in seltenen Fällen erst nach einigen Wochen durch die dann eingetretene Verkalkung nachweisen, so dass mitunter eine zweite Röntgenaufnahme nötig ist. Schließlich sei auch auf die Möglichkeit innerer Verletzungen durch stumpfe Schläge auf den Leib hingewiesen, bei denen es zu einer Schädigung der inneren Organe, z. B. des Darms oder der Nieren, kommen kann.

Hinweise aus dem Verhalten von Eltern und Kind

Hinweise für eine Misshandlung ergeben sich (bei vorliegenden pathologischen Befunden) mitunter aus dem elterlichen bzw. kindlichen Verhalten: Das Kind wird beispielsweise mit einer Verletzung vorgestellt, deren Ursache von unterschiedlichen Personen verschieden beschrieben wird. Solche Berichte sind oft vage, es fehlt an spezifischen Details, während unwichtige Einzelheiten vehement geschildert werden – insbesondere werden häufig Vorwürfe gegenüber dem Kind erhoben. Unfallfolgen können unter Umständen mit den vorgebrachten Unfallhergängen nicht in Übereinstimmung gebracht werden: Beispielsweise, wenn ein Kind mit Knochenbrüchen angeblich auf einem

Teppichboden gefallen sein soll, oder wenn ein Brillenhämatom angeblich durch einen Schneeball (Eisball) erzeugt worden ist.

Frozen Watchfulness

Häufig wirken misshandelte Kinder traurig, zurückgezogen oder ängstlich, mitunter zeigen sie das Bild der Frozen Watchfulness, sie sind also in ständiger Angst und angespannter Hab-Acht-Stellung, weil auch schon kleine, angebliche Fehlverhaltensweisen zur nächsten Bestrafung führen können.

Auch können die Kinder Andeutungen oder symbolisch verkleidete Hinweise geben, die zwar nicht beweisend für eine Kindesmisshandlung sein mögen, wohl aber in diese Richtung weisen.

Unspezifische Hinweise

Unspezifische Hinweise sind beispielsweise körperliche Entwicklungsrückstände und die eben schon genannten Ernährungsstörungen; unspezifische Verhaltensstörungen können neben der bereits genannten eingefrorenen Aufmerksamkeit eine Störung der Nähe-Distanz-Regulation, massive Störungen im Bereich des Essens, Trinkens und Schlafens, Angst in Situationen, die an den Misshandlungskontext erinnern, altersinadäquate Ängste, sexualisiertes Verhalten, schwere Bindungsstörungen, Angststörungen, Depressionen oder suizidale Gefährdung sein.

Entwicklungsstörungen

Zudem kann eine Reihe weiterer Entwicklungsstörungen aus Deprivation und Misshandlung resultieren: Ein Kind, das permanent darauf achten muss, ob ihm von Seiten der Eltern oder anderer Bezugspersonen unmittelbar Gefahr droht, das wenig bis keine emotionale Wärme oder Zuspruch bekommt und keine Stimulation erhält, wird in vielen Bereichen unteroptimal gefördert und hat auch nicht die nötigen Rahmenbedingungen, um unbeschwert spielerisch lernen zu können. Dies führt häufig zu Problemen und Schwierigkeiten in der Anbahnung von Sozialverhalten und beim Erwerb von sozialer Kompetenz.

Beurteilung der Gefährdung

Sich krisenhaft zuspitzenden Notfallsituationen, die unmittelbares Handeln erfordern, gilt es zu erkennen und hier zielgerichtet zu handeln.

Um den Grad der Gefährdung und damit Gefährdungsstufen einteilen zu können, gilt es, Gefährdungsmerkmale auf unterschiedlichen Ebenen zu eruieren: Auf familiärer Interaktionsebene beurteilt man beispielsweise, ob Lebensnotwendiges ausreichend vorhanden ist (Wohnraum, Geld zur Existenzsicherung). Aber auch körperliche Gewalt (Körperverletzung, Einsperren), psychische Gefährdung (angstauslösende Atmosphäre, Einschränkung von Förderung) und massive Beziehungsstörungen zwischen Eltern und Kindern (mangelnde Zuwendung, aggressiver Kommunikationsstil) sind Gegenstand dieser Untersuchung. Auf konkreter Symptomebene sind Gefährdungsmerkmale zum einen körperliche Symptome (Hämatome, Striemen, Schlagspuren), zum anderen Verhaltensauffälligkeiten der Kinder im psychischen, sozialen oder sprachlichen Bereich und schließlich Sekundärsymptome der Eltern, die beispielsweise auf Alkoholkrankheit oder schwerere psychische Erkrankungen schließen lassen.

Schließlich ist das vorhandene (oder nicht vorhandene) Hilfesystem zu beurteilen: Sind ausreichend professionelle (Lehrer, Kindergarten) und nicht professionelle (Verwandte, Nachbarn) Helfer vorhanden, die eine Gefährdung des Kindes verhindern und seine Förderung gewährleisten können?

Clearing

In einem sog. Clearing-Prozess muss sofort geprüft werden, ob und wie akut gefährdend die Situation ist. Hierzu wird die Familiensituation begutachtet. Die Sozialpädagogin (der Sozialarbeiter) muss sich an Ort und Stelle von der Situation überzeugen, insbesondere auch die betroffenen Kinder allein, also in vorübergehender Abwesenheit der Eltern, befragen und die Situation beurteilen. Es wird eine Gefährdungsstufe festgestellt, die zu unterschiedlichen Interventionen führt.

Gefährdungsstufe 1

In einer ersten Gefährdungsstufe liegt eine unzureichende Förderung des Kindes vor. Die verantwortliche Fachkraft, beispielsweise ein Sozialpädagoge, trägt die Verantwortung für die konkrete Begleitung. Verbindlich muss dafür gesorgt werden, dass die Familie ein Beratungsangebot erhält, dessen Annahme in dieser Stufe zunächst freiwillig ist.

Gefährdungsstufe 2

Bei der Gefährdungsstufe 2 handelt es sich um eine langfristige psychisch oder physisch schädigende Lebenssituation. Hier ist die Gefährdung so hoch, dass unter Einschaltung des Vorgesetzten bzw. des Teams die familienbegleitenden Pädagogen (mit Supervision oder Intervision) einen Hilfeplan mit und für die Familie entwickeln müssen. Ist diese nicht zur Zusammenarbeit bereit, und besteht weiterhin eine Gefährdung, ist das Familiengericht einzuschalten.

Gefährdungsstufe 3

Die Gefährdungsstufe 3 erfasst eine akute Schädigung, in der eine Krisenintervention erforderlich ist, da sofortiger Handlungsbedarf besteht. Wenn nicht anders abwendbar, ist der Gefahr durch Inobhutnahme oder durch Unterbringung des Kindes zu begegnen. Auch in dieser Stufe sollte der die Familie begleitende Sozialarbeiter oder Pädagoge seine Vorgesetzten informieren und fachlich weitergehende Hilfen in Anspruch nehmen.

Notfall und akute Gefährdung

Welche Faktoren aber lassen eine akute Gefährdung des Kindes oder Jugendlichen befürchten?

Der Pflege- und Ernährungszustand kann so desolat sein, dass eine unmittelbare Gefährdung vorliegt, beispielsweise, wenn Kinder nicht ausreichend zu essen oder zu trinken bekommen. Insbesondere die Dehydration (Entwässerung), die häufig durch Flüssigkeitsmangel, Schweiß- und Speichellosigkeit, eingefallene Augen, zunehmende Apathie und bei Säuglingen durch eine eingesunkene Fontanelle gekennzeichnet ist, bedarf der unmittelbaren medizinischen Behandlung, weil sie sonst innerhalb von Stunden zu irreparablen Schäden oder zum Tod führen kann.

Auch deutliche Anzeichen von Fehl- und Unterernährung sind als klinischer Notfall einzustufen. Der Verdacht auf akute Traumen, insbesondere Knochenbrüche, bedarf ebenfalls der sofortigen medizinischen Hilfe. Vor allem gilt dies für das sog. Schütteltrauma, das oben bereits erläutert wurde: Ein im Kontext einer möglichen Gewaltanwendung zunehmend apathisch werdendes Kind, ein Kind das Kopfschmerzen hat, erbricht oder die typischen Griffmarken aufweist, muss sofort einem Arzt vorgestellt werden. Analoges gilt für alle Verletzungen, die den Kopf betreffen, auch wenn sie als Unfälle deklariert werden („Sturz von der Wickelkommode“).

Jeder Hinweis auf eine akute Misshandlung ist letztlich als Notfall und Krisensituation anzusehen. Aber auch extreme psychische Belastungen, die sich in Stress, schwerer Aggressionsbereitschaft oder erheblicher Ängstlichkeit auf Seiten des Kindes zeigen, tragen die Kennzeichen der Krise in sich. Mitunter lassen sich drohende Gewaltmaßnahmen nur durch eine vorübergehende Trennung der Betroffenen deeskalieren.

Suizidalität

Suizidalität eines Kindes oder Jugendlichen, die im Übrigen nicht immer einfach zu erkennen ist, ist ebenfalls als Krisenindikator anzusehen. Jede suizidale Äußerung muss ernst genommen werden. Gehen Jugendliche von sich aus auf Jugendamtsmitarbeiter zu und bitten um Inobhutnahme, ist dem sofort Folge zu leisten. D. h., das Bedürfnis der Jugendlichen nach Schutz und in diesem Fall nach Trennung von den Eltern ist vorrangig. Allerdings sind die Eltern umgehend von der Inobhutnahme zu informieren. Stimmen sie dieser nicht zu und lassen sich auf keine die Situation klärenden und entschärfenden Beratungs- und Gesprächsangebote ein, muss sofort das Familiengericht eingeschaltet werden.

Hilfen im akuten Notfall

Kurz sollen nun Hilfen in der akuten Notsituation aufgezeigt werden: Nach der Klärung der rechtlichen Situation (Wer ist sorgeberechtigt?) können Kinder zum einen in einer Kinderklinik oder Klinik für Kinder- und Jugendpsychiatrie aufgenommen werden, um sie vor akuten weiteren körperlichen Misshandlungen zu schützen sowie eine adäquate Diagnostik und Behandlung einzuleiten. Zum anderen können Kinder vorübergehend in einer Schutzstelle in Obhut genommen werden – bei Jugendlichen handelt es sich in der Regel um Jugendschutzstellen, bei Säuglingen und Kleinkindern um qualifizierte Bereitschaftspflegefamilien oder entsprechende kleinere institutionelle Einheiten. Neben diesen zunächst temporär zur Trennung führenden Maßnahmen können auch ambulante Hilfen hilfreich sein: Beispielsweise das Vorstellen bei einem Kinderarzt bzw. in einer Kinderklinik mit verbindlichen Absprachen zwischen Jugendhilfe und Eltern zum weiteren Vorgehen, die Unterbringung von beispielsweise Mutter und Kind in einem Frauenhaus oder einer Mutter-Kind-Einrichtung (vgl. Kapitel 6.3: „Häusliche Gewalt"), die Unterbringung des Kindes bei einem nahen Verwandten (beispielsweise den Großeltern) oder eine ambulante Krisenbetreuung mit engmaschiger Kontrolle, beispielsweise durch sozialpädagogische Mitarbeiter und medizinisch-pflegerisches Personal.

Bei einer solchen Krisenintervention der Gefahrenstufe 3 geht es um primäre Kinderschutzintervention. Sie bringt also das Kind vorübergehend vor schädigenden Einflüssen der Familie in Sicherheit und schützt damit auch die Eltern vor weiterer Eskalation. Man beachte, dass dies bei Eltern Schuldgefühle, aber auch Aggressionen hervorrufen kann, bei den Kindern ebenso. Oft haben sie das Gefühl, selbst an der Herausnahme aus der Familie sowie am Zerbrechen der Familie Schuld zu sein, was in Gesprächen und in therapeutischen Maßnahmen aufgegriffen werden muss. Insgesamt steht die Krisenintervention im Zusammenhang mit mittel- und langfristigen Maßnahmen zum Schutz des Kindes und, wenn möglich, zur Normalisierung der familiären Situation (s. weiter unten). Dies sollte auch Eltern und Kindern deutlich gemacht werden.

6.1.4 Weiterführende Maßnahmen

Gehen wir zunächst auf begleitende und familienunterstützende Hilfen zur Erziehung ein.

Arbeit mit Familien

In den (überwiegenden) Konstellationen, in denen das Kind trotz Kindeswohlgefährdung bei den Eltern bleiben kann, gilt es, die Familienbeziehungen so zu gestalten, dass Enttäuschungen verarbeitet, Missverständnisse geklärt und Überforderungen vermieden werden können. Klare und eindeutige Grenzen aller Familienmitglieder sind hier ebenso wichtig wie das Einüben neuer Kommunikationsformen. Auch die Entlastung der Familie von zugrundeliegenden Notsituationen finanzieller oder sozialer Art ist wichtig – hierin liegt eine bedeutende Aufgabe der Sozialarbeit. Schließlich müssen sich viele Eltern mit ihren psychischen Vermächtnissen auseinandersetzen, die die Folge ihrer eigenen Deprivation sind. Das Erkennen, dass ein Großteil der tief verwurzelten Enttäuschungen nicht von den Kindern, sondern von den eigenen Eltern herrührt, führt in der Regel zu seelischen Krisen, die einer behutsamen sozialpädagogischen Begleitung und manchmal auch einer gezielten psychotherapeutischen Behandlung bedürfen. Psychotherapeutische Behandlung ist schließlich auch bei zugrundeliegender Suchterkrankung oder schwererer psychischer Erkrankung der Eltern (Psychose, Depression) indiziert.

Hilfen zur Erziehung

Familienunterstützende Maßnahmen und Maßnahmen zur Erziehungshilfe können auf mehreren Ebenen stattfinden:

Zum einen geht es darum, die Eltern von zugrundeliegenden Notsituationen finanzieller oder sozialer Art zu entlasten – Schuldnerberatung, Hilfen zur Anbahnung einer ggf. notwendigen Suchttherapie, notwendige Behördengänge, beispielsweise zur Beschaffung einer der Familie angemessenen Wohnung, Sachhilfen (Waschmaschine) u. a. m. sind hier zu nennen.

Familienberatung

Ein weiteres Hilfsangebot kann in der Familienberatung bestehen. Familienberatung wird auf unterschiedlichen Ebenen angeboten, beispielsweise bereits in Geburtsvorbereitungskursen, Familienferien, Freizeiten, Eltern-Kind-Sportgruppen u. v. m. Hier können durchaus auch kritische und belastende Lebenssituationen „en passant“ und relativ „normal“ thematisiert werden – letztlich handelt es sich also um präventive Arbeit. Auch in aufsuchenden Strukturen kann primärpräventiv gearbeitet werden, beispielsweise, wenn zunehmend in manchen Kommunen Hebammen, Kinderkrankenschwestern oder Sozialpädagoginnen nach der Geburt eines Kindes ihre Beratung im Rahmen eines Hausbesuchs anbieten.

Erziehungsbeistandschaft

Im Rahmen einer Erziehungsbeistandschaft kann auch ein pädagogischer Familienhelfer vor Ort, also innerhalb des Familiensystems, konkrete Erziehungsfunktionen übernehmen und dabei die Eltern unterstützen.

Sozialpädagogische Familienhilfe

Ein weiterer intensiver Schritt besteht in konkreten, mittelfristigen Unterstützungen und Beratungsangeboten der Eltern (oder der alleinerziehenden Mutter/des alleinerziehenden Vaters) innerhalb der Familie, beispielsweise im Rahmen der sozialpädagogischen Familienhilfe (SPFH).

Systemische Familientherapie

Die systemische Familientherapie geht davon aus, dass von den Schwierigkeiten immer alle beteiligten Familienmitglieder betroffen sind (Von Schlippe 2010). Oft wird die „Schuld" oder „Verantwortung" auf ein Familienmitglied, den identifizierten Patienten, projiziert – meist auf das verhaltensauffällige und herausfordernde Kind, mitunter aber auch auf ein anderes Familienmitglied. Systemische Familientherapie versucht, solche monokausalen und linearen Schuldzuweisungen zu unterbrechen und zu verdeutlichen, dass die jeweiligen Aktionen, Einstellungen und Erlebnisse der Familienmitglieder voneinander abhängen und miteinander agieren. Die dabei notwendige Allparteilichkeit zeigt sich u. a. darin, dass der Therapeut alle betroffenen Mitglieder der Familie zu Wort kommen lässt und jede Meinung ernstnimmt. Um einem häufigen Missverständnis vorzubeugen: Allparteilichkeit heißt bei der Arbeit mit gewalterfahrenden Familien, die Persönlichkeit, die Notsituation, die Sichtweise des Problems und die Anstrengung, ein gutes und für andere wertvolles Familienmitglied zu sein, bei allen Mitgliedern wahr- und ernst zu nehmen. Allparteilichkeit heißt nicht, Gewalt, Grenzüberschreitungen, Vernachlässigung oder gar sexuellen Missbrauch zu akzeptieren oder die Verantwortlichkeit der Eltern zu relativieren.

Kann ein Kind / ein Jugendlicher wegen desolater Familienverhältnisse, schwerer psychischer Erkrankung oder Drogenabhängigkeit der Eltern, anhaltender Vernachlässigung und Kindesmisshandlung oder anderen schwerwiegenden Gründen nicht mehr in der Familie bleiben, so wird eine Erziehung in einem anderen Rahmen erforderlich.

Pädagogische Wohngruppen

In kleineren Wohneinrichtungen, die die früheren Kinderheime inzwischen weitestgehend abgelöst haben, sowie im Rahmen des betreuten Wohnens, das sich oft an eine mehrjährige Betreuung in der Wohneinrichtung anschließt, sind hauptsächlich erfahrene (Sozial-) Pädagogen und Pädagoginnen tätig. Ihre Aufgabe ist es, über mehrere – manchmal viele – Jahre den Kindern und Jugendlichen Sicherheit und Halt zu bieten, um eine altersgemäße Entwicklung zu ermöglichen. Neben der Tagesstrukturierung, der Versorgung und altersgemäßen Pflege (wozu auch eine gesunde Ernährung gehört), der Anbahnung adäquater schulischer Förderung und dem Ermöglichen von Spiel und Freizeit kommt vor allem der Entwicklung von Sozialkompetenz, Gruppenfähigkeit und dem Erfahren von Selbstwirksamkeit eine große Bedeutung zu. Im Aushalten von Spannungen (die häufig auch biographisch mitbedingt sind), durch Hilfen in vielfältigen Krisen (nicht zuletzt in der Pubertät) und dem Vorbildverhalten auch in schwierigen Situationen leisten Pädagogen eine unschätzbare Hilfe, was die Entwicklung sozialer und emotionaler Fähigkeiten und zunehmend sichererer Bindungsmodi angeht.

Fazit: Das Erkennen von Hinweisen auf Vernachlässigung sowie emotionaler und körperlicher Kindesmisshandlung, das Einschätzen des Ausmaßes der möglichen Gefährdung, eine akute (und mitunter lebensrettende) Krisenintervention im Rahmen eines gestuften Clearingverfahrens, das Einleiten adäquater Hilfen bis hin zu einem Hilfeplan sowie der nahtlose Übergang zu eltern- und familienunterstützenden Maßnahmen einerseits, im Notfall aber auch außerfamiliäre Unterbringung und Erziehung der Kinder und Jugendlichen zu ihrem eigenen Schutz, gehören also zu den wichtigsten und verantwortungsvollsten Aufgaben von Pädagogen, Sozialarbeiterinnen und kinder- und jugendpsychotherapeutisch tätigen Psychologinnen.

Auf einen Blick

- Eine Gefährdung des Kindeswohls liegt vor bei körperlicher und emotionaler Vernachlässigung (Deprivation), emotionaler und körperlicher Kindesmisshandlung (insbesondere bei Schütteltrauma und Battered-Child-Syndrom), beim Münchhausen-by-proxy-Syndrom sowie bei sexuellem Missbrauch.
- Körperliche Hinweise für eine Kindesmisshandlung sind u. a.:
  - Hämatome und Verletzungen an bestimmten Körperstellen (Gesäß, Rücken, Genitalien, Innenfläche der Oberschenkel),
  - auffällige Verletzungsmuster (Hand- oder Stockabdrücke, Striemen etc.),
  - schlechter oder gefährdender Allgemeinzustand,
  - Hinweise auf ein Schütteltrauma (typische Griffmarken an Rumpf oder Armen, Bewusstseinstrübung).
- Bei Verdacht auf ein Schütteltrauma besteht die Gefahr einer Hirnblutung und damit Lebensgefahr.
- Emotionale und verhaltensbezogene Hinweise auf eine Kindesmisshandlung können sein:
  - inadäquate, widersprüchliche oder anklagende Schilderung eines angeblichen „Unfalls“ durch die Eltern,

  - aggressives, distanzloses oder niedergeschlagen-bedrücktes Verhalten der Kinder (u. a. Spielunlust, Rückzug, Isolation),
  - angespannt-ängstliche Grundhaltung der Kinder (Frozen Watchfulness),
  - Entwicklungsverzögerungen (unspezifisch!),
  - latente Suizidalität.
- Zur Beurteilung der Gefährdung des Kindes sind Gefährdungen auf unterschiedlichen Ebenen zu eruieren: Familiäre Interaktionsebene (körperliche Gewalt, psychische Gefährdung und Deprivation), Sekundärsymptome bei Eltern (Alkoholkrankheit, psychische Erkrankung), Vorhandensein eines extrafamiliären Hilfesystems.
- In der Gefährdungsstufe 1 liegt eine unzureichende Förderung des Kindes vor, was ein Beratungsangebot erfordert.
- Bei der Gefährdungsstufe 2 handelt es sich um eine langfristige psychisch oder physisch schädigende Lebenssituation, die einen konkreten Hilfeplan erfordert. Dessen Einhaltung muss kontrolliert und evaluiert, der Hilfeprozess muss supervidiert werden.
- Die Gefährdungsstufe 3 beschreibt eine akute Schädigung des Kindes mit sofortigem Handlungsbedarf, ggf. auch der Inobhutnahme des Kindes.
- Der Verdacht auf ein Battered-Child-Syndrom, ein Schütteltrauma, Verletzungen von Kopf und Skelett oder Dehydratation stellen immer einen akuten Notfall dar, der der sofortigen medizinischen Hilfe bedarf.

Multiple-Choice-Fragen zu diesem Kapitel finden Sie unter testfragen.reinhardt-verlag.de

Weiterführende Literatur

Child Welfare Information Gateway (2013): What Is Child Abuse and Neglect? Recognizing the Signs and Symptoms. Child Welfare Information Gateway, USA

Deegene, G., Körner, W. (Hrsg.) (2005): Kindesmisshandlung und Vernachlässigung. Ein Handbuch. Hogrefe, Göttingen, Bern

Hülshoff, Th. (2015): Vernachlässigung, Kindesmisshandlung und sexueller Missbrauch. In: Schwarzer, W. (Hrsg.): Medizinische Grundlagen für soziale Berufe. 2. Aufl. Borgmann, 55–70

Jacobi, G. (Hrsg.) (2008): Kindesmisshandlung und Vernachlässigung. Epidemiologie, Diagnostik und Vorgehen. Huber, Bern

Jenny, C. (Ed.) (2011): Child Abuse and Neglect. Diagnosis, Treatment and Evidence. Saunders / Elsevier, Philadelphia

Johnson, H., Welch, G., Wilhelm, L. (2013): The Neglected Child. How to Recognize, Respond, and Prevent. Gryphon House, Inc., Lewisville, North Carolina

Keen, S. M., McCoy, M.L. (2014): Child Abuse and Neglect. 2nd ed. Psychology Press, London, New York

Kinderschutzzentrum Berlin (Hrsg.) (2009): Kindeswohlgefährdung. Erkennen und Helfen. 10. Aufl. Berlin

Körner, W., Deegener, K. (Hrsg.) (2011): Erfassung von Kindswohlgefährdung in Theorie und Praxis. Lengerich, Berlin

Stevenson, O. (2007): Neglected Children and Their Families. 2nd ed. Wiley-Blackwell, New Jersey

Ziegenhain, U., Fegert, J. M. (Hrsg.) (2008): Kindeswohlgefährdung und Vernachlässigung. 2. Aufl. Ernst Reinhardt Verlag, München

6.2 Krisen und Notfallsituationen bei sexuellem Missbrauch

6.2.1 Kontext

Sozialpädagogen / Sozialarbeiterinnen, PädagogInnen und PsychologInnen können auf unterschiedlichen Ebenen und in unterschiedlichen Arbeitsfeldern mit der Problematik konfrontiert werden.

Herausforderungen an Pädagogik und soziale Arbeit

Sozialarbeiter und Sozialpädagogen beispielsweise können prinzipiell in den gleichen Situationen, in denen sie auch auf Kindesmisshandlung oder Vernachlässigung stoßen (vgl. hierzu Kapitel 6.1), auch potenzielle Hinweise für sexuellen Missbrauch finden: Im allgemeinen Sozialdienst sowie im familienunterstützenden Dienst haben sie wie kaum eine andere Berufsgruppe Zugang zu Familien und damit auch zu Kindern oder Jugendlichen und können versteckten, symbolisch angebotenen oder benannten Hinweisen auf sexuellen Missbrauch gezielt nachgehen. Pädagoginnen und Lehrer werden mitunter direkt, öfter jedoch verklausuliert und per Andeutung auf sexuelle Gewalt angesprochen. Außerdem können einbruchsartige Leistungseinbußen, das Nichterscheinen beim Sportunterricht oder plötzliche und anderweitig unerklärte massive emotionale Schwierigkeiten, wie beispielsweise Rückzugsverhalten oder Depressionen, Hinweise sein.

Jugendhilfe In Einrichtungen der Jugendhilfe, vor allem in der außerfamiliären Erziehung, beispielsweise in Kinderheimen oder Jugendwohngruppen, spielt die Aufarbeitung sexueller Missbrauchserfahrungen und damit verbundenen Traumatisierungen eine große Rolle und stellt eine erhebliche Herausforderung für Pädagoginnen dar.

Suchthilfe Ähnliches gilt auch für die Suchthilfe, da nicht wenige schwer traumatisierte Opfer sexuellen Missbrauchs im Gefolge traumatischer Störungen zu Drogen greifen.

Streetwork Da sowohl Jugenddelinquenz als auch Prostitution durchaus in engem Zusammenhang mit frühen und dauerhaften traumatischen Erfahrungen durch sexuelle Gewalt in Verbindung stehen können, ist Streetwork im weitesten Sinne ebenfalls ein Feld, in dem man dieser Problematik begegnen kann.

Sozialpsychiatrie Dies gilt auch für viele sozialpsychiatrische Einrichtungen oder Dienste, in denen Pädagogen, Sozialpädagogen oder Psychologen arbeiten: Eine Vielzahl von psychischen Erkrankungen, insbesondere Psychosen, Depressionen, Suizidalität, posttraumatische Belastungsstörungen oder Persönlichkeitsstörungen, zum Teil aber auch Ess-Störungen, können eine späte Folge unverarbeiteter und massiver sexueller Misshandlung sein.

Schutzstellen Und schließlich sind Einrichtungen, in denen Frauen Schutz suchen, also beispielsweise Frauenhäuser, zu nennen, zum einen, weil häusliche Gewalt nicht selten auch durch sexuelle Übergriffe oder sexuelle Gewalt geprägt ist, zum anderen, weil Frauen mitunter nicht nur Opfer aktueller häuslicher Gewalt sind, sondern bereits in ihrer Biographie sexuelle Gewalt erfahren haben.

6.2.2 Grundlagen

Sexueller Missbrauch Ein sexueller Missbrauch liegt vor, wenn gegenüber einem Kind oder einem Jugendlichen ein sexuelles Verhalten erzwungen wird, bzw. wenn es zu sexuellen Aktivitäten zwischen dem Kind/dem Jugendlichen und einem deutlich älteren Menschen unter Ausnutzung der Abhängigkeit und der relativen seelischen Unreife des Kindes kommt. Das Kind/der Jugendliche ist noch nicht zu einer abgewogenen Zustimmung zu diesen Verhaltensweisen in der Lage.

Zum einen kann man zwischen sexuellem Missbrauch im familiären Nahbereich sowie außerfamiliärem Missbrauch unterscheiden.

Hands-on- und Hands-off-Taten Zum anderen können sog. Hands-on-Taten (sexuelle Handlungen mit Körperkontakt, insbesondere im Brust- und Genitalbereich, Berührungen der kindlichen Genitalien, Aufforderung zur Masturbation, Vaginal-, Oral- oder Analverkehr sowie Vergewaltigung) von sog. Hands-off-Taten unterschieden werden: Hierzu zählen beispielsweise das Vorzeigen von pornographischem Material bzw. das Herstellen von pornographischen Fotos oder Filmen, Exhibitionismus und andere Formen der sexuellen Grenzüberschreitung, ohne dass es dabei zu Körperkontakt kommen muss.

Charakteristikum des sexuellen Missbrauchs ist zum einen die sexuelle Befriedigung, die der Täter hieraus zieht, zum anderen die Abhängigkeit des emotional und von Seiten des psychosexuellen Entwicklungsstandes unreiferen Kindes / Jugendlichen.

Gewalt

Schließlich spielt auch mehr oder weniger Gewalt eine Rolle. Selbst wenn es nicht zu deutlichen Zeichen des Zwangs kommt, sind doch oft versteckte oder offene Drohungen und zumindest das Ausnutzen kindlicher Loyalitätsbedürfnisse zu finden.

Täter

Die Verantwortung liegt eindeutig stets beim Täter (in der überwiegenden Mehrzahl Männer, meist aus dem sozialen Nahraum), auch wenn diese mitunter dem Opfer eine Mitschuld zuschreiben wollen. Die meisten Vorfälle sexuellen Missbrauchs finden sich in der Familie, oft sind es Väter, Stiefväter, Brüder, Onkel oder nahe Verwandte / Bekannte, die ein Kind (überwiegend Mädchen) oder eine Jugendliche missbrauchen. Auch ist auf eine mögliche Missbrauchsgefährdung durch Angehörige von Berufen, die vermehrt mit Kindern und Jugendlichen zu tun haben, hinzuweisen (beispielsweise Lehrer, Ärzte / Therapeuten, Seelsorger, Sporttrainer usw.).

Extra- und intrafamiliärer Missbrauch

Sexueller Missbrauch kann im familiären Nahbereich, aber auch im familiären Fernbereich oder von Fremden begangen werden. Handelt es sich um Missbrauch durch einen der Familie Fremden, so ist der sexuelle Missbrauch in der Mehrzahl der Fälle ein einmaliger Übergriff. Sind die Opfer von nahen Angehörigen missbraucht worden, handelt es sich oft um Wiederholungstaten, die sich über Wochen, Monate oder Jahre hinziehen. Intrafamiliärer sexueller Missbrauch ist also kein einmaliges, sondern meist ein sich über lange Zeit hinstreckendes Geschehen mit Tendenz zu fortschreitendem Loyalitätsmissbrauch und Geheimhaltung.

Psychischer Druck auf die Opfer

Durch subtile oder offene Drohungen werden die Opfer davon abgehalten, sich anderen zu offenbaren. Nicht selten werden die Kinder sozial isoliert. Kindliche und pubertäre Schuldgefühle werden geweckt und instrumentalisiert (noch einmal: Die alleinige Verantwortung liegt beim Täter, nicht beim Opfer). Die betroffenen Kinder bzw. Jugendlichen können ihre Situation als so aussichtslos erleben, dass dies zu einer tiefen Verzweiflung und Resignation führen kann. Schuldgefühle, ein geringes Selbstwertgefühl und die Erfahrung, sich nicht in ausreichendem Maße selbst behaupten und schützen zu können, können sowohl zu einer übermäßigen Anpassung als auch zu aggressiven oder dissozialen Verhaltensweisen führen.

Hingewiesen werden muss noch auf die Tatsache, dass ein Teil der Täter es gezielt darauf anlegt, im Verwandten- oder Bekanntenkreis, in sozialen Nahbereichen, bei sportlichen Aktivitäten oder auch im Beruf Kontakt zu Kindern und Jugendlichen aufzubauen, um sie sexuell zu missbrauchen. Dies trifft tragischerweise auch auf Berufe zu, die in besonderer Weise Kindern und Jugendlichen Schutz und Obhut gewähren sollten: Sozialpädagogen, Erzieher, Pfarrer, Therapeuten, Sportlehrer oder Trainer. In den letzten Jahrzehnten hat sich zudem gezeigt, dass es kriminelle Zusammenschlüsse ungeahnten Ausmaßes gibt, um pornographisches Material von Kindern herzustellen und es zu verbreiten, was nicht zuletzt auch durch die Technik des Internets möglich geworden ist.

Vor allem wiederholte und langanhaltende Erfahrung sexueller Gewalt kann zur Traumatisierung bzw. sequenziellen Traumatisierung (vgl. Kapitel 1.3) führen.

Freezing als Folge von Ausgeliefertsein

Das völlige Ausgeliefertsein gegenüber einem übermächtigen Täter sowohl in körperlicher als auch seelischer Beziehung, das Nichtbeachten der Intimschranken, die mitunter als lebensbedrohlich erlebte Situation, die Aggression und Macht, die der Täter missbraucht – dies alles kann dazu führen, dass das akute Trauma nicht mehr nur mit einer Flucht- und Kampfreaktion (also einer gesteigerten Stressreaktion), sondern (quasi eine Stufe tiefer) durch überlebensfördernde Totstellreflexe im Sinne des sog. Freezings erfolgt. Dies ist – es wurde bereits erwähnt (Kapitel 1.3) – keine anormale Situation, sondern eine völlig normale, funktionale und lebensrettende Reaktion in einer unnormalen und äußerst bedrohlichen Reaktion. Dieses schwere traumatische Erleben kann dazu führen, dass Einzelheiten des Geschehens nur noch bruchstückhaft wahrgenommen werden – und auch später nur bruchstückhaft erinnert werden können. Oft fehlt der Zugang zu sprachlichen Gedächtnisspeichern, so dass das Geschehene nicht richtig benannt wird.

Dissoziation

Derealisations- und Dissoziationsphänomene, also der Eindruck, dass dies alles nicht wirklich sei, können ebenfalls überlebensnotwendiger Ausdruck von emotionalen und kognitiven Abspaltungsprozessen sein. Gefühlslosigkeit einerseits, rudimentäre heftige Gefühle andererseits, beispielsweise von Angst oder Ekel, sind ebenso zu nennen.

Folgeschäden

Ob sexueller Missbrauch zu psychischen Auffälligkeiten oder weitergehenden Störungen führt, hängt von einer Reihe von Faktoren ab. So liegt das Risiko für spätere Auffälligkeiten besonders hoch, wenn der sexuelle Missbrauch vor dem zehnten Lebensjahr des Kindes begonnen hat. Auch die Häufigkeit des Missbrauchs, die emotionale und verwandtschaftliche Nähe des Täters, die sich als besonders erschwerend auswirkt, die Frage nach emotionaler und körperlicher Gewaltanwendung, der familiäre Rückhalt nach Aufdecken des sexuellen Missbrauchs bzw. das Fehlen desselben sowie weitere psychosoziale protektive bzw. belastende Umstände haben starken Einfluss auf die späteren Folgen. Dies führt dazu, dass es keine spezifischen seelischen Störungen oder Erkrankungen gibt, die obligat nach einem sexuellen Missbrauch auftreten.

Risiko psychischer Erkrankungen

Andererseits kann es keinen Zweifel daran geben, dass das Trauma eines sexuellen Missbrauchs mit einem deutlich erhöhten Risiko verschiedenster psychischer Folgen einhergeht – auch wenn sie im Einzelfall nicht spezifisch sind. Dies gilt insbesondere für den intrafamiliären sexuellen Missbrauch, der in der Regel kein einmaliges Geschehen ist, sondern über lange Jahre besteht und eine Tendenz zu fortschreitendem Loyalitätsmissbrauch und Geheimhaltung aufweist. Paradoxerweise zeigen Kinder gerade in der Phase des akuten sexuellen Missbrauchs manchmal wenig bis keine Symptome, was mitunter daran liegt, dass sie die Tragweite des Geschehens möglicherweise noch nicht ganz erfassen. Mitunter kommt mit der Erkenntnis des ihnen angetanen Verbrechens erst später die krisenhafte Verarbeitung dieses Geschehens.

Grundsätzlich lassen sich kurzfristige von langfristigen Folgen sexuellen Missbrauchs unterscheiden.

Kurzfristige Folgen sexuellen Missbrauchs

Zu den kurzfristigen Folgen gehören körperliche Verletzungen, Schmerzen, Enttäuschungen, Misstrauen, Resignation, Depression, Selbstwerterschütterung sowie Gefühle der Ohnmacht und des Ausgeliefertseins. Leistungsversagen in der Schule, sozialer Rückzug oder Suizidalität sind ebenfalls zu nennen.

Langfristige Folgen sexuellen Missbrauchs

Mittelfristig und langfristig können vor allem drei mögliche Schädigungen auftreten:

Zum einen kann es langfristig zu Beeinträchtigungen der sexuellen Zufriedenheit sowie zu Partnerschaftsstörungen kommen. Da die ersten Erfahrungen mit Sexualität äußerst negativ und dem Selbstwertgefühl abträglich sind, fällt es auch später schwer, darauf zu vertrauen, dass lustvolle Sexualität gekoppelt mit gegenseitigem Respekt und Liebe möglich ist. Zum Zweiten kann es zu Störungen der Identitätsentwicklung kommen, nicht selten im Rahmen eines posttraumatischen Belastungssyndroms.

Und schließlich kann es zu psychischen Störungen und Erkrankungen kommen, wobei hier vor allem depressive Verstimmungen, Appetit- und Schlafstörungen, Suizidalität, Leistungsstörungen sowie soziale Anpassungs- und Persönlichkeitsstörungen und nicht zuletzt auch Alkoholismus oder andere Formen der Sucht zu nennen sind. Auch Menschen in der Prostitution berichten mitunter über sexuellen Missbrauch in ihrer Kindheit oder Jugend.

6.2.3 Notfallsituationen und Kriseninterventionen

Bis in die 1980er-Jahre wurde das Phänomen eines sexuellen Missbrauchs weitestgehend geleugnet bzw. nicht zur Kenntnis genommen, und auch heute noch ist die Dunkelziffer groß.

Warnzeichen beachten!

Daher ist es wichtig, Hinweise und Warnzeichen zu beachten und im Zweifelsfall an einen sexuellen Missbrauch zu denken, ohne andererseits zu verkennen, dass beispielsweise Verhaltensauffälligkeiten von Kindern und Jugendlichen auch ganz andere Ursachen haben können. Da viele Kinder und teilweise auch Jugendliche große Hemmungen und Schwierigkeiten haben, über einen sexuellen Missbrauch zu sprechen, kommen symbolischen und verdeckten Äußerungen besondere Bedeutung zu. Wenn Kinder exzessiv sexuell angeregte Spiele spielen, ihr Wortschatz von sexuellen Ausdrücken durchdrungen ist, sie auffällig sexuell getönte Bilder und Zeichnungen anfertigen, im Puppenspiel den Geschlechtsakt spielen oder stereotype sexuelle Manipulationen vornehmen, sind das ernstzunehmende Hinweise. In der Regel kann und muss man Kindern und Jugendlichen glauben, die von sexuellem Missbrauch berichten. Tut man dies nicht, so ist die Vertrauensbeziehung zwischen dem Kind und dem Pädagogen zerstört, und das Kind wird sich möglicherweise für lange Zeit niemandem mehr anvertrauen.

Diagnostische Schwierigkeiten

Wegen der Vielgestaltigkeit der körperlichen und vor allem der psychosozialen Symptome gestaltet sich die Diagnostik des sexuellen Missbrauchs außerordentlich schwierig – sexuell missbrauchte Kinder stehen mitunter unter einem heftigen Loyalitätskonflikt oder werden massiv seelisch unter Druck gesetzt. Hinzu kommen Scham- und Schuldgefühle, die zwar ungerechtfertigt, nichtsdestotrotz aber sehr wirksam sind. Sie können dazu führen, dass die Kinder bzw. Jugendlichen nur sehr zögerlich, mitunter gar nicht über ihre Not sprechen können. Nicht selten können sie erst nach einer langen Anlaufzeit einer Person ihres Vertrauens, beispielsweise einem Lehrer, andeutungsweise über ihre Not berichten – oft symbolisch verkleidet. Es ist wichtig, auf solche zaghaften Kommunikationsversuche einzugehen. Berichten Kinder von sexuellem Missbrauch, ist es besonders wichtig, ihnen glaubhaft zu vermitteln, dass man auf ihrer Seite steht.

Körperliche Symptome

Körperliche Symptome, die auf einen sexuellen Missbrauch hinweisen können, sind rektale oder genitale Verletzungen, Fremdkörper im Urethral-, Genital- oder Rektalbereich, Körperverletzungen an Brüsten, Gesäß, Schenkeln oder den Geschlechtsteilen. Manchmal können auch genitaler Juckreiz oder Genitalpilz ein Hinweis (kein Beweis) sein.

Auffällige Verhaltensweisen

Noch unspezifischer als die körperlichen Symptome sind Verhaltensweisen und Auffälligkeiten, die auf einen sexuellen Missbrauch hinweisen können: Hierzu gehören unangemessene Verhaltensweisen gegenüber Männern, Regressionen, depressive Verhaltensweisen, Weglaufen, plötzliches Schulleistungsversagen, die Weigerung, am Sportunterricht teilzunehmen, suizidale Tendenzen, Ängste und Spannungszustände, soziale Isolation, Insuffizienzgefühle, Beziehungsstörungen und Vertrauenskrisen.

Manchmal (natürlich keineswegs immer) findet man bei Formen der Anorexia nervosa (Pubertätsmagersucht, vgl. auch Kapitel 4.1), pubertären Psychosen sowie Pubertätskrisen (z. B. bei Drogenabhängigkeit, Jugendprostitution oder Jugenddelinquenz) langandauernden sexuellen Missbrauch in der Vorgeschichte. Die Vielfalt möglicher psychischer und psychosozialer Symptome und deren Unspezifität machen die Schwierigkeit der Diagnostik aus.

Gynäkologische Untersuchung

Bei Verdacht auf einen sexuellen Missbrauch kann eine gynäkologische Untersuchung sinnvoll sein, z. B. wenn zur Überführung eines Täters Sperma bzw. genetisches Material gewonnen werden soll, was oft nur innerhalb von 48 Stunden möglich ist. Oft allerdings ist, insbesondere bei Verdacht auf chronischen Missbrauch, eine hektische diagnostische Betriebsamkeit nicht unbedingt indiziert, sondern ein geplantes, wenn auch einige Zeit in Anspruch nehmendes Vorgehen sinnvoller. Wenn eine gynäkologische Untersuchung indiziert ist, sollte sie von einer sehr erfahrenen Ärztin durchgeführt werden, die spezifisch auf anatomische und psychische Besonderheiten, insbesondere von Kindern, Rücksicht nehmen kann. Nicht nur die gynäkologische Untersuchung, sondern auch beispielsweise das Fotografieren von genitalen Verletzungen kann – im Hinblick von früheren Erfahrungen, Opfer pornographischer Fotos geworden zu sein – retraumatisieren.

Roberts (2009, 112 f.) schlägt eine Untersuchung durch ein multidisziplinäres Team vor, das aus einer Ärztin, einer Sozialarbeiterin und einer speziell ausgebildeten Krankenschwester („a nurse specially trained in **s**exual **a**ssault **n**ursing **e**xaminations", SANE) besteht. Deren Hauptaufgabe bestehe, so Roberts, darin, eine Retraumatisierung zu verhindern.

Gründliche Planung und Vorbereitung

So dringend die Intervention bei akuter Lebensbedrohung und bei Kindesmisshandlung ist – beim sexuellen Missbrauch, bei dem selbstverständlich auch eine akute Krisenintervention indiziert sein kann, ist meist eine genaue Planung mittelfristig wirksamer Maßnahmen indiziert. Pädagogen, die von einem sexuellen Missbrauch erfahren, stehen in der Verantwortung, zu einer Beendigung dieses kriminellen und Entwicklung zerstörenden Verhaltens beizutragen. Dies bedeutet nicht unbedingt, dass man die schnellstmögliche Lösung herbeiführen und in hektische Betriebsamkeit verfallen sollte. Wichtiger ist es, ein tragfähiges und interdisziplinäres Setting zu schaffen, in dem der sexuelle Missbrauch besprochen und die notwendigen Interventionen durchgeführt werden können. So muss herausgefunden werden, welche psychotherapeutischen Hilfen für das betroffene Kind oder den Jugendlichen zur Verfügung stehen, wer ggf. Rechtsberatung leisten kann, welche Gynäkologin zu Rate gezogen werden kann, wo das Kind/die Jugendliche ggf. wohnen kann, sollte eine Trennung von der Familie erforderlich sein, und wer sie in diesem Prozess stützend begleiten kann. Zudem ist es sinnvoll, zunächst alle notwendigen Fakten über die Misshandlung zu erheben und die Schritte des weiteren Vorgehens sorgfältig vorzubereiten.

Offenlegung des sexuellen Missbrauchs

In der erst dann stattfindenden Intervention im Sinne eines klärenden Familiengesprächs gilt es, den sexuellen Missbrauch unmissverständlich aufzudecken. In der Regel versucht der Täter zunächst zu leugnen. Dabei wird auch durch offene oder versteckte Gewaltandrohung, die Ausnutzung der Loyalitätsbedürfnisse und abgeforderte „Versprechen" versucht, den sexuellen Missbrauch geheim zu halten. Gelingt dies nicht mehr, wird die Häufigkeit oder die Art des sexuellen Missbrauchs heruntergespielt. Schließlich wird möglicherweise versucht, die Therapeutin oder den Berater „auf die Seite des Täters zu ziehen", indem um Empathie geworben wird. Selbst wenn biographische Gründe für das Verhalten mitverantwortlich sind, ist dies keine Entschuldigung für die Straftat. Täter tragen die volle und alleinige Verantwortung für den sexuellen Missbrauch, dies muss allen Familienmitgliedern unmissverständlich und deutlich gemacht werden.

Trennung von Täter und Opfer

Häufig wird es nach einer solchen Krisenintervention vorübergehend oder auch dauerhaft zu einer Trennung von missbrauchtem Kind und Mutter einerseits und dem Täter andererseits kommen. Erst wenn die familiären Strukturen und Offenheit der Kommunikation gewährleisten, dass definitiv jede weitere Form von sexuellem Missbrauch ausgeschlossen ist, kann möglicherweise eine Familienrekonstruktion in Erwägung gezogen werden. Wie bei anderen Fällen von Kindesmisshandlung und Vernachlässigung, ist auch in der Krisensituation nach sexuellem Missbrauch Ruhe und Zeit von Wichtigkeit: Schuldvorwürfe sollten möglichst ebenso wie aggressive Konfrontation und Vorhaltungen an die Eltern vermieden werden, die Gesprächsführung sollte sich vor allem am Schutz und an der Sicherheit des Kindes orientieren.

6.2.4 Weiterführende Maßnahmen

Psychotherapie nach sexuellem Missbrauch

Kurz soll noch auf einige Besonderheiten der Psychotherapie von Kindern und Jugendlichen nach sexuellen Missbrauchserfahrungen eingegangen werden. Während ein einmaliger sexueller Missbrauch durch familienexterne Fremde manchmal schon nach relativ kurzer Therapie verarbeitet werden kann, bedarf der chronische sexuelle Missbrauch im Familienkontext meist einer längerfristigen Einzel-, später Gruppenpsychotherapie (bei Kindern oft Spieltherapie). Daneben müssen natürlich die familiären Strukturen eindeutig und nachhaltig geändert werden, sollte eine spätere Familienzusammenführung ermöglicht werden.

Zentrale Themen der Psychotherapie

Die zentralen Themenbereiche einer Psychotherapie bei sexuellem Missbrauch bestehen u. a. darin, Emotionen hinsichtlich des Missbrauchserlebens ausdrücken zu können – also Ärger, Angst, Niedergeschlagenheit oder Ambivalenz zwischen Zuneigung und Abneigung äußern zu dürfen. Weiter geht es darum, Missverständnisse, fälschliche Schuldgefühle, Selbstvorwürfe usw. zu bearbeiten. Den Kindern und Jugendlichen sollte deutlich werden, Herr ihres eigenen Körpers zu sein und Übergriffe eindeutig abzulehnen. Schließlich wird es darum gehen, Isolations- und Stigmatisierungsgefühle, falls vorhanden, zu überwinden. Bei einer solchen Aufarbeitung sollten allerdings Abwehrtendenzen respektiert werden, da sie möglicherweise, zumindest temporär und in bestimmten Entwicklungsphasen, wie beispielsweise zu Beginn der Pubertät, zur Stabilisierung der eigenen Persönlichkeit nötig sein können. Es geht also nicht um eine Aufarbeitung um jeden

Preis, sondern um ein problemspezifisches, individuell angemessenes und dem jeweiligen, insbesondere emotionalen Entwicklungsstand entsprechendes Vorgehen, das den Betroffenen eine adäquate emotionale und soziale Weiterentwicklung ermöglicht.

Wichtige konkrete Themen können der Ausdruck von Gefühlen, Suche nach individuellen Stärken, die Fähigkeit, Grenzen zu erkennen und sie durchzusetzen, oder das Erlernen von Selbstsicherheit sein. Auch eine altersadäquate Sexualaufklärung sowie die Thematisierung des Rechts am eigenen Körper können Themen im therapeutischen Setting sein.

Traumatherapie

Bei Symptomen einer schweren posttraumatischen Belastungsstörung im Gefolge eines sexuellen Missbrauchs kann ggf. eine Traumatherapie indiziert sein. Dazu ist es allerdings erforderlich, dass sich die Patientin in einem Zustand innerer und äußerer Sicherheit befindet, d. h., dass ein weiterer Missbrauch ausgeschlossen ist, sie sich in einer physischen wie emotional sicheren Umgebung befindet und insoweit stabil ist, dass eventuelle Konfrontationen mit dem traumatischen Geschehen nicht zu einer Destabilisierung und Retraumatisierung führen.

Systemische Familienarbeit

Schließlich sei noch kurz auf einige Besonderheiten der Familienarbeit bei intrafamiliärem Missbrauch eingegangen. Nicht immer ist eine Familientherapie indiziert. Besondere Schwierigkeiten treten auf, wenn es bei den Tätern zu einer (nicht selten anzutreffenden) Verleugnungsstrategie kommt und keine klare und eindeutige Verantwortung für den sexuellen Missbrauch übernommen wird. Beide Eltern tragen Verantwortung für das Wohl des Kindes/des Jugendlichen, doch sind die Konsequenzen unterschiedlich. Für den Täter bedeutet dies, für die geschehenen sexuellen Übergriffe die Verantwortung zu übernehmen und damit das Opfer von Schuldgefühlen zu entlasten, wobei sich seine Verantwortung nicht nur auf den sexuellen Missbrauch, sondern auch auf die Verschleierung desselben bezieht. Für den anderen Elternteil (meist die Mutter) heißt dies, eindeutig zum sexuell missbrauchten Kind zu stehen. Beide Eltern haben dafür Sorge zu tragen, dass die Familiengrenzen eindeutig und klar werden und es zukünftig nicht mehr zu sexuellem Missbrauch kommt. Dazu ist es meist notwendig, dass der Täter – zumindest vorübergehend – die Familie verlässt. Voraussetzungen für eine eventuelle spätere Wiederzusammenführung der Familie sind, dass das Opfer mehrfach zum Ausdruck bringt, sich vor weiteren Übergriffen sicher zu fühlen, dass allen Familienmitgliedern klar ist, worin die besonderen Gefährdungen in der Familie liegen, dass sich hinsichtlich der wichtigsten Faktoren eine Veränderung angebahnt hat (beispielsweise hinsichtlich des Alkoholismus des Täters), dass die Tatsache des Missbrauchs von keinem Familienmitglied abgestritten wird, und dass eine regelmäßige, weitere Vorkommnisse verhindernde Kontrolle durch externe Personen stattfindet und von allen Familienmitgliedern akzeptiert wird.

Familientherapie

In der eigentlichen familientherapeutischen Behandlungsphase geht es dann um die Etablierung eindeutiger Grenzen, die Enttabuisierung belastender Familiengeheimnisse, die Klärung auf der Ebene der Eheleute (ggf. auch im Rahmen einer Ehetherapie außerhalb und neben der die Kinder einbeziehenden Familientherapie), die mögliche Einbeziehung der Herkunftsfamilie, in der vielleicht schon Gewalt und Grenzüberschreitung einen Rolle gespielt haben, sowie eine Anbahnung Grenzen respektierender, entwicklungsfördernder Beziehungsmuster. Systemische Familientherapie ist nicht immer möglich oder grundsätzlich indiziert. Manchmal sind praktische Hilfen, Elternberatung, Casemanagement oder auch die Herausnahme des Kindes die sinnvolleren Vorgehensweisen.

Wie auch bei anderen Formen familiärer Gewalt, stehen auch im Falle des sexuellen Missbrauchs Sozialarbeiter und Sozialpädagogen in dem Dilemma, einerseits Verständnis für die große Belastung aller Familienmitglieder zu haben, andererseits in der gebotenen Klarheit und Eindeutigkeit den Schutz der Opfer sexueller Gewalteinwirkung zu gewährleisten. Wichtig scheint mir indes, die Spannung dieser Polarität selbst durchzustehen. Dies erfordert allerdings die Bereitschaft zur Eigenreflexion und Supervision, die in diesem Arbeitsfeld unabdingbar ist.

Auf einen Blick

- Sexueller Missbrauch liegt vor, wenn gegenüber einem Kind oder einem Jugendlichen ein sexuelles Verhalten erzwungen wird oder ein solches Verhalten unter der Ausnutzung der Abhängigkeit und der relativen seelischen Unreife des Kindes/des Jugendlichen zustande kommt.
- Man kann zwischen Missbrauch im familiären Nahbereich und außerfamiliärem Missbrauch sowie zwischen hands-on- und hands-off-Taten unterscheiden.
- Vor allem wiederholte und langanhaltende Erfahrung sexueller Gewalt kann zu schweren, ggf. sequenziellen Traumatisierungen sowie posttraumatischen Belastungsstörungen führen.

- Körperliche Hinweise auf sexuellen Missbrauch können sein: Rektale und genitale Verletzungen, Fremdkörper in diesen Bereichen, Körperverletzungen an Brüsten, Gesäß, Schenkeln oder Geschlechtsteilen, genitaler Juckreiz, Geschlechtskrankheiten.
- Hinweise auf der Verhaltensebene sind zwar meist unspezifisch, müssen aber dringend beachtet werden: Z. B. unangemessen ängstliche oder distanzlose Verhaltensweisen gegenüber Männern, Trennungsängste, Regression, Depression, Weglaufen, sexualisierte Sprache, sexualisierte Spiele, soziale Isolation, plötzliches Schulversagen, Suizidalität, Suchtverhalten u. a. m.
- Die Anamnese und die Diagnostik (einschließlich medizinischer Untersuchungen) müssen behutsam durchgeführt werden, um mögliche Retraumatisierungen zu vermeiden.
- Die eigentliche Krisenintervention mit Offenlegen des Missbrauchsgeschehens, Klarstellung der Verantwortung und konkretem Hilfeplan setzt zuvor eine dezidierte Planung und Vorbereitung des Vorgehens voraus und erfordert in der Regel interdisziplinäre Zusammenarbeit.

Multiple-Choice-Fragen zu diesem Kapitel finden Sie unter testfragen.reinhardt-verlag.de

Weiterführende Literatur

Egle, U. T., Joraschky, P., Lampe, A., Seiffge-Krenke, I., Cierpka, M. (Hrsg.) (2016): Sexueller Missbrauch, Misshandlung, Vernachlässigung, Erkennung, Therapie und Prävention der Folgen früher Stresserfahrungen. 4. Aufl. Schattauer, Stuttgart

Kessner, S. L., Tobin, S. (2002): Keeping Kids Safe. A Sexual Abuse Prevention Manual. 2nd ed. Hunter House, Nashville

6.3 Häusliche Gewalt und Stalking

6.3.1 Kontext

Häusliche Gewalt

> In Anlehnung an den amerikanischen Sprachgebrauch wird Gewalt in Ehe und Partnerschaft bzw. „Gewalt im sozialen Nahraum" zunehmend als „**häusliche Gewalt**" (engl. „domestic violence") bezeichnet. Nach Schwander (2003, 195ff.) liegt häusliche Gewalt „vor, wenn Personen innerhalb einer bestehenden oder aufgelösten familiären, ehelichen oder eheähnlichen Beziehung physische, psychische oder sexuelle Gewalt ausüben oder androhen".

Dabei kann es sich um physische Gewalt (Schlagen, Würgen etc.), psychische Gewalt (Drohen, Erniedrigen etc.), sexuelle Gewalt, soziale Gewalt (Verbot von Kontakten, soziale Isolation etc.) oder ökonomische Gewalt (Entzug der Verfügungsgewalt über Geld, Verbot zu arbeiten etc.) handeln. Vor allem soziale und ökonomische Gewalt werden mitunter verkannt, sind aber wichtige Charakteristika häuslicher Gewalt. Häusliche Gewalt ist nicht gleichzusetzen mit spontanem, von Gewalt begleitetem Konfliktverhalten, das in der Regel dadurch gekennzeichnet ist, dass beide Partner temporär, sozusagen prinzipiell auf Augenhöhe, Gewalt anwenden. Solche gewaltsamen Konflikte und Beziehungsstreitigkeiten sind Ausdruck einer prinzipiell symmetrischen Beziehungsdynamik. Im Gegensatz hierzu ist häusliche Gewalt von einer deutlichen Täter-Opfer-Dynamik gekennzeichnet, bei der der Täter systematisch versucht, durch die Gewaltanwendung Kontrolle über das Opfer zu erhalten. Dabei wird ein dauerhaftes Klima von Angst und Kontrolle aufgebaut und die Dominanz des Täters zunehmend verfestigt.

Stalking

Im Zusammenhang mit häuslicher Gewalt ist auch auf das Phänomen des Stalkings einzugehen: Der Begriff kommt aus dem Englischen und bedeutet ursprünglich „auflauern oder heranpirschen". Mullen (1999, zit. nach Schmidt in Fachstelle für Gleichstellung Stadt Zürich 2010, 44) definiert den Begriff des Stalkings als einen „Ablauf von sich wiederholenden, andauernden, unerwünschten Versuchen, sich dem Opfer anzunähern oder mit ihm zu kommunizieren [...]". Gewalt in Beziehungen sowie Stalking in bzw. nach Partnerschaftsbeziehungen sind häufig miteinander verbunden. In solchen Konstellationen sind die Täter überwiegend (zu mehr als 90 %) männlich und die Opfer (fast ausschließlich) Frauen.

Der Versuch, durch Gewalt Kontrolle über das Opfer (die Ehefrau bzw. Partnerin) zu bekommen oder zu erhalten, wird dann auch nach der Beendigung der Partnerschaft fortgesetzt, indem durch Anrufe, Drohungen, permanente Beobachtung und Auflauern des Opfers Kontrolle aufrechterhalten, Gewalt ausgeübt und das Opfer eingeschüchtert und bedroht wird. Daher soll in diesem Kapitel sowohl das Phänomen der häuslichen Gewalt als auch das des Stalkings in und nach Partnerbeziehungen gemeinsam abgehandelt werden.

Arbeitsfeldbezogene Herausforderungen

Sozialarbeiterinnen, Sozialpädagoginnen und Pädagogen werden mit dem Phänomen der häuslichen Gewalt und des Stalkings in sehr heterogenen Arbeitsfeldern und Situationen konfrontiert: zum einen in allgemeinen Krisenzentren und Beratungsstellen, bei denen das Phänomen möglicherweise erst sekundär zur Sprache kommt. Zum anderen im medizinischen Kontext, beispielsweise im Krankenhaussozialdienst, wenn körperliche Verletzungen, gynäkologische Störungen, psychiatrische Auffälligkeiten und Suizidalität möglicherweise einen Verdacht auf häusliche Gewalt nahelegen. Auch im Bereich des Kinderschutzes ist es wichtig, Zeichen für häusliche Gewalt zu erkennen. Nicht selten sind Kinder nicht nur ihrerseits Opfer von Gewalthandlungen (hierauf wurde in Kapitel 6.1 „Kindesmisshandlung" eingehend eingegangen), sondern sie sind auch Zeugen von Gewaltanwendung gegenüber ihrer Mutter, was auch für die Kinder sehr traumatisch sein kann. Insofern sind Sozialarbeiterinnen und Pädagogen auch im Rahmen des allgemeinen Sozialdienstes, familienunterstützender Hilfen wie der sozialpädagogischen Familienhilfe oder generell der Jugendhilfe direkt oder indirekt mit dem Phänomen der häuslichen Gewalt konfrontiert. Und schließlich arbeiten sie häufig auch in Opferberatungsstellen, Frauenhäusern oder Beratungseinrichtungen und Organisationen, die sich gezielt mit Phänomenen der Gewalt gegen Frauen befassen und Frauen, die häusliche Gewalt erfahren bzw. erfahren haben, in Krisensituationen unterstützen. Psychologinnen und Psychotherapeuten können in den o.g. Feldern beratend tätig sein, sind aber auch und vor allem dann gefragt, wenn die Schwere der psychischen und sozialen Verletzungen zu einer längerfristigen seelischen Erkrankung oder Störung geführt hat, die der Behandlung bedarf.

6.3.2 Grundlagen

Verleugnung und Bagatellisierung

Hartnäckig halten sich eine Reihe von Vorurteilen, die geeignet sind, häusliche Gewalt zu verharmlosen oder gar zu entschuldigen. So wird z. B. ein erhöhter Stresspegel („Da ist mir die Hand ausgerutscht") ebenso wie eine Alkoholisierung („Ich war betrunken") als vermeintliche Entschuldigung benannt – festzuhalten ist jedoch, dass weder der Zustand der Alkoholisierung noch vermeintlicher Stress eine Rechtfertigung für Gewalt sein können. Darüber hinaus geht es bei der häuslichen Gewalt in der Regel um die Kontrolle über die Partnerin und das Verfestigen von Machtstrukturen. Die eben genannten „Gründe" werden also erst sekundär hinzugezogen. Auch die vermeintliche „Provokation" durch die Partnerin ist zu hinterfragen: Es gibt kein Fehlverhalten, das Gewalt rechtfertigen würde. Von der Umwelt wird mitunter postuliert, die Frau habe sich den Mann doch selbst gewählt und könne ihn doch verlassen, wenn sie es nicht mehr aushalte. Dabei wird übersehen, dass sich die kontrollierende und Gewalt anwendende Beziehung oft sukzessive entwickelt (aus Verliebtheit wird Eifersucht, aus Zuneigung sexueller Besitzanspruch, aus Fürsorge Kontrollbemühen). Dieser Prozess verläuft mitunter schleichend. Und das Verlassen eines Ehepartners kann nicht nur aus finanziellen Gründen, sondern auch aus familiären und sozialen Gründen erschwert sein: Kommentare von Familienangehörigen und Freunden, man möge es doch noch einmal versuchen, die Sorge um die Kinder, denen man eine „heile Familie" bieten will, Mitleid mit dem gewaltanwendenden Mann und die (meist vergebliche) Hoffnung darauf, dass er sein Verhalten ändert, sind hier zu nennen. Ein letztes, weit verbreitetes Missverständnis besteht darin, einen – auch gewaltsam eskalierenden – Ehekrach mit häuslicher Gewalt zu verwechseln. Bei einem gewalttätigen Beziehungskonflikt haben die Partner in etwa gleichstarke Positionen und agieren – wenigstens prinzipiell – auf Augenhöhe, zudem handelt es sich in der Regel nicht um ein konstantes und eskalierendes Beziehungsmuster. Bei der häuslichen Gewalt hingegen dominiert der Täter (in der Regel der Mann), die Gewalt ist Mittel zum Zweck der zunehmenden Kontrolle über die Ehepartnerin, und auf lange Zeit wird die Dominanz des Täters mehr und mehr verfestigt.

Gewalt und Kontrolle

So gilt es, häusliche Gewalt zu erkennen und eindeutig zu benennen. Ein ganz entscheidendes Moment ist, dass es bei häuslicher Gewalt um die Dominanz des Mannes und seine Kontrolle über das Leben und Handeln seiner Partnerin geht. Letztlich geht es um Macht und Abhängigkeit, wobei körperliche Gewalt manchmal gar nicht nötig ist. Zurechtweisungen, Kontrollieren, Schikanieren und Einschüchtern, Demütigungen, das Verbot eigenständig zu arbeiten oder bestimmten Freizeitaktivitäten nachzugehen, soziale Isolation und Fernhalten von Freundinnen und Freunden, Kontrolle über die Finanzen – dies alles sind Gewaltformen, die der Machtausübung dienen und die Partnerin zunehmend hilflos werden lassen. Darüber hinaus kann es auch zur psychischen Gewalt kommen, insbesondere dann, wenn die Partnerin sich die o.g. Zumutungen nicht mehr gefallen lässt. Nun können unterschiedliche und gefährliche Attacken und Misshandlungen (Schläge, Fußtritte, Würgen, Angriffe mit Gegenständen) eine weitere Eskalation darstellen. Auch sexuelle Gewalt, beispielsweise sexuelle Nötigung, Vergewaltigung oder das Bestehen auf sexuelle Praktiken gegen den Willen der Partnerin, gehört zum Kontext häuslicher Gewalt. Besonders ist darauf hinzuweisen, dass auch ökonomische Gewalt ganz entscheidend zur Unterdrückung der Partnerin beiträgt, beispielsweise, wenn sie um Geldzuteilung bitten muss oder ihr Partner sie finanziell in der Hand hat – was in einem Circulus Vitiosus möglicherweise eine Trennung auch aus ökonomischen und sozialen Gründen erschwert.

Zyklus der Gewalt

Der „intime Terrorismus“ systematischen Dominanz- und Kontrollverhaltens (Schmidt in: Fachstelle für Gleichstellung der Stadt Zürich, 2010, 37) entwickelt sich oft schleichend bzw. spiralförmig. Viele Autoren beziehen sich auf den von der Psychologin Walker 1984 eingeführten Begriff des „Kreislaufs der Gewalt“ (Cycle of Violence).

Spannungsaufbau

Innerhalb eines solchen Zyklus kommt es in einer ersten Phase zunächst zum Spannungsaufbau, der durch verbale Angriffe aus nichtigen Anlässen und eine zunehmende emotionale Spannung charakterisiert ist. Dabei versucht die Partnerin meist, ihrem Partner alles recht zu machen, um nur keinen Grund zur Eskalation zu geben. Aber wie sehr sie sich auch zurücknimmt, ihren Ärger herunterschluckt oder sich demütigen lässt – unausweichlich geht der Kreislauf in die zweite Phase des Gewaltausbruchs über.

Kontrollverlust

In dieser Phase kommt es zum Kontrollverlust des Täters, der nun mehr oder weniger massive Gewalt anwendet, was zur Entladung der aufgebauten Spannungen führt. In dieser Situation ist das Opfer hilflos und hat so gut wie keinen Einfluss auf die Schwere der Gewalttat. Die körperlichen und/oder sexuellen Gewaltanwendungen können mit erheblichen Verletzungen einhergehen und bedürfen oft auch der medizinischen Behandlung. Wie noch zu zeigen sein wird, sollten solche Situationen von helfenden Teams genutzt werden, um die Gewaltanwendung zur Sprache zu bringen.

Honeymoon

Üblicherweise kommt es nach mehr oder weniger längerer Zeit zu Entschuldigungs- und Entlastungsversuchen von Seiten des Täters, was mitunter als „Honeymoon“ apostrophiert wird. Die Wiederzuwendung zur Partnerin und das Beteuern, es einerseits nicht so gemeint zu haben, andererseits sich nun zu ändern, sind auf Seiten des Täters Zeichen eintretender Scham- und Schuldgefühle und führen auf Seiten der misshandelten Frau oft zur Bereitschaft, dem vermeintlich einsichtigen Partner eine (letzte) Chance zu geben. Leider ist diese Phase in der Regel nicht von Dauer, sondern führt zu einer weiteren, spiralförmigen Triggerung eines erneuten Gewaltzyklus.

Verleugnungsstrategien

Problematisch ist weiterhin, dass viele Männer nicht so ohne Weiteres ihr Fehlverhalten und die dahinterliegende Dynamik einsehen, was für eine grundlegende Veränderung notwendig wäre. Übliche Neutralisierungsstrategien sind das Verleugnen („Das war ein Versehen“), das Ablenken („Jetzt ist es eh nicht mehr zu ändern“), das Bagatellisieren („Ganz so schlimm war es ja nicht“), das Normalisieren („Andere sind viel schlimmer“), das Rechtfertigen („Ich konnte nicht anders“), das Abspalten („Ich war nicht mehr ich selbst“) oder das Verschieben der Verantwortung („Ich wurde provoziert“). Um eine wirkliche Veränderung herbeizuführen, müssten die Täter sich selbst und anderen gegenüber die ihren Gewalttaten zugrundeliegenden Dynamiken nebst den dazugehörigen Verleugnungsstrategien eingestehen. Erst dann ist es möglich, den bis dato fast unausweichlichen Gewaltkreislauf zu durchbrechen, Verantwortung für das eigene Handeln und die eigene Impulskontrolle zu übernehmen, bestimmte Fertigkeiten, insbesondere soziale Fertigkeiten, gezielt zu trainieren und seine Einstellung zur Beziehung und den Umgang miteinander grundlegend zu ändern. Wie in allen grundlegenden Facetten menschlichen Zusammenlebens und Verhaltens geschieht dies nicht über Nacht, sondern ist nur mit ausdauerndem, von ehrlichem Bemühen gekennzeichneten Training unter fachlicher Begleitung zu erreichen. Aber wie gesagt – dies setzt eine grundlegende Bereitschaft zur Selbsterkenntnis und Verhaltensänderung voraus.

Kinder als Zeugen häuslicher Gewalt

Kinder können zum einen selbst Opfer von Gewalt in Familien werden. Dies wurde bereits in Kapitel 6.1 (Kindesmisshandlung) eingehend beschrieben. Darüber hinaus können sie dadurch belastet werden, dass sie Zeuge der Gewalt werden, die ihrer Mutter angetan wird, vor allem dann, wenn sie die Mutter als gedemütigt, hilflos und verletzt erleben und keine Möglichkeit haben, aktiv einzugreifen und dies zu verhindern (was sie mitunter meinen, tun zu müssen, ohne auch nur die geringste Chance dazu zu haben). Insofern sind Kinder immer auch mit Leidtragende häuslicher Gewalt, zumal nicht selten nicht etwa der Täter, sondern die Mutter und die Kinder den bisherigen Wohnraum verlassen. In jedem Fall sind Kinder sowohl bei einer sich zuspitzenden familiären Spannungs- und Gewaltlage als auch bei plötzlichen, krisenhaften oder erzwungenen Veränderungen der Wohnsituation oder der familiären Situation massiv von den Folgen häuslicher Gewalt betroffen. Pädagogen, Sozialarbeitern und kinderpsychotherapeutisch tätigen Psychologen kommt eine große Aufgabe beim Erkennen dieser Krisen und möglicher Folgen auf die Entwicklung der Kinder sowie bei der weiteren Begleitung und Therapie zu. Grundsätzlich ist es wichtig, dem Kind aufmerksam zuzuhören, wenn es von gewaltsamen Zuständen zuhause erzählt, eine Vertrauensbasis zu schaffen, ehrlich und authentisch zu sein (beispielsweise keine falschen Aussagen zur Schweigepflicht zu machen), verlässlich für das Kind erreichbar zu sein und dafür zu sorgen, dass sich diese für das Kind unhaltbaren, spannungsreichen und gewaltbetonten Situationen ändern.

Stalking

Wie bereits gesagt, handelt es sich beim Stalking um einen Vorgang, bei dem das Opfer belästigt, eingeschüchtert, bedroht, vor allem aber kontrolliert und verfolgt wird. Leichtere Formen des Stalkings können sich in ständiger unerwünschter Kommunikation (beispielsweise durch Telefonate und Briefe, Zusenden von Geschenken, demonstratives Warten und Beobachten u.ä.) äußern, es kann aber auch zu schweren und gewalttätigen Formen wie Gewaltandrohungen gegen das Opfer oder seine Angehörigen, tatsächliche körperliche oder sexuelle Übergriffe, Diebstahl oder Sachbeschädigung kommen. Die Methoden, die angewandt werden, sind vielgestaltig. Penetrante Telefonanrufe, sei es über das Festnetz, sei es via Handy / Smartphone, sind dazu geeignet, beim Opfer ein dauerhaftes Gefühl des Erschreckens und der Angst auszulösen. Dabei sind lästiges Schweigen am Telefon ebenso möglich wie aufdringliche, obszöne oder drohende Verbalattacken. Auch via Post, Fax oder SMS kann der Täter Kontakt aufnehmen, möglicherweise auch zu Dritten, beispielsweise Arbeitskollegen, bei denen das Opfer verleumdet und kompromittiert wird. Unter Cyberstalking versteht man eine Vielzahl von Belästigungen, Angriffen und unerwünschten Kommunikationsversuchen unter Nutzung des Internet. U. a. kann der Email-Account regelrecht überschüttet werden, so dass die Berufstätigkeit, die Kommunikation mit Freunden oder die normale Handhabung des Computers für das Opfer fast unmöglich werden. Mitunter werden ungewollte Geschenke, manchmal auch obszöne Gegenstände, angeliefert. Das Bestellen von Waren durch fingierte emailgestützte Bestellungen, das Stornieren von Lieferungen (bis zur Strom- und Wasserversorgung), Buchungen für ungewollte Abos oder Reisen u.ä. gehören zu den besonders perfiden, internetgestützten Stalkingformen. Meistens jedoch versuchen Stalker, sich in der Nähe des Opfers aufzuhalten, unerwartet aufzutauchen, das Opfer zu verfolgen und ihm zu signalisieren, dass es dem Stalker nicht entkommen könne. Auch eine Kontaktaufnahme über Freunde oder Nachbarn, die vermeintlich ein gutes Wort einlegen sollen, gehört zu den Maßnahmen, mit denen der (Ex-)Partner versucht, wieder Kontrolle über die Situation und vor allem über die (Ex-)Partnerin zu bekommen. Permanentes, schweres Stalking kann mit einem durchaus ernstzunehmenden Gewaltrisiko einhergehen und im Einzelfall auch zur Verletzung oder zum Tod des Opfers führen. Sowohl häusliche Gewalt als auch Stalking führen im Gefolge der spiralförmigen Verengung und Verschlechterung der Situation des Opfers zu erheblichen psychosozialen Beeinträchtigungen, Krisen und mitunter seelischen Störungen. Vor allem Hilflosigkeit und Kontrollverlust machen die Situation oft unerträglich. Freizeitaktivitäten und Unternehmungen werden eingeschränkt, die Lebensfreude und Spontaneität geht verloren, Fähigkeiten verkümmern, und oft ist soziale Isolation die Folge der Kontrolle, die die Täter ausüben. Wird die Situation unerträglich, können sich psychische Störungen, beispielsweise schwere Angststörungen, Ess-Störungen, Depressionen oder Suchtstörungen, entwickeln.

6.3.3 Notfallsituation und Krisenintervention

Grundvoraussetzungen

Bevor konkrete Notfallsituationen analysiert werden, soll zunächst auf grundlegende Prinzipien der Krisenintervention und Beratung eingegangen werden. Häusliche Gewalt stellt Machtausübung des Täters auf Kosten des Opfers dar. Die Asymmetrie im Beziehungsgefüge und die Hilflosigkeit des Opfers angesichts der überwältigenden Dominanz des Täters fordern eine klare Haltung des professionellen Betreuers. Verantwortlich für die Situation ist der Gewalttätige, nicht das Opfer. Damit verpflichtet sich die professionelle Begleiterin der Parteilichkeit – sie nimmt Partei für die gewalterfahrende Frau. Dieser muss deutlich werden, dass ihr geglaubt wird und dass die Beraterin grundsätzlich auf ihrer Seite steht und keineswegs die Situation bagatellisiert oder verharmlost. Am Anfang des Hilfeprozesses steht das Bemühen, Vertrauen herzustellen. Die Klientin muss darauf vertrauen können, sich auf die Beraterin verlassen zu können. Dies setzt auch Vertraulichkeit und Anonymität voraus.

Außerdem muss die Klientin mit den Zielen und konkreten Schritten des Hilfeprozesses einverstanden sein. Sie selbst bestimmt über das Ziel des Hilfsprozesses, ihr wichtige Veränderungen und ihren eigenen Lebensweg. Das gilt auch dann, wenn sie sich beispielsweise dazu entscheidet, wieder zu ihrem offensichtlich immer noch gewaltbereiten Mann zurückzukehren. Einzige Ausnahme ist eine akute und schwere Gefährdung der Frau, bei der die Klientin nach eingehender Erklärung der Dringlichkeit der Situation davon überzeugt werden sollte, in Verantwortung für ihr Leben und möglicherweise das ihrer Kinder geeignete Schutzmaßnahmen anzunehmen.

Stabilisierung

Letztlich geht es um emotionale und soziale Stabilisierung sowie Befähigung der Klientin, ihr Geschick wieder in die eigenen Hände zu nehmen, ein Vorgang, der oft als „Empowerment" bezeichnet wird (vgl. auch Kapitel 2.3).

Empowerment

Mitunter muss auf einer ganz basalen Ebene wieder angebahnt werden, die Anforderungen des täglichen Lebens neu einzuüben sowie soziale Kompetenzen neu zu erwerben und zu festigen, um künftig eigenständig leben zu können. An erster Stelle steht jedoch, für Schutz und Sicherheit der Frau (ggf. auch ihrer Kinder) zu sorgen. Erst wenn gesichert ist, dass keine weitere körperliche und seelische Gefährdung droht, können Veränderungen der Lebensweise fokussiert werden. Dann, und erst dann, geht es auch darum, sich der eigenen emotionalen Verletztheit und ggf. auch Traumatisierung bewusst zu werden, die hiermit verbundenen Emotionen wahrzunehmen und zu verarbeiten und vor allem, sich der eigenen Kräfte und Ressourcen bewusst zu werden, um neue Strategien für ein eigenständiges und nicht mehr durch Kontrolle und Gewalt fremdbestimmtes Leben zu entwickeln. In diesem Prozess der Hilfe zur Selbsthilfe wird die Klientin letztendlich selbst, wenn auch möglicherweise mit professioneller Hilfe, ihre eigenen Perspektiven entwickeln. Häusliche Gewalt findet auf körperlicher, seelischer, sexueller, ökonomisch-finanzieller und sozialer Ebene statt. Bei Verdacht auf das Vorliegen von häuslicher Gewalt sind also vielschichtige Beobachtungen, Untersuchungen und Ebenen des Gesprächs erforderlich. Die meisten Frauen werden mehrfach, oft regelmäßig, misshandelt und zeigen daher oft vielfältige Verletzungsformen unterschiedlichen Schwere- und Heilungsgrades, beispielsweise Hämatome, Kratzspuren, Narben, Würgemahle, ausgerissene Haare u. a. Auch diffuse körperliche Beschwerden können im Gefolge von häuslicher Gewalt auftreten. Da sich viele Frauen schämen, über ihre Gewalterfahrungen zu sprechen, und das Thema oft tabuisiert wird, kommt der internistischen bzw. gynäkologischen Untersuchung und vor allem der gezielten Frage nach erlittener Gewalt eine besondere Bedeutung zu.

Körperliche Symptome

Allgemeine körperliche Hinweise können – ohne Anspruch auf Vollständigkeit – sein: Knochenbrüche, Verletzungen im Bereich von Becken, Armen, Brust, Oberschenkel, Gesichtsverletzungen, Zahnverletzungen, Hämatome und Kratzwunden, Quetschwunden, Verbrennungen, Narben, Schlafstörungen, Erschöpfung, Müdigkeit und Konzentrationsschwäche, allgemeine und spezielle Schmerzsyndrome (insbesondere Spannungskopfschmerzen) sowie diffuse Bauchbeschwerden. Hinzu kommen gynäkologisch relevante Beschwerden wie Verletzungen im Brust- und Genitalbereich, vaginale oder anale Entzündungen, starke Blutungen, sexuelle Probleme, unregelmäßiges Wahrnehmen von Schwangerschaftsvorsorgeuntersuchungen oder auch (häufig nicht beachtet!) Alkohol- oder Tablettenmissbrauch bei bestehender Schwangerschaft.

Psychische und psychosomatische Symptome

Neben den somatischen Beschwerden sind auch psychische und psychosomatische Hinweise zu beachten, beispielsweise Angst- und Panikattacken, Verfolgungsängste, Reizbarkeit und Schreckhaftigkeit, allgemeine Unruhe, Schlaflosigkeit, Depression und Hoffnungslosigkeit, Resignation und Ohnmachtsgefühle, Suizidgedanken, selbstverletzendes Verhalten und allgemeine Hinweise einer posttraumatischen Belastungsstörung, wie sie in Kapitel 1.3 näher beschrieben wurde.

Soziale Ängste, Probleme und Sorgen äußern sich oft in Schuldgefühlen, Schamgefühlen, dem Gefühl, bedroht zu sein, die Kontrolle über das eigene Leben zu verlieren, ständiger Angst, Isolation von anderen Menschen, dem Aufgeben von Hobbys u. a. m. Besonders auffällig ist es, wenn Frauen um „des lieben Friedens willen“ nicht mehr ihre eigene Meinung äußern, auf viele ihnen wichtige Aktivitäten verzichten, ständig angespannt und „auf der Hut“ sind, Kontakte zu ihnen wichtigen Menschen aufgeben und ihre Aktivitäten von der Zustimmung ihres Partners abhängig machen. Oft ist es besonders schwierig, als Außenstehender die ökonomische und soziale Komponente häuslicher Gewalt zu erfassen. Es gibt einige Indikatoren, die im direkten Kontakt mit Betroffenen auffallen können: Beispielsweise ein nervöses, ängstliches und ausweichendes Verhalten, Verheimlichung von Fakten und Verharmlosung von Verletzungen, widersprüchliche und lückenhafte Erklärungen, Begleitpersonen, die immer wieder für die Betroffenen sprechen und antworten und ihnen nicht von der Seite weichen, das Vermeiden von Blickkontakt, Widerstand gegen stationäre Aufenthalte, Versäumen oder Verschieben von Terminen oder ein Abbruch der Behandlung bzw. des Beratungskontakts. Aber auch allgemeiner sozialer Rückzug, beispielsweise im Freundeskreis, sowie das abrupte Abbrechen von sozialen Kontakten, zunehmende Schwierigkeiten am Arbeitsplatz, häufiger auftretendes Krankmelden, zunehmende Einnahme von Psychopharmaka oder Schmerzmitteln, unachtsamer Umgang mit chronischen Erkrankungen (z. B. Diabetes) und gesundheitsgefährdendes Sexualverhalten können Hinweise auf erlittene häusliche Gewalt sein.

Im Verdachtsfall nachfragen!

Werden im medizinischen Kontext (beispielsweise bei einer gynäkologischen Untersuchung), in einer Krisensituation (beispielsweise bei Gefährdung des Kindeswohls) oder in einer Beratungssituation (beispielsweise in einer Krisenberatung) Symptome und Gefahrenmomente deutlich, die auf das Vorliegen häuslicher Gewalt schließen lassen, sollte dem nachgegangen werden. Konkret: Die Klientinnen sollten auf mögliche Gewalterfahrungen angesprochen werden. Dies geht natürlich nur, wenn die Klientin Vertrauen in die Situation und insbesondere die Untersucherin / Beraterin gefasst hat.

Krisenintervention

Wenden wir uns nun der Krisenintervention bei häuslicher Gewalt und Stalking zu. An erster Stelle steht die Sicherheit des Opfers. Dies gilt sowohl für das Gefahrenmoment der häuslichen Gewalt als auch für das Stalking. Das Gefahrenrisiko muss eingeschätzt und minimiert werden. Risikofaktoren sind bisherige Verhaltensweisen, insbesondere delinquentes Verhalten des Täters, die Psychodynamik der Beziehung in der Vergangenheit sowie in der aktuellen Situation, die situative, insbesondere räumliche, finanzielle und soziale Situation von Täter, Opfer bzw. Familie, die psychosoziale Einbindung und Integration ins soziale Umfeld bzw. das Fehlen derselben, bisherige Formen von Belästigung, Bedrohung, Kontrolle und Gewaltanwendung, die Analyse möglicher Ziele und Motive und insbesondere die Einschätzung des Opfers selbst, was ihre konkrete Situation und das weitere Vorgehen angeht. Wie auch beim Vorliegen allgemeiner sexueller Gewalt (vgl. Kapitel 6.2) ist es wichtig, ein besonderes Netz von Hilfeleistungen bereitzustellen. Rechtsanwältinnen, Frauenärztinnen, Psychologinnen, Sozialarbeiterinnen – sie alle gehören zum potenziellen Team, das auf mehreren Ebenen stützend und beratend tätig werden kann. Vor allem geht es aber darum, sichere Orte zu finden – dies gilt zum einen sehr konkret physisch und sozial, zum anderen auch auf psychologischer Ebene.

Frauenhäuser

Frauenhäuser und Schutzzentren können eine Ultima Ratio darstellen, wenn akut der Täter nicht zum Verlassen der Wohnung veranlasst werden kann. Sinnvoller ist es natürlich, den Täter der Wohnung zu verweisen.

Gewaltschutzgesetz

Hierzu dient das 2002 in Kraft getretene Gewaltschutzgesetz. So können geschlagene oder bedrohte Frauen eine Schutzanordnung bzw. Wohnungszuweisung beantragen. Letztere bedeutet, dass sie die Wohnung nun allein nutzen können, ohne sie mit dem Täter weiter teilen zu müssen – und dies auch dann, wenn er der eingetragene Mieter ist. Gerichtliche Schutzanordnungen sollen vor weiterer Gewalt schützen. So kann das Gericht dem Täter beispielsweise verbieten, die Wohnung zu betreten oder sich bis auf eine bestimmte Entfernung zu nähern, sich an bestimmten Stellen aufzuhalten, die hinsichtlich des Stalkings und Bedrohens besonders relevant sind (Kindergarten, Arbeitsplatz der Frau etc.), oder dem Opfer Emails, SMS, Briefe etc. zu schicken. Schutzanordnungen müssen individuell formuliert sein, Zuwiderhandlungen sind eine Straftat und werden verfolgt.

Konkret sollten Frauen, die das Gewaltschutzgesetz in Anspruch nehmen wollen, sich von Fachleuten, insbesondere Frauenberatungsstellen, Frauennotrufen oder Mitarbeitern von Frauenhäusern informieren und beraten lassen. Bei Verletzungen ist immer eine ärztliche Begutachtung indiziert. Gewaltvorfälle sollten aufgeschrieben, Zeugen benannt und Tatsachbestände (Verletzungen, Demolierungen, Beschmutzungen von Wänden etc.) dokumentiert bzw. fotografiert werden.

Das Umgangsrecht mit den Kindern wird dem Täter nicht grundsätzlich aberkannt, kann aber bei entsprechender Gefährdung vom Familiengericht ausgesetzt werden – im Übrigen kann aber auch ein betreuter oder begleiteter Umgang angeordnet werden.

Polizeiliche Maßnahmen

Die Polizei ist 24 Stunden am Tag erreichbar und verpflichtet, potenzielle Opfer vor Gewalt zu schützen. Sie kann auch gegen das Einverständnis beider Parteien die Wohnung betreten und Personen befragen. Zudem kann sie gewalttätige Menschen in Gewahrsam nehmen. Man mache sich klar, dass Gewalttaten Offizialdelikte sind und auch dann von der Polizei geahndet werden, wenn das Opfer dies nicht wünscht. Zusätzlich kann allerdings auch das Opfer einen Strafantrag wegen beispielsweise Beleidigung, Bedrohung, Nötigung oder Sachbeschädigung stellen. In diesem Fall ist es sehr sinnvoll, sich von einer sachkundigen Rechtsanwältin beraten und vertreten zu lassen. Seit einiger Zeit gibt es zudem auch sozialpädagogisch ausgebildete Prozessbegleiterinnen, die den Opfern in einer Gerichtsverhandlung emotional beistehen können.

Keinen Kontakt zu Stalkern aufrechterhalten!

Wird eine Person gestalkt, ist es besonders wichtig, jeden Kontakt mit dem Stalker zu vermeiden. Jede Diskussion wird von ihm als Aufmerksamkeit gewertet. Es ist deswegen ratsam, ihn zu ignorieren und jeden Kontakt zu verweigern, wobei die Ablehnung nicht begründet oder erklärt werden muss oder sollte. Mit Kollegen, Freunden und Nachbarn sollte man offen darüber sprechen, dass man gestalkt wird. Dies kann entlasten, vor allem aber können Menschen aus dem sozialen Umfeld nun nicht mehr missbraucht werden (ein gutes Wort einlegen, vermeintlich bestellte Pakete annehmen etc.). Hinweise und Beweise auf Stalking (Telefonate auf dem Anrufbeantworter, Briefe, Mails und SMS, Schmierereien an Hauswänden, Geschenkpakete etc.) sollten gesammelt und dokumentiert werden, um bei einem eventuellen Strafverfahren zur Verfügung zu stehen. Vor allen Dingen sollte man kurz täglich aufschreiben, was konkret passiert ist. Eventuelle Zeugen sollte man sinnvollerweise auch vermerken. Bei Sachbeschädigung, Hausfriedensbruch, Verleumdung, Nötigung oder Körperverletzung und Drohung kann Strafanzeige bei der Polizei gestellt werden.

Selbstwirksamkeit

Ist die Sicherheit des Opfers gewährleistet, geht es im Weiteren um die Wiedererlangung des Gefühls der Selbstwirksamkeit, d. h. das Vertrauen darin, das Leben wieder in die eigene Hand nehmen und die wesentlichen Situationen des Alltags wieder selbst bestimmen und kontrollieren zu können. Dieser Prozess kann von geschulten Krisenmanagerinnen (Sozialarbeiterinnen, Pädagoginnen, Psychologinnen) begleitet werden. Die grundlegenden Maximen dieses Vorgehens wurden bereits eingangs aufgezeigt.

Indikationen zur Therapie

Die Traumatisierungen und körperlichen wie seelischen Schädigungen durch häusliche Gewalt und Stalking können indes so groß sein, dass es mit Sicherheit schaffenden Maßnahmen, herkömmlicher Krisenintervention und Wiederherstellung der Selbstwirksamkeit allein nicht getan ist. Schwere Angststörungen, Depressionen, latente suizidale Gefährdung, Suchtgefährdung oder posttraumatische Symptome bedürfen mitunter einer therapeutischen Behandlung. Allerdings sollte alles vermieden werden, was die Betroffenen destabilisieren könnte. Deswegen ist insbesondere am Beginn einer psychotherapeutischen Behandlung von Methoden abzusehen, die in besonderem Maße Gefühle evozieren („aufwühlen") können oder die Gefahr einer Retraumatisierung bieten. A und O ist – wie übrigens auch bei herkömmlicher Traumatherapie – die Stabilisierung und das Schaffen innerer und äußerer Sicherheit, auch emotionaler Sicherheit. Sachliche Klärung und direkte Hilfe, was den konkreten Umgang mit gefährdenden oder bedrohlich erscheinenden Situationen angeht, stehen ebenso im Vordergrund wie das (Wieder)Erlernen sozialer Kompetenzen oder Hilfen zur Bewältigung des Alltags.

6.3.4. Weitere Maßnahmen

Nach bzw. bei Erfahrungen von Stalking und häuslicher Gewalt ist keineswegs immer eine klassische Psychotherapie indiziert.

Erweiterung von Handlungsspielräumen

Als erster Schritt zu einer langfristigen Genesung ist es sicherlich hilfreich, Schutzfaktoren (protektive Faktoren) zu identifizieren und zu nutzen. Ein besonders wichtiger Schutzfaktor ist das aktive Suchen nach Handlungsalternativen sowie das aktive Handeln selbst. Alle Veränderungen, die vom Opfer selbst ausgehen, alle Maßnahmen, die die Betroffenen selbst planen und ergreifen, sind wesentlich wirksamer als Hilfen, die von außen kommen. Vor allem das Gefühl, selbst etwas bewirkt und seine Situation – und wenn nur geringfügig – verändert zu haben, kann Wunder wirken. Jedes neu gewonnene Maß an Freiheitsgraden und Handlungsspielräumen wird als persönlicher Erfolg konnotiert.

Zum Zweiten ist soziale Unterstützung von besonderer Bedeutung. In der Familie, im Freundes- oder Kollegenkreis angenommen und beheimatet zu sein, ist eine wichtige Voraussetzung für das Entwickeln neuer Kräfte und Gestaltungsmöglichkeiten. Zum Dritten ist eine konstruktive und längerfristige, vor allem aber vertrauensvolle und verlässliche Beratung hilfreich, wenn es darum geht, auch mit zukünftigen Schwierigkeiten und „Rückfällen" umzugehen.

Therapie

Zweifellos gibt es aber auch Situationen, in denen die psychische Belastung so groß ist, dass eine intensivere Psychotherapie im eigentlichen Sinne indiziert ist. Wie schon erwähnt, gilt dies insbesondere, wenn es zur Entwicklung von psychischen Erkrankungen kommt, beispielsweise Depressionen, generalisierten Angstzuständen, Sucht oder Suizidgefährdung.

Übernahme von Verantwortung

Zum Schluss soll noch darauf hingewiesen werden, dass häusliche Gewalt und Stalking Phänomene sind, die uns alle angehen. Schweigen und Wegsehen sind zwar häufig angewandte, aber nicht zu tolerierende Strategien. Untätigkeit ist der erste Schritt zur Akzeptanz nicht akzeptablen Verhaltens. Wenn Gleichgültigkeit und Hilflosigkeit dazu führen, dass weggesehen wird, sollte man sich einige Punkte klarmachen: Wer den Eindruck gewinnt, dass körperliche oder psychische Gewalt in einer Partnerschaft vorherrscht, sollte die Betroffenen (getrennt) darauf ansprechen. Das Ziel ist nicht unbedingt, bereits im ersten Gespräch das Verhalten zu verändern, sondern dafür zu sorgen, dass die Gewalt nicht mehr geheim ist, sondern durch einen Außenstehenden bemerkt wurde.

Auf einen Blick

- Häusliche Gewalt (domestic violence) kann sich in physischer Gewalt (Schläge), psychischer Gewalt (Drohen, Erniedrigen), sexueller Gewalt, sozialer Gewalt (Verbot von Kontakten) oder ökonomischer Gewalt äußern.
- Unter Stalking versteht man wiederholte, andauernde und unerwünschte Versuche der Annäherung, des Auflauerns oder der Kommunikation.
- Im Gegensatz zu anderen Formen aggressiver Auseinandersetzungen in Beziehungen ist domestic violence durch zunehmende Gewalt und Kontrolle der Situation auf Seiten des Täters und zunehmende Ohnmacht auf Seiten des Opfers charakterisiert.
- Im Rahmen eines Gewaltzyklus lösen sich Spannungsaufbau, Kontrollverlust und Harmonisierungsversuche (Honeymoon) häufig einander ab.
- Da häusliche Gewalt häufig verleugnet und bagatellisiert wird, ist eine eindeutige Offenlegung und Stellungnahme zum Schutz des Opfers erforderlich.
- Folgen häuslicher Gewalt können körperlicher (Hämatome, Verletzungen), psychischer (Angst, Ohnmachtsgefühle) oder sozialer (Isolation) Natur sein.
- Kinder können als Zeugen häuslicher Gewalt schwer traumatisiert werden.
- Die akute Krisenintervention zielt auf Gefahrenabwehr und Schutz vor weiterer Gewalt ab. Oft sind interdisziplinäre Hilfsangebote nötig (Polizei, Schutzstellen, psychosoziale Beratung, Rechtsberatung, ggf. Psychotherapie).
- Wird eine Person gestalkt, ist es wichtig, jeden Kontakt zum Stalker zu vermeiden.
- Grundprinzipien der Krisenintervention und Begleitung der Opfer sind das Schaffen von Sicherheit, Stärkung von Selbstwirksamkeitserwartung und Selbstermächtigung (Empowerment) sowie die Erweiterung von Handlungsspielräumen.

Multiple-Choice-Fragen zu diesem Kapitel finden Sie unter testfragen. reinhardt-verlag.de

Weiterführende Literatur

Buskotte, A. (2007): Gewalt in der Partnerschaft. Ursachen – Auswege – Hilfen. Patmos, Düsseldorf

Fiedler, P. (2006): Stalking. Opfer, Täter, Prävention, Behandlung. Beltz, Weinheim, Basel

6.4 Ansätze der Traumapädagogik

6.4.1 Kontext

Traumen in Kindheit und Jugend

Die in den vorangegangenen Kapiteln aufgezeigten traumatischen Erfahrungen in Kindheit und Jugend sind im besonderen Maße geeignet, posttraumatische Belastungsstörungen hervorzurufen: körperliche, psychische und emotionale Vernachlässigung in der Kindheit, emotionale und physische Gewaltanwendung, sexualisierte Gewalt/sexueller Missbrauch in Kindheit und Jugend, das Miterleben von Gewalt oder sexueller Gewalt als Zeuge, beispielsweise wenn ein Angehöriger – z. B. die Mutter – Opfer häuslicher Gewalt wird, sowie das Fehlen Sicherheit gebender Strukturen und haltgebender Personen, beispielsweise weil ein oder beide Elternteile schwer psychisch erkrankt sind.

Während in Laien- wie in Expertenkreisen häufig anerkannt wird, dass Gewalt und sexualisierte Gewalt zu posttraumatischen Belastungen führen kann, wird mitunter übersehen, dass auch Vernachlässigung im Kindesalter eine schwere Traumatisierung darstellt.

Mit den Folgeerscheinungen, insbesondere posttraumatischen Belastungsstörungen, werden sich insbesondere PsychologInnen, SozialarbeiterInnen und PädagogInnen auseinandersetzen, die Kinder und Jugendliche nach solchen Erfahrungen begleiten. Das gilt beispielsweise für die begleitende Jugendsozialarbeit in ihren unterschiedlichen Facetten (Erziehungsbeistandschaft, sozialpädagogische Familienhilfe, Elternberatung), insbesondere aber auch für die Begleitung von Kindern und Jugendlichen in schutzgebenden Wohnsituationen, wenn die Kinder nicht mehr bei ihren Familien bleiben können. Zu nennen sind hier temporäre Kinderschutzzentren, sozialpädiatrische sowie kinder- und jugendpsychiatrische Notfallzentren, aber auch Pflegefamilien, Wohngruppen und Wohnheime, pädagogische Jugendwohngemeinschaften usw. Wie gleich noch zu zeigen sein wird, sind ein konstantes, Sicherheit gebendes Milieu, verlässliche Beziehung, konstante Hilfsangebote und Akzeptanz der biographisch zu verstehenden Erscheinungsformen posttraumatischer Belastung von ausschlaggebender Bedeutung.

Auch Lehrer und Lehrerinnen werden traumatische Vorerfahrungen und posttraumatische Erscheinungsformen ihrer SchülerInnen erkennen und darauf adäquat reagieren müssen, um Lernprozesse zu ermöglichen und Entwicklungen zu fördern.

Und wenn auch soziale, pädagogische und entwicklungsfördernde Maßnahmen im Vordergrund stehen, so kommt doch auch der psychotherapeutischen Begleitung, beispielsweise durch Kinder- und Jugendpsychotherapeutinnen oder Psychologen, ebenfalls eine wichtige Rolle zu.

6.4.2 Grundlagen und Hintergründe

Extreme, immer wiederkehrende Traumatisierungen durch schwere Verlusterfahrungen, Gewalt, Beziehungsabbrüche usw. führen zu einer problematischen neuronalen Vernetzung des heranreifenden Gehirns. Diese Vernetzung ist durchaus nachvollziehbar: Das Kind lebt in einer permanent lebensbedrohlichen Welt, und um überleben zu können, muss sein Gehirn in einem permanenten Krisenmodus arbeiten. Problematisch daran ist, dass hier Strukturen gefestigt werden, die auch im späteren Leben jedes Ereignis, jede Wahrnehmung als potenziell lebensbedrohlich einstufen. Ein so vorgeprägtes Gehirn ist besonders anfällig für Stressoren. Was später als auffälliges Verhalten imponiert – beispielsweise Übererregbarkeit, Panikattacken, Dissoziationen, Aggressivität usw. – ist letztlich kein pathologisches oder „abnormes" Verhalten, sondern die normale und damit adäquate Reaktion auf eine völlig unnormale und schädigende Situation – die allerdings viele Jahre früher stattfand.

Posttraumatische Belastungsreaktion

Die zentralen Phänomene der posttraumatischen Belastungsreaktion sind

- Übererregung (Hyperarousal),
- Wiedererleben der Traumatisierung (Intrusion) und
- Vermeidung auslösender Situationen/Trigger (Konstriktion).

Darüber hinaus kann es häufig zu Abspaltungen und Entfremdungserlebnissen (Dissoziationen) sowie Affektstörungen (insbesondere schwerste Angstzustände, Panik sowie Depression) kommen (vgl. hierzu auch Kapitel 1.3).

Solche grundliegenden Folgen traumatischer Belastung, die über viele Jahre auch nach der eigentlichen Traumatisierung immer wieder auftreten und das Leben beeinträchtigen können, müssen von Pädagogen, Sozialarbeiterinnen und Psychologen erkannt und berücksichtigt werden, wollen sie ihre KlientInnen adäquat begleiten.

Trauma und Bindung

Kurz soll auch auf die Bedeutung traumatischer Erfahrungen für das Bindungsverhalten eingegangen werden. Viele seelische Störungen von Kindern und Erwachsenen sind auf einen Mangel an Sicherheit, Schutz und Geborgenheit in den ersten Lebensjahren zurückzuführen. Bereits in den 1950er-Jahren entwickelte der englische Psychoanalytiker John Bowlby (1958, 2014) die sog. Bindungstheorie, der zufolge Menschen – wie andere Säugetiere auch – ein biologisch angelegtes Bindungssystem besitzen, das sich vor allem in der prägenden Phase der frühen Kindheit weiterentwickelt – und zwar in der Interaktion mit vertrauten, Schutz und Sicherheit gebenden Bindungspersonen, in der Regel den Eltern. Insbesondere der menschliche Säugling, der im gesamten ersten Lebensjahr völlig vom Schutz seiner Bezugsperson abhängt, entwickelt hier Urvertrauen, wenn er überlebenswichtige Hilfe in Form von Nahrung, Wärme, Schutz, Körperkontakt, emotionaler Nähe, aber auch sensorische Anregung bekommt.

Sichere und unsichere Bindung

Wird sein Bedürfnis nach Sicherheit, Schutz und adäquater Anregung nicht erfüllt, kann sein Bindungserleben und Bindungsverhalten empfindlich und nachhaltig gestört werden. Dies geschieht insbesondere, wenn auf die Bedürfnisse gar nicht, nicht genügend oder unberechenbar eingegangen wird, was zu einer unsicheren Bindung führt. Während sicher gebundene Kinder bei einer Trennung von ihren Eltern nach ihnen rufen, zunehmend gestresst werden und bei einer Wiedervereinigung mit der Bezugsperson freudig reagieren (und Körperkontakt suchen sowie getröstet werden wollen), sieht dies bei unsicher gebundenen Kindern anders aus. Dabei werden drei Verlaufsformen unterschieden: Unsicher-vermeidend gebundene Kinder reagieren auf Trennung mit wenig Protest und zeigen kein deutliches Bindungsverhalten. Körperkontakt wird häufig eher abgelehnt. Unsicher-ambivalent gebundene Kinder hingegen sind häufig kaum zu beruhigen, drücken einerseits Wunsch nach Körperkontakt und Nähe aus, verhalten sich andererseits auch abweisend oder aggressiv. Die schwerste Form von Bindungsstörungen findet sich bei Kindern mit desorientiertem Verhaltensmuster, die eher unsicher und desorientiert sind, und deren Bindungssystem zwar aktiviert ist, sich aber nicht konstant äußert. Sie verhalten sich unsicher und desorientiert, laufen manchmal zur Bezugsperson, vergrößern andererseits wieder den Abstand oder erstarren in ihren Bewegungsabläufen. Auch stereotype Verhaltensmuster sind zu beobachten. Vor allem desorientiert-unsicher gebundene Erscheinungsformen finden sich überdurchschnittlich häufig nach schwerer sequenzieller frühkindlicher Traumatisierung. Aber auch die beiden anderen Formen unsicherer Bindung gehören zu möglichen posttraumatischen Belastungsfolgen. Dies ist für die Pädagogik von besonderer Bedeutung: Beziehungstraumata bzw. traumatisch bedingte schwere Beziehungsstörungen hinterlassen ihre Spuren, die auch in späteren pädagogisch relevanten Situationen zu Krisen führen können.

Insbesondere für Erzieher und Pädagogen in der Begleitung posttraumatisch belasteter Kinder und Jugendlicher ist das Wissen um diese Zusammenhänge besonders wichtig. Viele Ereignisse im normalen Erziehungsalltag (Schwierigkeiten in der Regulierung von Nähe und Distanz, aggressive Durchbrüche bei unsicherer Bindung u.v.a.m.) können besser verstanden und eigenordnet werden, wenn man sie als Ausdruck biographisch angelegter dysfunktionaler Bindungsmuster versteht. Dieses traumaspezifische Symptomverstehen, auf das im Folgekapitel noch genauer eingegangen wird, ermöglicht ein adäquateres Umgehen mit als problematisch erlebten Situationen und Konflikten und ist Voraussetzung für eine angemessene, langfristige pädagogische Begleitung sowie Förderung der emotionalen und sozialen Entwicklung.

6.4.3 Akute Notfallsituationen und Kriseninterventionen in der Traumapädagogik

Schwere Vernachlässigung, emotionale und körperliche Misshandlung, sexualisierte Gewalt gegenüber Kindern und Jugendlichen sowie Zeugenschaft von häuslicher Gewalt können zu so erheblichen Traumatisierungen und Gefährdungen des Kindeswohls führen, dass extrafamiliäre begleitende oder langfristige stationäre Hilfe erforderlich ist. Im Folgenden sollen die hiermit verbundenen pädagogischen Herausforderungen beleuchtet werden.

Akute Belastungsreaktion

Unmittelbar nach den traumatischen Ereignissen bzw. der Beendigung der akut gefährdenden Situation zeigen sich bei vielen Kindern und Jugendlichen akute Belastungsreaktionen, die mit intensiven Übererregungszuständen, Schlaflosigkeit und Alpträumen sowie emotionalen und affektiven Durchbrüchen einhergehen können. In dieser Phase kommt es darauf an, den Kindern und Jugendlichen Sicherheit und verlässliche Beziehung anzubieten und dafür zu sorgen, dass ihre physischen und psychischen Bedürfnisse erfüllt werden. Dazu gehören beispielsweise ausreichende Ruhe und Schlaf, eine gesunde, schmackhafte Ernährung sowie ein adäquates Maß von Anregung und körperlicher Aktivität einerseits und Entspannungs- bzw. Erholungsphasen andererseits.

Die wichtigste Maxime ist sicherlich, für eine nachhaltige und dauerhafte Sicherheit der Kinder- und Jugendlichen zu sorgen: Sie sollen sich darauf verlassen können, dass sie, was immer auch geschieht, nun für lange Zeit willkommen, geborgen und sicher sind.

Symptome verstehen!

Dies gilt auch dann, wenn Kinder und Jugendliche, bedingt durch Übererregung, Intrusionen oder Vermeidungsverhalten, erhebliche Schwierigkeiten im sozialen Miteinander haben. Die von Scherwath und Friedrich (2012, 60ff.) beschriebenen Leitlinien traumabezogener Intervention im sozialpädagogischen Alltag beziehen sich auf das Wort von Paul Mohr „Erst verstehen – dann handeln", wenn sie ein traumaspezifisches Symptomverstehen propagieren und aufzeigen, dass bestimmte Verhaltensweisen erst im Licht biographisch begründeter Traumatisierungen verständlich werden und man erst dann adäquat auf sie eingehen kann. Ihr „Konzept des guten Grundes" beinhaltet, dass jedes Verhalten von Menschen eine Funktion hat, auch wenn diese nicht unmittelbar einsichtig ist. (Ähnliche Grundannahmen finden sich beispielsweise in der Familientherapie, in der ein als störend klassifiziertes Verhalten eines Kindes die Funktion haben kann, ein Familiensystem zu stabilisieren oder von Schwierigkeiten abzulenken. Das angeblich störende Verhalten ist also bei näherem Hinsehen weder pathologisch noch dysfunktional, wenn man anerkennt, dass es auf einer anderen Ebene hochwirksam ist und dazu beiträgt, vermeintlich schwereres Leid zu mildern oder zu verhindern.)

Traumapädagogik

Auch in der Traumapädagogik geht man davon aus, dass ein aktuell als sinnlos, störend oder dysfunktional erlebtes Verhalten letztlich einen Grund hat – oder hatte! So kann selbstverletzendes Verhalten (so schmerzhaft und unangenehm es sein mag und vor allem: So unverständlich es für Außenstehende ist) in einer inneren Unruhe, einer erlebten Gefühlslosigkeit oder dem Wunsch, sich selbst körperlich zu spüren, begründet sein. Die zugrunde liegenden Ursachen liegen lange zurück – sie können von einem Trauma herrühren, das mit massiven körperlichen Grenzüberschreitungen und Verletzungen einherging. Auch eine aktuelle Gefühlskälte kann unter Umständen als ein

Schutzfaktor vor überbordenden, heftigen, leiderzeugenden Gefühlen gesehen werden, deren Ursachen wiederum lange zurück liegen. Selbst inadäquat-aggressives Verhalten kann Residuum einer inzwischen vergangenen Notfallsituation sein, in der Aggression lebensnotwendig war. Abspaltungen, Dissoziation, Vermeidungen, soziale Abkapselung u. v. m. sind vielleicht gar keine unnormalen Verhaltensweisen, sondern können als normale Reaktion auf eine völlig unnormale, höchst gefährdende Situation interpretiert werden, die freilich schon in der Vergangenheit liegt.

Handlungsmaxime

Scherwath und Friedrich benennen einige grundsätzliche Handlungsmaximen der Traumapädagogik. Zum einen geht es um das Herstellen von Sicherheit, um Schutz gegen Retraumatisierungen oder neue Traumen zu bieten. Zum anderen sollte Stress reduziert und überbordender Dysstress vermieden werden, was wegen der häufig anzutreffenden latenten Übererregung der Beteiligten nicht ganz einfach ist. Die Entwicklung sicherer Bindungsmuster (auch bei vorliegendem eher unsicherem Bindungsverhalten) kann ebenfalls als ein traumapädagogisches Ziel benannt werden. Die Orientierung an Ressourcen, also Fähigkeiten und positiven Erlebnissen, unterstützt den Aufbau positiver Selbstbilder sowie die Entwicklung von Selbstakzeptanz und Selbstwirksamkeitserfahrungen anstelle von möglicherweise vorhandenen latenten Ohnmachts- und Hilflosigkeitsgefühlen.

Am Anfang aller traumapädagogischer Arbeit steht der Sicherheitsgedanke: Verlässlich, nachhaltig und langfristig muss gewährleistet sein, dass den Kindern und Jugendlichen keine Retraumatisierung bzw. neue Traumatisierungen drohen. Dazu ist es erforderlich, dass sie in jedem Fall an einem sicheren, Halt und Geborgenheit gebenden Ort bleiben können.

Das ist keineswegs immer der Fall. Oft stellt sich erst später heraus, dass eine Wohneinrichtung konzeptionell, räumlich oder personell nicht geeignet ist, mit bestimmten Problemen oder störenden Verhaltensweisen adäquat umzugehen. Auch äußere Umstände, beispielsweise Finanzierungsschwierigkeiten oder Umstrukturierungen einer Einrichtung, können mit Auflösungen von Wohngruppen verbunden sein und zu sehr problematischen Beziehungsabbrüchen führen. Mehrfach habe ich erlebt, dass Jugendliche in einer schweren psychischen Krise von einer pädagogischen Wohngruppe in eine kinder- und jugendpsychiatrische Akutabteilung verlegt wurden – was möglicherweise sinnvoll war –, um nach einigen Wochen in eine andere Wohngruppe zu ziehen, weil ihr ursprünglicher Platz „neu belegt war". Auch kann häufiger Wechsel des pädagogischen Personals zu unzumutbaren Beziehungsabbrüchen führen.

Macht man sich klar, dass diese Kinder und Jugendlichen schon häufig in ihrer Biographie Beziehungsabbrüche schwerster Art hinter sich haben, und dass sie über lange Jahre ihrer Entwicklung keinen verlässlichen und Sicherheit gebenden Schutz erfuhren, wird deutlich, wie unheilvoll erneute Beziehungsabbrüche sind. Es kommt also darauf an, nach einer grundlegenden psychosozialen und pädagogischen Diagnostik einen geeigneten Ort zu finden, an dem das Kind oder der/die Jugendliche so lange, wie es für seine Entwicklung notwendig ist, bleiben kann – und zwar ohne jedes Wenn und Aber! Das setzt allerdings eine gute räumliche und personelle Ausstattung sowie engagierte und gut ausgebildete PädagogInnen, deren Supervision und kollegiale Intervision sowie ein reflektiertes Arbeitskonzept voraus.

Milieugestaltung

Eine freundliche Milieugestaltung, klare institutionelle Strukturen, ein ausgeglichenes Verhältnis von frei verfügbarer Zeit und strukturierter Zeit, Anregung, sportliche Betätigung, Entspannung, eine klare Tagesstrukturierung, verhandelbare, aber grundsätzlich verlässliche und zu befolgende Regeln, körperliche und seelische Sicherheit, auch die Sicherheit, so wie man ist, grundsätzlich akzeptiert zu sein, klare, echte und empathische Kommunikation – dies alles sind Voraussetzungen für die gedeihliche Entwicklung eines jeden Kindes, bei traumatisierten Kindern sind sie unerlässlich.

Auch die persönliche Beziehung zwischen Pädagogen und Kindern kann und sollte Sicherheit geben. Scherwath und Friedrich sprechen in diesem Zusammenhang von einer „Bindungsorientierung in der Traumapädagogik" und bezeichnen den Pädagogen als „sicheren Hafen", wenn er/sie in der Lage ist, präsent zu sein, feinfühlig auf das Kind einzugehen, eine echte Kommunikation herzustellen, ihm den nötigen Trost (einschließlich Nähe und Körperkontakt) bei Beachtung der Regulierung von Nähe und Distanz zu geben und das Kind dabei zu unterstützen, seinen Stress zu regulieren. Dabei gilt es vor allem, dem Kind die gebührende Aufmerksamkeit zu widmen, seine Signale wahrzunehmen und richtig zu interpretieren und entsprechend angemessen und vor allem prompt zu reagieren – was ohne nachhaltige spätere Reflexion und Supervision nicht zu gewährleisten ist. Vor allem sind Peergruppen-Intervision und Supervision nötig, um die eigene emotionale Befindlichkeit und eventuelle Stressgefühle zu regulieren, die gebotene Nähe und Distanz immer wieder neu zu bedenken und eigene Ressourcen (Freude an der Arbeit, Humor, Spontaneität, Kreativität) zu bewahren und zu nutzen.

Ressourcenorientierung

Aber auch die Ressourcen der Kinder und Jugendlichen können gezielt erkannt und genutzt werden. Kindern und Jugendlichen, die schwerwiegende Vernachlässigungen und Traumatisierungen erfahren haben, fehlt es oft an positivem Selbstwertgefühl, Problemlösungskompetenzen und der Überzeugung, selbst etwas bewirken zu können. Es kommt folglich darauf an, sie diese Fähigkeiten entdecken und weiter entwickeln zu lassen. Sie bringen Fähigkeiten, Kenntnisse, Interessen und Erfahrungen mit, deren sie sich häufig nicht bewusst sind, oder die sie nur in negativem Licht sehen.

Beispielsweise wird die Fähigkeit, sich abzugrenzen und zu distanzieren, möglicherweise nur negativ als Rückzugsverhalten und Kontaktscheue erlebt und konnotiert.

Reframing

Ein Reframing (die Situation in einem neuen Zusammenhang sehen) ermöglicht es, gerade hierin eine Stärke zu sehen sowie zu überlegen – und auszuprobieren! –, wann dieses Verhalten sinnvoll ist, und wann es verändert oder zumindest modifiziert werden kann.

Selbstwirksamkeit

Die Neugier auf das, was das Leben zu bieten hat, das Entdecken bisheriger Ressourcen und neu zu erlernender Fähigkeiten sowie das Erlangen bzw. Wiedererlangen von Selbstwirksamkeit sind hier zu nennen: Was kann ich bereits gut, wo fühle ich mich sicher, was macht mir Spaß, was möchte ich neu erleben? Hierzu gehört auch Partizipation und Selbstbestimmung: Gemeinsam erarbeitete Regelwerke und Gruppenkonferenzen/Gruppengespräche müssen genug Raum zur freien und persönlichen Alltagsgestaltung wie beispielsweise selbstbestimmtes Essen, selbstbestimmte Freizeitgestaltung etc. bieten. In der Förderung der Kreativität kann ein weiterer pädagogischer Ansatz gesehen werden: Malen, Improvisationstheater, Schreiben oder Gestalten einer Zeitung, Musizieren, das Erstellen von Collagen, Tanzen u.v.a.m. sind hier zu nennen.

Studierende der Katholischen Hochschule Münster haben immer wieder in eindrucksvollen Projekten gezeigt, wie hilfreich und heilsam das Entdecken der eigenen Kreativität für traumatisierte Jugendliche sein kann. Gerade im Improvisationstheater können sich Spannung und Anspannung, Aggressivität und Unterlegenheitsgefühle in einer spontanen, humorvoll-witzigen und somit neu erlebten Weise zeigen. Auch das Schreiben und Singen von Protestsongs, in denen häufig auch die eigene Biographie mit zum Ausdruck kommt, kann eine kathartische Wirkung haben.

„Gute Bilder", also Erinnerungen und Vorstellungen, können gezielt imaginiert werden, um einem negativistischen Selbstwertgefühl entgegen zu wirken. Manchmal sind auch äußere Symbole wie eine Lieblingssüßigkeit, ein Lieblingstext, eine Musik-CD, ein Foto von einem geliebten Menschen/einem geliebten Ort, eine Kerze etc. hilfreich, um solche guten Bilder zu evozieren.

Krisen im Alltag

Im pädagogischen Alltag kommt es immer wieder auch zu traumabedingten akuten Krisen, zum einen in Form von Übererregungs- und Panikzuständen, zum anderen in Flashbacks, die plötzliche und nicht so ohne Weiteres kontrollierbare Affekte freisetzen. Solche traumabedingten Störungen der Affekt- und Impulskontrolle stellen mitunter eine größere Herausforderung für begleitende Pädagogen dar. Zunächst ist es hilfreich, nach Triggern zu suchen, die solche panikartigen oder aggressiven Erregungszustände auslösen können.

Erregungszustände

Oft sind es bestimmte Verhaltensweisen, Worte oder Gerüche, aber auch innere Gefühle oder Körperzustände, die als solche Trigger fungieren und kaskadenartig zu einer sich aufschaukelnden Erregungssituation führen. Ein gezieltes Achtsamkeitstraining, das die eigenen körperlichen Zustände und emotionalen Befindlichkeiten zunehmend wahrzunehmen und zu erleben hilft, kann hier prophylaktisch wirksam sein. In der akuten Erregungssituation gibt es eine Reihe von Übungen, die potenziell zur Distanzierung und Selbstberuhigung geeignet sind, beispielsweise Atemübungen, Körperübungen (Handflächen gegeneinander stemmen, Arme schwingen, mit den Füßen stampfen) oder Ablenktechniken (beispielsweise das gezielte Wahrnehmen und Zählen von Gegenständen) u. a. m. Achtsamkeits- und Ablenkungsskills können beispielsweise Zählübungen, das bewusste Essen einer Süßigkeit, Schreib- und Zeichenübungen oder bewusstes Ein- und Ausatmen sein. Auch Alltagstätigkeiten können der Ablenkung dienen – das Abwaschen des Geschirrs, das Einräumen eines Schrankes oder das sich-selbst-Umziehen kann hier genannt werden. Und schließlich können auch bestimmte Ressourcen, wie das Malen eines Mandalas, das Hören eines vertrauten Liedes oder das Kochen eines Lieblingsessens mitunter wieder zur Beruhigung führen.

So hilfreich solche Maßnahmen sind – sie sind sicher nicht als Allheilmittel misszuverstehen. Zum einen bedürfen sie der langfristigen Einübung, insbesondere in Phasen, in denen gerade kein akuter Stress vorherrscht. Zum anderen sollten sie nicht als reine Sozialtechnik missverstanden (bzw. missbraucht) werden. Auch letztlich traumabedingte Erregungszustände finden in einem aktuellen sozialen Kontext statt, den es zu beachten gilt. Eine reine Symptomkurierung mittels der o.g. Techniken zur Beruhigung und Ablenkung ist sicher wenig hilfreich, wenn nicht zugleich die Beziehungsdynamik und das aktuelle Geschehen zur Sprache kommt und geklärt wird.

Besondere Krisen im pädagogischen Alltag sind sicherlich selbstverletzendes Verhalten, drohende Suizidalität und Suchtgefährdung bzw. Rückfälle in süchtiges Verhalten. Diesen Themen wird in diesem Buch ein jeweils eigenes Kapitel gewidmet.

Gefahr der Retraumatisierung

Hier soll kurz noch darauf eingegangen werden, dass unter Umständen ein inadäquater Kontakt zu Menschen, die Kinder missbraucht oder misshandelt haben, zu einer Retraumatisierung führen kann. Einerseits haben alle Eltern den Wunsch, gute Eltern zu sein, und alle Kinder umgekehrt den Wunsch, gute Eltern zu haben und liebevolle Kinder zu sein. Das heißt leider nicht unbedingt, dass Eltern in jedem Fall in der Lage sind, für das Gedeihen ihrer Kinder zu sorgen. Nun ist es zum einen wichtig, positive Anteile in der Eltern-Kind-Beziehung zu entdecken, aufzuzeigen und anzuerkennen und auch bei den traumatisierten Kindern ein Gefühl dafür zu entwickeln, dass ihre Eltern möglicherweise aus krankheitsbedingten oder anderen Gründen (schwere Alkoholkrankheit, schwere psychische Störung etc.) nicht in der Lage sind, ihre Elternfunktion wahrzunehmen. In einer solchen, verstehenden und letztlich psychoedukativen systemischen Familienarbeit besteht eine wichtige Aufgabe begleitender Pädagogik. Andererseits können bei Weiterbestehen der elterlichen Probleme Treffen von Eltern und Kindern so belastend sein, dass es zu Retraumatisierungen kommen kann. In diesem Fall ist zu überlegen, ob, wann und unter welchen Umständen (pädagogische Begleitung?) ein solcher Kontakt stattfinden kann.

6.4.4 Weitergehende Maßnahmen

Während bei einmaligen Traumen eine Traumatherapie im Sinne einer Traumakonfrontation und Integration ins Erleben eine durchaus sinnvolle Maßnahme sein kann, geht es bei Menschen mit frühkindlichen, komplexen und sequenziellen Traumatisierungen und ihren Traumafolgestörungen um viel mehr als nur eine Auseinandersetzung mit den Traumatisierungen. In erster Linie kommt es darauf an, eine weitere Traumatisierung – auch Retraumatisierung! – zu verhindern und dem Kind bzw. Jugendlichen einen dauerhaften inneren und äußeren Schutz zu geben. Bevor man sich für eine eventuelle Traumapsychotherapie entscheidet, ist also zunächst für die äußere und innere Sicherheit des Kindes zu sorgen. Juristischer Rat sowie gezielte Hilfen durch Sozialarbeiter sind hier ebenso wichtig wie eine gute pädagogische Einbettung. Das Kind muss sich auf sein Umfeld verlassen können. Neben der äußeren Sicherheit ist auch eine innere Sicherheit im

Sinne einer gewissen emotionalen Stabilität vonnöten, um sich eventuell einer Traumakonfrontation auszusetzen. Zudem müssen die Patienten gut informiert sein. Nicht nur Ziel und Zweck der Behandlung, sondern auch den Kontext in der jetzigen Lebenssituation gilt es zu besprechen. Und schließlich müssen, auch im Rahmen einer Therapie, traumaspezifische Stabilisierungen stattfinden, beispielsweise dadurch, dass bei einer zu starken Erregung eine Kontrolle dessen, mit dem man sich konfrontieren lassen will, durch Entspannungstechniken oder Verfahren zur Wiedergewinnung emotionaler Stabilität erreicht wird. Erst dann kann die eigentliche Traumaarbeit stattfinden. Auch Jugendliche sollten sich daher fragen, ob sie (schon) fähig sind, belastende Gefühle auszuhalten und zu äußern, ab wann das ggf. nicht mehr der Fall ist. Auch sollten sie fähig sein, sich in gewissen Grenzen selbst zu beruhigen.

So kann es durchaus sein, dass über lange Zeit die pädagogische Begleitung (inklusive Psychoedukation und Biographiearbeit) im Vordergrund steht oder sogar gänzlich auf eine Traumtherapie verzichtet wird. Etwas überspitzt kann man vielleicht sagen, dass man mithilfe von pädagogischer Begleitung und Stabilisierung sowie dem Erfahren einer sicheren Umwelt im Einzelfall durchaus auch ohne eine traumatherapeutische Behandlung auskommen kann, hingegen eine alleinige Traumakonfrontationstherapie ohne entsprechende pädagogische Stabilisierung nicht denkbar ist.

Traumatherapeutische Verfahren

Allgemein lassen sich nach Scherwath und Friedrich (2012, 165ff.) Traumatherapien in kognitiv-behaviorale Ansätze (z.B. die traumafokussierte kognitiv-behaviorale Therapie, TF-KBT), in psychodynamisch-imaginative Verfahren (z.B. die psychoimaginative Traumatherapie, PITT) sowie narrative Verfahren (u.a. die narrative Expositionstherapie für Kinder, KIDNET) einteilen. Hinzu kommt die Technik des Eye Movement Desensitization and Reprocessing (EMDR) sowie Ansätze, die sich aus der Spieltherapie ableiten (z.B. Verfahren nach der Huggy-Puppy-Studie, Sadeh et al. 2008).

Huggy-Puppy

Dabei wird dem Kind spielerisch ein Stoffhund vorgestellt, der traurig sei und den es zu trösten gelte. Das Kind wird aufgefordert, den Hund in den Arm zu nehmen und ihn nach Kräften zu trösten. In der Übertragung der eigenen erlebten Hilflosigkeit auf ein Stofftier und der Möglichkeit, hiermit aktiv, situationsändernd und helfend umzugehen, liegt die wesentliche Bedeutung dieses Ansatzes, der u.a. auch in der tiergestützten Therapie sowie anderen, eher spieltherapeutisch orientierten Maßnahmen eine große Rolle spielt. Auch hier sind die Grenzen zwischen Psychotherapie und Pädagogik fließend.

Neben pädagogischen und therapeutischen Ansätzen ist vor allem auch auf körperliche Bewegung, Sport, Kunst, Musik, Literatur und viele andere Möglichkeiten hinzuweisen, die dazu beitragen können, sich trotz erlebter Traumen neuen Herausforderungen zuzuwenden und eigene Kräfte zu entwickeln.

Auf einen Blick

- Die zentralen Phänomene der posttraumatischen Belastungsstörung sind Übererregung, Wiedererleben der Traumatisierung, Vermeidungsverhalten, Entfremdungserlebnisse und Affektstörungen.
- Frühkindliche und sequenzielle Traumatisierung kann das Bindungsverhalten erheblich beeinträchtigen.
- In der pädagogischen Begleitung ist das traumaspezifische Symptomverstehen (Suchen nach dem „guten Grund“) von besonderer Wichtigkeit.
- Traumapädagogik ist gegenüber der Traumatherapie vorrangig. Safety first: Am Anfang aller traumapädagogischer Arbeit steht die Sicherheit: Verlässlicher, nachhaltiger und dauerhafter Schutz vor weiteren Traumen.
- Ein freundliches, entwicklungsförderndes Milieu, dauerhafte, verlässliche und empathische Bindungen, Ressourcenorientierung, klare, wohlwollende Kommunikation sowie ein angemessener Umgang mit Nähe und Distanz sind weitere Charakteristika der Traumapädagogik.
- Krisen im traumapädagogischen Alltag (selbstverletzendes Verhalten, Panik oder Erregungszustände, aggressiv getönte Impulsivität/Kontrollverlust, Intrusionen, Rückzugsverhalten usw.) erfordern auf Seiten der Pädagogen (Sozialarbeiterinnen, Psychologen) neben einer fundierten Ausbildung, Geduld, Einfühlungsvermögen und einer klaren Haltung auch regelmäßige Inter- und Supervision.
- In akuten Erregungssituationen können Atem- und Körperübungen, Achtsamkeits- und Ablenkungs-Skills oder das Aktivieren von eigenen Ressourcen hilfreich sein.
- Hinweise auf ggf. retraumatisierende Faktoren oder Situationen sollten möglichst frühzeitig erkannt werden.

Multiple-Choice-Fragen zu diesem Kapitel finden Sie unter testfragen.reinhardt-verlag.de

Weiterführende Literatur

Gräbener, J. (2013): Basiswissen. Umgang mit traumatisierten Patienten. Psychiatrie Verlag GmbH, Bonn

Sachsse, U. (Hrsg.) (2004): Traumazentrierte Psychotherapie. Theorie, Klinik und Praxis. Schattauer, Stuttgart

7 Krisen im Kontext von Flucht, Vertreibung und Migration

Ende des Jahres 2016 waren 65,6 Millionen Menschen auf der Flucht (http://www.unhcr.org/dach/de/statistiken, 23.04.2017) und es steht zu erwarten, dass Klimawandel, Überfischung der Meere, Dürre und Bodenerosion, ungleiche Verteilung von Ressourcen, die zunehmend durch Medien und Globalisierung bewusstwerden, zu einer Vergrößerung der Migration führen werden. Menschen, die ihre Heimat verlassen, stehen vor der Schwierigkeit, einen Teil ihres gewohnten Lebens, oft Freunde und Verwandte, nicht selten auch Hab und Gut zurücklassen zu müssen. Die Herausforderung, sich eine neue Existenz, oft auch in einer fremden Kultur, aufbauen zu müssen, geht mit erheblichen Unsicherheiten, Trauer um Verlorengegangenes und Sorge um die eigene Identität einher. Darüber hinaus sind Schwierigkeiten, den eigenen Lebensunterhalt zu verdienen, ein Dach über dem Kopf zu haben, sich ernähren zu können, ein soziales Netz zu knüpfen u. a. m. eine große Herausforderung. So gibt es eine Reihe von Herausforderungen, die mehr oder weniger auf jeden Migranten/jede Migrantin zukommen und unter Umständen zu Krisen führen. Hiervon handelt dieses Kapitel, bei dem vor allem Akkulturationsstress und Krise, Verlusterlebnisse, Zusammenhänge von Krise und Krankheit, Veränderungen im familiären Gefüge sowie Schwierigkeiten bei der Findung der eigenen Identität, auch angesichts großer biographischer und kultureller Veränderungen, geht. Ist die Migration erzwungen oder geschieht sie im Kontext von Vertreibung, Flucht und Bürgerkrieg, so liegen zusätzliche Traumatisierungen (häufig auch durch Folter) vor, auf die im nächsten Kapitel eingegangen wird, das sich mit Traumatisierungen im Kontext von Flucht und Vertreibung und insbesondere auch mit traumatisierten, unbegleiteten jugendlichen Flüchtlingen befasst.

7.1 Enkulturations- und Identitätskrisen im Kontext von Migration

7.1.1 Grundlagen

Migration wird meist mit Hoffnung verbunden – auf bessere Lebensbedingungen, Entfaltungsmöglichkeiten, das Ende von Hunger oder Gewalt. Bei freiwilliger Migration können Neugier auf das Unbekannte und Hoffnung auf „ungeahnte Möglichkeiten" (Machleidt und Heinz 2011, 36) auftauchen, und selbst bei unfreiwilliger Migration (Flucht vor Krieg, Vertreibung) herrscht zumindest die Hoffnung vor, dass sich die Dinge verbessern. Andererseits ist die unvermeidliche Angst vor dem Unbekannten ein wesentliches Grundgefühl, und auch der Trennungsschmerz, der darin begründet ist, dass man Verwandte und Freunde, Haus und Eigentum sowie die Heimat zurücklässt, gehören hierzu. Die folgenden Ausführungen beziehen sich im Wesentlichen auf eine Arbeit von Machleidt und Heinz (2011, 33 ff.).

Phasen der Migration

Darin wird der Migrationsprozess zunächst in eine Phase der Vorbereitung, des eigentlichen Migrationsaktes und der Ankunft in der Aufnahmegesellschaft sowie der sich daran anschließenden Phasen zur Integration eingeteilt. Während die Vorbereitungsphase einerseits durch Interesse und Hoffnung, andererseits durch Angst gekennzeichnet ist, ist der eigentliche Migrationsakt mit Trauer und Schmerz verbunden, wobei in der Phase der Nachbereitung zunächst auch Trauer über das Zurückgelassene vorherrscht. In einer ersten Phase der Begegnung mit dem Fremden der Aufnahmekultur, die von Machleidt und Heinz als Honeymoon bezeichnet wird, können Freude, Interesse und Hunger auf das Neue so vorherrschen, dass fast kritiklos Werte und Verhaltensweisen übernommen und positiv konnotiert werden. Dem schließt sich jedoch häufig eine kritische Auseinandersetzung mit den Realitäten und den auch negativ zu Buche schlagenden Faktoren an. Es kommt zu einer Konfrontation mit der Aufnahmekultur, die als durchaus ambivalent erlebt werden kann.

Kulturelle Adoleszenz

Diese Auseinandersetzung mit der neuen Kultur wird von Machleidt und Heinz mit einer zweiten Adoleszenz verglichen bzw. als „kulturelle Adoleszenz" bezeichnet – ein Vergleich, dem sich viele andere Anthropologen anschließen. So wie in der biologisch begründeten Pubertät, die jeder Jugendliche durchmacht, die eigene Identität entwickelt wird, indem man sich mit der Kultur seiner Familie, Umwelt und Gesellschaft auseinandersetzt und Rollen, Geschlechtererwartungen, Status, Bildung usw. in der Auseinandersetzung und soziokulturellen Reifung erwirbt, so wird dieser Prozess vielfach von Anthropologen beschrieben, wenn man erneut in eine fremde und neue kulturelle Umgebung eintaucht und dort bleibt. Dabei werden ebenfalls bisherige Lebensmaximen, kulturelle „Selbstverständlichkeiten", Selbstbilder und Rollen in Frage gestellt, was durchaus zu Identitätsschwierigkeiten führen kann. Abgesehen von der psychosexuellen Reife, die der eigentlichen, biologischen Adoleszenz vorbehalten ist, werden in einer solchen kulturellen Adoleszenz durchaus auch familiäre Traditionen, Rollenverhalten, Status, Sprache und vieles mehr in Frage gestellt und neu differenziert. Ist die familiäre und individuelle alte Identität in Frage gestellt und eine neue Identität noch nicht gefunden, befindet sich der Mensch in einer Art „kultureller Obdachlosigkeit", die ihn möglicherweise vulnerabel macht. Eine Flucht in eine haltgebende, eventuell fundamentale Religiosität, ein Rückzug in nationale Stereotypen, die Isolation vor allem Neuen und Fremden oder das Aufgeben aller Kontakte zur Heimatkultur sind denkbare, wenngleich problematische Reaktionsweisen. Machleidt und Heinz gehen in ihrer Analogie so weit, dass sie die Ablösung von der Ursprungskultur (Muttersprache, Vaterland) analog sehen zu der Entwicklung eines Jugendlichen, der emotional und physisch seine väterlich-mütterliche Familie verlässt, um ein neues „kulturelles Universum" kennen zu lernen. In der zweiten, kulturellen Adoleszenz müssen Sinn und Bedeutung von Symbolen, Gesten und Verhaltensweisen des neuen Kulturraums kennen gelernt und in irgendeiner Weise verarbeitet und integriert werden. Auf die hierbei möglichen Krisen wird noch eingegangen. An dieser Stelle soll nur dargestellt werden, dass man für diesen Prozess Wagemut zu einem Neubeginn, zur Ablösung aus bestimmten familiären und kulturellen Beziehungen – ohne diese zu verleugnen – braucht, dass das Selbstbild und die Identität zwar nicht neu entstehen, wohl aber differenzierter und weiterentwickelt werden, und dass vor allem Rollen und Handlungsspielräume neu definiert werden.

Migration als Chance

Auch wenn, wie gleich noch zu zeigen sein wird, dieser Prozess nicht einfach ist, den Migranten einiges abverlangt und mitunter zu Krisen, ja sogar zu Krankheit führen kann, ist die Chance doch eine ganz bedeutende: Die meisten Migrationsprozesse gelingen und führen nicht nur zu besseren Lebensbedingungen und Entwicklungsmöglichkeiten, sondern vor allem zu einer Erweiterung des emotionalen, geistigen und soziokulturellen Horizonts, mit anderen Worten, sie führen auf ein neues Entwicklungsniveau, das Menschen ohne eine solche Migrationserfahrung zumindest auf diese Weise nicht machen.

Je nachdem, ob auch in der neuen Gesellschaft Kontakte zur Heimat (beispielsweise Angehörigen, politischen Strömungen via Urlaubsreise, sozialen Medien, Internet) sowie zu Peers aus der Herkunftsgesellschaft (Angehörige, religiöse Gemeinschaften, Communities aus der Herkunftsgesellschaft) im Aufnahmeland angestrebt werden, werden die eigenen kulturellen Wurzeln nicht verleugnet, sondern gepflegt oder in besonderer Weise betont. Andererseits kann die Auseinandersetzung mit und die zunehmende Akzeptanz und Integration von kulturellen Aspekten (Werten, Normen, Haltungen usw.) der Mehrheitsgesellschaft des Aufnahmelandes zu Veränderungen der eigenen kulturellen Identität führen. Letztlich kann man laut Berry (1997, vgl. hierzu Demiralay in Machleidt 2011, 63 f.) vier „idealtypische" Muster differenzieren:

Marginalisierung

Bei der Marginalisierung kommt es zu einer Beziehungsablehnung sowohl zur eigenen als auch zur fremden Kultur, was in der Regel als traumatisch, zumindest höchst krisenhaft erlebt wird und mit erheblichen sozialen, oft auch gesundheitlichen Problemen einhergeht.

Separation

Die Separation beinhaltet eine Abgrenzung von kulturellen Einflüssen des Aufnahmelandes. Man bleibt mit Angehörigen der Herkunftskultur, möglicherweise der eigenen Familie oder Peers, unter sich und lehnt eine wirkliche Auseinandersetzung mit dem Fremden ab. Hier besteht u. a. die Gefahr einer Parallelgesellschaft sowie erheblicher Entwicklungsbeeinträchtigungen insbesondere der nachfolgenden Generation.

Assimilation

Unter Assimilation versteht man eine eher einseitige, zumindest überbetonte Ausrichtung an der Aufnahmekultur und Anpassung an dieselbe, was zu erheblichen Brüchen in der eigenen Identität sowie massiven, insbesondere intergenerationellen familiären Schwierigkeiten führen kann, die sich häufig erst in der zweiten und dritten Generation, dann durch massiven Protest, äußern.

Integration

Und unter Integration versteht man das Phänomen, dass sich die Erfahrungen aus beiden Kulturkreisen, die oft tief verwurzelten Grundlagen der bisher entwickelten Identität sowie die Veränderungen, die sich durch die neuen Begegnungen und Anforderungen ergeben, entwickeln dürfen. Die hierbei entstehenden Spannungen werden – idealerweise – ausgehalten und akzeptiert, die sich oft in rekursiven, mitunter schmerzhaften Prozessen entwickelnden hybriden und miteinander interagierenden Aspekte der sich immer wieder neu verändernden Selbstwahrnehmung und Identität werden nicht nur ausgehalten, sondern letztlich als Gewinn und Erweiterung der eigenen Möglichkeiten und Erfahrungen gewertet.

7.1.2 Krisen im Kontext von Migration

Wenn auch Migrationsprozesse und Enkulturation häufig zu gelungener Begegnung mit dem Fremden und zur persönlichen wie soziokulturellen Weiterentwicklung führen, sind diese Prozesse doch häufig zumindest temporär von Krisen gekennzeichnet. Im Folgenden soll zunächst auf Akkulturationsstress und damit verbundene Krisen eingegangen werden. Danach beschäftigen wir uns mit dem Zusammenhang von Krisen im Kontext von Migration und hieraus resultierenden somatischen wie psychischen Krankheiten und wollen transkulturelle Aspekte von Krankheitsbewältigung, Pflege und medizinischer bzw. psychotherapeutischer Hilfen erörtern. Danach sollen familienbezogene und generationsübergreifende Krisen im Migrationskontext zur Sprache kommen. Und schließlich wird in groben Zügen auf Maximen der Krisenbegleitung im Migrationskontext eingegangen.

Akkulturationsstress und Akkulturationskrisen

Verlust der Heimat, familiärer Bezugspersonen oder des sozialen Netzwerkes, Veränderung des kulturellen Umfeldes, die Notwendigkeit, eine neue Sprache zu erlernen, aber auch Identitätsprobleme und Rollenverluste, unsichere Zukunft, unfreiwillige Unterbringung in Sammelunterkünften, Verständigungsprobleme, Unsicherheit der Arbeits- und Erwerbstätigkeit, Diskriminierung und Gefühle von Bedrohung – dies sind nur einige mögliche Herausforderungen, denen sich Flüchtlinge und Migranten gegenübersehen. Zudem sind Menschen unterschiedlich – Anpassungsfähigkeit, Problemlösungsstrategien, biographische Vorerfahrungen, physische und psychische Resilienzfaktoren, soziale Unterstützung, beispielsweise durch ebenfalls in der Fremde lebende Familienmitglieder oder Freunde, oder auch das Vermissen solcher sozialen Netzwerke können erheblich dazu beitragen, wie sehr sich aus der Akkulturationsherausforderung ein Akkulturationsstress oder sogar daraus resultierende somatische und psychische Krankheiten entwickeln. Auch die eben schon genannten Akkulturationsstrategien (Integration, Assimilation, Separation und Marginalisierung) spielen eine bedeutende Rolle: Am höchsten ist der Akkulturationsstress im Falle der Marginalisation, am niedrigsten in der Regel bei der Integration. Permanente psychische und psychosoziale Spannungszustände können bei allen vier Strategien beobachtet werden. Aber während bei der Integration und dem Bemühen um Aufnahme fremder kultureller Merkmale bei gleichzeitiger Bewahrung individuell wichtiger Werte aus dem Herkunftsland emotionale Spannungen immer wieder im Widerstreit sind, gleichzeitig aber im akuten Erleben und Handeln ausagiert werden und zu, wenn auch geringen, Veränderungen des eigenen Selbstbildes führen, haben wir es bei der Separation, dem Beibehalten der Werte des Herkunftslandes und dem Abweisen derer des Aufnahmelandes häufig mit Phänomenen der Verleugnung und Abspaltung zu tun, die letztlich den Stress aufrechterhalten und verstärken. Bei den Assimilationsbemühungen hingegen werden Teile der eigenen Wurzeln und der kulturellen Werte der biographischen Herkunft abgespalten, was wiederum zu dauerhaftem und nicht zu lösendem Stress führen kann, und am stärksten äußert sich der Stress bei der Marginalisierung, die keine befriedigenden Kontakte mit der Herkunftsgesellschaft und Identifikation mit der eigenen Biographie sowie der Ankunftsgesellschaft und den hieraus resultierenden persönlichen Veränderungsoptionen zulässt.

erhöhte Vulnerabilität durch Migration

Chronischer Dauerstress, Hoffnungslosigkeit, oft verbunden mit sozialer Isolation und Perspektivlosigkeit, können zu erhöhter Anfälligkeit (Vulnerabilität) sowohl für physische als auch psychische Erkrankungen führen. Das zeigt sich beispielsweise bei der Auftrittswahrscheinlichkeit von Depressionen: Liegt die Lebensprävalenz (also die Wahrscheinlichkeit, im Laufe seines Lebens an einer schweren Depression zu erkranken) in Deutschland bei 15 % (Frauen) bzw. 8 % (Männer), so liegt sie bei Arbeitsmigration bei etwa 20 % und bei Flüchtlingen über 40 % (Assion u. a. in Machleidt 2011, 323). Dabei ist das Vorliegen einer Depression nicht immer so ohne Weiteres offensichtlich. Eine Depression zeigt sich grundsätzlich auf körperlicher, psychischer und sozialer Ebene, wobei – ganz generell gesprochen – die Stimmung, der Antrieb, das Konzentrationsvermögen, einige Vitalfunktionen (z. B. Schlaf) und soziale Aktivitäten herabgesetzt (deprimiert) sind. Länderübergreifende Studien (vgl. Assion u. a. in Machleidt 2011, 323 ff.) zeigen, dass sich unabhängig von kulturellen Kontexten Traurigkeit und Freudlosigkeit, Angst und Interessenlosigkeit, fehlende Energie, Konzentrationsstörungen und Insuffizienzgefühle bei vielen depressiven Menschen zeigen. Andere, insbesondere affektiv-kognitive Symptome zeigen sich durchaus kulturabhängig unterschiedlich: Schuldgefühle oder Versündigungsideen finden sich eher in westlichen Ländern. Auch Suizidideen und Antriebshemmungen sind hier häufiger zu finden, während andere Länder aus nicht westlichen Kulturen mitunter eher somatische Symptome hervortreten lassen: Müdigkeit, Gewichtsabnahme, Schmerzen usw. Vor allem die Art und Weise, in der Menschen über ihre Beschwerden sprechen und sie interpretieren, ist stark kulturabhängig. Oft werden subjektive Symptome und Empfindungen Organen oder Organfunktionskreisen zugeordnet, die eher symbolisch zu verstehen sind („mein Herz ist schwer", „mein Kopf ist leer", „meine Seele ist fort"), wobei die Art, wie solches erlebt und interpretiert wird, durchaus stark von kulturell vermittelten Interpretationsschemata abhängen kann.

Krise und Familiensystem

Nicht nur, dass Menschen bei Migration und Flucht mitunter ihre Angehörigen und Familienmitglieder zurücklassen müssen – sie werden darüber hinaus auch mit Erfahrungen und Erwartungen konfrontiert, die möglicherweise ihr familiäres Weltbild in Frage stellen.

Divergierende Familienmodelle

Homogene Ansichten über das, was Familie bedeutet, welches ihre Werte sind, und welche Aufgaben sie hat, hat es vermutlich nie gegeben. In einer globalisierten und informationstechnisch vernetzten Welt, die noch dazu in technischer wie sozialer Hinsicht rasanten Veränderungen unterworfen ist, werden aber zunehmend unterschiedliche Stile familiären Zusammenlebens deutlich.

Individualistische und relationale Familienmodelle

Erste Anhaltspunkte für die Zusammenhänge kulturell tradierter und durch die Lebensbedingungen mitgestalteter Erwartungen und konkreten Familienstrukturen bietet eine Untersuchung des Kulturanthropologen Hofstede (vgl. hierzu Domenig 2007, 207 ff.), nach dessen Untersuchungen („Culture´s Consequences: International Differences in work-related Values") zuzusagen antipodische, individualistische und kollektivistische Familienmuster in Gesellschaften zu finden sind. Sein Ansatz ist zwar einerseits nicht unumstritten, weil eine solche Einteilung zu Stereotypisierung führen kann. Andererseits handelt es sich hier um zwei Pole eines grundsätzlich menschlichen Erlebens. Jeder Mensch ist ein soziales Wesen, wird im Kollektiv beschützt und ist folglich auf den Familienverband angewiesen. Gleichzeitig strebt jeder Mensch nach einer gewissen Autonomie und will sich „individuieren". Dieses Phänomen findet sich in allen daraufhin untersuchten Kulturen. Beispielsweise weist der renommierte Psychoanalytiker Sudhir Kakar (2012, 215 ff.) („Die Seele der Anderen: Mein Leben zwischen Indien und dem Westen") eindrucksvoll auf das Bestreben sowohl indischer als auch westlich geprägter Menschen hin, diese Pole in Einklang zu bekommen – was unter verschiedenen soziokulturellen Gegebenheiten unterschiedlich Ausprägung findet. Nun gibt es, so Hofstede, Kulturen, die sich eher kollektivistisch oder relational (also beziehungsbezogen) definieren, während andere Kulturen eher individualisierend ausgerichtet sind. Wenn eine westlich orientierte systemische Familientherapie (die aus den USA stammt) vor allem die bezogene Individuation postuliert (vgl. hierzu auch Kapitel 4.2), also zwar einerseits den Bezug zu familiären Wurzeln für wichtig erachtet, andererseits die Individuation, also die Ablösung vom Elternhaus und die Übernahme der Verantwortung für das eigene Leben durch den Einzelnen als explizites Therapieziel ansieht, so sollte man doch beachten, dass dies nicht die einzig denkbare Alternative ist. Im Gegenteil: 85 % aller Menschen leben eher in relational-kollektiv orientierten Familienbeziehungen. Und dies nicht nur aus Gründen der Religion oder Tradition (die natürlich eine große Rolle spielen), sondern auch wegen ganz konkreter, vor allem materieller Gegebenheiten: Individualisierende Familienbeziehungen muss man sich erst einmal leisten können, individuell wie gesellschaftlich. Ein Familienkollektiv ist in der Lage, seinen Mitgliedern Sicherheit zu geben (wenn Polizei und Gerichtsbarkeit insuffizient sind), die Kinder zu erziehen (wenn ein Schulsystem fehlt), Kranke zu pflegen (wenn das medizinische System im Argen liegt), Ernährung zu bevorraten und zu gewährleisten (wenn Hunger droht), für die Alten zu sorgen (wenn es keine staatliche Rente oder Wohnformen für Ältere gibt) u. v. m. Vor allem in Notzeiten wird diese genuine Bedeutung von Familie deutlich.

Vielleicht etwas vereinfacht kann man die wesentlichen Charakteristika individualisierender und kollektivbezogener (relationaler) Familienbilder wie folgt gegenüberstellen:

Kollektivistisches Familienbild

Im kollektivistischen Familienbild kann das Individuum ohne das Kollektiv der Familie kaum verstanden werden. Die Familie ist stark miteinander verbunden, sich gegenseitig zu schützen und Loyalität zu zeigen, ist besonders wichtig. Vor allem wird das Ziel menschlicher Entwicklung darin gesehen, seine Identität im sozialen Netzwerk der Familie zu finden und zu definieren. Selbstbestätigung und Selbstverwirklichung bestehen darin, eine gute Familienmutter oder ein guter Familienvater zu werden. Die Beziehung hat Vorrang vor anderen Aufgaben, kollektive Interessen dominieren. Der Kommunikationsstil ist auf Zustimmung und Gemeinsamkeit ausgelegt und vermeidet ggf. explizite Konfrontationen.

Individualistisches Familienbild

Demgegenüber sind individualistische Familienbilder durch eine Fokussierung des Individuums begründet. Die Identität ist im Individuum begründet, Kinder lernen in „Ich-Begriffen“ zu denken. Eine Auseinandersetzung mit anderen und die Bekennung zur eigenen Meinung, ggf. auch in der Konfrontation, ist erwünscht. Ziel der Erziehung ist ein Individuum, das letztlich die Verantwortung für das Gelingen des eigenen Lebens selbst übernimmt. Jeder hat ein Recht auf individuelle Interessen (die vor kollektiven Interessen dominieren) und auf Privatsphäre. Die Selbstverwirklichung des Individuums findet maßgeblich auch außerhalb der Herkunftsfamilie statt. Wie gesagt: Dies sind Pole, und jeder Mensch – in jeder Kultur – findet sich in diesem Ambivalenzkonflikt. Aber die Wertigkeiten (wenn man so will: die Annährung an einen der beiden Pole) sind durchaus kulturell beeinflusst und verschieden. Vor allem die abrupte Konfrontation mit individualisierenden Familienbildern, die in einem Kontrast zu den bisher gemachten kollektiven und relationalen Erfahrungen und Wertemaximen stehen, kann zu heftigen Irritationen führen.

In einem internationalen Erasmus-Seminar in Istanbul habe ich mit einer Gruppe Studierender aus unterschiedlichen Ländern (die Mehrzahl stammte aus der Türkei bzw. aus Deutschland) ein von Saied Pirmoradi (2012, 191f.) beschriebenes Fallbeispiel eines familiären Konfliktes szenisch spielen lassen. Es ging um eine 14jährige, in Deutschland aufgewachsene muslimische Tochter und Schülerin, die trotz des seltenen und temporären, befristeten Besuches ihrer Großeltern „aus der Ferne" einige Tage an einer Klassenfahrt teilnehmen wollte, was von Eltern und insbesondere Großeltern als „Respektlosigkeit gegenüber der älteren Generation" angesehen wurde. Das Fallbeispiel an sich ist interessant genug (Näheres hierzu bei Pirmoradi), erstaunlich war aber vor allem die unterschiedliche und zum Teil außerordentlich heftige Diskussion und Reaktion der teilnehmenden Studierenden, bei denen nicht nur Welt- und Familienbilder „aufeinander stießen", sondern die zum Teil aus eigener Erfahrung durchaus von ähnlichen Spannungsbildern zu berichten wussten. (Übrigens habe ich, wenn auch unter anderen Auspizien, eine ganz ähnliche Erfahrung in einem Familientherapie-Seminar an einer polnisch-katholischen Hochschule gemacht, bei der es vorrangig um die Auseinandersetzung eines katholisch geprägten Familienbildes mit anderen Bildern der Postmoderne ging.)

Mehr-Generationen-Perspektive

Nicht nur in der ersten, sondern vor allem in der zweiten und dritten Generation kommen die heranwachsenden Kinder mitunter in heftige Loyalitätskonflikte, wenn sie sowohl den Werten und Ansprüchen der Herkunftsfamilie und des Herkunftslandes als auch den kulturellen Vorstellungen des neuen Heimatlandes (bzw. des Landes, in dem sie geboren und aufgewachsen sind) genügen wollen. Nun erst, oft durch das Beherrschen beider Sprachen ermöglicht und gefördert, kann die Auseinandersetzung mit unterschiedlichen Familienbildern und Wertesystemen auch im Detail und in Nuancen erfahren und in der Tiefe erlebt werden, was die Kinder der zweiten oder dritten Generation vor beträchtliche Herausforderungen, mitunter Überforderungen stellt. Phänomene der Assimilation, verbunden mit Vorwürfen den Eltern und Großeltern gegenüber, einem untauglichen Familienbild anzuhängen, können als extreme Adaptationsphänomene interpretiert werden. Umgekehrt kann eine radikale Zuwendung zu traditionellen Werten nicht nur in religiöser Hinsicht, sondern vor allem im Hinblick auf Familientraditionen als Ausdruck einer massiven Separation bzw. Segregation gesehen werden. Sind die Konflikte überhaupt nicht lösbar, beispielsweise, weil Familien auseinandergebrochen sind oder der emotionale Stress überbordet oder weil – was häufig genug der Fall ist – Diskriminierungen, Vorurteile, Bildungsungerechtigkeit u. a. m. über ein bis zwei Generationen erfahren wurden, kann es im schlimmsten Fall zur Marginalisierung kommen, was katastrophale Folgen bis hin zu Sucht, Suizidalität oder Radikalisierung haben und bis hin zur Verführung zum Terrorismus führen kann.

Gerade am Beispiel der familienbezogenen Aufgaben und Krisen wird deutlich, dass eine mitunter geforderte „Anpassung an die Leitkultur" des Aufnahmelandes zu singulär und dysfunktional angelegt ist. Die Auseinandersetzung zwischen familiären Weltbildern, der Frage, was Individuation bedeutet und wie sehr man sich dem Familienverband verbunden fühlt, ist für jeden Menschen individuell zu lösen – freilich in Auseinandersetzung mit seiner Familie und seinem weiteren soziokulturellen Umfeld.

7.1.3 Einige Gedanken zur Krisenintervention

Besonderheiten der Intervention bei Migration

Grundsätzlich unterscheiden sich Kriseninterventionen im Umfeld von Migration und Flucht nicht von anderen Kriseninterventionen. Allerdings gilt es, die allgemeinen Maximen einer Krisenintervention mit speziellen Herausforderungen zu verbinden, die sich aus Flucht und Migration ergeben können. Insofern soll ansatzweise das von Nyfeler (in Domenig 2007, 503 ff.) vorgestellte Konzept der Krisenintervention im Migrationskontext vorgestellt und im Licht des bisher Beschriebenen erläutert werden. Sie versteht Krise als einen Zustand psychischer Belastung deutlich über der Normalbefindlichkeit, der als kaum erträglich empfunden wird und zur emotionalen Destabilisierung führt. Insofern können eine Flucht oder die oben genannten Schwierigkeiten bei der Ankunft im Aufnahmeland zu Situationen führen, in denen die bisherigen Lebensgewohnheiten und Ziele und Werte massiv in Frage gestellt werden und zu großen Irritationen führen. Die mitunter als unerträglich empfundene Situation in der Konfrontation mit dem Fremden und der Verlust bisher selbstverständlicher Problemlösungsstrategien erfordern neue Coping-Strategien. Von einer Verlustkrise kann man sprechen, wenn beispielsweise der Verlust von Heimat oder nahestehenden Personen, des sozialen Status oder von Hab und Gut zu existenziellen Ängsten und Schwierigkeiten führen. Eine traumatische Krise liegt nicht nur nach traumatischen Vorerfahrungen (Folter, Krieg, Ausbeutung durch Schlepper, vgl. Folgekapitel 7.2) vor, sondern auch bei tatsächlicher oder subjektiv empfundener Bedrohung und Überforderung in der Integrationsphase. Hinsichtlich der Symptome einer Krise weist Nyfeler auf depressive Symptome, Angst einschließlich Panik, somatische Befindlichkeitsstörungen, Suchtmittelgebrauch und Suchtgefährdung sowie Symptome aus dem Formenkreis posttraumatischer Belastungsstörungen hin. Auf depressive Störungen wurde ja bereits eingegangen. Angst und Panikgefühle können oft mit einem Krisenauslöser in Verbindung gebracht werden. Somatische Beschwerden sind häufig kulturabhängig und äußern sich u. a. in Kopf- und Rückenschmerzen, Magenschmerzen, Ernährungs- und Schlafstörungen, wobei Übergänge zu Depressionen nicht selten sind. Auf Suchtmittelgebrauch sollte besonders hingewiesen werden: Zum einen kann in Krisenzeiten ein erhöhter Konsum von Alkohol, Medikamenten, Zigaretten, Cannabis u. a. m. entstehen. Dies gilt insbesondere dann, wenn Suchtmittel zur Betäubung, zur (freilich inadäquaten) Bekämpfung depressiver Symptome oder zur Bekämpfung von Symptomen einer posttraumatischen Belastungsstörung herangezogen werden. Zum anderen kann die Entwurzelung aus bisherigen kulturellen Kreisen (auch religiösen Ge- oder Verboten, beispielsweise dem Alkoholverbot) und mangelnder Erfahrung im Umgang mit kulturfremden Drogen zum Problem werden. Eine falsch verstandene Assimilation an Trinksitten und Drogengebrauch im „neuen Land“ kann mit einer fehlgeleiteten „Eigenbehandlung in der Krisensituation“ interagieren. Auf Symptome einer posttraumatischen Belastungsstörung, insbesondere Dissoziationen und Flashbacks, wird im Folgekapitel ausführlicher eingegangen.

Ablauf einer Krisenintervention

Der konkrete Ablauf einer Krisenintervention ist auch im Kontext von Migration durch den Erstkontakt, die Problemanalyse und Problemdefinition, die Zieldefinition, die Problembearbeitung und die Evaluation sowie ggf. eine Nachsorge gekennzeichnet. Krisen sollten als solche erkannt und benannt werden, und zwar auch in sehr niederschwelligen Zugangssituationen, beispielsweise im Wohnheim für Flüchtlinge, in Gemeindetreffs, in der Einzelbegleitung (Patenschaften), in der Schule usw. Die meisten Menschen im Migrationskontext kommen nicht gezielt und von sich aus in eine Krisenberatungsstelle, was einen niederschwelligen Zugang nötig macht. Sind Krisen als solche erkannt, geht es um eine flexible, methoden- und berufsübergreifende Durchführung der Krisenhilfe, was in der Regel ein multiprofessionelles Team von SozialarbeiterInnen, PsychologInnen, PädagogInnen, ÄrztInnen und ggf. Pflegefachpersonen erfordert. Wie in jeder Krisen-/Problemanalyse geht es u. a. darum, was zur Krise geführt hat und vor welchem Hintergrund sie entstanden ist. Darüber hinaus sollten persönliche und soziale Ressourcen erfragt werden, speziell, ob Angehörige, die ebenfalls migriert sind, oder Freunde aus der Herkunftsgesellschaft zur Verfügung stehen. Auch die Frage nach adäquater Übersetzung durch einen möglichst neutralen Dolmetscher ist wichtig. Darüber hinaus sollte auch nach Angehörigen gefragt werden, die finanziell unterstützt werden müssen (viele junge Männer stehen beispielsweise unter einem immensen Druck, ihre Familien im Heimatland unterstützen zu müssen) sowie die Frage nach kranken Familienmitgliedern. Auch bisherige geeignete und erfolgreiche wie ungeeignete und wenig erfolgreiche Coping-Strategien (Rückzug, Vermeidung, Suchtmittelkonsum) sollten sehr spezifisch eruiert werden. Die Problemdefinition sowie die Zieldefinition sollten in besonderer Weise biographische, familiäre und soziokulturelle Aspekte berücksichtigen. Dabei können auch von der hilfesuchenden Personen Probleme und Ziele durchaus ambivalent erlebt werden: zum einen beispielsweise das Durchsetzen der eigenen Rechte als Frau, zum anderen der Wunsch nach familiärer Loyalität. Der Krisenhelfer/die Krisenhelferin muss darüber hinaus – unter Zuhilfenahme von Intervision oder Supervision – beurteilen, ob es sich um eine akute Gefährdung (Suizidalität), eine drohende zusätzliche Erkrankung (z. B. Depression) oder Anzeichen einer Traumatisierung bzw. posttraumatischen Belastungsstörung handelt, die neben der Krisenintervention weiterführender psychotherapeutischer Hilfe bedarf. Die Ziele einer Krisenintervention im Migrationskontext sind möglicherweise noch heterogener als in anderen Beratungssettings. Neben der Lösung seelischer und sozialer Konflikte kommen oft sehr konkrete Notsituationen zur Sprache, beispielsweise ein ungesicherter Aufenthaltsstatus, drohende Abschiebung, Sprachbarrieren, prekäre finanzielle oder rechtliche Belastungen u. a. m. Man kann sich durchaus mit Ottomeyer (2011) fragen, ob in solchen Situationen nicht – anders als in anderen psychotherapeutischen Settings – auch Hilfen und konkrete Stellungnahmen, Begleitungen zu Ämtern, Vermittlung rechtlicher und finanzieller Beratung u. a. m. erforderlich sind.

Sicherheit

Bei der Bearbeitung der Probleme geht es zunächst um Unterstützung der Lebensaktivitäten (regelmäßiges Essen, Schlafen, Kontakte usw.). Auch muss der Ratsuchende psychisch und physisch sicher sein. Die Frage nach Bedrohung (beispielsweise in einem Heim für Asylsuchende) muss ebenso thematisiert werden wie die Frage, wie und zu welchen Zeiten der Krisenhelfer beispielsweise telefonisch zu erreichen ist. In der akuten Krisensituation sollten unterschiedliche Krisenhelfer miteinander vernetzt werden, wenn es beispielsweise um die Klärung des Aufenthaltsstatus, die Behandlung einer Depression, die Beratung in familiären Schwierigkeiten u. a. m. geht. Auch die Familiensituation bedarf besonderer Beachtung und Intervention, beispielsweise einer kultursensiblen, transkulturell orientierten Familientherapie.

Die 15jährige Ayshe leidet unter erheblichen Angstzuständen. Erstmals kam es zu einem Panikanfall, als ihre Familie wegen politischer Unruhen die Türkei verließ. Die Panikattacken hatten im letzten halben Jahr an Intensität und Häufigkeit zugenommen, und auch in der Zwischenzeit war Angst zur führenden Grundstimmung geworden. Das gesamte Familienleben zentrierte sich um Ayshe und ihre Ängste, ihre subjektive Atemnot, Ohnmachtsanfälle, Schwindel, Vernichtungsängste und dem Gefühl subjektiven Ausgeliefertseins. Die Trennung von ihren Freundinnen, der Großfamilie und den bisherigen Wurzeln war einer der angstauslösenden Faktoren. Erschwerend kam hinzu, dass sie ihren bis dato bewunderten Vater jetzt in einem etwas anderen Licht sah: Er hatte große Schwierigkeiten, sozial Fuß zu fassen. Auch ihre Mutter zeigte sich sprachlich wie sozial in vielerlei Hinsicht überfordert, was dazu führte, dass Ayshe ihre Familie vor Ämtern und in vielen Krisensituationen vertreten musste. Schließlich gab es Probleme bei den sozialen Kontakten mit Gleichaltrigen. Ayshes Klassenkameraden zeigten nach Ansicht der eher konservativen Eltern eine zu große Libertinage, und Ayshe war zwischen den kulturellen Werten ihrer Familie und den faszinierenden, aber auch beängstigenden neuen Ansichten hin- und hergerissen. Ihr Selbstwertgefühl war zeitweilig sehr niedrig. Gleichzeitig hatte ihr Angstsyndrom auch einen familienstabilisierenden Charakter: In der gemeinsamen Sorge um Ayshe hatte die gesamte Familie eine Aufgabe, die sie zusammenhielt und beschäftigte. Ein Ziel der familienbezogenen Krisengespräche war es unter anderem, bei allen Beteiligten Verständnis dafür zu wecken, dass die Schwierigkeiten kultureller Auseinandersetzung und damit verbundener Spannungen und Ambivalenzen nicht nur Ayshes, sondern aller Familienmitglieder Thema war. Es gelang der Familie, zu sehen, dass ein familiärer Schulterschluss in einer noch fremden Kultur manchmal schwierig und überlebensnotwendig ist, andererseits für die Entwicklung Jugendlicher auch hinderlich sein kann.

7.1.4 Weiterführende Überlegungen: Kultursensibilität und transkulturelle Kompetenz in der Krisenhilfe

Die Begleitung von Menschen in Krisensituationen im Kontext von Migration, Flucht und Vertreibung setzt – neben den an anderer Stelle erörterten reflexiven und fachlichen Fähigkeiten zur Krisenintervention – auch die Bereitschaft und Fähigkeit zum Umgang mit kulturell Fremdem voraus. Ein erster Schritt ist sicherlich die Kultursensibilität, also das Bemühen, kulturbedingte unterschiedliche Wahrnehmungen, Verhaltensweisen und Interpretationen der Welt als solche zur Kenntnis zu nehmen und ansatzweise zu verstehen. Dabei kann es durchaus hilfreich sein, sich mit der Geschichte eines (Herkunfts-)Landes, einer anderen Religion, einer anderen Sprache, Gesellschaftssystemen usw. auseinanderzusetzen und sich hierüber zu belesen. Dies reicht jedoch nicht aus und kann zu Stereotypisierungen und Schubladendenken führen, etwa, wenn angebliche „Typika" einer Kultur zur Etikettierung von Menschen führen.

Interkulturelle Kompetenz

Neben der Kultursensibilität hat sich der Begriff der „interkulturellen Kompetenz" etabliert, der ein Verständnis von Angehörigen unterschiedlicher (zumindest zweier) Kulturen ermöglichen soll. Hierbei wird allerdings postuliert, dass es definierbare, scharf voneinander abgrenzbare Kulturen gebe – was durchaus hinterfragt werden kann. Geht man von sich durchdringenden kulturellen Erfahrungen einer globalisierten Welt aus und konstatiert außerdem, dass sich die kulturelle Identität eines Menschen, etwa im Sinne von Bräuchen, Traditionen oder Überlieferungen, ein Leben lang in der Auseinandersetzung mit neuen Erfahrungen verändert und neu formt, so kann man in der Begegnung von Menschen, die ihr Verhalten als fremd erleben, vielleicht besser von „transkultureller Kompetenz" sprechen. Diese wird von Domenig (2007, 174) wie folgt definiert:

Transkulturelle Kompetenz

> „Transkulturelle Kompetenz ist die Fähigkeit, individuelle Lebenswelten in der besonderen Situation und in unterschiedlichen Kontexten zu erfassen, zu verstehen und entsprechende, angepasste Handlungsweisen daraus abzuleiten. Transkulturell kompetente Fachpersonen reflektieren eigene lebensweltliche Prägungen und Vorurteile, haben die Fähigkeit, die Perspektive anderer zu erfassen und zu deuten und vermeiden Kulturalisierungen und Stereotypisierungen von bestimmten Zielgruppen."

Nach Seidel (2011, 161ff.) geht es auch darum, „das Fremde ins eigene Haus (zu) holen“: Das Fremde, das uns zunächst Angst machen kann, können wir uns wohlwollend näherbringen und uns vertrauter machen. Das setzt allerdings voraus, die eigenen Ansichten nicht als unverrückbar und selbstverständlich zu verstehen und eine Neugier auf Sicht- und Lebensweise von anderen Menschen zu entwickeln. Eine anteilnehmende und wohlwollende Neugier führt dazu, dass

„fremderscheinende Haltungen [...] die Neugier wecken herauszufinden, welche Gründe es aus einer Kultur heraus geben mag, die zu einem speziellen, ungewöhnlich erscheinenden Verhalten führen, worüber man mehr erfahren möchte“ (Hegemann 2001 zit. nach Seidel 2011, 167).

Nach Domenig (2007) stützt sich die Fähigkeit transkultureller Interaktion auf Selbstreflexion, Hintergrundwissen/Erfahrungen und narrative Empathie, was es ermöglicht, Sichtweisen zu erklären und Handlungsweisen auszuhandeln, Lebenswelten und Beziehungsgestaltungen zu erfassen und für das eigene wie das fremde Bewusstsein sensibilisiert zu werden.

Selbstreflexion

Bei der Selbstreflexion geht es im Wesentlichen darum, sich bewusst zu werden, was man als „selbstverständlich“ voraussetzt, und diesen Prozess zu hinterfragen. Bin ich beispielsweise als Familientherapeut der Ansicht, dass eine emotionale Loslösung vom Elternhaus in der späten Pubertät hilfreich ist, so mag das meiner familientherapeutischen Ausbildung und meinen persönlichen Lebenserfahrungen geschuldet sein und für mich (und viele andere) zutreffen. Die einzig denkbare, quasi natürliche und zur Heilung führende Sichtweise ist es sicherlich nicht. Sich solcher Selbstverständlichkeiten im Kontext der eigenen Biographie bewusst zu werden, einschließlich der damit verbundenen Emotionen, wenn diese Selbstverständlichkeiten in Frage gestellt werden, ist ein Kernpunkt dieser Selbstreflexivität. Das heißt nicht, dass ich meine Lebensmaximen aufgeben muss. Das heißt aber, dass ich ihre Selbstverständlichkeit hinterfragen und Respekt für andere Sichtweisen entwickeln kann.

Hintergrundwissen und Erfahrung

Dabei sind Hintergrundwissen und Erfahrung von Vorteil. Zum einen das Wissen um kulturelle Aspekte, beispielsweise des Herkunftslandes meines Gegenübers. Es ist durchaus hilfreich, zu wissen, dass es in bestimmten asiatischen Ländern, beispielsweise in Japan, unhöflich ist, nein zu sagen, so dass eine ausweichende Antwort, die in anderen Ländern vielleicht als unpassend gilt, als Zeichen höflichen Respekts zu deuten ist. Das Wissen darum, wie viel Körperkontakt beispielsweise bei Begrüßung als angemessen und normal erachtet wird, das Beachten religiöser Riten oder gesellschaftlicher Normen ist ebenso wichtig wie das Wissen um die Gesellschaftsstruktur, das Rechtssystem oder die Geschichte eines Landes. Dieses Wissen kann, wie allseits bekannt, durch Lektüre, Filmreportagen, vor allem Begegnungen mit Menschen aus anderen Ländern und Reisen erworben werden. Noch einmal: Ein solches Wissen muss in der Interaktion angeeignet werden und führt konsequenterweise dazu, dass eigene Sichtweisen in Frage gestellt werden. Tut es dies nicht, besteht die große Gefahr der Stereotypenbildung.

Narrative Kompetenz

Dies führt zur dritten Säule, der narrativen Kompetenz. Hierunter versteht man die Fähigkeit, zuzuhören, Erzählungen und Narrative auf sich wirken zu lassen, sich von ihnen berühren zu lassen und der Erlebniswelt anderer Menschen wirklich näher zu kommen. Ein Narrativ hat immer auch die Aufgabe der Sinndeutung. Nicht nur Krankheiten, sondern alle möglichen Lebensereignisse, auch die Flucht oder familiäre Veränderungen, werden so erzählt, dass sie für den Betroffenen einen Sinn ergeben. Und damit sind Erklärungs- und Deutungsmuster verbunden, die viel mehr über das kulturelle Erleben eines Menschen sagen als mehr oder weniger stereotype Beschreibungen eines Reiseratgebers. Die narrative Kompetenz besteht nun darin, nicht nur die eigene Narration als solche zu erkennen, sondern sich von der anderer Menschen berühren zu lassen, Spannungen auszuhalten und neue Interpretationsmuster sozialer Situationen, Beziehungen und Sachverhalte zu konstruieren. Noch einmal: Das heißt nicht, wesentliche Maximen des eigenen Lebens (beispielsweise das Bestehen auf das Einhalten von Menschenrechten, Gleichberechtigung von Mann und Frau usw.) über Bord zu werfen. Es heißt aber, die Sinnhaftigkeit des Erlebens und Erzählens meines Gegenübers zu respektieren und ihm zunehmend vertrauter zu werden.

Fazit: Die Aneignung transkultureller Kompetenz ist nicht allein aus Fachbüchern zu erlernen. Sie muss zunächst Teil einer gezielten Aus- und Weiterbildung, beispielsweise im Studium der Psychologie, Sozialen Arbeit oder Pädagogik sein, wobei der berufsbezogenen Selbsterfahrung und Ansätzen der Supervision eine große Rolle zukommen. Im Beruf sind Ansätze der transkulturellen Kompetenz auch in Intervision und Zielgruppenberatung sowie Supervisionsprozessen zu verankern. Letztlich erwirbt man interkulturelle Kompetenz sicherlich im Laufe eines lebenslangen Lernens und immer wieder neuer Begegnungen.

Auf einen Blick

- Der Prozess der Migration lässt sich in die Phasen der Vorbereitung, des eigentlichen Migrationsaktes, der Ankunft in der Aufnahmegesellschaft und die Phase der Integration einteilen.
- Die meisten Migrationsprozesse werden als Chance gesehen und führen zu besseren Lebensbedingungen und einer Erweiterung der Erfahrungen und Handlungsmöglichkeiten.
- Im Prozess der Begegnung und Auseinandersetzung mit neuen kulturellen Erfahrungen, der Beachtung kultureller Werte aus der Herkunftsgesellschaft und der Aufnahme oder Ablehnung durch die Aufnahmegesellschaft kann es zu Marginalisierung, Separation, Assimilation oder Integration kommen.
- Akkulturationsherausforderungen und Akkulturationsstress, vor allem aber auch Diskriminierungserfahrungen, können schwere Krisen (vor allem Identitätskrisen) sowie Krankheiten (oft psychosomatische Krankheiten) zur Folge haben.
- Die Ambivalenz zwischen individuumzentrierten und relationalen Familienmodellen kann zu intergenerationalen Konflikten und Krisen führen.
- Krisenintervention im Kontext von Migration erfordert transkulturelle Kompetenz, also die Fähigkeit, individuelle Lebenswelten in der jeweils besonderen Situation kontextbezogen zu erfassen. Dies setzt eine Reflexion eigener Vorurteile und die Vermeidung von Stereotypisierungen voraus.

Multiple-Choice-Fragen zu diesem Kapitel finden Sie unter testfragen.reinhardt-verlag.de

Weiterführende Literatur

Nyfelder, D. (2007): Krisenintervention im Migrationskontext. In: Domenig, D. (Hrsg.): Transkulturelle Kompetenz. Lehrbuch für Pflege-, Gesundheits- und Sozialberufe. 2. Aufl. Huber, Bern, 503–516

7.2 Traumatisierung und posttraumatische Belastungen im Kontext von Krieg, Folter und Flucht

7.2.1 Grundlagen

Eine Besonderheit der Traumatisierung im Kontext von Krieg, Bürgerkrieg, Folter und Flucht liegt in dem Zerbrechen sozialer Strukturen und bis dato als gültig erachteter ethischer und kultureller Werte – zumindest, was die Verfolgten angeht.

Keilson (1979, vgl. Zimmermann 2015, 41ff.), der in den 1970er-Jahren das Schicksal von jüdischen Kindern und Jugendlichen untersucht hat, die den Holocaust überlebt haben, hat in diesem Zusammenhang das Modell einer sequenziellen Traumatisierung entworfen, das den phasenweisen Prozess einer fortschreitenden Traumatisierung beschreibt. Das Zusammentreffen verschiedener traumatisierender Faktoren, beispielsweise die Zerstörung familiärer Strukturen, Verfolgung, körperliche Gewalt und Bedrohung des Lebens würden an sich schon deutlich über ein Monotrauma (s. Kapitel 1.3) hinausgehen und zu einer politraumatischen schweren Belastung im Sinne eines kumulativen Traumas führen. Hinzu kommt aber, dass es zwischen den Phasen der Traumatisierung dynamische Interaktionen gibt, die in vielfältiger Weise zu einer Potenzierung der subjektiv erlebten und auch objektiv festzustellenden Bedrohung von Leib und Leben beitragen.

Dieses Konzept der sequenziellen Traumatisierung ist von D. Becker, der sich zunächst mit Erfahrungen politisch verfolgter Menschen in Chile in den 1970er-Jahren beschäftigt hat, zu einem sechsstufigen Modell ausgeweitet worden (vgl. Zimmermann 2015, 41 ff.).

Entschluss zur Flucht

Versteht man Zwangsmigration und Flucht im Zusammenhang mit ihren Ursachen (z. B. Krieg, Bürgerkrieg, Hunger oder Folter) als ein sequenziell traumatisierendes Geschehen, so ist die Sequenz 1 mit dem reifenden und schließlich gefassten Schluss zur Flucht, der hiermit einhergehenden Angst und Verzweiflung, gleichzeitig der Hoffnung auf Besserung des Zustandes, dem Wunsch, sich und seine Familie zu retten, sowie traumatisierenden Verlusterlebnissen gekennzeichnet – dies alles zusätzlich und auf dem Boden der bisher schon durch Krieg oder Folter erlebten Traumatisierungen.

Flucht

In der zweiten Sequenz, auf der Flucht, kommen mitunter überwältigende Ängste, Abhängigkeiten (beispielsweise von Schleppern) und nicht selten Lebensgefahr bei der Überwindung von Bergketten oder Meeren sowie an Grenzzäunen hinzu.

Ankunft Die Sequenz 3 ist durch die Anfangszeit am Ankunftsort gekennzeichnet, die oft genug auch für längere Zeit noch keine wirkliche Sicherheit bietet und beispielsweise durch die subjektive oder objektive Bedrohung gekennzeichnet ist, dass die Traumatisierung und Gefährdung im Herkunftsland nicht gesehen und eine Abschiebung eingeleitet wird. Auch die Angst, durch inadäquate, im Sinne des Flüchtlings dysfunktionale Aussagen unfreiwillig zur Abschiebung beizutragen, wird als sehr bedrohlich erlebt.

Chronifizierung Diese Situation kann chronifizieren, wenn Menschen über Jahre in den (eigentlich nur für Wochen bis Monate vorgesehenen) Erstaufnahmeeinrichtungen verbringen, einen auf Jahre ungeklärten Aufenthaltsstatus haben oder zwar geduldet, aber Monat für Monat von Abschiebung bedroht sind. Im Zusammenhang mit bis dato erlebten Traumen der oben geschilderten Art kann dies nicht nur als Retraumatisierung, sondern als sich sequenziell verstärkende Trauma-Einwirkung verstanden werden. Vor allem die erzwungene Passivität (emotional, hinsichtlich Arbeit und Ausbildung, oft genug auch politisch) führt zu vermehrten Ohnmachtsgefühlen.

Rückkehr Kommt es zur Rückkehr (Sequenz 5), muss man zwischen freiwilliger und erzwungener Rückkehr unterscheiden. Letztere geht mit erheblichen Ohnmachtsgefühlen, und bei stattgehabter Traumatisierung sowie Verfolgung, körperlicher Gewalt, Folter usw. im Herkunftsland zudem mit einer akuten erneuten Lebensbedrohung und damit Traumatisierung einher. Aber auch bei einer freiwilligen Rückkehr ins Herkunftsland können familiäre Brüche (beispielsweise, wenn Kinder anders als ihre Eltern nicht zurückkehren wollen) oder belastende Herausforderungen an Bikulturalität traumatisieren.

Remigration Dies gilt auch in der sechsten Sequenz, die als Remigration in das Herkunftsland/die Heimat bezeichnet werden kann. Fremdheitsgefühle, der Verlust der „neuen Heimat“, Integrationsschwierigkeiten sowie Verdrängen des Erlebens und des erlittenen Unrechts in der vormaligen Zeit von Krieg oder Bürgerkrieg können im Sinne Beckers und Keilsons als weitere sequenzielle Traumatisierungen verstanden werden.

Sequenzielle Traumatisierung ist also nicht nur das Aufeinanderfolgen unterschiedlicher Traumen bzw. eine multiple Retraumatisierung, sondern die Potenzierung traumatischer Faktoren, die zu unterschiedlichen Zeiten stattgefunden haben und miteinander interagieren. So können zum einen Gewalt, Krieg und die Erlebnisse der Flucht traumatische Erfahrungen sein, die den Boden einer Traumatisierung und posttraumatischen Belastung bilden. Diese werden zum anderen durch Schwierigkeiten im Ankunftsland (beispielsweise aufenthaltsrechtliche Bestimmungen) aktualisiert, und familiäre Belastungen, angefangen von Verlust eines Elternteils (oder Zurücklassen von Familienangehörigen) bis hin zu familiären Verwerfungen auch kultureller Art, oft über mehrere Generationen, tragen in den unterschiedlichsten Sequenzen zu einer Verschärfung der Traumatisierung bei.

Folgen sequenzieller Traumatisierungen

Folgen einer solchen sequenziellen Traumatisierung können beispielsweise Rückzug und Regression bis hin zu sozialer und emotionaler Isolation oder aber emotionale Durchbrüche oder Aggressionen sein, die, aus dem Kontext herausgerissen und isoliert wahrgenommen und betrachtet, sowohl in der Schule als auch in anderen sozialen Situationen zu Fehlinterpretationen führen können. Dies gilt selbst bei positiv konnotierten Leistungsanstrengungen, die an sich adaptiv sein können, die aber eine erhebliche Überforderung darstellen, wenn sie als verzweifeltes Moment familiärer Stabilisierung und stellvertretender Anpassung des Kindes an die aufnehmende Leistungsgesellschaft – anstelle der Eltern, die dies emotional nicht leisten können – treten. Fangen wir mit dem Beginn des traumatischen Erlebens, also Gewalt, Folter, Krieg oder Flucht an.

Traumatisierungen von Kindern und Jugendlichen

Sind Kindheit und Adoleszenz von Gewalt und Krieg geprägt, werden nicht nur die Kinder und Jugendlichen möglicherweise selbst Opfer (beispielsweise von Minen oder Bombardierungen), sondern sie erleben auch, dass ihre Eltern und andere Angehörige, die ihnen eigentlich Schutz bieten sollten, ihrerseits Opfer werden und weder sich selbst noch ihre Kinder ausreichend schützen können. Auch müssen Kinder mitunter mit ansehen, wie ihre Angehörigen oder Eltern körperlich misshandelt oder vergewaltigt werden – sofern sie nicht sogar selbst Opfer sind. Schließlich können sie selbst zur Teilnahme an Kriegshandlungen gezwungen werden (Kindersoldaten!), was sich ganz verheerend auf die physische und psychische Gesundheit Heranwachsender auswirkt. Und schließlich soll noch auf mangelnde Gesundheitsvorsorge und Fehlernährung bis hin zu Hunger hingewiesen werden. Solche Gewalteinwirkungen führen zudem zu Fragmentierungen bis hin zum Zerbrechen familiärer Strukturen, gesellschaftlicher Nahstrukturen (Nachbarschaft, Schule, Peergruppenverbände) sowie des gesamtgesellschaftlichen Gefüges einschließlich der bis dato als sicher erachteten Grundwerte. Das Erlebnis solcher Zusammenbrüche kann übrigens auch in der Nachkriegsphase, wenn möglicherweise weder Hunger noch lebensbedrohliche Bombardierungen Thema sind, weiterwirken. Oft dauert es ein bis zwei Generationen

Lebenszeit, bis diese unheilvollen anomischen Prozesse überwunden sind. Solche Erlebnisse, beispielsweise, dass nicht nur die Ablösung vom Elternhaus in der Pubertät erschwert bis pervertiert wird, wenn Familiensysteme zerschlagen werden, sondern auch, dass eine Anlehnung an Peergruppen verunmöglicht und eine Identifikation mit der Kultur und Sozialstruktur der Gesellschaft, in der man aufgewachsen ist, erschwert bis verunmöglicht wird, wirken sich verheerend auf den psychosozialen Entwicklungsprozess des Jugendalters aus, der ja gerade durch die Findung der eigenen psychischen, physisch-sexuellen und sozialen Identität gekennzeichnet ist. Inadäquate Erwartungen – oft in Unkenntnis dieser Zusammenhänge – durch das Aufnahmeland können diesen Prozess weiter komplizieren. So kann ein „Neuanfang in Unsicherheit“ (Zimmermann 2015, 56) ebenfalls traumatisieren, beispielsweise, wenn über lange Zeit der Aufenthaltsstatus unsicher ist, mit einer Rückführung/Abschiebung gerechnet werden muss, über Monate bis Jahre in engen, unpersönlichen und Privatsphäre kaum ermöglichenden Wohnsituationen (Erstaufnahmeeinrichtungen, Übergangswohneinrichtungen oder anderen Gemeinschaftsunterkünften) gewohnt wird. Gerade die Tatsache, letztlich keinen Einfluss auf diese Situation – insbesondere die Entscheidung von Amtsträgern oder die Beschleunigung des Prozederes – zu haben, schlägt ebenso unheilvoll zu Buche wie das mitunter schwierige Zusammenleben vieler Menschen, teils unterschiedlicher und manchmal historisch und politisch divergenter oder in Kriegshandlungen befindlicher Ethnien auf engem Raum.

7.2.2 Besondere Krisensituationen und Traumatisierungen im Kontext von Krieg, Bürgerkrieg, Folter und Flucht

Um die Traumatisierung im Kontext von Krieg und Flucht wirklich würdigen zu können, gilt es, das Augenmerk nicht nur auf ein aktuelles Ereignis, sondern auf den gesamten Prozess der Traumatisierung in der Vorkriegsphase, der massiven Zunahme der Traumatisierungsdichte im Zusammenhang mit Krieg und organisierter Gewalt sowie der Traumatisierung während und auch nach der Flucht Beachtung zu schenken. Ein weiteres Charakteristikum ist, dass Kriege, Folter, Terrorismus, organisierte Gewalt, Bürgerkrieg und Vertreibung in der Regel als eine extreme Form von Traumatisierung zu verstehen sind, die nicht nur zu akuten oder posttraumatischen Belastungsstörungen, sondern häufig auch zu sehr komplexen Störungen, anhaltenden Persönlichkeitsveränderungen nach Extrembelastungen oder zusätzlichen schweren psychischen Erkrankungen, beispielsweise Depressionen, Suizidalität, Psychosen oder Suchterkrankungen, führen können.

Folter

Eine extreme Form der Traumatisierung ist die Folter. Die UNO-Konvention gegen Folter und andere gewaltsame, inhumane oder degradierende Behandlung oder Bestrafung von 1984 definiert Folter als

„[…] jede Handlung, durch die einer Person vorsätzlich große körperliche oder seelische Schmerzen oder Leid zugefügt werden, z. B. um von ihr oder einem Dritten eine Aussage oder ein Geständnis zu erlangen, um eine tatsächliche oder mutmaßlich von ihr oder einem Dritten begangene Tat zu bestrafen, oder um sie oder einen Dritten einzuschüchtern oder zu nötigen, […]" (zit. von Moser in Domenig 2007, 524f.).

Folter ist systematisch, organisiert, beabsichtigt und zielgerichtet. Nach Moser kann man physische, psychische, sexuelle und biologische Methoden der Folter unterscheiden, wenngleich Folter immer die Person in ihrer Ganzheit betrifft. Primär physische Foltermethoden bestehen u. a. in Schlägen, Stromapplikationen, Verbrennungen, erzwungenem Aufrechtstehen oder Knien, Fesselungen, Verstümmelungen oder physischem Erzeugen von Todesangst, beispielsweise dem Waterboarding. Von primär psychologischer Folter spricht man bei Deprivationstechniken (z. B. Isolation), Konfusionspraktiken, permanentem Verhören oder Erniedrigen, Drohung mit körperlicher Folter, Zwang, Gewalt an Dritten anzusehen oder auszuführen, Isolationshaft, Scheinerschießungen, Erniedrigungen oder Verletzungen religiöser Vorschriften. Sexuelle Folter (Einführung von Gegenständen in After oder Vagina, Elektroschocks an Genitalien, sexuelle Bedrohungen, Belästigungen und Misshandlungen, Vergewaltigungen) verletzt die intimsten Bereiche des Menschen, verursacht Gefühle von Chaos, Versagen und Ohnmacht, geht oft mit (ungerechtfertigten, aber heftigen und peinigenden) Scham- und Schuldgefühlen des Opfers einher und führt in besonderer Weise zu bleibenden, psychosexuellen und anderen Folgestörungen, die über viele Jahre persistieren können. Schließlich sind noch primär biologische Foltermethoden zu nennen, beispielsweise Wasser- und Nahrungsentzug, Schlafentzug, Expositionen gegenüber Kälte, Hitze oder Lärm, Dunkelheit, Unterlassung medizinischer Behandlung oder Entzug von Kleidung und Hygiene. Wenn auch die unmittelbaren Ziele von Folter unterschiedlich sein können (oft geht es um das Erpressen von Informationen oder „Geständnissen"), so geht es in übergeordneter Hinsicht doch um Gewaltanwendung zur Abschreckung und langfristigen Schädigung bzw. Zerstörung einerseits desjenigen, der gefoltert wird, andererseits der Rechte und des Sozialgefüges einer bestimmten Menschengruppe. Die totale Machtausübung im Rahmen der Folter geht mit einer ebenso totalen Ohnmacht des Gefolterten, der sich weder verteidigen noch fliehen kann, einher. Moser (in Domenig 2007, 528) schreibt hierzu: „Gefühle des grundlegenden Urvertrauens, der eigenen Handlungsfähigkeit, der Sicherheit, der Gerechtigkeit, der Zugehörigkeit, des sozialen Zusammenlebens werden zerstört; vorherige Normen, Werte, Rollen, Status haben keine Gültigkeit mehr“.

Akut- und Spätfolgen von Folter

Man kann Akutsymptome, Spätfolgen und langzeitliche chronische Folgen der Folter unterscheiden. Physische Symptome sind oft direkte Folterfolgen, wobei heutige Folterpraktiken dergestalt sind, dass man Folterspuren tunlichst vermeiden will – was mitunter dazu führt, dass den Folteropfern später mangels sichtbarer Beweise nicht geglaubt wird. Spätfolgen und langzeitliche chronische Folgen zeigen sich oft in chronischen Schmerzzuständen, aber auch in den vielfältigen Ausformungen einer posttraumatischen Belastungsstörung, insbesondere Angst- und Erregungszuständen, Schlaflosigkeit, Alpträumen und Flashbacks und einer allgemeinen Schreckhaftigkeit und Übererregung. Außerdem kann es zu massiven Anpassungsstörungen sowie Depressionen kommen. Gefühle von wiederholter Hilflosigkeit, das Aufkommen von Scham- und Schuldgefühlen, Interessenverlust, Konzentrationsstörungen u. v. m. können Ausdruck einer chronischen Spätfolge von Folter sein. Im schlimmsten Fall haben Menschen nach Folter ihren Lebensmut verloren, fühlen sich zerbrochen und leben nur noch „irgendwie“ weiter, beispielsweise im Hinblick auf ihre Kinder, ohne sich selbst noch eine Perspektive zuzugestehen oder nach den Äußerungen eines jungen Familienvaters nach Folter: „Ich lebe, weil ich leben muss, wegen meinen Kindern, mein Leben ist vorbei“ (zit. nach Moser in Domenig 2005, 535). Oft fällt es Menschen, die gefoltert worden sind, schwer, ihre Erlebnisse zu bewältigen und in ihr Leben zu integrieren. Wie wir bereits in Kapitel 1.2 gesehen haben, sind schwere Krisen und Traumen durch einen Verlust der Kohärenz (Sense of Coherence) gekennzeichnet. Die drei Komponenten der Kohärenz spielen beim Prozess der Folter eine besondere Rolle: Das Ereignis kann nicht verstanden werden (Verlust der Comprehensibility), die Machbarkeit und Handhabbarkeit bzw. Kontrolle (Manageability) geht verloren, und die Bedeutsamkeit (Meaningfulness) wird ebenfalls in Frage gestellt. Ganz wesentlich kommt es darauf an, dass diese Ereignisse im späteren Leben wieder eingeordnet und somit für das Individuum interpretierbar werden.

Minderjährige unbegleitete Flüchtlinge

Schließlich soll noch auf die besondere Lage und mögliche traumatische Belastungen unbegleiteter minderjähriger Flüchtlinge eingegangen werden.

Nicht nur die Verfolgung im Herkunftsland, sondern auch die weiteren Sequenzen von Flucht und Ankunft im Zielland können traumatische Erfahrungen beinhalten: Viele unbegleitete Jugendliche reisen nicht legalisiert nach langen und mitunter gefährlichen Reisen zu Fuß, übers Meer, im LKW ein, oft in absoluter Abhängigkeit von (mitunter ausbeuterisch agierenden) Schleppern oder Fluchthelfern. Auch die Situation des Neuanfangs im Aufnahmeland (Zimmermann 2015, 72) kann als traumatisch erlebt werden, wenn die Zukunftsperspektive, der Bleibestatus und die finanzielle Sicherung ungeklärt sind oder die Aufnahme in einem Heim für unbegleitete jugendliche Flüchtlinge zu besonderen Anpassungsschwierigkeiten führt.

Die Ungewissheit des Prozederes und die antizipierten Folgen können für die Jugendlichen eine erhebliche Belastung oder Retraumatisierung darstellen. Hinzu kommt, dass sie mit ihren Belastungen weitgehend allein sind, jedenfalls, was ihre familiäre Situation angeht. Der Verlust der Heimat, der familiären Geborgenheit, möglicherweise der reale Verlust eines gestorbenen bzw. getöteten Elternteils, jedenfalls der Verlust ihrer Realpräsenz und der Möglichkeit, Schutz und Halt zu erfahren, der Verlust von Freunden und Peergruppen, von schulischen und anderen Netzwerken – dies alles kann die pubertäre Entwicklung massiv beeinträchtigen. Aber auch, wenn Eltern nicht real da sind – in einem inneren Dialog, einer inneren Auseinandersetzung mit den Elternbildern –, sind sie nach wie vor für die Jugendlichen von Bedeutung. Dies wird ggf. durch das Nutzen sozialer Medien via Smartphone und Internet verstärkt. Hier kommt nun zum Tragen, dass die Rollen diffus geworden sind oder die Kinder in einer besonderen Weise parentifiziert wurden: Erwarten beispielsweise Eltern oder Geschwister, dass der migrierte Jugendliche in irgendeiner Weise dafür sorgt, dass sie nachziehen können, oder werden finanzielle Zahlungen aus dem Ausland an die Familie erwartet, wie das nicht selten bei nordafrikanischen jungen erwachsenen Männern der Fall ist, so kann dies zu einem unerträglichen und traumatisierenden Druck führen. Hinzu kommt, dass sowohl reale Trennung und Trennungsschmerz als auch Rollendiffusion und Parentifizierung das in der Pubertät typische Wechselspiel von Nähe und Distanz erschweren – und dies nicht nur im Hinblick auf die eigenen Eltern, sondern auch auf die Betreuungspersonen, die im Ankunftsland real zur Verfügung stehen. So können Beziehungen zur Herkunftsfamilie oder den Eltern einerseits idealisiert, die unerträglichen Schwierigkeiten andererseits abgespalten oder tabuisiert werden. Die Beziehungsgestaltung zu Pädagogen im Aufnahmeland kann dann sehr erschwert sein. Einerseits brauchen Jugendliche Beziehungen zu Betreuern, Erziehern und Lehrerinnen/Lehrern, andererseits kann es sehr schnell zu Kontaktabbrüchen oder erschwerter Beziehungsaufnahme führen, wenn ungelöste Konflikte mit der Herkunftsfamilie, möglicherweise verbunden mit anderen traumatischen Erfahrungen, dies erschweren. Lehrerinnen und Lehrer, Traumapädagogen, Psychotherapeuten und Sozialarbeiterinnen sollten um diese Zusammenhänge wissen, wenn sie in besonderen Krisensituationen unbegleiteter minderjähriger Flüchtlinge mit Phänomenen wie Verweigerung des Erlernens der deutschen Sprache, Lernstörungen, Beziehungsabbruch, Isolation oder aggressiven Impulsdurchbrüchen konfrontiert werden.

7.2.3 Krisenintervention, Behandlung, Traumapädagogik und psychosoziale Begleitung

Akutes Trauma

Wenn auch Sozialarbeiter, Pädagoginnen und Psychologen in der Regel traumatisierten Migranten und Flüchtlingen in der Auseinandersetzung langfristiger Traumafolgen und den hierbei auftretenden Krisen beistehen, so können sie doch auch vor Ort, z. B. im Rahmen humanitärer Hilfe, in Krisensituationen eingesetzt werden, oder es kann im Rahmen einer Intrusion, eines Flashbacks oder einer Retraumatisierung zu einem erneuten akut traumatischen Geschehen kommen. Daher soll kurz auch auf die Erste Hilfe in der Schockphase sowie der Adaptationsphase in den ersten vier bis sechs Wochen eingegangen werden. Die Schockphase unmittelbar nach dem traumatischen Erleben ist durch blasse Haut, schnelle und flache Atmung, starkes Zittern, leeren Blick, Verwirrtheit, Schwindel, Übelkeit oder Erstarrung, mithin den Parametern einer extremen Stress-Situation, verbunden. Es ist wichtig, Präsenz zu signalisieren („Ich bin da, ich helfe"), Hilfen zur Reorientierung zu geben (immer wieder, ggf. wiederholt die Situation, den Ort oder die Zeit erklären), für Ruhe und Wärme (Decke! Warmes Getränk!) zu sorgen und den Betroffenen vor belastenden zusätzlichen Reizen abzuschirmen. Beruhigend kann auch sein, die körperlichen und psychischen Symptome (Zittern, hemmungsloses Weinen usw.) als verständliche und normale Reaktionen zu erklären. Ein ruhiges und sicheres Auftreten und das Vermeiden weiterer Verunsicherung sind sicherlich die entscheidenden Maßnahmen.

Akute Belastungsreaktion

Die akute Belastungsreaktion innerhalb der nächsten vier bis sechs Wochen ist durch Übererregung, Schlaflosigkeit bzw. Alpträume, starke emotionale und affektive Durchbrüche, erhöhte Schreckhaftigkeit, intensives Grübeln und insgesamt das Empfinden eines seelischen Ausnahmezustands gekennzeichnet. Auch hier geht es vor allem um äußere und emotionale Sicherheit sowie verlässliche Beziehung und nachhaltige, zuverlässige Fürsorge. Darüber hinaus sind regelmäßige Ruhephasen und ausreichender (geschützter!) Schlaf notwendig (vgl. dies z. B. mit den realen Gegebenheiten von Flüchtlingen an der mazedonischen Grenze). Adäquate Bewegung, evtl. auch Sport, und ausreichende eiweiß- und vitaminhaltige, regelmäßig auch warme Ernährung, die zudem die Ernährungsgewohnheiten und Traditionen einschließlich religiöser Vorschriften des Migranten berücksichtigt, sind wesentliche Grundsteine der rehabilitativen Maßnahmen in der Phase der akuten Belastungsreaktion. Dazu gehören auch Atemübungen im Falle von Panikattacken (wie sie in Kapitel 2.1 ausführlicher beschrieben wurden), insbesondere aber immer wieder Aufklärung und Beratung, deren Grundelemente sich stark an der Methodik der Psychoedukation orientieren (vgl. Kapitel 2.3). Wie so oft bei posttraumatischem Geschehen ist das hauptsächliche und wesentliche Moment aber die zuverlässige und nachhaltige Sicherheit. Sichere Orte sind zum einen solche, an denen physisch keine Gefahr mehr droht. Zum anderen sind es aber soziale Gegebenheiten und Beziehungen, die auf Dauer und verlässlich Schutz vor weiterer physischer oder psychischer Gefahr bieten.

Längerfristige Begleitung

In der längerfristigen Begleitung von Menschen, die infolge von Bürgerkrieg, Krieg, Folter oder Flucht traumatisiert worden sind, geht es zum einen darum, mit den Folgen der erfahrenen Traumatisierungen und den evtl. vorhandenen posttraumatischen Belastungsstörungen fertig zu werden. Zum anderen kann es – im Sinne einer sequenziellen Traumatisierung – immer wieder zu Retraumatisierungen oder Verstärkungen traumatischer Erlebnisse kommen, die einer akuten Intervention bzw. Krisenhilfe bedürfen. In der Regel leisten dies auch Begegnungen im Aufnahmeland zwischen traumatisierten oder retraumatisierten Flüchtlingen einerseits, professionellen sowie freiwilligen Laienhelfern auf der anderen Seite. So weist Soyer (in Forster 2003, 156 ff.) darauf hin, dass nicht nur Mediziner und Psychotherapeuten (die oft traumatherapeutisch arbeiten), sondern auch Sozialarbeiter, Pädagogen sowie Ehrenamtliche einen elementaren Anteil hilfreicher und zum Teil therapeutischer Arbeit mit traumatisierten Flüchtlingen übernehmen. Dies gilt insbesondere auch in akuten Krisensituationen (beispielsweise bei der Ankunft im Exilland), in akut erlebten Notsituationen (psychosozialer, gesundheitlicher, finanzieller sowie juristischer Art) und bei akuten Retraumatisierungserfahrungen, selbst wenn diese einer ergänzenden therapeutischen Hilfe bedürfen.

Viele Flüchtlinge, so Soyer, brauchen im ersten Kontakt mit Helfern und in akuten Krisensituationen zwar einerseits durchaus auch die Möglichkeit medizinischer und insbesondere medikamentöser Hilfe, dann aber vor allem Verständnis, Vertrauen, Begegnung im Gespräch und konkrete Hilfen psychosozialer Art, insbesondere bei der Überwindung konkreter Hindernisse. Die soziale Begleitung dient der Orientierung in einer Welt voller neuer Eindrücke, die nicht eingeordnet werden können – was das Erleben eigener Ohnmacht nach stattgehabten Traumen nur noch verstärkt. Psychotherapeutische Angebote können am Anfang eher Unbehagen, Angst oder Unverständnis auslösen. Für manche Betroffenen sind Begegnungen mit Ärzten negativ konnotiert, und Intrusionen wie Dissoziationen sind manchmal von der Angst, „verrückt zu sein“, begleitet, was ebenfalls einen therapeutischen Zugang erschweren kann. Vor allem stationäre Aufnahmen können – je nach kulturellen Vorerfahrungen – mit erheblichen Stigmatisierungsbefürchtungen einhergehen (so wird manchmal auf mögliche Ängste verwiesen, nach einer stationären psychiatrischen Behandlung nicht mehr „attraktiv auf dem Heiratsmarkt“ zu sein, was als existenzielle Bedrohung erlebt werden kann).

Akute Krisenbewältigung

Auch wenn eine (spätere) traumatherapeutische Behandlung avisiert und indiziert sein sollte, steht sie in der Regel nicht am Anfang der Begleitung traumatisierter Flüchtlinge. Vielmehr geht es zunächst um die Bewältigung akuter Krisen, die vor allem durch extreme Unsicherheit und die Sorge vor Bedrohung gekennzeichnet sind. Safety first – diese Maxime kann gar nicht ernst genug genommen werden! Die vielfältigen Anforderungen und Adaptationsleistungen müssen wahrgenommen, benannt und konnotiert werden. Oft brauchen Flüchtlinge konkrete Hilfen – rechtlichen Beistand, Hilfen in der Verhandlung bei Ämtern, Beratung über finanzielle Zuwendungen, bei der Wohnungssuche, bei Familienproblemen, Sprachkurse, eine medizinische Grundversorgung und im Falle schwerer und chronischer Erkrankungen auch weiterführende medizinische Betreuung und viele andere praktische und dem Überleben dienliche Hilfen zur Überwindung der größten Not. Soyer (in Forster 2003, 156 ff.), der Konsequenzen für die Arbeit in Einrichtungen der Flüchtlingsbetreuung zusammengestellt hat, weist ausdrücklich darauf hin, dass neben der konkreten Wirksamkeit solcher Hilfsangebote diese zudem dazu führen, wieder Ordnung in eine subjektiv aus den Fugen geratene Welt zu bringen. Psychosoziale Flüchtlingsarbeit besteht nach seinen Ausführungen aus fünf Säulen: Zunächst geht es um einen sicheren Kontext. So lange, so Soyer, Angst vor Abschiebung besteht, Nahrung, Kleidung oder Wohnung nicht gesichert sind, Flüchtlinge von Rechtsradikalen bedroht, tätlich angegriffen, verfolgt oder getötet werden, räumliche Enge in überfüllten Heimen oder Isolation in bestimmten Stadtteilen das Leben erschweren, eventuell auch Konflikte bestehen zwischen ethnischen Gruppen, die ungefragt auf engstem Raum zusammenleben müssen und vielleicht aus in Kriege verwickelten Ländern stammen – solange also solche existenziellen Bedrohungen bestehen, ist an eine psychotherapeutische Aufarbeitung des Traumas noch nicht zu denken.

Überwindung von Sprachbarrieren

Eine zweite Aufgabe sieht er in der Überwindung von Sprachbarrieren und juristischen Problemen. Viele traumatisierte Kriegsflüchtlinge haben in ihrem Herkunftsland, so Soyer, die Willkür der Staatsmacht oder herrschender Gruppen erlebt und wurden dabei Opfer von Gewalt sowie undurchschaubaren Regeln und Entscheidungen. Unverständliche Entscheidungen von Behörden und Politikern, aber auch Verantwortlichen in Wohnheimen oder anderen Institutionen, sei es durch ein hoch komplexes und selbst für Deutsche nicht immer sofort verständliches Regelwerk und eine unübersichtliche Gesetzeslage, sei es aufgrund der Sprachbarrieren, verunsichern extrem, führen zu Ängsten sowie zu Gefühlen erneuter Hilflosigkeit oder auch Erniedrigung. Auch um eine Retraumatisierung zu vermeiden, sind Aufklärung über Gesetze und Verordnungen, Abläufe oder Widerspruchsrechte sowie das Erlernen der deutschen Sprache notwendig, um ein Gefühl der Sicherheit entstehen zu lassen, das ein Verharren „in der Lauerstellung rund um die Uhr“ überflüssig macht.

Beziehungsarbeit

In der Begegnung und Beziehungsarbeit sieht er eine dritte, wesentliche Säule der psychosozialen Begleitung. Dabei kommt es, so Soyer, darauf an, dass der Flüchtling mit seinen Anliegen im Mittelpunkt der Arbeit steht – nicht die möglicherweise narzisstischen Bedürfnisse eines Helfers. Letzterer muss beispielsweise aushalten, dass Beziehungsgestaltungen anders verlaufen können als „geplant“ – beispielsweise, wenn Termine nicht eingehalten werden, es zu Verspätungen kommt usw. Abgesehen von kulturellen Unterschieden, was die Wahrnehmung von Zeit angeht, können auch tiefgreifende Ängste vor Kontrolle oder Fremdbestimmung und viele andere, zunächst unbewusste Gründe vorliegen, die aus schweren traumatisierenden Erfahrungen resultieren. Natürlich gilt es, auch im Rahmen einer Krisenbegleitung oder psychosozialen Hilfestellung Regeln zu etablieren und zu beachten, doch sollten die hier nur angerissenen Ursachen beachtet werden und auf Verständnis stoßen.

Traumapädagogik

Der Traumapädagogik kommt vor allem bei der Begleitung und Unterstützung jugendlicher Flüchtlinge eine besondere Rolle zu – insbesondere bei unbegleiteten minderjährigen Flüchtlingen. Den Grundlagen allgemeiner traumapädagogischer Konzepte und der hier angewandten Methoden ist ein eigenes Kapitel (Kapitel 6.4) gewidmet. An dieser Stelle soll auf einige Besonderheiten in der pädagogischen Begleitung zwangsemigrierter Jugendlicher eingegangen werden. Diese Ausführungen beziehen sich sowohl auf die pädagogische Begleitung in Wohneinrichtungen als auch die Begleitung und Förderung im Schulunterricht. Zimmermann (2015, 49 ff.) geht davon aus, dass viele der betroffenen Jugendlichen sequenzielle Traumatisierungen hinter sich haben bzw. immer noch erleben. Eventuelle Krisen, Schwierigkeiten oder Auffälligkeiten in sozialen Kontexten (Wohneinrichtung, Peergruppe) sowie in der Schule sollten sinnvollerweise in den Kontext sequenziell-traumatischer Vorerfahrungen gebracht werden. Das Verstehen von Jugendlichen und ihren Verhaltensweisen gelingt dort am besten, wo es sich auch um ein lebensgeschichtliches Verstehen handelt. Zimmermann zeigt auf, dass beispielsweise Lehrern im schulischen Kontext in der Regel zwar wesentliche Informationen über Bildungsgang, Herkunft und familiären Hintergrund der Schüler und Schülerinnen vorliegen. Weniger informiert zeigen sie sich über die subjektiven Erlebenswelten der Schüler. Über Schulsozialarbeit, aber auch künstlerische Lernformen wie beispielsweise Theaterpädagogik könnten andere Zugänge geschaffen werden. Wichtig ist das Bemühen, die Sichtweisen und das Erleben der Jugendlichen besser zu verstehen. So können nicht nur negativ konnotierte Lernstörungen oder Verhaltensauffälligkeiten in einem anderen Zusammenhang gesehen werden, sondern auch positiv gedeutete Anpassungsstrategien (oder besser gesagt: Über-Anpassungen) anders interpretiert werden: Wenn hinter einem extremen Leistungsverhalten beispielsweise das verzweifelte Bemühen steht, familiären Delegationen zu entsprechen oder aus einer Rolle der Parentifizierung heraus der möglicherweise verzweifelten Familien neue Zuversicht und Hoffnung zu geben – was mitunter überfordernd sein kann –, kann dies einerseits relativiert, andererseits dennoch auch wertschätzend konnotiert werden. Auch in akuten Krisen, beispielsweise bei aggressiven Impulsdurchbrüchen, Rückzugstendenzen, Dissoziationen oder Abspaltungen, kann es hilfreich bzw. notwendig sein, nach einem – meist vorhandenen! – „guten

Grund" hierfür zu suchen: Vielleicht waren aggressive Verhaltensweisen in anderen Lebensabschnitten lebensrettend, vielleicht kann seelischer oder körperlicher Schmerz nicht anders als durch Dissoziation und Abspaltung ertragen werden. Selbst Beziehungsabbrüche zum Pädagogen oder das Nichteinhalten von Absprachen kann – so dysfunktional es in der pädagogischen Beziehung ist und so sehr es der Revision bedarf – möglicherweise in anderer Hinsicht einen guten Grund haben, wenn es beispielsweise um die Solidarität mit und die Loyalität zu anderen Familienmitgliedern geht, die man durch eine solche konkurrierende Bindung möglicherweise zu verraten meint.

Beziehungsgestaltung

Wenn sequenzielle Traumatisierungen von Jugendlichen im Kontext von Krieg und Flucht zu traumatischen Beziehungserfahrungen in der Biographie geführt haben, müssen auch aktuelle Beziehungen hierauf Rücksicht nehmen. Zimmermann spricht von einem fördernden Dialog, der auf traumatisierende Vorerfahrungen Rücksicht nimmt, gleichzeitig jedoch problemlösendes Handeln, Halten des Jugendlichen, aber auch das Zumuten entwicklungsfördernder Herausforderungen ermöglicht. Ziel dieses Ansatzes ist – wie bei jeder guten Pädagogik – das Freilegen verschütteter Kräfte und Ressourcen und die Förderung der anstehenden emotionalen, sozialen, kreativen und auch kognitiven Entwicklungspotenziale. Mehrfach weist Zimmermann auf die Potenziale theaterpädagogischer oder anderer szenischer Maßnahmen (beispielsweise Rollenspiele) hin. Sie ermöglichen, sich nicht nur verbal, sondern auch durch Habitus, Gestik, Stimmklang und Mimik auszudrücken. Außerdem können Rollen eingenommen und wieder verlassen werden. Die Möglichkeit der Rollendistanzierung erleichtert auch den Umgang mit eventuell aufkommenden Scham- oder Schuldgefühlen und ist hilfreich, um Ängste zu überwinden. Darüber hinaus kann das Spielen einer Rolle Spaß und Freude machen. Ähnliches gilt auch für die Musik und das Malen.

B

In einem Projekt mit traumatisierten, suchtabhängigen Russlanddeutschen haben Studierende der Katholischen Hochschule Münster mit den Jugendlichen zusammen Breakdance-Veranstaltungen und Rap-Konzerte organisiert, auf denen die Jugendlichen eigene Songs und Texte vortrugen. Neben der kathartischen Wirkung waren vor allem die Erfahrung der eigenen Kreativität und die Erfahrung, dass man etwas zu sagen hat und etwas bewirken kann, hoch bedeutsam. Ganz ähnliche Erfahrungen konnte eine Arbeitsgruppe in Istanbul mit aus Syrien geflohenen Jugendlichen im Rahmen von Tanzprojekten sowie einem von Jugendlichen erstellten Fotobuch „Mein Istanbul" machen.

7.2.4 Weiterführende Überlegungen

„Folter, Krieg und andere Gewaltformen sind nichts Normales und nichts, das Menschen zu akzeptieren lernen müssen. Es ist deshalb wichtig, die eigenen Grenzen in der Arbeit zu erkennen" (Moser in Domenig 2007, 537).

Die Begleitung von traumatisierten Menschen nach Erfahrungen von Krieg, Folter oder Flucht ist nicht einfach, erst recht nicht in Krisensituationen. Die Konfrontation mit extremem Leid kann auch bei den Helfern zu seelischer Erschütterung führen und psychische Folgeerscheinungen hervorrufen.

Sekundäre und stellvertretende Traumatisierung

Theoretisch werden zwei Phänomene beschrieben: Zum einen die sekundäre Traumatisierung (Secundary Traumatic Stress), zum Zweiten das Phänomen der stellvertretenden Traumatisierung (Vicarious Traumatization, Haenel in Machleidt 2011, 317). Mit anderen Worten: Wird ein Krisenhelfer im Rahmen seiner Gespräche wiederholt Zeuge schwerster stattgehabter Traumatisierungen oder erneuter Retraumatisierung seiner Klienten, kann sich bei ihm seinerseits ein Trauma, zumindest aber ein zunehmend nicht mehr zu bewältigender Dysstress, entwickeln. Auch können Ohnmachtsgefühle und andere Formen traumatischer Belastung stellvertretend vom Therapeuten oder Krisenhelfer ausagiert werden. Die Erwartungen des traumatisierten Klienten in einer akuten Krise an den Krisenhelfer können immens sein. Kann dieser sich nicht abgrenzen oder hat seinerseits die Phantasie, jedes Problem lösen zu müssen und Rettung herbeizuführen, insbesondere bei mangelnder anderweitiger Unterstützung, so kann dies zu einer massiven Überforderung oder zum Burnout des Helfers führen (vgl. hierzu auch Kapitel 2.4, „Burnout").

Politische Aspekte

Es gibt gerade im Rahmen der Arbeit mit Flüchtlingen gesellschaftliche Phänomene, die den Teufelskreis von Belastung und Burnout verstärken können: Ottomeyer (in Forster 2003, 38 ff.) spricht von dem Dreieck „Opfer – Täter – Retter", wenn gesellschaftliche Vorurteile, Diskriminierungen oder sogar tätliche Gewalt den Krisenhelfer oder Therapeuten veranlassen, sich für seinen Klienten einzusetzen (was dieser auch erwartet). Zugleich können sich Ressentiments, Verachtung und Gewalt auch gegen den Helfer richten. Einzelne Menschen, aber auch ganze Gruppen innerhalb einer Gesellschaft können ihre Angst vor dem Fremden, aber auch ihre Angst vor der Konfrontation mit Leid, Elend, Gewalt und Trauma, so verarbeiten, dass sie entweder die Traumatisierung von Flüchtlingen leugnen oder darauf zynisch reagieren. Zu viel Fremdes, zu viel Leid wird als so bedrohlich und erschütternd erlebt, dass es um jeden Preis – insbesondere den der Humanität – abgewehrt wird.

Menschen der Aufnahmegesellschaft, die tatsächlich oder vermeintlich selbst in prekären Umständen oder am Rande der Gesellschaft leben, also zu wenig Aufmerksamkeit bekommen, projizieren ihre Erfahrungen von Nichtbeachtung und soziale Abstiegsängste auf die neu hinzugekommenen Flüchtlinge und Migranten, denen dann vorgeworfen wird, dass sie arbeitsscheu seien oder – ganz im Gegenteil – anderen die Arbeit wegnähmen, es mithin auf gar keinen Fall richtig machen könnten.

Vor allem aus Gründen der Humanität, der Demokratie und einer lebenswerten Gesellschaft muss gegen solche Phänomene von Diskriminierung und mitunter auch Hass angegangen werden. Aber nicht nur aus diesen Gründen: Entsteht erst einmal ein Klima, in dem Flüchtlinge erneut verfolgt werden und professionelle wie ehrenamtliche Helfer sich rechtfertigen müssen, ein Klima, in dem die Gesellschaft sich zunehmend spaltet, dann besteht die eben schon genannte Gefahr der Dreiecksbildung von Täter-Opfer-Retter, was – systemisch gesehen – nur zu schnell zu einer Eskalation im Sinne eines Teufelskreises sowie der Verunmöglichung einer adäquaten Krisenhilfe führt. Zusammenbrüche sind die Folge: Zusammenbrüche der Trauma-Opfer im Sinne erneuter massiver Traumatisierungen, Zusammenbrüche der Helfer im Sinne einer Erschöpfungsdepression und eines Burnouts und Zusammenbrüche einer gesellschaftlichen Ordnung, die der Humanität verpflichtet ist.

Grund genug, auch als Krisenhelfer an die Öffentlichkeit zu gehen, Stellung zu beziehen und nicht nur individuell helfend, sondern auch politisch tätig zu werden.

Auf einen Blick

- Bei Zwangsmigration und Flucht kann es im Kontext der Phasen von Verfolgung, Entschluss zur Flucht, Flucht, unsicheren Aufenthaltsstatus, Chronifizierung extremer Belastungen und erzwungener Rückkehr zu sequenzieller Traumatisierung kommen.
- Sequenzielle Traumatisierung bedeutet nicht (nur) eine multiple (Re-)Traumatisierung, sondern die Potenzierung traumatischer Folgen, die zu unterschiedlichen Zeiten stattgefunden haben und miteinander agieren. Sie kann zu schweren Erkrankungen und psychosozialen Krisen führen.

- Unbegleitete minderjährige Flüchtlinge sind in besonderem Maße von Traumatisierung bedroht.
- Folter ist die systematische, organisierte, beabsichtigte und zielgerichtete Gewaltanwendung und eine extreme Form der Traumatisierung. Man kann physische, psychische, sexuelle und biologische Methoden der Folter unterscheiden.
- Spätfolgen von Folter sind u. a. chronische Schmerzzustände, posttraumatische Belastungsstörungen, Angst- und Panikzustände, Schlafstörungen sowie Depressivität und Gefühle von extremer Hilflosigkeit.
- In der akuten Traumatisierungssituation, der akuten Belastungsreaktion, der längerfristigen Begleitung bei posttraumatischer Belastungsstörung sowie akuten Krisen bei Retraumatisierung sind unterschiedliche Aspekte der Krisenintervention zu beachten.
- Das Schaffen von dauerhafter Sicherheit hat oberste Priorität.
- Neben den allgemein gültigen Richtlinien der Krisenintervention ist die Vermeidung von Retraumatisierung, die Überwindung von Sprachbarrieren und transkulturelle Kompetenz der Krisenhelfer von besonderer Bedeutung.

Multiple-Choice-Fragen zu diesem Kapitel finden Sie unter testfragen.reinhardt-verlag.de

Weiterführende Literatur

Haenel, F. (2015): Flüchtiges Glück. Warum Deutschland kein gutes Land für Flüchtlingsopfer ist. In: Nassehi, A., Felixberger, P. (Hrsg.): Kursbuch 183. Wohin flüchten? 156–172

Imm-Bazlen, U., Schmieg, A.-K. (2017): Begleitung von Flüchtlingen mit traumatischen Erfahrungen. Springer, Berlin, Heidelberg

Maurer, K., Seibert, T. (Hrsg.) (2001): Die Gewalt überleben. Psychosoziale Arbeit im Kontext von Krieg, Diktatur und Armut. medico report / mabuse, Bonn

Seifert, R. (Hrsg.) (2004): Soziale Arbeit und kriegerische Konflikte. Lit-Verlag, Münster

Literatur

Angenendt, G., Schütze-Kreilkamp, U., Tschuschke, V. (Hrsg.) (2007): Praxis der Psychologie, Psychoedukation, Beratung und Therapie. Haug, Stuttgart

Antonovsky, A. (1997): Salutogenese. Zur Entmystifizierung der Gesundheit. dgtv-Verlag, Tübingen

Appel-Ramp, C. (2008): Psychodynamisch Imaginative Traumatherapie. In: Landolt, M. A., Hensel, T.(Hrsg.): Traumatherapie bei Kindern und Jugendlichen. Hogrefe, Göttingen, 135–163

Bäuml, J. (2008): Psychosen aus dem schizophrenen Formenkreis. 2. Aufl. Springer, Heidelberg

Bandura, A. (1977): Self-Efficacy: Toward a Unifying Theory of Behavioral Change. Psychological Review 84 (2), 191–215

Batra, A., Bilke-Hentsch, O. (Hrsg.) (2012): Praxisbuch Sucht. Therapie der Suchterkrankung im Jugend- und Erwachsenenalter. Thieme, Stuttgart

Bowlby, J. (2014): Bindung als sichere Basis. 3. Aufl. Ernst Reinhardt Verlag, München, Basel

Bowlby, J. (1958): Über das Wesen der Mutter-Kind Bindung. Psyche 13, S. 415–456

Breakwell, G. M. (1998): Aggression bewältigen. Umgang mit Gewalttätigkeit in Klinik, Schule und Sozialarbeit. Huber, Bern

Colvin, G. (1992): Managing Acting-Out Behavior. A Staff Development Program To Prevent Managing Acting Out Behavior. Sopris West, Longmont

Crosson-Tower, C. (2014): Understanding Child Abuse and Neglect. 9th ed. Pearson Ptr, New York

Demiralay, C., Haasen, C. (2011): Akkulturation. In: Machleidt, W., Heinz, A. (Hrsg.): Praxis der interkulturellen Psychiatrie und Psychotherapie. Migration und psychische Gesundheit. Urban & Fischer, München, 63–66

Demmel, R. (2012): Motivational Interviewing – Psychotherapie auf Augenhöhe. In: Batra, A., Bilke-Hentsch, O. (Hrsg.): Praxisbuch Sucht. Therapie der Suchterkrankungen im Jugend- und Erwachsenenalter. Thieme, Stuttgart

Dilling, H. (2015): Internationale Klassifikation psychischer Störungen / ICD-10 Classification of Mental and Behavioral Disorders. 10. Aufl. Hogrefe, Göttingen, Bern

Doherty, W. J., Mc Daniel, S. H. (2005): Family Therapy. APA, Washington; dt. (2012): Familientherapie. Ernst Reinhardt Verlag, München, Basel

Erbe, S. (2011): Intoxikation und Substanzabhängigkeit. In: Neu, P. (Hrsg.): Akutpsychiatrie. Das Notfallmanual. 2. Aufl. Schattauer, Stuttgart, 60–72

Erikson, E. H. (1993): Identität und Lebenszyklus. Drei Aufsätze. 9. Aufl. Suhrkamp, Frankfurt a.M.

Fachstelle für Gleichstellung Stadt Zürich, Frauenklinik Maternité, Stadtspital Triemli Zürich, Verein Inselhof Triemli, Zürich (Hrsg.) (2010): Häusliche Gewalt erkennen und richtig reagieren. Handbuch für Medizin, Pflege und Beratung. 2. Aufl. Verlag Hans Huber, Bern

Forster, E., Bieringer, I., Lamott, F. (Hrsg.) (2003): Migration und Trauma. Beiträge zu einer reflexiven Flüchtlingsarbeit. Lit-Verlag, Münster

Grollman, E. A. (1988): Suicide. Prevention, Intervention, Postvention. Beacon Press, Updated and Exp, Boston

Haenel, F. (2011): Posttraumatische Belastungsstörung. Psychiatrisch-psychotherapeutische Behandlungen von Folter- und Bürgerkriegsüberlebenden. In: Machleidt, W., Heinz, A. (Hrsg.) (2011): Praxis der interkulturellen Psychiatrie und Psychotherapie.

Migration und psychische Gesundheit. Urban & Fischer, München, 307–319

Havighurst, R. J. (1972): Developmental Tasks and Education. D. McKay Co, New York

Hensel, T. (2007): EMDR bei Kindern und Jugendlichen. Ein Handbuch. Hogrefe, Göttingen

Herriger, U. (2014): Empowerment in der sozialen Arbeit. Eine Einführung. 5. Aufl. Kohlhammer, Stuttgart

Holmes, T. H., Rahe, R. H. (1967): The Social Readjustment Rating Scale. Journal of Psychosomatic Research. 11(2): 213–8

Hülshoff, Th. (2012): Emotionen. Eine Einführung für beratende, therapeutische und soziale Berufe. 4. aktualisierte Aufl. UTB / Ernst Reinhardt, , München, Basel

Hülshoff, Th. (2011): Basiswissen Medizin für die Soziale Arbeit. UTB / Ernst Reinhardt, München, Basel

Hüther, G., Korittko, A., Wolfram, G., Besser, L. (2014 / 2017): Neurobiologische Grundlagen der Herausbildung Psychotrauma-bedingter Symptomatiken. www.adelante-beratungsstelle.de / bilder / huether.pdf (Zugriff 14.02.2017)

Jacobson, E. (1993): Entspannung als Therapie. Progressive Relaxation in Theorie und Praxis. 2. Aufl. Pfeiffer, München

Kaes, M. (2012): Selbstverletzendes Verhalten. Entwicklungsrisiken erkennen und behandeln. Beltz, Weinheim / Basel

Kakar, S. (2012): Die Seele der Anderen. Mein Leben zwischen Indien und dem Westen. C. H. Beck, München

Keilson, H. (1979): Sequentielle Traumatisierung bei Kindern. Deskriptiv-klinische und quantifizierend-statistische Follow-up Untersuchung zum Schicksal der jüdischen Kriegswaisen in den Niederlanden. Forum der Psychiatrie, neue Folge 5. Ferdinand Enke Verlag, Stuttgart

Kübler-Ross, E. (2012): Interviews mit Sterbenden. 4. Aufl. Kreuz-Verlag, Stuttgart

Landesinstitut für Schule und Weiterbildung (Hrsg.) (2000): Aggressives Verhalten im Klassenraum. Ein Modell zur Beschreibung und Behandlung von ausagierendem Verhalten nach Geoffrey Colvin, University of Oregon, College of Education. Autor: Colvin, Geoffrey, Deutsche Bearbeitung: Dr. Karl Landscheidt. Soest

Landolt, M. A. (2008): Trauma-fokussierte kognitiv-behaviorale Therapie. In: Landolt, M. A., Hensel, T.(Hrsg.): Traumatherapie bei Kindern und Jugendlichen. Hogrefe, Göttingen, 43–60

Lazarus, R. S. (1999): Stress and Emotion. A New Synthesis. Free Association Books, London

Lazarus, R. S., Folkmann, S. (1984): Stress, Appraisal and Coping. Springer, N.Y.

Lazarus, R. S. (1974): Psychological Stress and Coping in Adaption and Illness. International Journal of Psychiatry in Medicine. 5: 321–33

Linehan, M. M. (1987): Dialectical Behaviour Therapy. A Cognitive Behavioral Approach to Parasuicide. J Pers Disord, 1987, 1, 328–333

Machleidt, W., Heinz, A. (Hrsg.) (2011): Praxis der interkulturellen Psychiatrie und Psychotherapie. Migration und psychische Gesundheit. Urban & Fischer, München

Miller, W. R., Rollnick, K. S. (2009): Motivierende Gesprächsführung. 3. Aufl., Lambertus, Freiburg i. Br.

Moser, C. (2007): Traumatisierungen bei MigrantInnen mit Folter- und Kriegserfahrungen. In: Domenig, D. (Hrsg.): Transkulturelle Kompetenz. Lehrbuch für Pflege-, Gesundheits- und Sozialberufe. 2. Aufl. Huber, Bern, 317–540

Neu, P. (Hrsg.) (2011): Akutpsychiatrie. Das Notfallmanual. 2. Aufl. Schattauer, Stuttgart

Ottomeyer, K. (2011): Die Behandlung der Opfer. Über unseren Umgang mit dem Trauma der Flüchtlinge und Verfolgten. Klett-Cotta, Stuttgart

Ottomeyer, K. (2003): Erfahrungsberichte aus der psychosozialen Arbeit mit traumatisierten Flüchtlingen. In: Forster, E., Bieringer, I., Lamott, F. (Hrsg.) (2003): Migration und Trauma. Beiträge zu einer reflexiven Flüchtlingsarbeit. Lit-Verlag, Münster, 38–54

Petermann, F., Winkel, S. (2009): Selbstverletzendes Verhalten. Erscheinungsformen, Ursachen und Interventionsmöglichkeiten. 2. Aufl. Hogrefe, Göttingen

PsychKG, Gesetz über Hilfen und Schutzmaßnahmen bei psychischen Krankheiten (PsychKG) (1999):

§11. Landesrecht Nordrhein-Westfalen. www. lexsoft.de/cgi-bin/lexsoft/justizportal_nrw. Cgi?xid=146892, 12. Aufruf 23.06.2017

Regeer, C. (1998): Aggression und Gewalt in der Pflege. Die Radar-Methode. In: Die Schwester, der Pfleger 37 (1998) 6, 500–509

Roberts, A. R., Yeager, K. R. (2009): Pocket Guide to Crisis Intervention. Oxford University Press, Oxford, New York

Ruf, M., Schauer, M., Neuner, F., Schauer, E., Catani, C., Elbert, F. (2008). KIDNET - Narrative Expositionstherapie (NET) für Kinder. In: Landolt, M. A., Hensel, T.(Hrsg.): Traumatherapie bei Kindern und Jugendlichen. Hogrefe, Göttingen, 84–110

Sadeh, A., Hen-Gal, S., Tikotzky, L. (2008): Young Children`s Reactions to War-related Stress: A Survey and Assessment of Innovative Intervention. Pediatrics, 121, 46–53

Scherwath, C., Friedrich, S. (2012): Soziale und Pädagogische Arbeit bei Traumatisierung. 3. Aufl. 2016. Ernst Reinhardt Verlag, München, Basel

Schmidbauer, W. (2002): Helfersyndrom und Burnout-Gefahr. Urban & Fischer, München

Schmidbauer, W. (1977): Die hilflosen Helfer. Rowohlt, Reinbek b. Hamburg

Schulz, J. H. (2004): Das Original Übungsheft für das autogene Training. Anleitung vom Begründer der Selbstentspannung. 24. Aufl. TRIAS, Stuttgart

Schulz, J. H. (1932): Das autogene Training (konzentrative Entspannung). Versuch einer klinisch-praktischen Darstellung. Thieme, Leipzig

Schwabe, M. (2010): Eskalation und Deeskalation in Einrichtungen der Jugendhilfe. 5. Aufl. Internationale Gesellschaft für erzieherische Hilfen, Frankfurt/M.

Schwander, M. (2003): Interventionsprojekte gegen häusliche Gewalt. Neue Erkenntnisse. Neue Instrumente. In: Schweizerische Zeitschrift für Strafrecht, Band 121, Heft 2, 195–235

Schwarzer, R. (1993): Stress, Angst und Handlungsregulation. 3. Aufl. Kohlhammer, Stuttgart

Schwing, R., Fryszer, A. (2013): Systemische Beratung und Familientherapie. Kurz, bündig, alltagstauglich. Vandenhoeck & Ruprecht, Göttingen

Seidel, R. (2011): Interkulturelle Kompetenz. In: Machleidt, W., Heinz, A. (Hrsg.): Praxis der interkulturellen Psychiatrie und Psychotherapie. Migration und psychische Gesundheit. Urban & Fischer, München, 161–169

Seligman, M. E. P. (1979): Erlernte Hilflosigkeit. Urban & Schwarzenberg, München, Wien, Baltimore

Sendera, A., Sendera, M. (2013): Trauma und Burnout in helfenden Berufen. Erkennen, Vorbeugen, Behandeln – Methoden, Strategien und Skills. Springer, Wien

Soyer, J. (2003): Konsequenzen für die Arbeit in Einrichtungen der Flüchtlingsbetreuung. Die therapeutische Funktion sozialer Arbeit. In: Forster, E., Bieringer, I., Lamott, F. (Hrsg.) (2003): Migration und Trauma. Beiträge zu einer reflexiven Flüchtlingsarbeit. Lit-Verlag, Münster, 156–161

St. John Ambulance, St. Andrew's First Aid, British Red Cross (2014): Frist Aid Manual. 10th ed. Dorling Kindersley, München

Stein, C. (2009): Spannungsfelder der Krisenintervention. Ein Handbuch für die psychosoziale Praxis. Kohlhammer, Stuttgart

Stierlin, H., Rücker-Embden, I., Wetzel, N., Wirsching, M. (2002): Das erste Familiengespräch. 8. Aufl. Klett-Cotta, Stuttgart

Tölle, R., Windgassen, K. (2012). Psychiatrie. 16. Aufl. Springer, Berlin, Heidelberg

UNHCR (2017): Statistiken; www.unhcr. org/dach/de/statistiken, 27.06.2017

Von Schlippe, A. (2010): Familientherapie im Überblick: Basiskonzepte, Formen, Anwendungsmöglichkeiten. 12. Aufl. Junfermann, Paderborn

Walker, L. E. (1984): The Battered Woman Syndrom. Springer, New York

Weinberg, D., Hensel, T. (2008): Traumazentrierte Spieltherapie. In: Landolt, M.A., Hensel, T. (Hrsg.): Traumatherapie bei Kindern und Jugendlichen. Hogrefe, Göttingen, 111–134

Zimmermann, D. (2015): Migration und Trauma. Pädagogisches Verstehen und Handeln in der Arbeit mit jungen Flüchtlingen. 3. Aufl. Psychosozial-Verl., Gießen

Sachregister

Leseprobe aus

Christiane Eichenberg / Peter Zimmermann: Einführung Psychotraumatologie

5 Behandlung: Spezifische Konzepte

In der psychoanalytischen und der verhaltenstheoretischen Therapierichtung liegen vor allem Konzepte vor, die sich speziell mit Kurzzeitpsychotherapie bei Traumata beschäftigen. Seit der sog. „kognitiven Wende" in der Verhaltenstherapie haben sich diese Therapierichtungen weit stärker als zuvor angenähert. Beiden Richtungen verdanken wir theoretische und klinische Beiträge zur Traumatheorie: der Verhaltenstherapie eher aus der Stress- und Coping-Tradition heraus, der Psychoanalyse auf der Grundlage von Freuds Traumabegriff (Kap. 1.3). Einer der wichtigsten Unterschiede besteht darin, dass psychoanalytisch orientierte Therapeuten sich stärker an den natürlichen Selbstheilungsprozess der Traumapatienten anlehnen und diesen durch geeignete Interventionen zu unterstützen und zu fördern versuchen. Verhaltenstherapeuten greifen dagegen aktiver in das Verarbeitungsgeschehen ein und versuchen, den Heilungsprozess durch aktives Üben und aktive Konfrontation mit traumatischen Situationselementen zu unterstützen (Fischer & Riedesser, 2009). Die Verbindung beider Therapieansätze kann für die Zukunft der Traumatherapie von besonderem Vorteil sein. Im Folgenden werden aus beiden Schulen zentrale Konzepte der Traumatherapie vorgestellt.

reinhardt
www.reinhardt-verlag.de

In jüngster Zeit haben sich zudem um die beiden zentralen Schulen herum eine Reihe von Techniken und Verfahren entwickelt, die spezielle ergänzende Elemente einführen (wie z.B. Augenbewegungen in der EMDR-Technik) oder andere Zugangswege nutzen (wie die kunst- oder bewegungstherapeutischen Ansätze). Aus dieser Vielfalt wird hier eine exemplarische Auswahl vorgestellt.

5.1 Akutinterventionen nach Traumatisierung

Unmittelbar nach Auftreten einer traumatischen Situation wirken eine Fülle von Schutz- und Risikofaktoren auf die beginnenden Anpassungs- und Verarbeitungsprozesse ein (Kap. 2.5). Die Ausprägung und die Zusammensetzung dieser Faktoren entscheiden im zeitlichen Verlauf letztendlich darüber, ob eine Traumafolgestörung entsteht oder ob der Betroffene psychisch gesund bleibt bzw. ob eine vorübergehende Reaktion (Akute Belastungsreaktion, Kap. 2.4) spontan wieder abklingt.

Akutinterventionen in dieser Phase umfassen einen Zeitraum von ca. drei Monaten und werden in den vielfältigen bestehenden Konzeptionen mit sehr unterschiedlichen Elementen und zu verschiedenen Zeitpunkten angewandt. Gemeinsame Basis aller ist eine einleitende Psychoedukation, d.h. die Erklärung psychischer und körperlicher Symptome und der zugrunde liegenden Prozesse.

Mögliche Varianten sind u.a. das Critical Incident Stress Management (CISM), spezielle Protokolle der EMDR-Technik (Kap. 5.4) und der Psychodynamisch Imaginativen Traumatherapie (PITT) sowie die Traumafokussierte Kognitiv-behaviorale Therapie (TF-CBT).

In einem Review der britischen Cochrane Collaboration, das sich durch eine hohe wissenschaftliche Qualität auszeichnet, wird allerdings nur die TF-CBT in den ersten drei Monaten nach akuter Traumatisierung bei Symptomen einer Akuten Belastungsreaktion oder Posttraumatischen Belastungsstörung als ausreichend wissenschaftlich basiert bewertet und zur Anwendung empfohlen (Cochrane, 2012; www.cochrane.org/CD006869/DEPRESSN_multiple-session-early-psychological-interventions-for-prevention-of-post-traumatic-stress-disorder).

TF-CBT umfasst eine Vielzahl an therapeutischen Elementen, die den frisch traumatisierten Patienten zu einem veränderten Umgang mit bewertenden Gedanken sowie emotionalen und körperlichen Wahrnehmungen anregen (Kornor, 2008). Dazu gehört unter anderem die Übung eines veränderten Umgangs mit Reizen oder Situationen im Zusammenhang mit der traumatischen Erfahrung, die angstbesetzt sind und dementsprechend vermieden werden, zum Beispiel soziale Kontakte. Ein möglicher Bestandteil der TF-CBT ist Stressbewältigungstraining, bei dem im therapeutischen Gespräch stresserzeugende Situationen besprochen und Bewältigungsstrategien erarbeitet und geübt werden. Dabei kommen auch psychische und körperliche Stress-Signale zur Sprache, Entspannungstechniken werden geschult (Kap. 3).

Eine wichtige Ergänzung ist die therapeutische Arbeit an traumabezogenen mentalen Prozessen (Kognitionen), die ggf. umstrukturiert werden müssen. Bewertende Gedanken wie „Ich habe mich schuldig gemacht“ sollten überprüft und mit der Realität abgeglichen, ggfs. relativiert werden, ohne aber in eine unreflektiert entlastende, „tröstende“ therapeutische Haltung zu verfallen.